全国高职高专院校药学类专业核心教材

人体解剖生理学

（供药学、中药学、药品与医疗器械等相关专业用）

主　编　马永臻　杜广才

副主编　张晓丽　张旭东　张冬青

编　者　（以姓氏笔画为序）

马永臻（山东医学高等专科学校）

王文倩（金华职业技术学院）

卢　静（山东医学高等专科学校）

叶　威（长沙卫生职业学院）

师淑君（山东中医药高等专科学校）

庄　园（山东医学高等专科学校）

杜广才（山东医学高等专科学校）

张冬青（重庆医药高等专科学校）

张旭东（长治医学院）

张晓丽（北京卫生职业学院）

唐　红（长春医学高等专科学校）

续　飞（山东医药技师学院）

赖满香（广东食品药品职业学院）

中国健康传媒集团
中国医药科技出版社

内 容 提 要

本教材是"全国高职高专院校药学类专业核心教材"之一，主要包括人体解剖学、组织学和生理学等内容，教学目的是让学生掌握正常人体形态、结构和功能以及生命活动的运行规律，为药理学、临床药物治疗学等后续课程的学习奠定基础。本教材根据高职高专药学类专业教学标准凝练教学内容，力求体现人体结构与功能的有机统一。本教材为书网融合教材，即纸质教材有机融合电子教材、教学配套资源（PPT、微课、重点回顾）、题库系统、数字化教学服务（在线教学、在线作业、在线考试），使教学资源更加多样化、立体化，方便学习者随时随地学习，同时为教师开展线上线下教学提供资源保障。

本教材供高等职业教育药学、中药学、药品与医疗器械等相关专业学生和教师使用，也可作为基层医务工作者、青年教师及国家执业药师资格考试参考用书。

图书在版编目（CIP）数据

人体解剖生理学/马永臻，杜广才主编．—北京：中国医药科技出版社，2022.7（2024.8重印）

全国高职高专院校药学类专业核心教材

ISBN 978-7-5214-3194-0

Ⅰ.①人…　Ⅱ.①马…②杜…　Ⅲ.①人体解剖学-人体生理学-高等职业教育-教材　Ⅳ.①R324

中国版本图书馆 CIP 数据核字（2022）第 089050 号

美术编辑　陈君杞
版式设计　友全图文

出版　**中国健康传媒集团** | 中国医药科技出版社

地址　北京市海淀区文慧园北路甲 22 号

邮编　100082

电话　发行：010-62227427　邮购：010-62236938

网址　www.cmstp.com

规格　889mm×1194mm $^1/_{16}$

印张　18

字数　532 千字

版次　2022 年 7 月第 1 版

印次　2024 年 8 月第 3 次印刷

印刷　河北环京美印刷有限公司

经销　全国各地新华书店

书号　ISBN 978-7-5214-3194-0

定价　**72.00 元**

获取新书信息、投稿、为图书纠错，请扫码联系我们。

出版说明

为了贯彻党的十九大精神，落实国务院《国家职业教育改革实施方案》文件精神，将"落实立德树人根本任务，发展素质教育"的战略部署要求贯穿教材编写全过程，充分体现教材育人功能，深入推动教学教材改革，中国医药科技出版社在院校调研的基础上，于2020年启动"全国高职高专院校护理类、药学类专业核心教材"的编写工作。

党的二十大报告指出，要办好人民满意的教育，全面贯彻党的教育方针，落实立德树人根本任务，培养德智体美劳全面发展的社会主义建设者和接班人。教材是教学的载体，高质量教材在传播知识和技能的同时，对于践行社会主义核心价值观，深化爱国主义、集体主义、社会主义教育，着力培养担当民族复兴大任的时代新人发挥巨大作用。在教育部、国家药品监督管理局的领导和指导下，在本套教材建设指导委员会和评审委员会等专家的指导和顶层设计下，根据教育部《职业教育专业目录（2021年）》要求，中国医药科技出版社组织全国高职高专院校及其附属机构历时1年精心编撰，现该套教材即将付梓出版。

本套教材包括护理类专业教材共计32门，主要供全国高职高专院校护理、助产专业教学使用；药学类专业教材33门，主要供药学类、中药学类、药品与医疗器械类专业师生教学使用。其中，为适应教学改革需要，部分教材建设为活页式教材。本套教材定位清晰、特色鲜明，主要体现在以下几个方面。

1. 体现职业核心能力培养，落实立德树人

教材应将价值塑造、知识传授和能力培养三者融为一体，融入思想道德教育、文化知识教育、社会实践教育，落实思想政治工作贯穿教育教学全过程。通过优化模块，精选内容，着力培养学生职业核心能力，同时融入企业忠诚度、责任心、执行力、积极适应、主动学习、创新能力、沟通交流、团队合作能力等方面的理念，培养具有职业核心能力的高素质技能型人才。

2. 体现高职教育核心特点，明确教材定位

坚持"以就业为导向，以全面素质为基础，以能力为本位"的现代职业教育教学改革方向，体现高职教育的核心特点，根据《高等职业学校专业教学标准》要求，培养满足岗位需求、教学需求和社会需求的高素质技术技能型人才，同时做到有序衔接中职、高职、高职本科，对接产业体系，服务产业基础高级化、产业链现代化。

3. 体现核心课程核心内容，突出必需够用

教材编写应能促进职业教育教学的科学化、标准化、规范化，以满足经济社会发展、产业升级对职业人才培养的需求，做到科学规划教材标准体系、准确定位教材核心内容，精炼基础理论知识，内容适度；突出技术应用能力，体现岗位需求；紧密结合各类职业资格认证要求。

4. 体现数字资源核心价值，丰富教学资源

提倡校企"双元"合作开发教材，积极吸纳企业、行业人员加入编写团队，引入一些岗位微课或者视频，实现岗位情景再现；提升知识性内容数字资源的含金量，激发学生学习兴趣。免费配套的"医药大学堂"数字平台，可展现数字教材、教学课件、视频、动画及习题库等丰富多样、立体化的教学资源，帮助老师提升教学手段，促进师生互动，满足教学管理需要，为提高教育教学水平和质量提供支撑。

编写出版本套高质量教材，得到了全国知名专家的精心指导和各有关院校领导与编者的大力支持，在此一并表示衷心感谢。出版发行本套教材，希望得到广大师生的欢迎，对促进我国高等职业教育护理类和药学类相关专业教学改革和人才培养做出积极贡献。希望广大师生在教学中积极使用本套教材并提出宝贵意见，以便修订完善，共同打造精品教材。

数字化教材编委会

主　编　马永臻　庄　园

副主编　杜广才　张晓丽　张旭东　张冬青

编　者　（以姓氏笔画为序）

马永臻（山东医学高等专科学校）

王文倩（金华职业技术学院）

卢　静（山东医学高等专科学校）

叶　威（长沙卫生职业学院）

师淑君（山东中医药高等专科学校）

庄　园（山东医学高等专科学校）

杜广才（山东医学高等专科学校）

张冬青（重庆医药高等专科学校）

张旭东（长治医学院）

张晓丽（北京卫生职业学院）

唐　红（长春医学高等专科学校）

续　飞（山东医药技师学院）

赖满香（广东食品药品职业学院）

前 言

为突出高等职业教育的特色，满足全国高等职业教育院校药学类专业人才培养的需求，培养德才兼备的高素质人才，推进健康中国建设，我们组织编写了本套教材。

人体解剖生理学是药学、中药学、药品与医疗器械等相关专业的重要基础课，根据药学等专业教学标准，本教材有机整合了人体解剖学、组织学和生理学内容，将正常人体形态、结构及其功能等基础理论知识与专业课程紧密结合，在知识和能力培养方面更加契合岗位需求。本课程的学习可为药理学、临床医学概要、临床药物治疗学等后续课程的学习奠定基础。

根据高职高专药学类专业的教学需要及学生的学习特点，基于教学目标明确、重点难点突出、助教助学到位、岗位需求契合的指导思想，除正文外，还设置了学习目标、导学情景、练一练、想一想、看一看、药爱生命、目标检测等栏目。"学习目标"是对整章内容提出的教学目标；"导学情景"是本章教学的切入点或对本章教学内容的高度概括；"想一想"和"练一练"让学生明确本章需要掌握的重点内容；"看一看"拓展相关知识点的深度和广度或体现行业的新技术和新进展；"药爱生命"体现药学工作对于生命的重要意义；"目标检测"目的是巩固所学知识，也可对教学效果进行评估检测。全书插图大多数为彩图，形式多样，包括人体解剖标本图、组织切片图、模式图、示意图等。

本教材为书网融合教材，即纸质教材有机融合电子教材、教学配套资源（PPT、微课、重点回顾）、题库系统、数字化教学服务（在线教学、在线作业、在线考试），使教学资源更加多样化、立体化，方便学习者随时随地学习，同时为教师开展线上线下教学提供资源保障。

本教材由来自全国高等职业教育医学院校教学一线的 13 位教师精心编写而成，是集体智慧的结晶。在本教材筹备和编写过程中，得到了各编者单位的大力支持，在此一并表示衷心感谢！虽然全体编者尽心尽力，力求精益求精，但由于受编者水平所限，疏漏之处在所难免，恳请使用本教材的师生和读者不吝赐教，以便再版时修正，使教材内容日臻完善。

编 者
2021 年 11 月

目 录

第一章 绪 论

学习目标

知识目标：

1. **掌握** 人体解剖生理学的研究内容；人体的组成；人体的分部；解剖学姿势；解剖学常用方位术语；新陈代谢；兴奋性的概念；刺激与反应的概念；阈值。

2. **熟悉** 学习人体解剖生理学的意义；轴和面；兴奋性的周期性变化；生殖的概念；适应性的概念；外环境、内环境和稳态的概念。

3. **了解** 学习人体解剖生理学的基本方法；可兴奋组织；反应的表现形式。

技能目标：

能正确摆放解剖学姿势，能描述常用方位术语。

素质目标：

树立形态与功能密切相关的科学学习观念；理解人体与环境的和谐统一。

导学情景

情景描述： 患者，男，30 岁。驾车高速行驶中发生车祸，流血不止，昏迷，急诊入院。检查：面色苍白，腹部开放性创口，大量出血，血压 50/30mmHg，颈动脉搏动微弱，B 超检查发现腹腔大量积液，脾边界模糊，厚度不均。初步诊断为脾破裂。

情景分析： 大量失血使血浆明显减少，血压降低，全身组织缺血缺氧。

讨论： 血浆对人体内环境有什么重要意义？

学前导语： 内环境是细胞直接接触和赖以生存的环境（细胞外液），是细胞进行新陈代谢的场所，细胞代谢所需要的 O_2 和各种营养物质只能从内环境中摄取，细胞代谢产生的 CO_2 和代谢产物也直接排到内环境中，内环境中最重要、最活跃的是血浆。什么是内环境？什么是外环境？什么是稳态？

第一节 概 述

PPT

一、人体解剖生理学的研究内容

人体解剖生理学是研究正常人体的形态结构、发生发育规律及其生理功能的科学，其主要任务是阐述组成人体的细胞、组织、器官的形态结构以及各功能活动对维持人体生命的作用和意义。包括人体解剖学（human anatomy）、组织学和胚胎学（histology and embryology）以及生理学（physiology）3 门学科。各学科既相互独立又密切联系，形态是功能的基础，功能是形态活动的表现，各学科从不同角度、以不同方法、在不同的层面对正常人体进行研究，将知识进行有机融合，形成了人体解剖生理学。

人体解剖生理学是通过阐述组成人体的细胞、组织、器官的形态结构及其生理活动来揭示正常人体各种生命活动产生的现象、规律、原理和条件，以及体内、外环境变化对人体产生的影响。由于人体的结构与功能十分复杂，并且人体的结构又可以分为许多层次（细胞→组织→器官→系统→整体），目前人体解剖生理学的研究内容大致可以分为以下 3 个不同的水平。

1. 细胞和分子水平 以细胞及其所构成的物质分子为研究对象。细胞是构成人体最基本的结构和功能单位，人的生命活动或器官系统的功能活动都与细胞的功能活动有关，而细胞的功能活动又与构成细胞的各物质分子的理化特性有关。为了研究各器官活动的本质和产生的机制，还要深入到亚细胞结构和分子水平来探讨生命活动的基本过程。其意义在于揭示生命现象的基本规律。

2. 器官和系统水平 以器官系统为研究对象，研究各器官和系统活动的规律及其影响因素，内、外环境对器官和系统功能的调节以及它在整体生命活动中的意义和作用。例如，研究心的泵血功能、血液在心血管中流动的规律以及神经、体液因素对心脏和血管活动的影响等，就要以心脏、血管和循环系统作为研究对象。其意义在于揭示各器官和系统的特定规律。

3. 整体水平 完整的机体为研究对象。人体是一个完整统一的整体，构成这一整体的各器官系统之间表现出高度的依赖性，其功能活动是以整体为存在形式的，并与周围环境保持密切联系。环境的变化会影响人体的生命活动，人体的生命活动必须与环境变化相适应。整体水平的研究是研究完整人体内各器官系统之间的相互联系以及完整人体与外环境之间的协调统一关系。其意义在于揭示整体活动规律。

二、学习人体解剖生理学的意义

人体解剖生理学是药学类专业的重要专业基础课程，为学习病理学和药理学等其他专业课程打下基础；有助于理解药物在体内的代谢过程及作用原理，指导临床合理用药；药学工作者在寻找新药及研究药物的毒理、药理作用时必须具备解剖生理学知识。

三、学习人体解剖生理学的基本方法

1. 平面与立体相联系 教材和教学课件中的细胞、组织与器官的图片、组织学切片及标本显示的是平面结构，然而同一细胞、组织与器官的形态结构在不同的切面和角度下并不是完全相同的。因此，在观察平面结构时，要发挥抽象思维能力和空间想象力，将不同的平面形象联系起来转变为完整的立体形象，从而加深对人体内细胞、组织、器官整体结构的认识。

2. 结构与功能相联系 人体各细胞与器官的结构与功能密不可分，组织结构是人体功能活动的物质基础，而人体功能活动则是组织结构的运动形式。如果组织结构异常，则可导致功能活动异常；相反，如果长期的功能改变，又可引起组织结构发生变化。因此，要用辩证思维的方法去学习、理解和记忆教学内容，既要在掌握形态结构的基础上理解功能活动的机制及其规律，同时又要注意联系功能活动来加深对形态结构的认知。

3. 局部与整体相联系 人体是一个有机的统一整体，局部的细胞、组织与器官系统都是这个整体的一部分。人体解剖生理学的内容绝大多数是从器官系统水平及细胞分子水平的实验研究中获得的。在学习每一系统的结构与功能时，要注意其与人体其他各部分的联系。

4. 人体与环境相联系 人的生存离不开环境，环境包括外环境和内环境。美好和谐的自然环境与社会环境（外环境）是人健康生存与发展的重要前提；而人体内环境的稳态又是细胞新陈代谢这一最基本的生命活动的重要保证。

5. 理论与实践相联系 理论来源于实践，又能够更好地指导实践。学习理论的同时，要认真上好实验课，加深对理论知识的理解和掌握；其次要注意将人体解剖生理学知识与后续课程的学习及生活实际联系起来，以提高运用所学的基础知识分析、解决问题的能力。

四、人体的组成与分部

（一）人体的组成

细胞（cell）是组成人体的最基本结构和功能单位。人体细胞的形态和结构各异，由许多形态结构相似、功能相近的细胞与细胞间质有机地组合在一起，形成具有一定功能的结构，称为组织（tissue）。人体有 4 种基本组织，即上皮组织、结缔组织、肌组织和神经组织。几种不同的组织构成具有一定形态和功能的结构，称器官（organ），如脑、心、胃、肾等。由若干个功能相关的器官共同完成某一方面的生理功能，构成系统（system）。人体有运动系统、消化系统、呼吸系统、泌尿系统、生殖系统、循环系统、感觉器官、免疫系统、神经系统和内分泌系统等。人体各器官、系统在神经和体液因素的调节下，彼此联系、互相协调，构成和谐统一的整体。

（二）人体的分部

从整体外形上可分为四大部分，即头、颈、躯干和四肢。头分为面部和颅部；颈可分为颈部和项部；躯干分为胸部、腹部、背部、盆部和会阴等；四肢分为上肢和下肢，上肢又分肩、臂、前臂和手 4 部分，下肢又分为臀、大腿、小腿和足 4 部分。

五、常用解剖学术语

为了正确描述人体器官的形态结构和位置关系，便于统一认识和交流，国际上规定了统一的解剖学姿势以及轴、面和方位术语。

（一）解剖学姿势

解剖学姿势是指人体直立，两眼向前平视，两足并立，足趾向前，上肢下垂于躯干两侧，手掌向前的姿势。解剖学姿势是用以说明人体各结构、器官之间位置关系的特定标准姿势。在描述人体器官时，无论标本、模型或人体处于任何位置，都应以解剖学姿势为依据进行描述。

（二）常用方位术语

对人体结构及位置的描述，应使用相应的方位术语。

1. 上和下 是描述部位高低关系的名词，近颅者为上，近足者为下。如眼位于鼻之上，而口位于鼻之下。

2. 前和后 近腹侧面者为前，也称腹侧；近背侧面者为后，也称背侧。

3. 内侧和外侧 描述各部位与人体正中面相对的位置关系时，近正中矢状面者称内侧，反之称外侧。如眼位于鼻的外侧、耳的内侧。在前臂和小腿，常将内侧分别称尺侧和胫侧；外侧分别称桡侧和腓侧。

4. 内和外 描述与体腔或空腔器官的相互位置关系时，近腔者为内，反之为外。要与内侧和外侧相区别。

5. 浅和深 描述器官或结构与体表的位置关系时，凡近体表者称浅，反之称深。

6. 近侧与远侧 在四肢，近躯体附着点为近侧，反之为远侧。

（三）轴和面

根据解剖学姿势，人体任何部位均可设置为 3 个互相垂直的轴和面（图 1-1）。

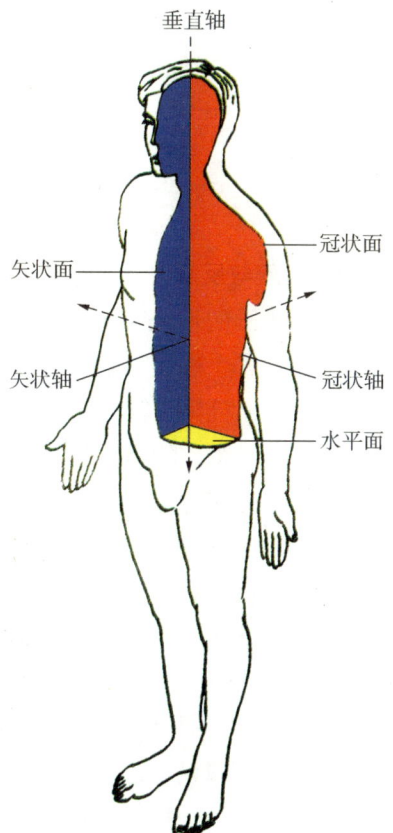

图 1-1 人体的轴和面

1. 轴 描述关节运动时的术语。①垂直轴：上下方向，与地面垂直且与人体长轴平行的轴，称垂直轴。②矢状轴：前后方向，与地面平行且与人体长轴垂直的轴，称矢状轴。③冠状轴：左右方向，与地面平行且垂直于矢状轴和垂直轴的轴，称冠状轴，又称额状轴。

2. 面 ①矢状面：沿前后方向将人体分成左、右两部分的纵切面，称矢状面。其中，通过人体正中线的矢状面，称正中矢状面，它将人体分成对称的两半。②冠状面：从左右方向将人体分成前、后两部分的纵切面，称冠状面，又称额状面。③水平面：与地面平行且与矢状面和冠状面相互垂直的面，称水平面，又称横断面。在内脏器官，垂直其长轴的切面称横切面，平行于长轴的切面称纵切面。

✎ **练一练** ————————————————————

关于人体的轴和面，错误的说法是

A. 水平轴   B. 矢状轴   C. 冠状轴

D. 矢状面   E. 冠状面

答案解析

第二节 生命活动的基本特征

PPT

一、新陈代谢 📱微课

新陈代谢（metabolism）是指生物体和周围环境之间进行物质和能量的交换，实现自我更新的生物过程。新陈代谢包括两个方面：①机体从环境中摄取营养物质合成自身物质的过程称合成代谢；②机体分解自身成分并将其分解产物排出体外的过程称为分解代谢。

新陈代谢是维持体温和机体各种生理活动的能量来源，是一切生物体最基本的生命特征，新陈代谢停止意味着生命的结束。

二、兴奋性

兴奋性（excitability）是指机体感受刺激并产生反应的能力或特性，活的机体或组织细胞都具有兴奋性。

1. 刺激与反应 生理学上将能够引起机体发生一定反应的内、外环境的变化称为刺激（stimulus），按照刺激性质的不同可分为：①物理性刺激，如声、光、电、机械、温度等；②化学性刺激，如酸、碱、盐等；③生物性刺激，如细菌、病毒等；④社会心理性刺激，如情绪波动、社会变革等。

刺激引起机体或其细胞、组织、器官发生活动状态的变化称反应（reaction）。机体的反应有两种表现形式：①组织和细胞由相对静止状态转化为活动状态或活动状态加强称为兴奋；②组织和细胞由活动状态转化为相对静止状态或活动状态减弱称为抑制。

2. 阈值 刺激引起机体反应需要具备3个基本条件，分别是刺激强度、刺激作用的时间和刺激强度－时间变化率。刺激必须达到一定的强度才能引起组织或细胞的兴奋。但是如果刺激作用的时间太短，即使刺激强度再大也不能引起组织的兴奋。人体不同的组织具有不同的兴奋性，而且同一组织在不同功能状态时，它的兴奋性高低也不一样。通常用刺激强度作为判断兴奋性高低的客观指标。在实际测量中，常把刺激作用的时间和刺激强度－时间变化率固定，把刚刚引起组织细胞产生反应的最小刺激强度称为阈强度，简称阈值（threshold）。相当于阈强度的刺激称为阈刺激，大于阈强度的刺激称为阈上刺激，小于阈强度的刺激称为阈下刺激。要引起组织兴奋，刺激的强度必须大于或等于该组织的阈值。

不同组织或同一组织处于不同状态下都会有不同的阈值，其大小与组织兴奋性的高低呈反变关系。引起组织兴奋的阈值愈大其兴奋性愈低，相反，阈值愈小，该组织的兴奋性愈高。神经、肌肉和腺体3种组织的兴奋性较高，受刺激产生的反应迅速而明显，同时还有动作电位产生，这些组织称为可兴奋组织。

3. 兴奋性的周期性变化 组织受到一次刺激发生兴奋时，在兴奋过程及其后的一段时间内，该组织的兴奋性会产生一系列有规律的变化，然后才恢复正常。这就是兴奋性的周期性变化。它包括以下几个时期。

（1）绝对不应期 在组织受到刺激发生兴奋的同时，其兴奋性立即下降到零并持续一段时间，在这段时间内无论给予多么强的刺激，都不能产生新的兴奋。这段对任何刺激都不起反应的时期称为绝对不应期。

（2）相对不应期 在绝对不应期之后的一段时间内，组织兴奋性逐渐恢复并达到正常水平，故在这段时间内组织兴奋性低于正常水平，要用较强的阈上刺激，组织才可能产生新的兴奋。这段刺激强度必须大于阈值才能引起反应的时期称为相对不应期。

（3）超常期 在相对不应期后，组织兴奋性超过正常水平，此时，只要给予较小的阈下刺激就能产生新的兴奋，故此期称为超常期。

（4）低常期 在超常期后，组织兴奋性又下降到正常水平以下，此时，需较强大的刺激才能引起兴奋，称为低常期。

组织兴奋时其兴奋性变化所经历的时间是很短暂的，不同组织亦不相同，一般都在100ms以内，并且不同组织细胞以上各期的长短也有很大差异，一般绝对不应期较短，相当于或略短于前一刺激在该细胞引起的动作电位主要部分的持续时间，如在骨骼肌只有0.5～2.0ms，而在心肌细胞可达200ms。

三、生殖

生殖（reproduction）是指生物体生长发育到一定阶段后，男性和女性的生殖细胞相互结合，产生子代个体的正常功能活动。人类通过生殖方式使新个体得以产生，遗传信息得以代代相传。每个生命的个体终究都会死亡，但是生命永存。生殖是机体繁殖后代、延续种系的一种特征性活动。

👁 **看一看**

人类辅助生殖技术

人类辅助生殖技术是指采用医疗辅助手段使不孕不育夫妇妊娠的技术，包括人工授精和体外受精-胚胎移植及其衍生技术两大类。人工授精是以非性交方式将精子置入女性生殖道内，使精子与卵子自然结合实现受孕的方法。体外受精-胚胎移植技术是将从母体取出的卵子置于培养皿内，加入经优选诱导获能处理的精子，使精子、卵子在体外受精，并发育成早期胚胎后移植回母体子宫内，经妊娠后分娩婴儿。由于胚胎最初2天在试管内发育，所以又叫试管婴儿技术。目前在体外受精-胚胎移植技术的基础上又衍生出了卵浆内单精子显微注射技术（又称第二代试管婴儿）和胚胎植入前遗传学诊断技术（又称第三代试管婴儿）。

四、适应性

机体对环境的变化不仅能产生反应，并且能根据内、外环境变化不断调整自身各部分的功能活动和相互关系，以保持自身的生存，机体这种对周围环境的变化产生适应的能力称适应性（adaptability）。正常生理条件下，机体的适应分为行为性适应和生理性适应两种。行为性适应是生物界普遍存在的本能反应。生理性适应是指身体内部的协调性反应，以体内各器官、系统的协调性和功能变化为主。

第三节　人体与环境

PPT

一、人体与外环境

人体所处的不断变化着的外界环境称为外环境（external environment），包括自然环境和社会环境。自然环境的变化（如温度、气压、光照和湿度等）不断作用于人体，机体能够对这种变化作出适应性反应，以维持正常生理活动。剧烈的外环境变化超过人体适应能力时，将会对机体造成不良影响。社会环境变化（如社会制度、文化教育、经济状况、生活习惯和人际关系等）也是影响人体生理功能的重要因素，能对身心健康产生影响。优越的社会制度、适宜的居住条件、良好的文化教育、安全的生活氛围、和谐的人际关系等可促进人类健康。

二、内环境及其稳态

（一）内环境

人体内的液体称为体液，约占成年人体重的60%，其中分布在细胞内的称为细胞内液，分布于细胞外的称为细胞外液。细胞外液主要包括组织液、血浆、淋巴液、房水和脑脊液等。人体内绝大多数细胞是不与外环境直接接触的，而是浸浴于细胞外液中。细胞直接接触和赖以生存的环境（细胞外液），称为内环境（internal environment）。内环境中最重要、最活跃的是血浆。

内环境是细胞进行新陈代谢的场所，细胞代谢所需要的O_2和营养物质只能从内环境中摄取，细胞代谢产生的CO_2和代谢产物也直接排到内环境中。此外，内环境还必须为细胞生存和活动提供适宜的理化条件。因此，内环境对于细胞的生存以及维持细胞的正常功能具有十分重要的作用。

（二）稳态

正常功能条件下，机体内环境的成分和理化因素（如温度、酸碱度、渗透压、各种离子和营养成分等）保持相对的恒定状态。内环境这种相对稳定的状态称为稳态（homeostasis）。稳态一方面是指细胞外液的理化特性在一定范围内保持相对稳定；另一方面，由于细胞不断地进行新陈代谢，并且和内环境进行物质交换，也就不断地扰乱或破坏内环境的相对稳定状态。外界环境的变化也会干扰内环境稳态。机体通过不同的功能变化或调节活动，恢复和维持内环境的稳态。

人体生命活动是在内环境稳态不断被破坏和不断恢复过程中进行的，并保持其动态平衡。保持内环境稳态是一个复杂的生理过程，如果内环境稳态被破坏，细胞外液的理化特性发生较大变化，超出人体最大调节能力时，就会损害机体的正常生理功能，进而发生疾病。广义上讲，稳态不仅指内环境理化特性的动态平衡，也泛指从细胞到人体各个层次功能状态的相对稳定。

第四节　人体功能活动的调节

调节是指人体对内、外环境变化所作出的适应反应的过程，人体功能活动是通过神经调节、体液调节与自身调节完成的。只有通过调节才能使人体各部分的功能协调一致地完成特定目的活动。

一、人体功能的调节方式

（一）神经调节

神经调节主要是通过神经反射活动来进行的，在人体功能活动的调节中起主导作用。反射是指人体在中枢神经系统的参与下，对内、外环境变化产生的规律性反应。反射活动的结构基础是反射弧，它由感受器、传入神经、神经中枢、传出神经和效应器 5 个部分组成。当感受器受到刺激时，即把刺激的信息转变为神经冲动，经传入神经传至神经中枢，在神经中枢加工、处理（整合）后，产生新的神经冲动，再经传出神经到达所支配的效应器，改变效应器的活动状态，从而完成反射活动。其调节的特点是作用迅速而准确。反射弧任何环节的结构或功能受到破坏，这一反射活动就会发生紊乱或不能完成。

根据反射活动形成的过程和条件不同，将反射分为非条件反射和条件反射两种类型。①非条件反射：是由非条件刺激引起的反射，在人体内存在的数量较少，如酸性食物刺激口腔黏膜的化学感受器；其特点是先天遗传、种族共有、反射弧固定。②条件反射：是在非条件反射基础上产生的，由条件刺激引起的反射，在人体内存在的数量较多，如"望梅止渴"中的唾液分泌就属于条件反射。其特点是通过后天学习训练获得、有个体差异、反射弧不固定（不强化、易消失）。

神经调节的特点是反应迅速、历时短暂、作用精确。

（二）体液调节

体液调节是通过体液中化学物质对人体功能进行的调节。参与体液调节的化学物质主要有各种激素（胰岛素、甲状腺激素等）、细胞代谢产物（CO_2、乳酸等）和一些生物活性物质（组胺、缓激肽、前列腺素等）。

激素通过血液循环运送到远处的组织器官而发挥调节作用，称为全身性体液调节。接受激素调节的器官或细胞称为激素的靶器官或靶细胞。某些组织细胞分泌的生物活性物质及代谢产物经组织液的扩散，调节邻近细胞的活动，称为局部性体液调节。

体液调节的特点是调节速度较慢、持续时间较长、作用范围较广。

在完整的人体内，体液调节和神经调节是相辅相成的。体液调节常作为神经调节反射弧传出通路的一个环节而发挥作用。这种复合调节方式称神经 - 体液调节。

（三）自身调节

自身调节是指组织、细胞不依赖于神经或体液的调节而对环境变化自动产生的适应性反应。这种反应是组织、细胞本身的生理特性。

自身调节的特点是调节准确、稳定，但调节幅度小、灵敏性低、调节范围局限。

二、人体功能调节的控制系统

控制系统由控制部分和受控部分组成。人体的神经系统和内分泌系统是控制部分，效应器或靶器官、靶细胞是受控部分。控制系统可分为非自动控制系统、反馈控制系统和前馈控制系统 3 类。

1. 非自动控制系统 这种控制方式是单向的，由控制部分发出指令到达受控部分，但受控部分的活动不会反过来影响控制部分的活动。在人体正常生理功能的调节中，这种方式的控制极为少见。

2. 反馈控制系统 一个闭环系统，在控制部分与受控部分之间存在着往返的双向信息联系，即由控制部分发出控制信息改变受控部分的活动，受控部分将反馈信息送回至控制部分，调节控制部分的活动。受控部分发出信息反过来调节控制部分的过程称为反馈。

反馈分负反馈和正反馈。负反馈是指反馈信息的作用与控制信息的作用方向相反，抑制或减弱原效应的过程，即反馈后的效应向原效应的相反方向变化。负反馈调节是可逆的，其作用是使某种生理活动保持相对稳定的水平，即维持稳态。负反馈在人体调节中最为常见。正反馈是指反馈信息的作用与控制信息的作用方向相同，不断促进与加强原效应的过程。正反馈过程一旦发动，就逐渐加速加强，直至完成。正反馈在人体调节中比较少见，血液凝固、排尿反射、排便反射、射精反射和分娩等过程存在正反馈调节。

3. 前馈控制系统 是指人体在控制部分向受控部分发出指令的同时，又通过另一快捷的通路向受控部分发出指令，使受控部分的活动更加准确和适度。受控部分在接受控制部分的指令进行活动时，能及时地受到前馈信号的调控，因此活动可以更加准确。条件反射也是前馈调节。例如食物的信号（如食物的外观、气味等）在食物进入口腔之前就可引起唾液、胃液分泌等消化活动。前馈与反馈相比更为迅速，可使人体的反应更具有预见性和超前性。

♥药爱生命

人体解剖学教学所需人体标本主要来源于遗体捐献。遗体捐献是自然人及其直系亲属生前自愿表示在死亡后由其执行人将遗体的全部捐献给医学科学事业的行为，以及生前未表示是否捐献意愿的自然人死亡后，由其家属将遗体的全部或部分捐献给医学科学事业的行为。对社会来说，遗体捐献对社会医疗卫生事业有极大的贡献。对个人来说，遗体捐献是种高尚人格的体现，是对自身、对社会乃至对自然的科学的态度和价值观。

▪目标检测▪

答案解析

一、最佳选择题

1. 关于人体分部的描述，错误的是
   A. 头   B. 颈   C. 躯干
   D. 四肢   E. 颅

2. 关于解剖学姿势的描述，错误的是
   A. 人体直立，两眼向前平视   B. 手掌朝向体侧   C. 两足并立，足趾向前
   D. 上肢下垂于躯干两侧   E. 手掌向前

3. 能引起人体发生反应的内、外环境变化统称为
   A. 刺激   B. 反应   C. 兴奋
   D. 反射   E. 兴奋性

4. 人体最重要的内环境是
   A. 细胞内液   B. 细胞外液   C. 血浆
   D. 淋巴液   E. 体液

5. 神经调节的基本方式是
   A. 反射   B. 反应   C. 反馈
   D. 正反馈   E. 负反馈

二、多项选择题

1. 人体方位术语正确的是

A. 近颅者为上，近足者为下

B. 近腹侧面者为前，近背侧面者为后

C. 近腔者为内，反之为外

D. 凡近体表者称浅，反之称深

E. 在四肢，近躯体附着点为近侧，反之为远侧

2. 兴奋性的周期性变化包括

A. 绝对不应期   B. 相对不应期   C. 超常期

D. 正常期   E. 低常期

3. 下列过程存在正反馈的是

A. 血液凝固   B. 排尿反射   C. 排便反射

D. 分娩   E. 体温调节

三、综合问答题

1. 什么是内环境？

2. 什么是稳态？

（马永臻）

书网融合……

📑重点回顾   🅔微课   🕐习题

第二章 细 胞

📖 导学情景

情景描述： 人体细胞的增殖和分化有严格的调控机制，细胞脱离了这种调控，表现出细胞过度增殖、侵袭并转移，其结果破坏了组织和器官的正常生理功能，就形成了癌症。目前，全球因癌症死亡人数约占总死亡人数的六分之一。

情景分析： 人体的细胞大小不一，形态多样，但都与其执行的功能和所处的环境相适应，环境污染、慢性感染及不良生活方式可影响细胞的正常增殖和分化，或导致发生癌变。

讨论： 细胞具有什么样的形态和结构？如何理解结构与功能相适应？

学前导语： 细胞有序的增殖和分化可满足机体的更新和修复，如果细胞分裂、分化异常就可能形成肿瘤。恶性肿瘤的细胞能侵犯、破坏邻近的组织和器官。细胞的结构是怎样的呢？

第一节 细胞的基本结构

PPT

构成人体的细胞形态各异，大小不一，但具有共同的基本结构，即细胞膜、细胞质和细胞核（图2-1）。少数细胞例外，如成熟的红细胞、角化的上皮细胞等没有细胞核。细胞的形态结构与功能相适应，人体的各种生理活动和生化反应都是在细胞的基础上进行的。

一、细胞膜

（一）细胞膜的结构

细胞膜（cell membrane）是细胞的最外层结构，又称质膜或胞膜，厚度 7～8nm。细胞膜与细胞内某些细胞器的膜性结构成分基本相同，主要由脂质、蛋白质、糖类等构成，其中脂质和蛋白质是主要成分，这类膜性结构统称为生物膜或单位膜（图2-2）。细胞膜的分子结构比较公认的是"液态镶嵌模型"：液态脂质双分子层构成生物膜的基架，其中镶嵌着不同结构和功能的蛋白质分子。脂质双分子层一端是亲水端，朝向膜的内、外表面；另一端是疏水端，朝向膜的中央。蛋白质则以不同方式与脂质分子相结合，有的蛋白嵌于脂质双分子层中，称为"嵌入蛋白"；有的附着于脂质双分子层的表面，称为"附着蛋白"。细胞膜外表面有糖链与膜蛋白分子或脂质分子相结合形成的糖蛋白或糖脂。糖链构成细胞表面的糖衣，又称细胞衣，糖衣的功能除作为细胞膜的保护层外，还与细胞的连接、识别和物质交换有关。

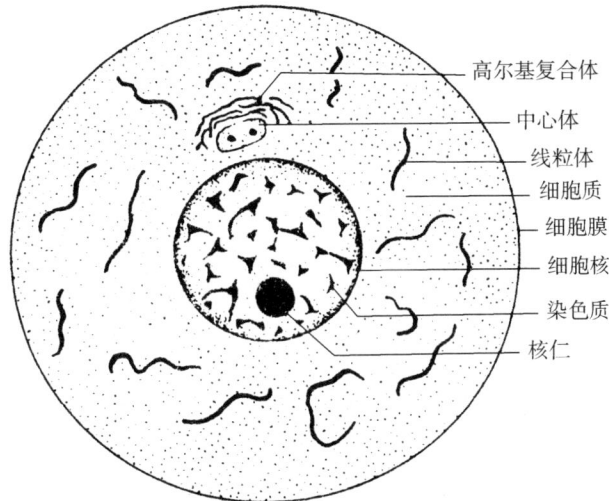

图 2-1 细胞的结构模式图

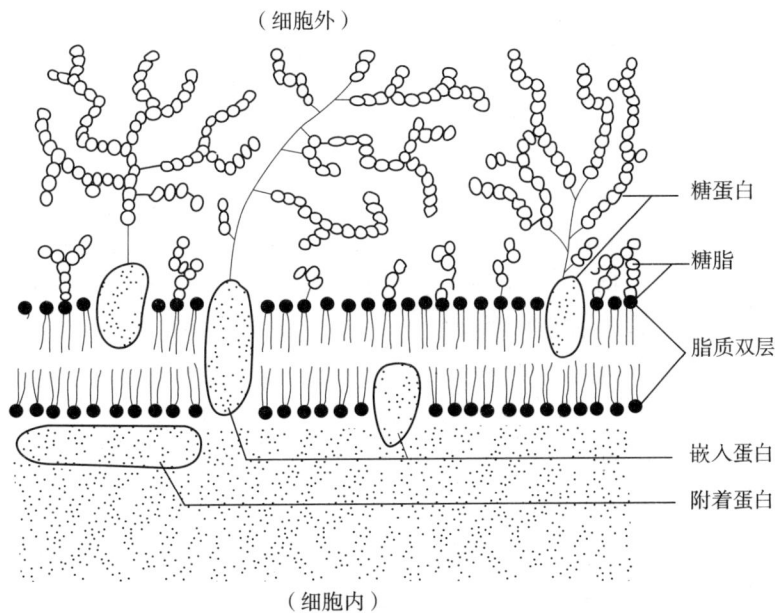

图 2-2 细胞膜液态镶嵌模型示意图

（二）细胞膜的功能

细胞膜可维持细胞的形态，阻挡外界有害物质的入侵，防止细胞内物质的外流；具有物质运输、选择性通透以及细胞识别和防御功能。细胞膜的通透性、流动性、抗原性、接触抑制和粘着等特性的改变和异常，都可引起细胞功能紊乱及病理变化。

二、细胞质

细胞膜和细胞核之间的部分为细胞质（cytoplasm），又称胞质或胞浆，包括基质、细胞器和包含物。

（一）基质

基质又称细胞液，是无定型的胶状物，呈均匀透明状，主要由水、无机盐、蛋白质和糖类等组成，构成细胞的内环境，为细胞进行功能活动提供必需的条件。

（二）细胞器

细胞器是具有一定形态和生理功能的结构，各种细胞器的功能既相对独立，又相互协调（图2-3）。

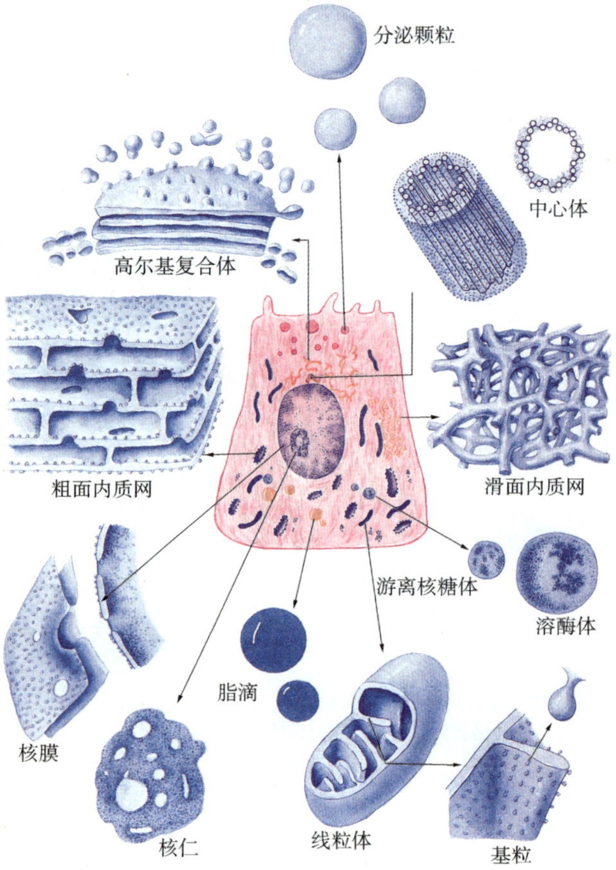

1. 线粒体　在光镜下通常呈线状、杆状或粒状，电镜下线粒体呈长椭圆形，由双层膜构成，外膜光滑，内膜向内折叠形成线粒体嵴，内含多种酶，在一系列的氧化过程中，不断释放能量，并储存于三磷酸腺苷（ATP）中，给细胞的生理活动提供能量，因此，线粒体被称为细胞的"能量工厂"。

2. 核糖体　又称核蛋白体，是胞质中的嗜碱性物质。化学成分为核糖核酸（RNA）和蛋白质，是细胞内合成蛋白质的场所。核糖体有2种存在形式，一种游离于细胞基质中，称游离核糖体；另一种附着在内质网表面，称附着核糖体。前者合成细胞自身所需的结构蛋白质和细胞结构更新所需要的酶；后者合成分泌性蛋白质（又称输出蛋白），通过胞吐作用向细胞外输出。

图2-3　细胞超微结构模式图

3. 内质网　呈小管状或扁囊状的膜性结构。根据内质网表面有无核糖体附着，将内质网分为2种。①粗面内质网多为扁平囊状，外表面附有核糖体，与蛋白质的合成有关；②滑面内质网为多分支的小管或小泡，无核糖体附着，含有多种酶系，与固醇类、脂类、糖的代谢，解毒，药物代谢，胆汁生成，灭活激素及肌纤维的收缩等有关。

4. 高尔基复合体　存在于几乎所有的细胞中，由扁平囊泡、小泡和大泡组成，位于细胞核附近。其功能与细胞内一些物质的积聚、加工和分泌颗粒的形成密切相关。

5. 溶酶体　是由单层膜围成的圆形或卵圆形结构，普遍存在于各种细胞中，白细胞和巨噬细胞含量更多。溶酶体含有多种水解酶，能分解蛋白质、脂类、多糖及核酸等物质。溶酶体对外源性的有害物质及内源性衰老损伤的细胞器有极强的消化分解能力，故称为"细胞内消化器"。

6. 微体　又称过氧化物酶体，是单层膜包裹的卵圆形小体，内含有过氧化物酶和过氧化氢酶等多种酶，主要功能是分解细胞内的过氧化物和过氧化氢，防止细胞受到过氧化的毒害。过氧化物酶体普遍存在于各种细胞内，特别是肝细胞、肾小管上皮细胞及支气管无纤毛上皮细胞内更为丰富。

7. 细胞骨架　是指细胞质内的纤维状结构，对维持细胞的形状、分化、运动及胞内物质运输等都起着重要作用。细胞骨架主要包括微丝、微管和中间丝 3 种结构。

8. 中心体 由两个互相垂直排列的中心粒组成，中心粒与细胞分裂时期纺锤体的形成及染色体移动有关，参与细胞分裂。

（三）包含物

包含物是细胞质内有一定形态的代谢产物，如糖原、脂滴、色素颗粒、蛋白质等。

✍ **练一练2-1**

被称为细胞内能量工厂的细胞器是

A. 微体　　　　　　　　　B. 线粒体　　　　　　　　　C. 溶酶体

D. 核糖体　　　　　　　　E. 高尔基复合体

答案解析

三、细胞核

细胞核（nucleus）由核膜、核仁、染色质及核基质组成，是细胞遗传、代谢、生长及繁殖的控制中心，在细胞生命活动中起决定性的作用。

（一）核膜

核膜是包在核表面的界膜，包括内外两层，分别称为内核膜和外核膜。两层膜之间的间隙，称核间隙。外核膜附有核糖体，有的部分与内质网相连接。核膜上有小孔，称核孔，是胞核与胞质之间物质交换的通道。核膜对核内容物起保护作用，控制胞核和胞质之间的物质交换，参与蛋白质与核酸等大分子的合成。

（二）核仁

核仁呈球形，无膜包被，多为 1～2 个，主要成分是脱氧核糖核酸（DNA）、RNA 和蛋白质，主要功能是合成 rRNA 和组装核糖体。

（三）染色质与染色体

染色质分散在核内，呈细丝颗粒或小块状，由脱氧核糖核酸和蛋白质组成。在光镜下较稀疏、染色较浅的部分称常染色质；较浓缩、染色较深的部分称异染色质。细胞在进行有丝分裂时，染色质细丝螺旋盘曲缠绕成为条状的染色体，此时光镜下清晰可见，分裂结束后染色体解除螺旋化，分散于核内又重新形成染色质，所以两者是真核细胞的遗传物质在细胞周期不同时期的表现形式。

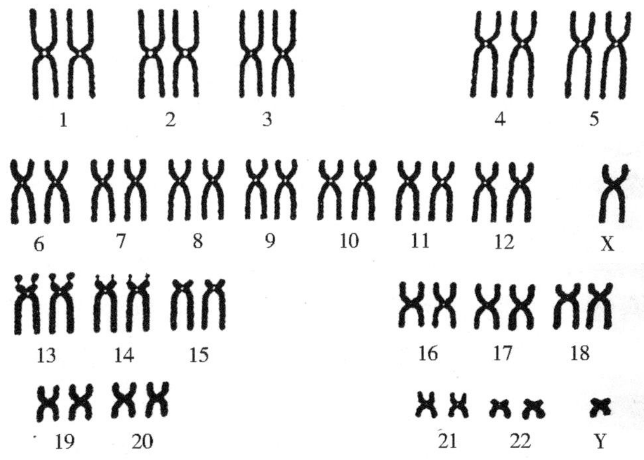

染色体的数目是恒定的，人的体细胞有 46 条（23 对）染色体，称二倍体，其中常染色体 44 条，性染色体 2 条；人成熟的生殖细胞有 23 条染色体，称单倍体，其中常染色体 22 条，性染色体 1 条。常染色体男女相同，性染色体男性为 XY，女性为 XX，见图 2-4。

图 2-4 染色体组型

（四）核基质与核内骨架

核基质是核内透明的液态胶状物质，含有水、无机盐、蛋白质等。核内骨架是核液中的细丝网架。

👁 **看一看**

亲子鉴定

亲子鉴定是运用生物学、遗传学及有关学科的理论和技术，根据遗传性状在子代和亲代之间的遗传规律，判断父母和子女之间是否亲生关系的鉴定。亲子鉴定常用DNA指纹分析技术和聚合酶链反应技术（PCR）进行。通过人体任何组织取样，如口腔上皮细胞、血液、精液、毛发等测定基因相似度。该方法是目前亲子鉴定中最准确的一种，具有简便、快速、经济、实用的特点。亲子鉴定在打击犯罪、维护社会稳定中起着至关重要的作用。

第二节　细胞膜的物质转运功能

PPT

细胞在新陈代谢过程中，既要从细胞外摄取营养物质，又要将代谢产物排出，这些过程都是通过物质跨膜转运来实现的。进出细胞的物质种类繁多，理化性质各异，因此，跨膜转运的形式也不同。少数脂溶性高的小分子物质自由通过脂质双分子层，其他多数水溶性物质的跨膜转运都需要蛋白质参与才能完成，大分子物质或颗粒进出细胞则需要通过膜泡运输实现。📱 微课1

一、被动转运

被动转运是指物质顺电－化学梯度进行的跨膜转运，不需要消耗能量。在细胞膜上被动转运的主要形式是扩散，根据扩散是否需要膜蛋白的帮助，可分为单纯扩散和易化扩散两种。

（一）单纯扩散

单纯扩散（simple diffusion）是物质从高浓度侧向低浓度侧跨膜转运的过程。单纯扩散不需要消耗能量，也不需要膜蛋白的帮助。能以单纯扩散转运的物质都是脂溶性小分子物质和少数水溶性物质，如 O_2、CO_2、N_2、NH_3、水、乙醇、尿素、甘油等。扩散的方向和速度取决于该物质在膜两侧的浓度差和膜对该物质的通透性（即该物质通过细胞膜的难易程度）。浓度差愈大、通透性愈高，则单位时间内物质扩散的量就愈多。

（二）易化扩散

易化扩散（facilitated diffusion）是非脂溶性的小分子物质或带电离子在膜蛋白的帮助下，顺浓度梯度和（或）顺电位梯度进行的跨膜转运。介导转运的膜蛋白可分为两大类，即载体蛋白（简称载体）和通道蛋白（简称通道）。因此，易化扩散可分为经载体的易化扩散和经通道的易化扩散两种形式。

1. 经载体的易化扩散　是指水溶性小分子物质在载体蛋白介导下顺浓度梯度进行的跨膜转运。载体蛋白在被转运物的高浓度一侧与该物质结合，引起载体蛋白的构象改变，把物质转运到低浓度的一侧，然后与物质分离，载体蛋白再恢复原来的构型。一些小分子亲水物质，如葡萄糖、氨基酸、核苷酸等依靠载体转运进入细胞内。载体介导的易化扩散方式见图2-5。

经载体的易化扩散具有以下特点。①结构特异性：载体通常只能选择性地识别和转运具有某种特定结构的物质。如葡萄糖载体只能转运右旋葡萄糖，左旋葡萄糖和木糖则几乎不能被转运。②饱和现象：载体蛋白的数量以及载体分子上结合位点的数量都是有限的，当被转运物质浓度达到一定程度时，转运速率达到最大值，不再随物质浓度的增加而增大，这种现象称为饱和现象。③竞争性抑制：化学结构相似的两种物质经同一载体转运时出现相互竞争的现象。例如，A 和 B 两种结构类似的物质都能与同一载体结合，那么 A 物质扩散量增多时，B 物质的扩散量就会减少。临床用药中，受体激动剂与阻断剂在通过同一载体进行转运时具有相互竞争的效应。

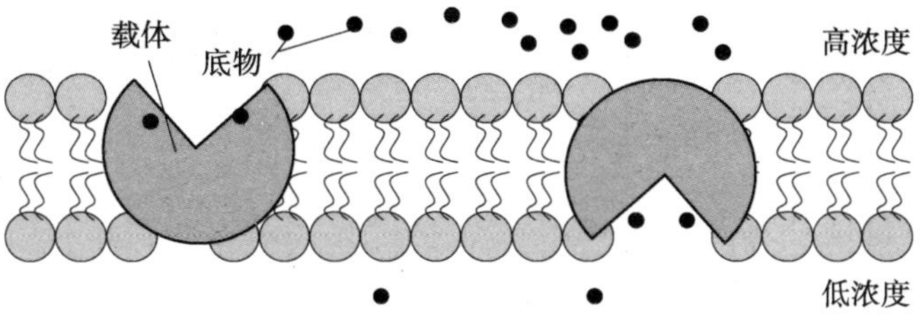

图 2-5 载体介导的易化扩散方式

2. 经通道的易化扩散 是指各种带电离子经通道蛋白的介导顺浓度或电位梯度的跨膜转运。由于经通道转运的物质几乎都是带电离子，通道蛋白也称为离子通道。离子通道是一类贯穿脂质双层、中央带有亲水性孔道的膜蛋白。当通道关闭时，带电离子不能通过；通道开放时离子可经孔道从膜的高浓度一侧向低浓度一侧扩散（图 2-6）。离子通道介导的易化扩散具有转运速度快、离子选择性、门控特性（电压门控、化学门控、机械门控）等特点。离子选择性是每种离子通道只对一种或几种离子有较高的通透性，其他离子则不易或不能通过细胞膜，如 Na^+ 通道、K^+ 通道、Ca^{2+} 通道等。

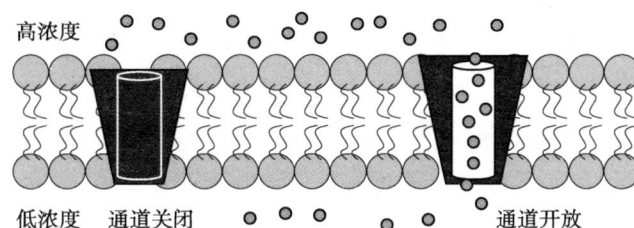

图 2-6 通道介导的易化扩散方式

二、主动转运

主动转运是指在膜蛋白的帮助下，某些物质利用细胞代谢产生的能量进行逆浓度梯度或电位梯度的跨膜转运。依据膜蛋白是否直接消耗能量，主动转运分为原发性主动转运和继发性主动转运。

（一）原发性主动转运

原发性主动转运是指细胞直接利用代谢产生的能量将物质逆浓度梯度和（或）电位梯度进行跨膜转运的过程。原发性主动转运的物质通常为带电离子，因此介导这一过程的膜蛋白称为离子泵。离子泵的种类很多，常以它们转运的离子命名，如同时转运 Na^+ 和 K^+ 的钠-钾泵、转运 Ca^{2+} 的钙泵和转运 H^+ 的质子泵等。离子泵具有 ATP 酶活性，分解 ATP 产生的能量完成离子逆电-化学梯度的跨膜转运。

在细胞膜的主动转运中，最经典的离子泵是钠-钾泵，简称钠泵，也称钠-钾依赖性 ATP 酶。钠泵每分解 1 分子 ATP 可逆浓度差将 3 个 Na^+ 移出胞外，同时将 2 个 K^+ 移入胞内，从而维持膜内外的钠、钾离子不均匀分布状态，导致细胞外液呈高钠状态，细胞内液呈高钾状态（图 2-7）。钠泵活动具有重要的生理意义：①钠泵活动造成的细胞内高 K^+ 为胞质内许多代谢反应所必需；②维持胞内渗透压和细胞形态；③钠泵活动形成的跨膜离子浓度梯度是可兴奋细胞产生生物电活动的基础；④建立 Na^+ 的跨膜浓度梯度，为继发性主动转运提供动力；⑤钠泵活动是生电性的，可直接影响膜电位，使膜内电位的负值增大，这种生电效应可影响静息电位。在病理条件下，如缺氧、缺血等，由于 ATP 生成减少，影响钠泵活动，可引起细胞内外钠和钾浓度差减小，从而影响细胞的功能。

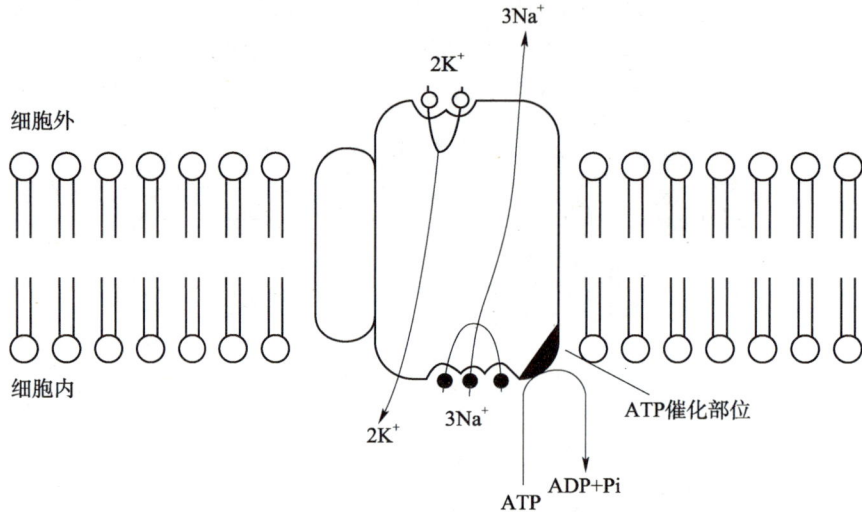

图 2 - 7　钠泵转运示意图

💜**药爱生命**

强心苷是一类选择性作用于心脏，加强心肌收缩力的药物。迄今从各种植物中已发现的强心苷有数百种，用于临床的有 20 ~ 30 种，常用的有 6 ~ 7 种。临床上强心苷主要用于治疗慢性心功能不全，也可治疗某些心律失常。强心苷加强心肌收缩力作用的机制主要是抑制细胞膜上的 Na^+，K^+ - ATP 酶，使细胞内钠离子浓度升高，通过细胞膜上 Na^+ - Ca^{2+} 交换系统，使胞内 Na^+ 与胞外 Ca^{2+} 进行交换，使细胞内 Ca^{2+} 浓度升高，从而产生强心效应。强心苷类如地高辛，药物有效浓度和中毒浓度接近，安全范围小，个体差异大。因此，在治疗过程中要特别注意用药安全。

（二）继发性主动转运

许多物质在进行逆浓度差或电位差跨膜转运时，所需能量并不是直接来自 ATP 的分解，而是来自 Na^+ 在膜两侧的浓度势能差。这种间接利用 ATP 能量的主动转运过程称为继发性主动转运或联合转运。继发性主动转运根据被转运物质与 Na^+ 转运的方向是否相同分为两种形式：①物质与 Na^+ 转运的方向相同称为同向转运；②物质与 Na^+ 转运方向相反称为逆向转运，也称交换。例如，葡萄糖、氨基酸在小肠黏膜上皮的吸收和在近端肾小管上皮的重吸收都是通过 Na^+ - 葡萄糖同向转运实现的，由于钠泵的活动使细胞外液 Na^+ 浓度高，Na^+ 顺浓度梯度进入细胞的同时将葡萄糖逆浓度梯度转运入细胞（图2 - 8）。而心肌细胞上的

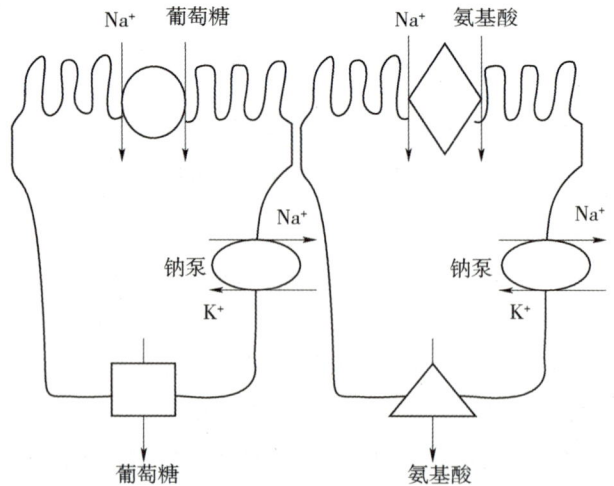

图 2 - 8　葡萄糖和氨基酸在小肠黏膜的吸收

Na^+ - Ca^{2+} 交换，Na^+ 是顺浓度梯度入细胞，Ca^{2+} 是逆浓度转运出细胞，因此是逆向转运。

三、入胞与出胞

大分子或物质团块不能直接通过细胞膜，细胞通过形成囊泡对大分子或颗粒物质进行跨膜转运的方式称为膜泡转运。膜泡转运包括入胞和出胞两种形式（图2-9）。

（一）入胞

入胞（endocytosis）又称胞吞，指细胞外大分子或物质团块进入细胞的过程。入胞有两种方式，即吞噬和吞饮。固态物质进入细胞（如细菌或细胞碎片），称吞噬；液态物质进入细胞（如大分子营养物质），称吞饮。首先，细胞与物质接触识别，接触部位的细胞膜内陷，或细胞伸出伪足将该物质包裹，然后细胞膜断裂，物质和包被的细胞膜一起进入细胞，形成吞噬泡或吞饮泡。细胞碎片和病原体等进入细胞后，被溶酶体酶消化、分解；大分子营养物质如蛋白质则被细胞代谢利用。

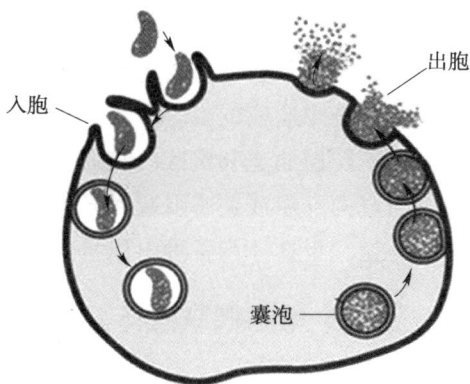

图2-9 入胞和出胞的过程

（二）出胞

出胞（exocytosis）又称胞吐，是细胞内大分子物质或物质团块以分泌囊泡的形式由细胞内排出的过程。例如，外分泌腺细胞将合成的酶原颗粒和黏液排放到导管腔内，内分泌腺细胞将合成的激素分泌到血液或组织液中，以及神经末梢释放神经递质等。分泌物通常是在粗面内质网的核糖体上合成，再转移到高尔基体加工修饰，形成有膜包被的囊泡，囊泡逐渐移向细胞膜，并与细胞膜融合、破裂，最后将分泌物排出细胞。

? 想一想

细胞膜的物质转运方式有哪几种？

答案解析

PPT

第三节 细胞的跨膜信号转导

细胞的跨膜信号转导是指生物活性物质（激素、神经递质和细胞因子等）通过受体或离子通道的作用激活或抑制细胞功能的过程，即信号从细胞外传入细胞内的过程。受体是指细胞中具有接受和转导信息功能的蛋白质，分布于细胞膜中的受体称为膜受体，位于胞质内和核内的受体则分别称为胞质受体和核受体。凡能与受体发生特异性结合的活性物质称为配体。根据所介导的配体和受体的不同，可将跨膜信号转导途径分为膜受体介导的信号转导途径和细胞内受体介导的信号转导途径。通常所说的受体主要是指膜受体，根据其分子结构和信号转导方式不同，分为离子通道型受体、G蛋白耦联受体和酶联型受体介导的信号转导。

一、离子通道型受体介导的跨膜信号转导

离子通道型受体是一种同时具有受体和离子通道功能的蛋白质分子，属于化学门控通道。它们接受的化学信号绝大多数是神经递质，故也称递质门控通道。这类受体与神经递质结合后，引起突触后

膜离子通道的快速开放和离子的跨膜流动，导致突触后神经元或效应器细胞膜电位的改变，从而实现神经信号的快速跨膜转导。例如，骨骼肌终板膜上的乙酰胆碱（ACh）受体阳离子通道被神经末梢释放的 ACh 激活后，主要引起 Na^+、K^+ 的跨膜流动，使膜两侧离子浓度和电位发生变化，并进一步引发肌细胞的兴奋和收缩。离子通道型受体介导信号转导的特点是路径简单、速度快，这与神经电信号的快速传导是相适应的。

电压门控通道和机械门控通道通常不称为受体，但可视它们为接受电信号和机械信号的"受体"。通过通道的开启或关闭引起离子的跨膜流动，将信号转导到细胞内。电压门控通道不仅是离子的跨膜转运通道，也在体内各种电信号的转导中起重要作用。

二、G 蛋白耦联受体介导的跨膜信号转导

G 蛋白耦联受体是机体最大的细胞表面受体家族，由于这类受体是通过与膜上的 G 蛋白耦联发挥作用，故称为 G 蛋白耦联受体。其主要作用是改变细胞内代谢活动，故又称为促代谢型受体。

G 蛋白耦联受体介导的信号转导过程复杂，由 G 蛋白耦联受体、鸟苷酸结合蛋白（G 蛋白）、G 蛋白效应器、第二信使、蛋白激酶等一系列信号分子的连锁反应完成（图 2－10）。首先，细胞外信号物质与 G 蛋白耦联受体识别结合，进而激活 G 蛋白，活化的 G 蛋白进一步激活膜上的效应器（酶或通道），催化生成第二信使，第二信使通过蛋白激酶系统影响细胞内生理生化反应。G 蛋白耦联受体介导的信号转导有多种方式，受体结合不同的配体，从而激活不同的效应器酶，产生不同的第二信使，继而激活不同的蛋白激酶或离子通道产生效应。如激活腺苷酸环化酶（AC）产生环磷酸腺苷（cAMP），cAMP 激活依赖 cAMP 的蛋白激酶 A（PKA），激活的蛋白激酶使底物蛋白磷酸化（cAMP－PKA 途径），

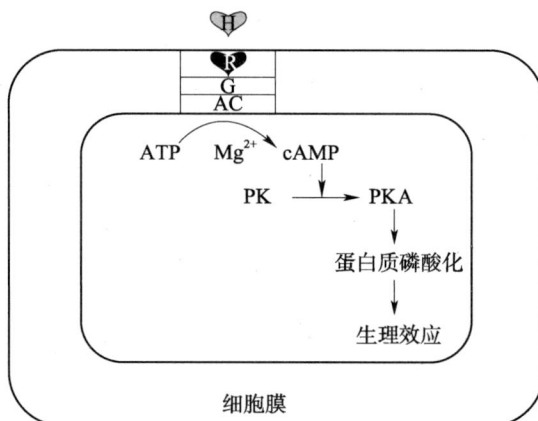

图 2－10　G 蛋白耦联受体介导的跨膜信号转导过程

H，含两类激素（第一信使）；R，膜受体；G（G 蛋白），鸟苷酸调节蛋白；AC，腺苷酸环化酶；cAMP，环磷酸腺苷（第二信使）；PK，蛋白激酶；PKA，蛋白激酶活化

从而对细胞的生理功能进行调节。此外，还有三磷酸肌醇（IP_3）－Ca^{2+} 途径、二酰甘油（DG）－蛋白激酶 C 途径等。

体内儿茶酚胺、乙酰胆碱及多肽、蛋白质类等多种递质和激素都是通过这一转导方式对效应器或靶细胞进行调节的。由于 G 蛋白耦联受体介导的信号转导需要多级信号分子的中继，因而较离子通道型受体介导的信号转导慢，但作用范围大、产生的放大效应明显。

三、酶联型受体介导的信号转导

酶联型受体也是一种跨膜蛋白，与配体结合的结构域（受体部分）位于质膜的外表面，而面向胞质的结构域则具有酶活性，或者能与膜内侧其他酶直接结合，调控后者的功能而完成信号转导。酶联型受体有酪氨酸激酶受体、酪氨酸激酶结合型受体和鸟苷酸环化酶受体等。

（一）酪氨酸激酶受体

酪氨酸激酶受体（TKR）是指受体分子的膜内侧部分具有酪氨酸激酶活性的受体。其配体主要是各种生长因子，如表皮生长因子、血小板源生长因子、成纤维细胞生长因子、肝细胞生长因子和胰岛素等。当受体的细胞外部分与配体结合后，便可引起受体分子胞质侧部分酪氨酸激酶的活化，继而触发

各种信号蛋白沿不同路径的信号转导。

（二）酪氨酸激酶结合型受体

酪氨酸激酶结合型受体本身没有酶的活性，激活后在胞内侧与胞质中的酪氨酸激酶结合，并使之激活，进而磷酸化下游信号蛋白的酪氨酸残基，产生生物学效应。其配体为巨噬细胞和淋巴细胞产生的各种细胞因子和一些肽类激素。

（三）鸟苷酸环化酶受体

鸟苷酸环化酶受体一旦与配体结合，将激活鸟苷酸环化酶（GC）活性。GC 被激活后可催化胞质内的 GTP 生成 cGMP，后者可结合并激活依赖 cGMP 的蛋白激酶 G（PKG）。心房钠尿肽和脑钠尿肽是鸟苷酸环化酶受体的重要配体，可刺激肾脏排泄钠和水，并使血管平滑肌松弛。

第四节　细胞的生物电现象

PPT

机体在进行各种生命活动时伴有电现象，称为生物电（bioelectricity），生物电是带电离子（如 Na^+、K^+、Ca^{2+} 等）跨膜流动产生的。由于带电离子的跨膜流动使膜内、外两侧产生电位差，称为膜电位（membrane potential，MP）。膜电位包括静息电位和动作电位，临床上常用的心电图、脑电图、肌电图等都是在器官水平记录到的，是细胞生物电总和的结果。

一、静息电位 微课2

（一）静息电位的概念

静息电位（resting potential，RP）是指细胞在静息状态下存在于细胞膜内、外两侧的电位差。记录静息电位时，将参考电极置于细胞外液，细胞外液接地使之保持在零电位水平，记录电极则插入细胞内（图2-11）。经测定，当细胞外液固定于零电位时，各类细胞的膜内电位在安静情况下均为负值，范围在 -10mV ～ -100mV之间，如骨骼肌细胞的静息电位约 -90mV，神经细胞约 -70mV，平滑肌细胞约 -55mV，红细胞约 -10mV 等。

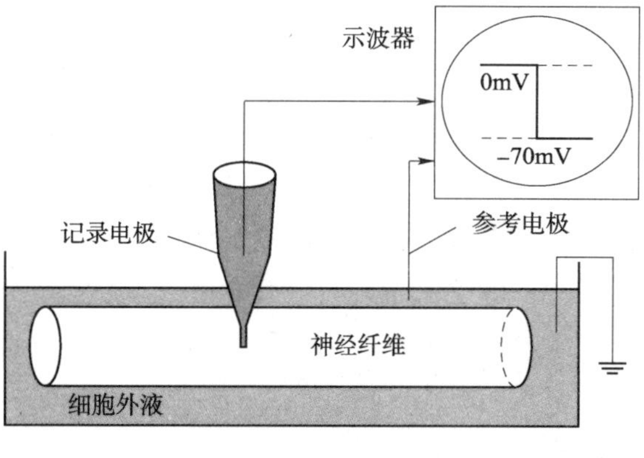

图 2-11　神经纤维静息电位测定示意图

通常把在静息电位时细胞膜内负外正的状态称极化；静息电位增大称超极化；静息电位减小称去极化；去极化至零电位后膜电位进一步变为正值，膜两侧的极性与原来的极化状态相反，则称反极化，膜电位高于零电位的部分，称为超射；细胞膜去极化后再向静息电位方向恢复的过程称复极化。

（二）静息电位的产生机制

静息电位的产生与以下两个因素有关：一是细胞膜内、外带电离子的分布不均，即膜内外存在离子浓度差，这是细胞生物电形成的基础；二是不同状态下细胞膜对离子的通透性不同。由于钠泵的活动，使膜两侧的 Na^+ 和 K^+ 分布不均。细胞内液 K^+ 浓度为细胞外液的 30 多倍，细胞外液 Na^+ 浓度为细胞内液的 10 多倍。在静息状态下，细胞膜对 K^+ 的通透性最大，对 Na^+ 通透性很小，对负离子几乎不通透，因此，细胞处于静息状态时，发生的离子流动主要是 K^+ 的外流。K^+ 的外流必然使膜内正电荷减少，膜外正电荷增多，从而形成外正内负的膜电位。但 K^+ 的外流并不能无限地进行下去，因为转移到膜外的 K^+ 所形成的电场力会阻止 K^+ 继续外流。当促使 K^+ 外流的浓度差与阻止 K^+ 外流的电场力达到平衡时，K$^+$的净移动停止，此时，细胞膜两侧形成了相对稳定的外正内负的电位差，即静息电位。所以，静息电位主要是K$^+$外流达到平衡时的电 - 化学平衡电位。

静息电位的大小受细胞内外K$^+$浓度差、细胞膜对钠和钾离子的通透性、钠泵活动等3方面因素影响。如细胞外K$^+$浓度增高，可使细胞内、外K$^+$浓度差减小，从而使K$^+$向细胞外扩散的动力减小，K$^+$外流减少，静息电位减小，即膜内外的电位差变小。此外，细胞代谢障碍也可影响静息电位，当细胞缺血、缺氧或酸中毒时，可导致细胞代谢障碍，影响细胞向钠泵提供能量。钠泵的正常运转是维持正常静息电位的关键因素，如果钠泵功能受到抑制，甚至停止活动，K$^+$就不能顺利泵回细胞内，导致细胞内外K$^+$浓度差逐渐减小，静息电位就会逐渐减小，甚至消失。

练一练2-2

静息电位形成的离子基础是

A. Na$^+$内流   B. Cl$^-$内流   C. Ca^{2+}内流

D. K$^+$外流   E. K$^+$内流

答案解析

二、动作电位

（一）动作电位的概念

动作电位（action potential，AP）是指细胞在静息电位的基础上，接受有效刺激后产生的一次迅速、可逆、可扩布的电位变化。动作电位是细胞兴奋的标志。在静息电位的基础上，当骨骼肌细胞受到一次有效刺激时，其膜电位从 - 70mV 去极化达到阈电位水平，此后迅速上升至 + 30mV，形成动作电位的上升支（去极相）；随后迅速复极至接近静息电位水平，形成动作电位的下降支（复极相）。去极相与复极相形成尖峰状的电位变化，称为锋电位，锋电位是发生动作电位的标志。锋电位之后膜电位出现低幅、缓慢的波动，称为后电位（图 2 - 12）。

动作电位具有以下特点。① "全或无" 特性：动作电位的产生需要一定的刺激强度，给予细胞单个阈下刺激，不会产生动作电位；只有当刺激强度达到阈值后，才能产生动作电位，其幅度达到该细胞动作

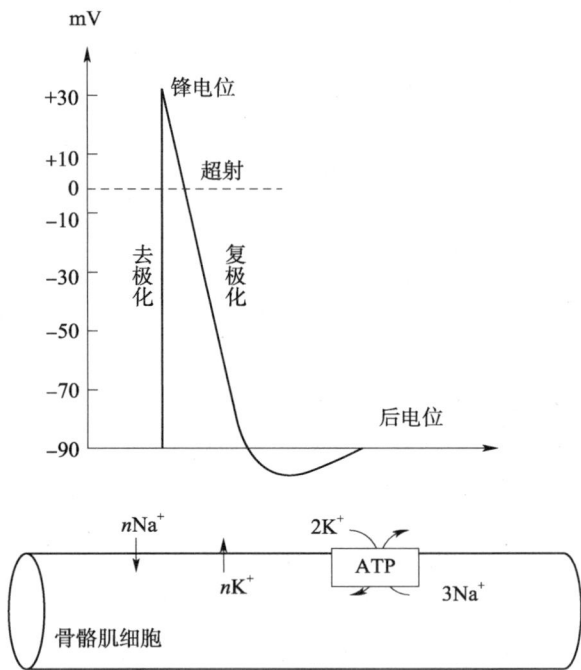

图 2 - 12 骨骼肌细胞动作电位模式图

电位的最大值。其幅度和波形不会随刺激强度增大而增大。②不衰减性传导：动作电位一旦在细胞膜的某一部位产生，立即沿着细胞膜向周围传播，直至整个细胞膜都依次发生动作电位，而且动作电位的幅度和波形不会因为传导距离的增加而改变。③脉冲式发放：细胞受到连续的有效刺激时可产生多个动作电位，这些动作电位总是有一定的时间间隔，不会融合在一起，呈脉冲式发放。

（二）动作电位产生的机制

动作电位是细胞在受到有效刺激后产生的跨膜电位波动。动作电位的产生需要两个条件：一是带电离子膜内外分布不均；二是细胞膜对离子的通透性不同。

1. 动作电位上升支（去极相） 　在静息状态下，细胞膜对 Na$^+$ 的通透性小，当细胞受到一个有效

刺激时，膜上少量的钠通道激活开放，Na^+顺电化学梯度内流，细胞膜发生去极化。当去极化达到阈电位水平时，细胞膜对Na^+的通透性突然增大，钠通道大量开放，Na^+在强电化学驱动力作用下迅速内流，造成膜内由负电位迅速变为零电位，转而出现正电位。但浓度差继续推动Na^+内流，这时电位差由动力变为Na^+内流的阻力。当促使Na^+内流的浓度差驱动力与阻止Na^+内流的电位差驱动力达到平衡时，Na^+净内流量为零，达到了Na^+的平衡电位。Na^+内流引起膜发生去极化，形成动作电位的上升支。这一过程可被钠通道的阻滞剂河豚毒所阻断。

2. 动作电位下降支（复极相）　动作电位上升到顶点后，Na^+通道很快关闭，Na^+内流停止。K^+通道开放，细胞膜对K^+的通透性增大，K^+顺电化学驱动力迅速大量外流，膜电位由正电位变为负电位。当促进K^+外流的浓度差与阻止K^+外流的电位差达到平衡时，K^+外流停止，膜电位恢复到静息电位水平。K^+外流引起膜复极化形成动作电位的下降支。

3. 后电位　复极后膜电位已经恢复至静息电位水平，但细胞膜内外的离子分布尚未恢复。后电位的产生与钠泵活动有关，由于钠泵逆浓度转运K^+和Na^+，使膜内外离子分布恢复到静息状态，从而维持细胞的兴奋性。

（三）动作电位的产生条件

细胞受到某种刺激后，膜电位发生去极化，当去极化达到一个临界值时，才会激活电压门控钠通道，引起Na^+大量快速内流，才能产生动作电位，这个能触发动作电位的临界膜电位称为阈电位（threshold potential）。一般阈电位比静息电位绝对值低$10 \sim 20mV$，如神经纤维的阈电位为$-55mV$，骨骼肌细胞的阈电位为$-70mV$。去极化达到阈电位水平是产生动作电位的必需条件。只有给予细胞一个有效刺激（即阈刺激或阈上刺激），细胞才能去极化达到阈电位水平，之后动作电位的发生与刺激强度的大小无关，而是由离子通道的性状和电化学驱动力决定，这是动作电位具有"全或无"特点的原因。阈刺激与阈电位是两个不同的概念，阈刺激是刚刚能够使组织细胞去极化达到阈电位水平的刺激。因此，只有阈刺激和阈上刺激才能引起膜去极化达到阈电位水平进而爆发动作电位，而阈下刺激则不能引起动作电位。

（四）动作电位的传导

可兴奋细胞在细胞某处产生的动作电位可迅速沿胞膜向周围不衰减地传导，使整个细胞膜依次发生兴奋。动作电位在同一细胞上的传播称为兴奋的传导。在神经纤维上传导的动作电位称为神经冲动。细胞膜兴奋传导的机制可用局部电流学说解释。当神经纤维受到刺激产生动作电位时，该处膜电位由内负外正的极化状态变为内正外负的反极化状态，与其相邻近未兴奋部位之间产生电位差。在电场力的作用下，膜外正电荷从未兴奋部位向兴奋部位移动，膜内正电荷由兴奋部位向未兴奋部位移动，这种在兴奋部位与未兴奋部位之间的电荷移动为局部电流。局部电流引起未兴奋部位发生去极化，当去极化达到阈电位水平后，即可在该处爆发动作电位。如此反复进行，局部电流不断向周围胞膜扩布，直到整个细胞膜都发生动作电位。由于局部电流同时在兴奋部位的两侧产生，所以动作电位呈双向传导。在人体内，绝大部分神经纤维是有髓鞘的，由于髓鞘具有绝缘性，局部电流只能在郎飞结之间形成，因此动作电位的传导只能从一个郎飞结传到下一个郎飞结，呈现跳跃式传导，故有髓神经纤维动作电位的传导速度较无髓神经纤维快很多（图2-13）。

三、局部电位

单个阈下刺激不能引起膜电位去极化达到阈电位水平，但仍能引起少量的Na^+内流，使膜电位发生较小的去极化。这种由单个阈下刺激引起的达不到阈电位水平的去极化电位波动，称为局部电位（local potential）或局部兴奋。

局部电位具有以下特点：①不具有"全或无"的特性，即局部电位的幅度可随阈下刺激强度的增

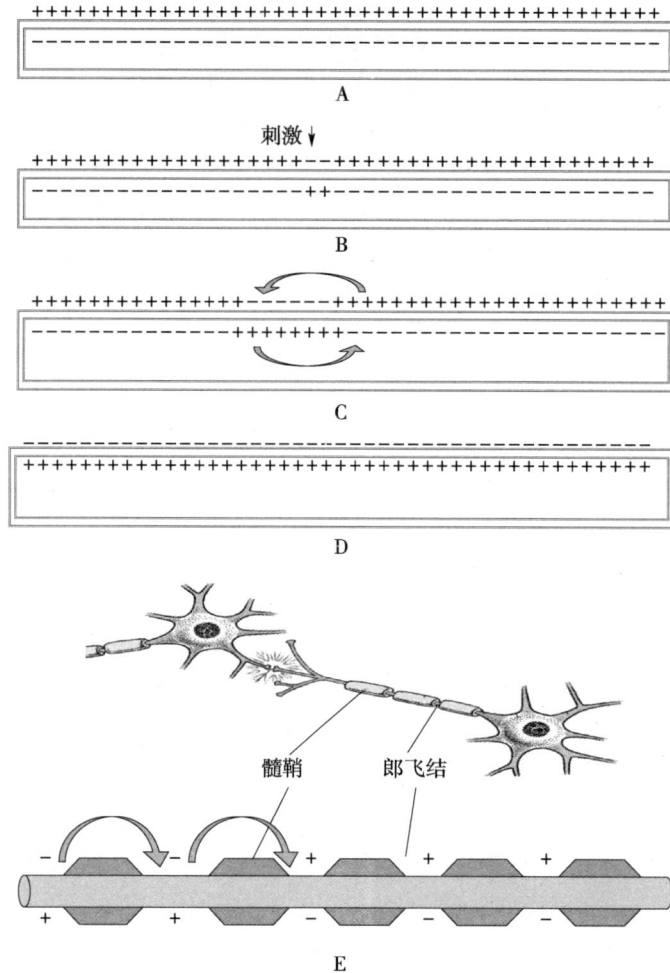

图 2 – 13　动作电位在神经纤维上的传导

A. 细胞安静时；B. 细胞接受刺激；C. 细胞兴奋，动作电位传导；D. 细胞完全兴奋；

B. – D. 局部电流形成并传导；E. 动作电位在有髓神经纤维上的跳跃式传导

加而增大；②衰减性传导，即局部电位的幅度随着传播距离增加而越来越小，直至最后消失；③总和现象，局部电位可发生时间总和和空间总和。如果同一部位受到连续阈下刺激引起的局部电位发生叠加，称为时间总和；如果距离较近的多个部位同时受到阈下刺激产生的局部电位发生叠加，称为空间总和。多个阈下刺激产生的局部电位总和后，也能达到阈电位引发动作电位。

▪ 目标检测

答案解析

一、最佳选择题

1. 人体的基本结构和功能单位是

    A. 细胞　　　　　　　　　B. 组织　　　　　　　　　C. 器官

    D. 神经元　　　　　　　　E. 系统

2. O_2 和 CO_2 在细胞上扩散的方式是

    A. 单纯扩散　　　　　　　B. 通道扩散　　　　　　　C. 载体转运

    D. 主动转运　　　　　　　E. 出胞

3. 细胞膜对物质的主动转运与被动转运的根本区别在于前者

  A. 转运脂溶性物质   B. 转运离子和小分子物质 C. 需细胞膜上特殊蛋白质协助

  D. 需消耗能量   E. 转运大分子物质

4. 钠泵的化学本质是

  A. 糖蛋白   B. 脂蛋白   C. 钠 – 钾依赖式 ATP 酶

  D. 糖脂   E. 蛋白质降解产物

5. 细胞内的消化器是

  A. 核糖体   B. 内质网   C. 高尔基复合体

  D. 溶酶体   E. 线粒体

6. 局部电位的特点是

  A. "全或无"式   B. 非衰减性传导   C. 可总和

  D. 易疲劳   E. 双向性传导

7. 动作电位上升支的形成是由于

  A. Na^+ 内流   B. Na^+ 外流   C. Ca^{2+} 内流

  D. K^+ 外流   E. K^+ 内流

二、多项选择题

1. 细胞膜的化学成分主要包括

  A. 无机盐   B. 脂质   C. 蛋白质

  D. 维生素   E. 糖

2. 某些离子或小分子物质通过细胞膜的转运方式有

  A. 单纯扩散   B. 载体转运   C. 入胞

  D. 主动转运   E. 通道扩散

3. 能使神经纤维去极化达阈电位的刺激有

  A. 阈刺激   B. 阈上刺激   C. 阈下刺激

  D. 多个阈下刺激的总和 E. 各种强度的刺激

三、综合问答题

1. 说出各细胞器的主要功能。

2. 简述静息电位和动作电位产生的机制。

（师淑君）

书网融合……

　重点回顾   微课1   微课2   习题

第三章　基本组织

学习目标

知识目标：

1. 掌握　上皮组织的结构特点和分类；各类被覆上皮的结构特点和分布部位；疏松结缔组织中各种细胞成分、纤维成分的结构及功能；骨骼肌、心肌和平滑肌的光镜结构；骨骼肌纤维的超微结构；神经元的光镜和电镜结构；神经纤维的分类及有髓神经纤维的结构特点。

2. 熟悉　外分泌腺的组成及结构特点；结缔组织的特点和分类；肌组织的组成、分类、分布及功能；心肌纤维的超微结构；神经组织的一般结构；神经元的分类和功能；神经末梢的分类和主要功能。

3. 了解　腺上皮和腺的概念；腺的形成与分类；致密结缔组织、脂肪组织和网状组织的基本结构和功能；骨骼肌的收缩原理；神经胶质细胞的分类、分布和功能；神经的结构；无髓神经纤维的结构特点。

技能目标：

学会识别四类基本组织，能够辨别各类基本组织中的主要成分；能用所学知识解释相关生命现象。

素质目标：

具有"理论联系实际"的能力，能进行健康指导，具备健康知识宣教意识。

📖 导学情景

情景描述： 患者，女，21岁。因公园赏花途中突感多处皮肤瘙痒，并出现许多红色斑块就诊。体格检查：颈部、四肢及躯干部可见许多红色风团，呈凹凸不平，椭圆形或不规则。皮肤划痕（＋），可消退，不留痕迹。血常规检查：白细胞8.0×10^9/L，嗜酸性粒细胞10%。诊断为急性荨麻疹。

情景分析： 动物性蛋白、花粉、药物等可引起过敏反应，出现局部或全身过敏性反应症状（皮肤瘙痒、红色斑疹等）。

讨论： 结缔组织中哪些细胞参与过敏反应的发生？机制是什么？

学前导语： 致敏原进入机体可诱导浆细胞产生抗体，抗体与肥大细胞表面的受体结合，促使其释放生物活性物质，引起小血管扩张，通透性增加，平滑肌收缩和腺体分泌增加，从而出现一系列过敏性反应症状。皮肤表面覆盖何种上皮组织？其结构特点如何？浆细胞和肥大细胞的结构特点及功能是什么？

组织由细胞和细胞外基质（细胞间质）构成，人体有上皮组织、结缔组织、肌组织和神经组织等4种基本组织。

第一节　上皮组织

PPT

上皮组织（epithelial tissue）简称上皮，具有如下特点。①细胞多，排列紧密，细胞外基质极少。

②上皮细胞有极性，即细胞的深浅两面在结构和功能上具有明显差异，其朝向有腔器官腔面或身体表面的一侧，称游离面，与之相对朝向深部结缔组织的一侧，称基底面，基底面附着于基膜。基膜是一层薄膜，上皮细胞借此膜与结缔组织相连。③一般无血管和淋巴管，细胞所需营养依靠结缔组织内的血管透过基膜供给。④有丰富的感觉神经末梢。

根据功能和分布不同，上皮组织主要分为被覆上皮和腺上皮两大类。被覆上皮具有保护、吸收、分泌和排泄等功能。腺上皮具有分泌功能。

一、被覆上皮 📱微课

被覆上皮（covering epithelium）　覆盖在体表或管、腔、囊的腔面，以保护功能为主。根据细胞的形态和层数，分为以下 7 种类型。

1. 单层扁平上皮　又称单层鳞状上皮，上皮很薄，由一层扁平细胞组成。细胞扁薄，核呈扁椭圆形，胞质很少，仅含核的部位略厚（图 3 - 1）。衬贴在心脏、血管和淋巴管腔面者称内皮，游离面光滑，有利于血液和淋巴液流动及物质透过。分布在胸膜、腹膜和心包膜表面者称间皮，其游离面湿润光滑，可减少摩擦，便于内脏运动。

A.模式图

扁平细胞
基膜
结缔组织

B.光镜图（肾小囊壁层高倍）
（▲示单层扁平上皮）

图 3 - 1　单层扁平上皮

2. 单层立方上皮　由一层近似立方形细胞组成，核圆，居中。主要分布于甲状腺滤泡和肾小管等处，有吸收和分泌功能（图 3 - 2）。

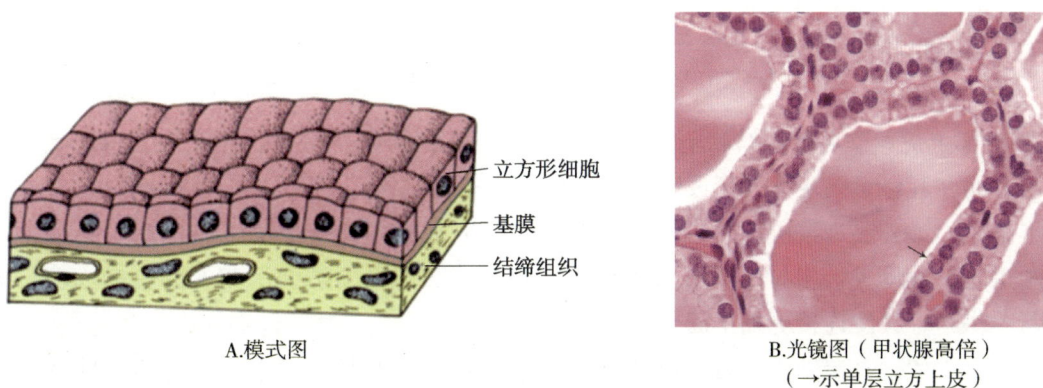

A.模式图

立方形细胞
基膜
结缔组织

B.光镜图（甲状腺高倍）
（→示单层立方上皮）

图 3 - 2　单层立方上皮

3. 单层柱状上皮　由一层柱状细胞组成，细胞呈柱状，核呈椭圆形，多位于近基底部。主要分布于胃、肠、胆囊、子宫和输卵管等腔面，有分泌或吸收功能。肠道的单层柱状上皮中，还散在杯状细胞。杯状细胞形似高脚酒杯，基部狭窄，含深染的三角形或扁圆形细胞核；顶部膨大，胞质内充满黏原颗粒，内含黏蛋白，溶于水形成黏液，有润滑和保护上皮的作用。小肠柱状上皮细胞的游离面有许多细小突起，构成光镜下的纹状缘，电镜下为密集排列的微绒毛，具有增加细胞表面积的作用，有利于小肠吸收营养物质（图3-3）。分布于子宫和输卵管腔面的单层柱状上皮，其细胞游离面有纤毛。

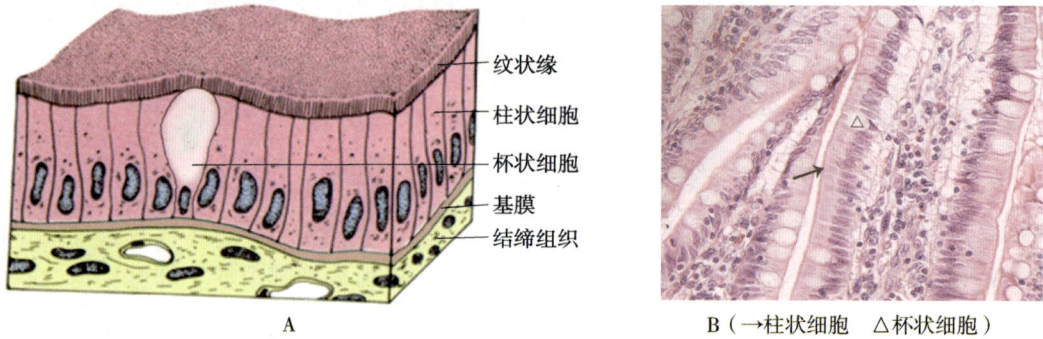

B（→柱状细胞 △杯状细胞）

图 3-3 单层柱状上皮

A. 模式图；B. 光镜图（小肠高倍）

4. 假复层纤毛柱状上皮 由柱状细胞、梭形细胞、锥体形细胞和杯状细胞组成，这些细胞形状不同、高矮不等，胞核的位置不在同一平面，但基底部都附着于基膜上，故切面观貌似复层上皮，实为单层上皮。其中柱状细胞数量最多，游离面有纤毛，故称为假复层纤毛柱状上皮（图3-4）。主要分布在呼吸管道的腔面，有分泌和保护功能。

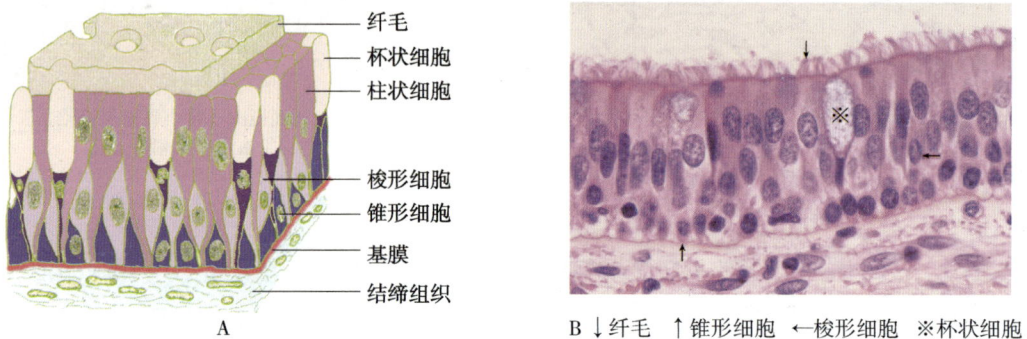

B↓纤毛 ↑锥形细胞 ←梭形细胞 ※杯状细胞

图 3-4 假复层纤毛柱状上皮

A. 模式图；B. 光镜图（气管高倍）

5. 复层扁平上皮 又名复层鳞状上皮。由多层细胞组成，是最厚的一种上皮。各层细胞的形状不一，基底层紧贴基膜，是一层立方形或矮柱状细胞，为有分裂能力的干细胞；中间数层细胞呈多边形，浅层为梭形细胞，最表层为数层扁平细胞。基底层细胞分裂增殖，新生的细胞向浅层移动，表层的扁平细胞不断退化、脱落。上皮与深部结缔组织的连接面凹凸不平，扩大了两者的接触面积，既保证上皮细胞的营养供给，又使连接更加牢固（图3-5）。

复层扁平上皮依据表层细胞是否角质化分为两类，即角化的复层扁平上皮位于皮肤的表层；未角化的复层扁平上皮分布于口腔和食管等腔面。复层扁平上皮具有耐摩擦和阻止异物侵入等作用。受损伤后，上皮有很强的再生修复能力。

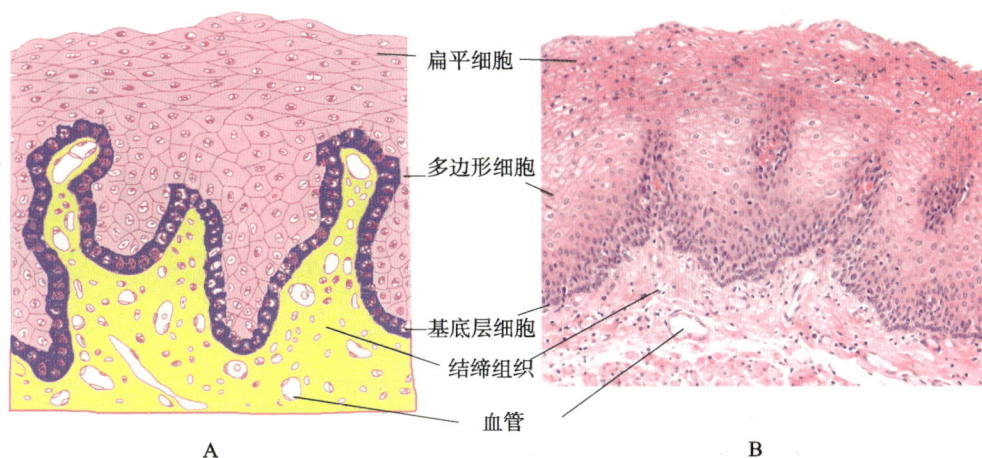

图 3 - 5 复层扁平上皮

A. 模式图；B. 未角化复层扁平上皮光镜图（食管高倍）

6. 复层柱状上皮 细胞为多层，深层为一层或数层多边形细胞，浅层为一层排列较整齐的柱状细胞。此种上皮主要分布于眼睑结膜和男性尿道中段的腔面。

7. 变移上皮 又称移行上皮，主要分布于排尿管道的腔面。由表层细胞、中间层细胞和基底细胞组成。表层细胞较大，可覆盖数个中间层细胞，称盖细胞；基底层细胞矮柱状或立方形；中间层细胞多边形或梨形。变移上皮的特点是细胞形状和层数可随所在器官的功能状态改变而发生变化。例如，当膀胱空虚时，上皮变厚，细胞层数增多；当膀胱充盈时，上皮变薄，细胞层数减少，表层细胞变扁平（图 3 - 6）。

图 3 - 6 变移上皮

A. 模式图；B. 光镜图（膀胱空虚状态）

练一练

假复层纤毛柱状上皮主要分布于

A. 消化道　　　　B. 呼吸道　　　　C. 泌尿道

D. 循环管道　　　E. 女性生殖管道

答案解析

二、腺上皮与腺

腺上皮是由腺细胞组成的以分泌功能为主的上皮。以腺上皮为主构成的器官称为腺。腺主要起源于胚胎时期的被覆上皮。这些上皮细胞分裂增殖，形成细胞索，长入深部的结缔组织，分化成腺（图 3 - 7）。腺分为外分泌腺和内分泌腺两类。

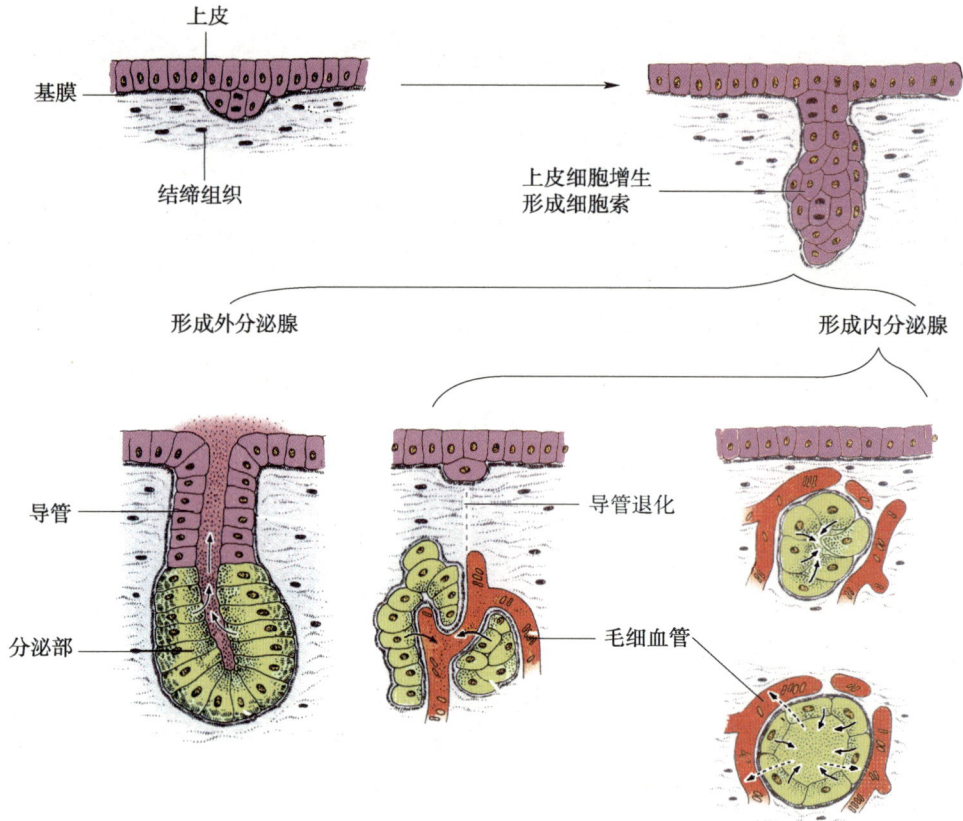

图 3-7　腺发生模式图

（一）外分泌腺

　　外分泌腺又称有管腺，腺的分泌物经导管排至体表或器官的管腔内，如汗腺、唾液腺和胃腺等（图3-7）。外分泌腺由分泌部和导管构成。分泌部呈泡状或管泡状，由一层腺细胞组成，又称腺泡。根据分泌物的性质不同，腺细胞分为浆液性腺细胞和黏液性腺细胞，这两种腺细胞分别构成浆液性腺泡和黏液性腺泡。浆液性腺泡的分泌物稀薄，内含蛋白酶；黏液性腺泡分泌物形成黏液，覆盖于上皮游离面，起润滑和保护作用。由浆液性腺细胞和黏液性腺细胞共同组成的腺泡，称为混合性腺泡。导管由单层或复层上皮构成。根据导管有无分支可分为单腺和复腺（图3-8）。有的导管还具有吸收和分泌水和电解质的作用。

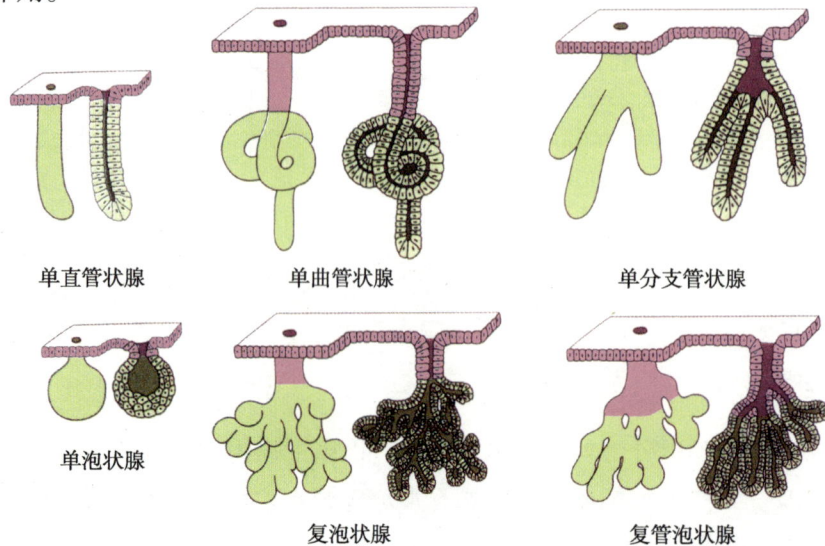

图 3-8　外分泌腺的形态分类模式图

(二) 内分泌腺

内分泌腺又称无管腺，在分化过程中导管退化消失，腺细胞排列成索、团或滤泡状，腺细胞间有丰富的血管，其分泌物（激素）直接释放入血，由血液运送到全身各器官发挥作用，如甲状腺、肾上腺等（图3-7）。

第二节　固有结缔组织

结缔组织（connective tissue）由细胞和细胞外基质组成，具有如下特点：①细胞数量少，种类多，细胞无极性；②细胞外基质（包括纤维和基质）丰富；③均由胚胎时期的间充质演化而来。

广义的结缔组织包括柔软的固有结缔组织、液态的血液和淋巴液以及坚硬的软骨和骨组织。狭义的结缔组织指固有结缔组织，包括疏松结缔组织、致密结缔组织、脂肪组织和网状组织。

结缔组织具有连接、支持、保护、运输、营养、修复及防御等多种功能。

一、疏松结缔组织

疏松结缔组织（loose connective tissue）由多种细胞和细胞外基质构成，富含血管和神经。疏松结缔组织内细胞种类多，纤维数量少，排列稀疏，结构疏松呈蜂窝状，故又称蜂窝组织（图3-9）。广泛分布于器官之间、组织之间以及细胞之间，具有连接、支持、营养、防御、保护和修复等功能。

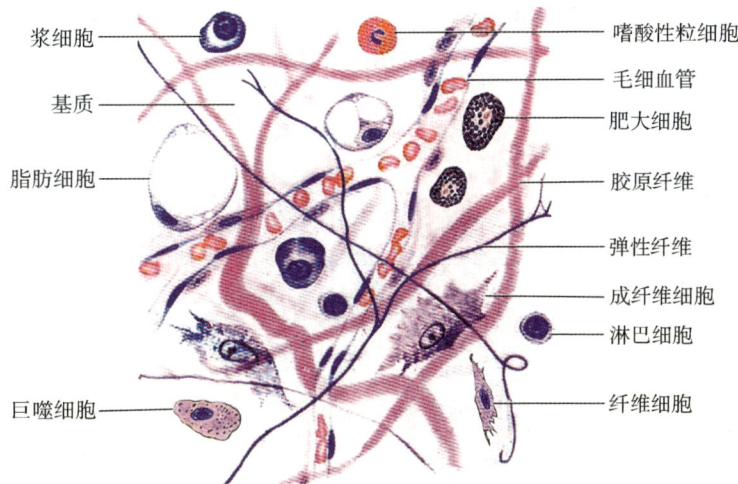

图3-9 疏松结缔组织铺片模式图

(一) 细胞

疏松结缔组织内有成纤维细胞、浆细胞、巨噬细胞、肥大细胞、脂肪细胞及未分化间充质细胞等。各类细胞的数量和分布随存在部位和功能状态而不同。

1. 成纤维细胞　是疏松结缔组织中的主要细胞，数量多。功能活跃时，细胞扁平多突起；核较大，居中，着色浅，核仁明显；胞质丰富，弱嗜碱性。电镜下，胞质内含丰富的粗面内质网、游离核糖体和高尔基复合体。成纤维细胞来源于未分化间充质细胞，具有合成和分泌各种纤维和基质的功能。功能处于静止状态时，细胞较小，呈长梭形；胞核小，着色深；胞质少，嗜酸性，胞质内细胞器较少，称纤维细胞。在创伤等情况下，纤维细胞可转变为成纤维细胞，并向受损部位迁移，分泌新的细胞外基质，参与创伤部位的修复。

2. 巨噬细胞 又称组织细胞，其形态随功能状态而不同。静止时，多为圆形或卵圆形，有短小突起。功能活跃时，常伸出较长伪足而不规则；胞核较小，呈圆形或椭圆形，着色较深；胞质丰富，嗜酸性，含空泡和异物颗粒。电镜下，细胞表面有许多皱褶和微绒毛；胞质内含有大量溶酶体、吞噬体、吞饮泡等；近细胞膜处的胞质内可见微丝和微管。巨噬细胞由血液中的单核细胞分化形成，为单核－巨噬细胞系统的主要成员。

巨噬细胞主要功能：①吞噬作用：吞噬细菌、病毒、衰老伤亡的细胞及异物等；②抗原呈递作用：识别、捕捉和处理抗原，继而呈递给淋巴细胞，启动免疫应答；③分泌功能：合成和分泌如溶菌酶、干扰素、补体等多种生物活性物质，参与机体的防御和调节免疫应答等。

3. 浆细胞 在病原微生物或异体蛋白容易入侵的部位如消化管、呼吸道黏膜及慢性炎症部位多见。细胞呈圆形或卵圆形；胞核圆形，多偏居细胞一侧，异染色质致密呈块状，从核中心向核膜呈辐射状分布似车轮状；胞质丰富，嗜碱性。电镜下，胞质内含有大量游离核糖体和平行排列的粗面内质网。浆细胞由 B 淋巴细胞分化发育而成，具有合成和分泌免疫球蛋白（即抗体），参与体液免疫的功能。

4. 肥大细胞 多沿小血管和小淋巴管分布，在与外界接触的部位如皮肤、消化管和呼吸道分布较多。细胞较大，呈圆形或卵圆形；胞核小而圆，居中；胞质内充满粗大的嗜碱性颗粒。颗粒内含组胺、肝素、嗜酸性粒细胞趋化因子等，胞质中含有白三烯。肥大细胞受到刺激后，大量释放颗粒内容物和白三烯，参与机体的过敏反应。其中，组胺和白三烯使毛细血管及微静脉扩张，通透性增强，致使局部皮肤红肿；使细支气管平滑肌痉挛，黏膜水肿，引起支气管哮喘；使全身小动脉扩张，血压急剧下降，引起休克；嗜酸性粒细胞趋化因子能吸引嗜酸性粒细胞聚集到过敏反应部位，发挥抗过敏作用；肝素有抗凝血作用。

5. 脂肪细胞 单个存在或成群分布。细胞体积大，呈圆形或多边形；胞质内含有一个大脂滴，在 HE 切片中，脂滴被溶解，细胞呈空泡状；胞核和少量胞质被挤向细胞的一侧，致使细胞核呈弯月形。脂肪细胞可合成和贮存脂肪、参与脂质代谢。

6. 未分化的间充质细胞 数量少，体积小，是成体疏松结缔组织内的干细胞，常分布在小血管，尤其是毛细血管周围，保持着分化潜能。在炎症及创伤修复时可增殖分化为成纤维细胞、软骨细胞、脂肪细胞、平滑肌纤维和内皮细胞等，参与组织和小血管的修复。

（二）纤维

纤维包括胶原纤维、弹性纤维和网状纤维 3 种。它们和结缔组织中的基质有机地组合在一起，主要起支持和连接作用。

1. 胶原纤维 数量最多，新鲜时呈白色，又称白纤维，嗜酸性，粗细不等，交织成网。胶原纤维韧性大，抗拉力强，但弹性差。

2. 弹性纤维 含量较少，新鲜时呈黄色，又称黄纤维，弱嗜酸性，较细，断端常卷曲，分支交织成网。弹性纤维富有弹性，但韧性差。

弹性纤维和胶原纤维交织在一起，使疏松结缔组织既有弹性又有韧性，有利于组织和器官保持形态和位置的相对恒定，具有一定的可塑性。

3. 网状纤维 在 HE 染色切片中不易着色，用镀银染色法显示，网状纤维呈黑色，故又称嗜银纤维。网状纤维较细，短而分支多，交织成网（图 3-10）。网状纤维在疏松结缔组织中较少，多分布在造血器官和淋巴器官内，也分布

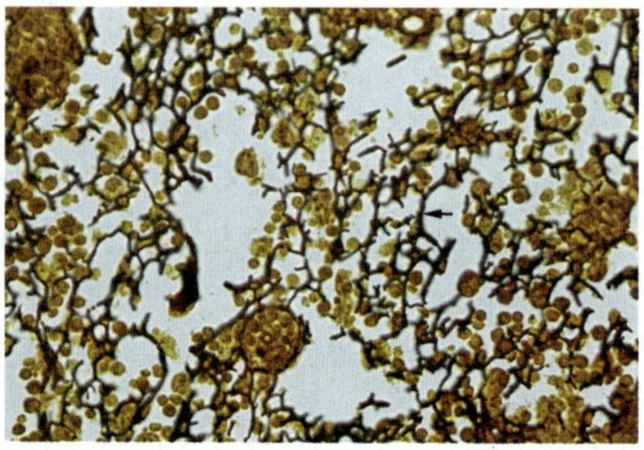

图 3-10　网状组织光镜图（←网状纤维）
（淋巴结高倍，镀银染色）

于结缔组织与其他组织交界处，如基膜的网板等处。

（三）基质

是充填于纤维和细胞之间的无定形胶状物，无色透明，其化学成分主要为蛋白多糖和糖蛋白。基质的孔隙中充满组织液。组织液是从毛细血管动脉端渗流入基质内的液体，经毛细血管静脉端或毛细淋巴管回流入血液或淋巴。组织液不断更新，有利于血液中的氧和营养物质不断地经结缔组织输送给各种组织的细胞，并将细胞的代谢产物和二氧化碳运走，成为细胞赖以生存的液态环境。当组织液渗出与回流的动态平衡遭到破坏时，基质中的组织液含量可增多或减少，导致组织水肿或脱水。

二、致密结缔组织

致密结缔组织由细胞、基质和纤维组成，其结构特点是以纤维为主，细胞和基质较少，且纤维粗大，集聚成束，排列致密，主要起支持、连接和保护等作用。致密结缔组织主要分为规则致密结缔组织和不规则致密结缔组织两种。

规则致密结缔组织主要分布在肌腱和腱膜等处，由大量平行排列成束的胶原纤维和少量腱细胞组成（图3-11）。不规则致密结缔组织多见于皮肤的真皮、硬脑膜、巩膜及许多内脏器官的被膜等处，其特点是粗大的胶原纤维纵横交错排列，形成致密的板层结构，纤维之间含少量基质和成纤维细胞（图3-12）。

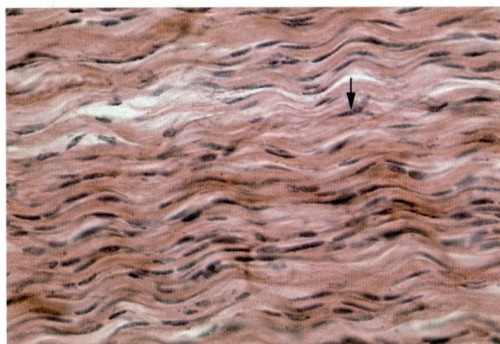

图3-11 规则致密结缔组织光镜图（↓腱细胞）
（肌腱纵切，高倍）

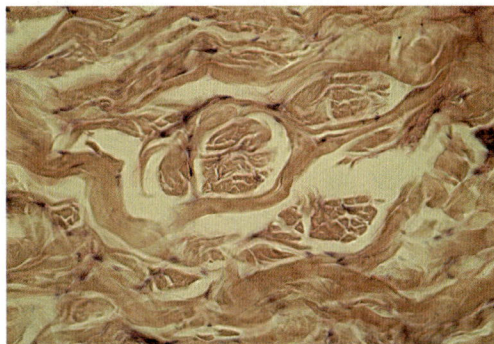

图3-12 不规则致密结缔组织光镜图（真皮，高倍）

三、脂肪组织

脂肪组织由大量脂肪细胞聚集而成，常被少量疏松结缔组织分隔成许多小叶。根据脂肪细胞结构和功能的不同，脂肪组织分为黄（白）色脂肪组织和棕色脂肪组织两类。

黄（白）色脂肪组织为一般所说的脂肪组织，新鲜时呈黄色或白色（某些哺乳类动物），主要分布在皮下、网膜、肠系膜和黄骨髓等处，是体内最大的贮能库，具有储存脂肪、参与能量代谢、维持体温、缓冲保护和支持填充等作用（图3-13）。棕色脂肪组织新鲜时呈棕色，成人极少，在新生儿的肩胛间区、腋窝及颈后部等处含量较多。其主要功能

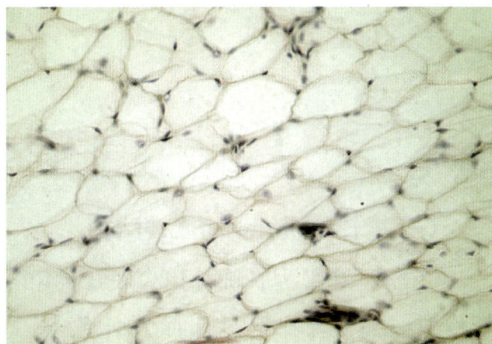

图3-13 黄色脂肪组织光镜图（高倍）

是在寒冷的刺激下，棕色脂肪细胞内的脂类分解、氧化，散发大量热能，维持体温，这一功能受交感神经调节。

四、网状组织

网状组织由网状细胞、网状纤维和基质构成（图 3 - 10）。网状细胞发出许多突起，呈星状，相邻细胞的突起相互连接成网；胞核较大，呈圆或卵圆形，着色浅，常可见核仁；胞质丰富，弱嗜碱性。镀银染色时被染成黑色，分支交错，连接成网。网状细胞具有产生网状纤维的功能。网状组织主要分布于造血器官（骨髓）和淋巴器官（淋巴结、脾），为血细胞发生和淋巴细胞发育提供适宜的微环境。

PPT

第三节　肌组织

肌组织（muscle tissue）主要由肌细胞组成，肌细胞间有少量结缔组织、血管、淋巴管和神经。肌细胞呈长纤维形，又称肌纤维。肌细胞的细胞膜称肌膜，细胞质称肌质或肌浆。根据肌纤维形态结构和功能的差异，分为骨骼肌、心肌和平滑肌 3 类。骨骼肌和心肌可见明暗相间的横纹，属于横纹肌；平滑肌无横纹，属非横纹肌。骨骼肌收缩和舒张受躯体神经支配，为随意肌；心肌和平滑肌的活动受自主神经支配，为不随意肌。

一、骨骼肌

骨骼肌（skeletal muscle）借肌腱附着于骨表面，多分布于躯干和四肢，以及颈部、眼和口周及食管壁等处。整块肌肉外面有致密结缔组织包裹，称肌外膜；肌外膜的结缔组织向内伸入，将骨骼肌纤维分隔成大小不等的肌束，包绕在每一肌束外面的结缔组织称肌束膜；每条骨骼肌纤维的周围包裹着薄层的结缔组织，称肌内膜（图 3 - 14）。各层结缔组织膜内均含神经和血管，有支持、连接、营养、保护和调节骨骼肌纤维的作用。

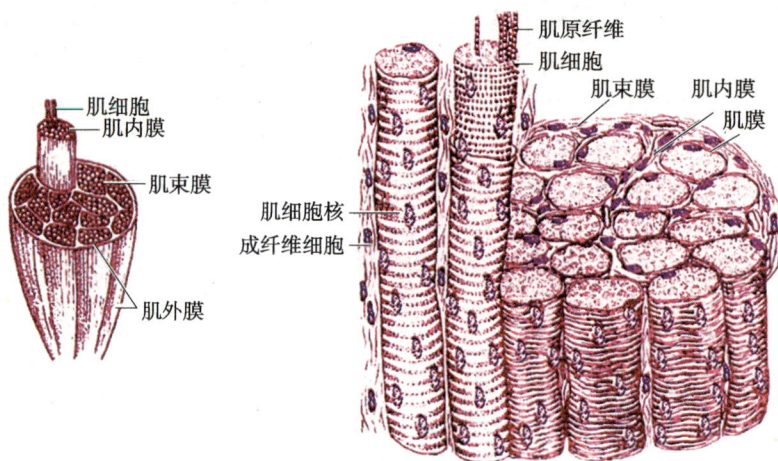

图 3 - 14　骨骼肌结构模式图

（一）骨骼肌纤维的光镜结构

骨骼肌纤维为长圆柱形，长 1 ~ 40mm，直径 10 ~ 100μm，可见明暗相间的周期性横纹。一条骨骼肌纤维含有几十个甚至几百个细胞核，核呈椭圆形，染色较浅，位于肌膜下方。肌浆内含许多与骨骼肌纤维长轴平行排列的肌原纤维，呈细丝状，横切面上呈点状。肌原纤维上有横纹，即明带和暗带相间排列，各条肌原纤维的明带和暗带均排列在同一平面上，构成了骨骼肌纤维明暗相间的周期性横纹（图 3 - 15）。明带又称 I 带，暗带又称 A 带。暗带中部可见一条浅色窄带，称 H 带，H 带中间有一条深色的细线，称 M 线；明带中央可见一条深色的细线，称 Z 线。相邻两条 Z 线之间的一段肌原纤维称肌节。每个肌节都由 1/2I 带 + A 带 + 1/2I 带所组成。暗带长度恒定，为 1.5μm，明带长度依骨骼肌纤维的收缩或舒张状态而异，最长可达 2μm，肌节长度介于 1.5 ~ 3.5μm 之间，一般安静状态约为 2μm。肌节递次排列构成肌原纤维，它是骨骼肌基本结构和功能单位。肌膜外面有基膜紧密贴附，在骨骼肌纤维和基膜之间有肌卫星细胞，当肌纤维受损伤时，肌卫星细胞可增殖分化，参与肌纤维的修复。

A 纵切面（▲骨骼肌纤维）　　B 横切面（→骨骼肌细胞核）

图 3 - 15　骨骼肌纵、横切面光镜图（油镜）

（二）骨骼肌纤维的超微结构

电镜下，骨骼肌纤维的胞质中有肌原纤维、横小管和肌质网 3 种特征性结构。

1. 肌原纤维　由粗、细两种肌丝构成，两种肌丝沿长轴规律地互相穿插排列，明暗带就是这两种肌丝规律排布的结果。粗肌丝位于肌节的 A 带，中央借 M 线固定，两端游离。细肌丝一端固定在 Z 线上，另一端游离插入粗肌丝之间，止于 H 带外侧。因此，I 带内只有细肌丝，A 带中央的 H 带内只有粗肌丝，而 H 带两侧的 A 带内既有粗肌丝又有细肌丝（图 3 - 16）。粗、细肌丝的这种规则排列关系以及它们的分子结构是肌节完成收缩功能的结构基础。

（1）细肌丝分子结构　细肌丝由肌动蛋白、原肌球蛋白和肌钙蛋白 3 种分子构成（图 3 - 17）。后两种属于调节蛋白，在肌纤维收缩中起调节作用。肌动蛋白分子单体为球形，相互接连成串珠状，两条串珠状肌动蛋白缠绕形成双股螺旋链。每个球形肌动蛋白单体上都有一个可以与肌球蛋白头部相结合的位点，但在肌纤维处于非收缩状态时，该位点被原肌球蛋白掩盖。原肌球蛋白是由两条多肽链相互缠绕形成的双股螺旋链组成，首尾相连，嵌于肌动蛋白双股螺旋链的浅沟内。肌钙蛋白由肌钙蛋白 C（TnC）、肌钙蛋白 T（TnT）

图 3 - 16　骨骼肌肌原纤维电镜结构模式图

和肌钙蛋白 I（TnI）3 个球形的亚单位组成。TnC 亚单位可与 Ca^{2+} 结合而引起肌钙蛋白构象改变；TnT 亚单位将肌钙蛋白固定于原肌球蛋白上；TnI 能抑制肌动蛋白与肌球蛋白相结合。

（2）粗肌丝分子结构　粗肌丝由肌球蛋白分子有序排列组成（图 3 - 17）。肌球蛋白分子形如豆芽，分为头和杆两部分。头部朝向粗肌丝的两端，并突出于粗肌丝的表面，形成电镜下可见的横桥。杆部均朝向粗肌丝的中段。M 线两侧的肌球蛋白对称排列，头部具有与肌动蛋白结合的位点，还具有 ATP 酶活性，能与 ATP 结合。只有当肌球蛋白分子头部与肌动蛋白接触时，ATP 酶才被激活，于是分解 ATP 放出能量，使肌球蛋白头部（横桥）发生屈伸运动，拉动细肌丝向 M 线方向移动，引起骨骼肌收缩。

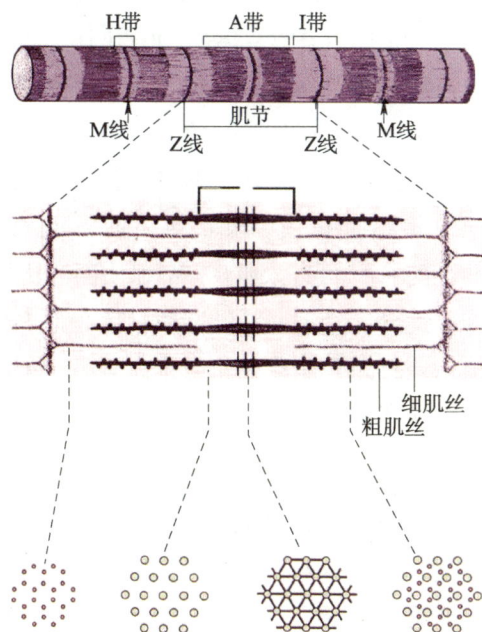

图 3-17　粗、细肌丝分子结构模式图

2. 横小管　又称 T 小管，是骨骼肌纤维的肌膜向肌浆内凹陷形成的管状结构，与肌纤维长轴垂直走行，位于明、暗带相交处。同一水平的横小管分支并相互吻合，环绕在每条肌原纤维周围（图 3-18）。横小管可将肌膜的兴奋迅速传到肌纤维内部每个肌节。

3. 肌质网　又称肌浆网，是肌纤维内特化的滑面内质网，位于横小管之间（图 3-18）。肌质网中部纵行包绕在肌原纤维周围，形成连续的管状系统，称纵小管。其两端位于横小管两侧的肌质网扩大呈扁囊状，称终池。终池与横小管贴近，但不连通。每条横小管与其两侧的终池组成三联体。肌质网膜上有钙泵和钙通道。钙泵能逆浓度差把肌浆中的 Ca^{2+} 泵入肌质网内贮存，钙通道开放，肌质网内贮存的 Ca^{2+} 可进入肌浆，故肌质网的功能是调节肌浆内 Ca^{2+} 浓度。

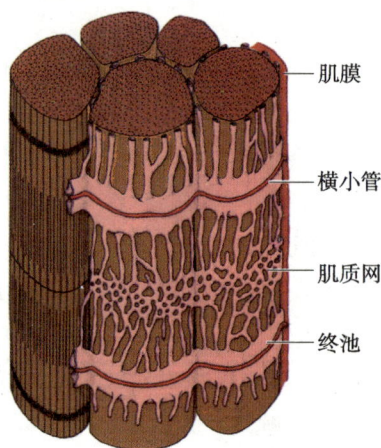

图 3-18　骨骼肌纤维电镜结构模式图

此外，骨骼肌纤维胞质中还有许多线粒体、糖原和少量脂滴。线粒体产生 ATP，为肌肉收缩提供能量，糖原和脂肪是肌纤维内储备的能源。肌浆内还有可与氧结合的肌红蛋白，可为线粒体产生能量提供所需的氧。

（三）骨骼肌纤维的收缩机制

目前认为，骨骼肌纤维的收缩机制是肌丝之间的滑动，即肌丝滑动学说。其主要过程如下：①运动神经末梢将神经冲动传递给骨骼肌纤维肌膜；②肌膜的兴奋经横小管传向终池；③肌浆网膜上钙通道开放，肌浆网内贮存的 Ca^{2+} 迅速释放入肌浆；④肌钙蛋白 TnC 亚单位与 Ca^{2+} 结合，引起肌钙蛋白构象改变，进而使原肌球蛋白的位置也随之改变；⑤肌动蛋白位点暴露，迅速与肌球蛋白头部（横桥）接触；⑥肌球蛋白头部 ATP 酶被激活，分解 ATP 并释放能量；⑦肌球蛋白头部发生屈动，将肌动蛋白拉向 M 线；⑧细肌丝滑入粗肌丝之间，I 带和 H 带变窄，肌节缩短，肌纤维收缩。但 A 带长度不变。⑨收缩结束后，肌浆内的 Ca^{2+} 被泵回到肌浆网内贮存，肌浆内 Ca^{2+} 浓度降低，肌钙蛋白恢复原来的构象，原肌球蛋白恢复原位，又掩盖肌动蛋白上的结合位点，肌球蛋白头与肌动蛋白分离，肌肉松弛。

二、心肌

心肌（cardiac muscle）是有横纹的不随意肌，分布于心脏和邻近心脏的大血管根部。心肌收缩具有自动节律性，缓慢而持久，不易疲劳。心肌细胞一般不再分裂，受损伤后由周围的结缔组织替代。

（一）心肌纤维的光镜结构

光镜下，心肌纤维呈不规则短柱状，有分支，且彼此连接成网状。细胞核呈卵圆形，1~2个，位于细胞中央。肌浆丰富，富含线粒体、糖原及少量脂滴和脂褐素。脂褐素为溶酶体的残余体，随年龄的增长而增多。心肌纤维也有明暗相间的周期性横纹，但不如骨骼肌明显。相邻心肌纤维的连接处称闰盘，在 HE 染色标本中呈着色较深的粗线，与心肌纤维长轴垂直（图3-19）。

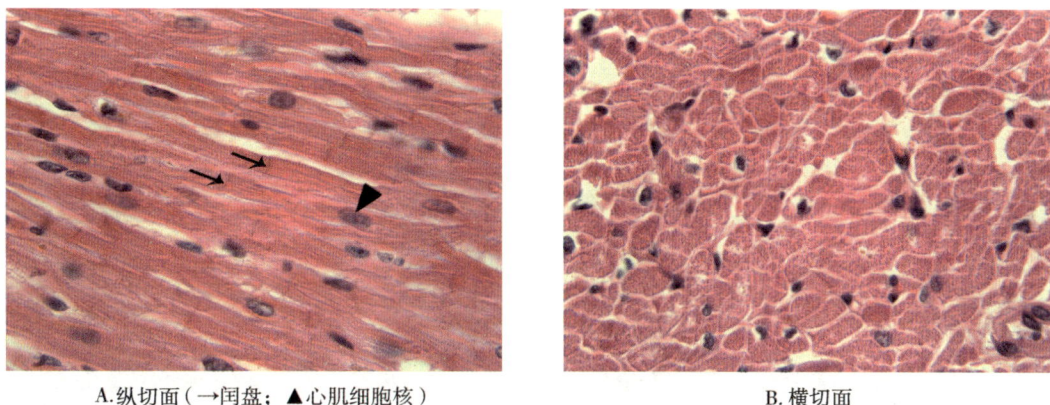

A.纵切面（→闰盘；▲心肌细胞核）　　　　B. 横切面

图3-19　心肌纵、横切面光镜图（油镜）

（二）心肌纤维的超微结构

电镜下，心肌纤维结构与骨骼肌纤维相似，胞质内含有粗细两种肌丝，两种肌丝也组成肌节。与骨骼肌纤维比较，有如下特点：①粗、细肌丝被肌浆网和线粒体分隔成粗、细不等的肌丝束，故心肌纤维的肌原纤维不如骨骼肌那样规则、明显，以致横纹也不如骨骼肌明显。②横小管较粗，位于 Z 线水平。③肌质网比较稀疏，纵小管不甚发达，终池小而少，横小管多与一侧的终池紧贴形成二联体（图3-20）。因此，心肌纤维的肌质网储存 Ca^{2+} 能力低，收缩前尚需从细胞外摄取 Ca^{2+}。④闰盘的横位部分位于 Z 线水平，在横向连接的部分有中间连接和桥粒，使心肌纤维间的连接牢固；在纵向连接的部分有缝隙连接，便于细胞间信息传递，这对心肌纤维整体活动的同步化是十分重要的。此外，心肌纤维的肌浆中还含有丰富的线粒体、糖原和脂滴等结构。心肌纤维的收缩也是通过肌丝之间的滑动实现的。

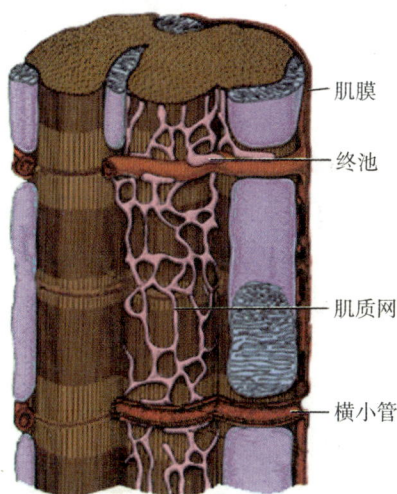

肌膜
终池
肌质网
横小管

图3-20　心肌纤维电镜结构模式图

❓ 想一想

心肌纤维与骨骼肌纤维的超微结构相比较有什么异同？何结构破坏将引起心肌纤维的同步化收缩障碍？

答案解析

三、平滑肌

平滑肌（smooth muscle）广泛分布于内脏和血管壁，又称内脏肌。平滑肌是不随意肌，收缩缓慢而持久。光镜下，平滑肌纤维呈梭形，无横纹，细胞质红色，含有一个细胞核。细胞核呈长椭圆形或杆状，位于细胞中央，细胞收缩时，核扭曲。横切面观，平滑肌纤维呈大小不等的圆形断面，有的断面中央可见细胞核。平滑肌纤维长短不一，一般为 200μm，直径 8μm；小血管壁平滑肌短至 20μm，而妊娠子宫平滑肌可长达 500μm。平滑肌纤维可单独存在，多成束或成层分布（图 3-21）。

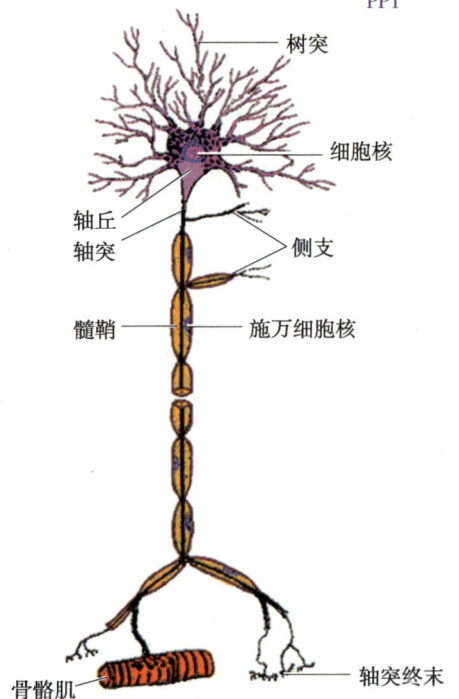

A.纵切面　　　　　B.横切面

图 3-21　平滑肌纵、横切面光镜图（油镜）

第四节　神经组织

神经组织（nerve tissue）由神经细胞和神经胶质细胞组成。神经细胞高度分化，是神经系统的结构和功能单位，又称神经元。神经元具有接受刺激、整合信息和传导冲动的功能。此外，神经元也是意识、记忆、思维和行为调节的基础，有些神经元还具有内分泌功能。神经胶质细胞数量比神经元多，是神经元数量的 10~50 倍，对神经元起支持、保护、营养和绝缘等作用，构成神经元生长发育和功能活动的微环境。

一、神经元

神经元的形态和大小不一，都可分为胞体和突起两部分，突起又分为树突和轴突（图 3-22）。

（一）神经元的结构

1. 胞体　神经元胞体主要分布于中枢神经系统的大脑皮质、小脑皮质、脑内的神经核团和脊髓灰质等部位，也存在于周围神经系统的脑神经节、脊神经节和植物神经节等处，为神经元的营养和代谢中心。神经元的胞体形态各异，大小相差悬殊，小的直径仅 4~5μm，大的可达 150μm 以上。

图 3-22　运动神经元模式图

（1）**细胞膜** 是可兴奋膜，具有不同的受体和离子通道，是神经元接受刺激、产生动作电位和传导神经冲动的部位。

（2）**细胞核** 位于胞体中央，大而圆，着色浅，核仁大而明显。

（3）**细胞质** 位于核周围，又称核周质。在光镜下，其特征性结构为尼氏体和神经原纤维（图3－23）。①尼氏体：又称嗜染质，分布在胞体和树突中，呈嗜碱性斑块或颗粒状。尼氏体由丰富的粗面内质网和游离核糖体组成，提示神经元合成蛋白质的功能活跃，主要合成更新细胞器所需的结构蛋白、合成神经递质所需的酶类以及肽类的神经调质等物质。②神经原纤维：在镀银染色切片中，神经原纤维呈棕黑色细丝，交错排列成网，并伸入树突和轴突内，由神经丝、微丝和微管构成。神经原纤维构成神经元的细胞骨架，具有支持和物质运输作用。

除上述两种特征性结构外，胞质中还含有线粒体、高尔基复合体、溶酶体等结构。

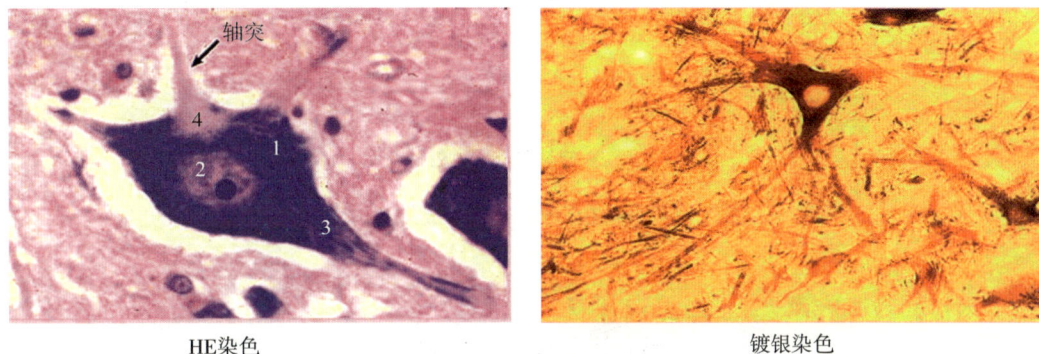

HE染色　　　　　　　　　　　镀银染色

图3－23　神经元光镜图（高倍）
1. 尼氏体；2. 细胞核；3. 树突；4. 轴丘

2. 突起

（1）**树突** 每个神经元有一至多个树突，形如树枝状。分支表面可见大量短小突起，称树突棘。树突内结构与胞体相似（图3－22，图3－23）。树突和树突棘使神经元接受刺激的表面积大大增加。树突的功能主要是接受刺激并将神经冲动传向胞体。

（2）**轴突** 每个神经元只有一个轴突，由胞体发出，较细。轴突长短不一，短者仅数微米，长者可达1米以上。光镜下，神经元胞体发出轴突的部位呈圆锥形，称轴丘，此区域无尼氏体，故染色比较淡。轴突表面光滑，粗细较均匀。轴突末端分支较多，形成轴突终末（图3－22，图3－23）。轴突内无尼氏体，不能合成蛋白质，轴突成分的更新及合成神经递质所需的蛋白质和酶均由胞体合成后输送。轴突的主要功能是传导神经冲动。

（二）神经元的分类

神经元分类的方法有多种，常以神经元突起的数目、神经元的功能及所释放的神经递质进行分类。根据神经元突起的数量不同分为多极神经元、双极神经元和假单极神经元（图3－24）。按神经元的功能分为感觉神经元（传入神经元）、运动神经元（传出神经元）和中间神经元（图3－25）。按神经元释放神经递质的化学性质分为胆碱能神经元、去甲肾上腺素能神经元、胺能神经元、氨基酸能神经元和肽能神经元等。

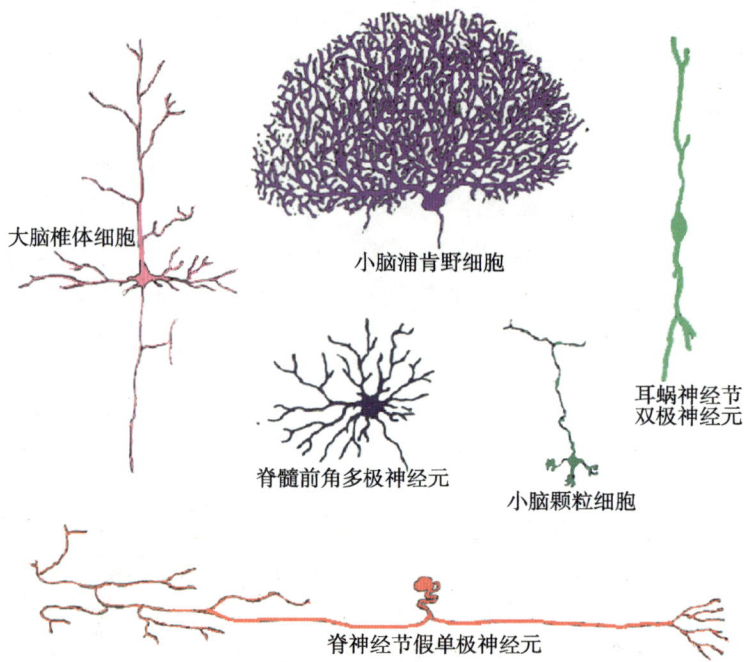

大脑锥体细胞

小脑浦肯野细胞

耳蜗神经节
双极神经元

脊髓前角多极神经元

小脑颗粒细胞

脊神经节假单极神经元

图 3-24　神经元的几种主要形态模式图

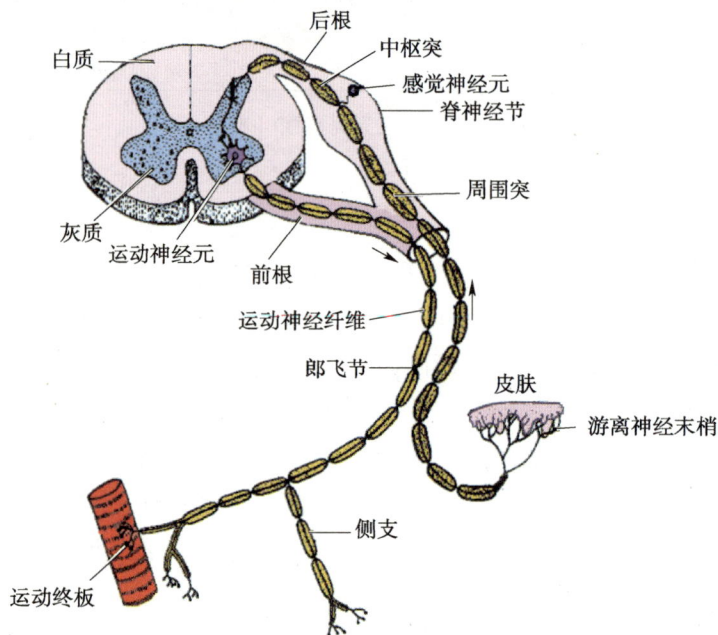

图 3-25　脊髓和脊神经模式图（示三种神经元的关系）

💜 **药爱生命**

　　神经干细胞是神经组织中具有增殖和多向分化潜能的一类细胞，其形态和星形胶质细胞类似，不仅存在于胚胎神经组织，也存在于成体内，主要分布在大脑海马、脑和脊髓的室管膜周围等区域。神经干细胞在特定环境下可以增殖分化为神经细胞和神经胶质细胞。随着研究的深入，神经干细胞已逐渐从基础试验走向临床应用，在治疗神经系统损伤、神经系统退行性疾病（如帕金森病、阿尔茨海默症）等领域显示了良好的应用前景。除此之外，神经干细胞的应用还延伸到药物检测方面，用来判断药物的有效性和毒性，保证药物使用的安全性。

二、神经胶质细胞

神经胶质细胞广泛分布于神经系统，由胞体和突起组成，突起不分树突和轴突，对神经元起支持、保护、绝缘和营养等作用。

（一）中枢神经系统的神经胶质细胞

中枢神经系统的神经胶质细胞包括星形胶质细胞、少突胶质细胞、小胶质细胞和室管膜细胞4种（图3-26）。

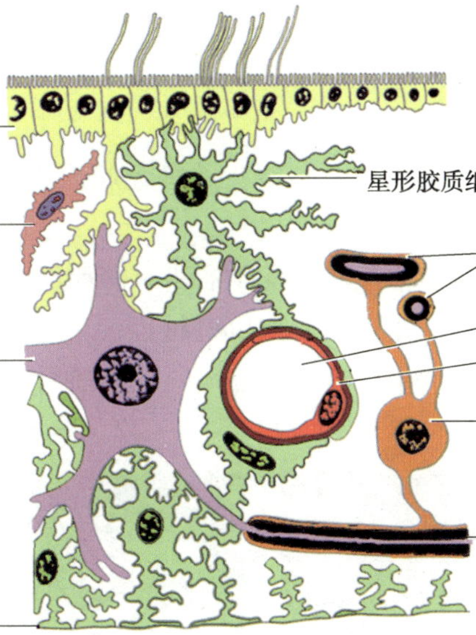

图3-26 中枢神经系统神经胶质细胞与神经元和毛细血管的关系示意图

1. 星形胶质细胞 体积最大，呈星形，核圆或卵圆形、较大、染色较浅，胞质内含有胶质丝。从胞体发出细长突起，突起伸展在神经元胞体及其突起之间，起支持和绝缘作用。有些突起末端扩大形成脚板，贴附在脑和脊髓表面，形成胶质界膜，或贴附在毛细血管壁上构成血-脑屏障的神经胶质膜。星形胶质细胞能分泌神经营养因子，对神经元的发育分化及其功能活动有调节作用。中枢神经系统损伤时，星形胶质细胞可增生，形成胶质瘢痕。

2. 少突胶质细胞 胞体较星形胶质细胞小，呈球形，核卵圆形、染色质致密，着色较深。多分布于神经元胞体附近及轴突周围。其突起末端扩展成扁平薄膜，包绕神经元的轴突形成髓鞘，是形成中枢神经系统有髓神经纤维髓鞘的细胞。

3. 小胶质细胞 体积最小，属于单核-巨噬细胞系统。当神经系统损伤时，小胶质细胞可转变为巨噬细胞，吞噬死亡细胞的碎屑及退化变性的髓鞘。

4. 室管膜细胞 衬在脑室和脊髓中央管的腔面，形成单层立方或柱状上皮，称室管膜，参与脑脊液的形成。

（二）周围神经系统的神经胶质细胞

1. 施万细胞 又称神经膜细胞，是周围神经系统髓鞘形成细胞。参与外周神经纤维的构成，有保护和绝缘作用，也能分泌神经营养因子，促进受损伤神经元存活及其轴突再生。

2. 卫星细胞 是神经节内包裹神经元胞体的一层扁平或立方形细胞，具营养和保护神经节细胞的功能。

👁 看一看 ————————————————————————————

神经营养因子

　　神经营养因子是一类由神经元所支配的靶细胞或邻近神经元的细胞合成和分泌的蛋白质分子，对神经元的分化、迁移、存活和功能有支持和促进作用。随着研究的深入，越来越多的神经营养因子被发现，常见的有神经生长因子、脑源性神经营养因子、神经营养素3、神经营养素4/5和神经营养素6等。神经营养因子与神经元细胞膜上的受体特异性结合而发挥作用。目前，已开始将一些神经营养因子试用于治疗因神经退行性疾病（如阿尔茨海默病、帕金森病）和神经元损伤的修复，具有一定的效果，可改善相关症状。

三、神经纤维

　　神经纤维（nerve fiber）由神经元轴突以及包绕它的神经胶质细胞构成，分为有髓神经纤维和无髓神经纤维两类。

　　1. 有髓神经纤维　　包括周围神经系统有髓神经纤维和中枢神经系统有髓神经纤维。

　　（1）周围神经系统有髓神经纤维　　由施万细胞包绕神经元的轴突构成。施万细胞形成的髓鞘呈节段性，两段髓鞘间的缩窄处称郎飞结，两个郎飞结之间的一段神经纤维，称结间体。每个结间体的髓鞘是由一个施万细胞呈同心圆状反复环绕轴突而成（图3-22，图3-27）。

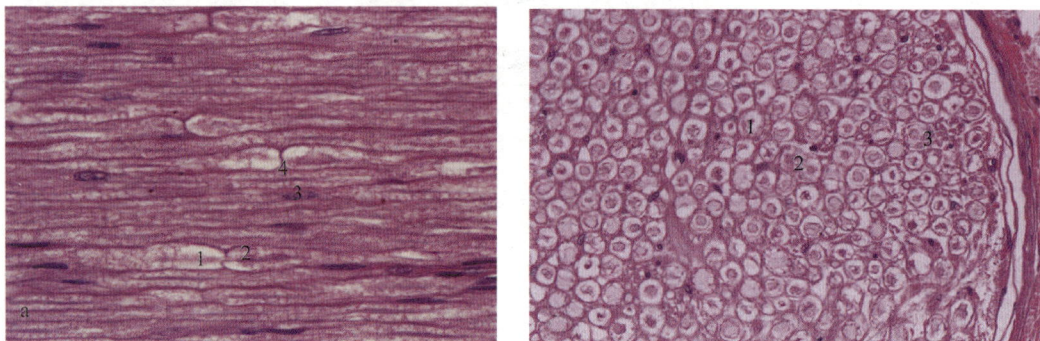

A.纵切面　　　　　　　　　　　　　　　　　B.横切面

图3-27　周围神经系统有髓神经纤维光镜图（坐骨神经 高倍）

1. 轴突；2. 髓鞘；3. 施万细胞胞质与核；4. 郎飞结

　　（2）中枢神经系统有髓神经纤维　　由少突胶质细胞的突起末端的扁平薄膜包绕轴突形成，其胞体位于神经纤维之间（图3-28）。

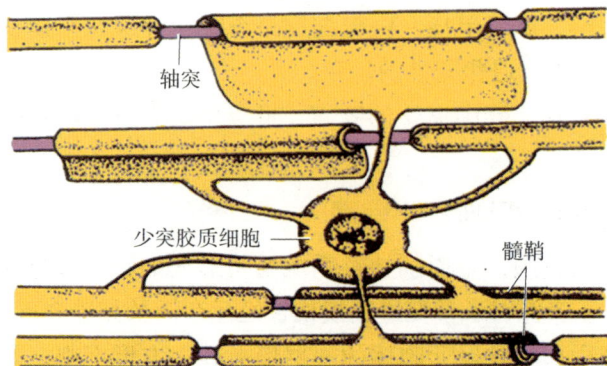

轴突

少突胶质细胞

髓鞘

图3-28　少突胶质细胞与中枢神经系统有髓神经纤维关系模式图

髓鞘的类脂成分在组织液与轴膜间起绝缘作用，故神经冲动只发生在郎飞结处的轴膜，呈跳跃式传导，传导速度快。

2. 无髓神经纤维 周围神经系统的无髓神经纤维由轴突和外面包裹的施万细胞构成。施万细胞表面形成数量不等、深浅不同的纵行凹沟，轴突陷于其中但未被完全包裹，故不形成髓鞘，无郎飞结。中枢神经系统的无髓神经纤维，其轴突外面没有特异性的神经胶质细胞包裹，轴突裸露地走行于有髓神经纤维或神经胶质细胞之间。

无髓神经纤维因无髓鞘和郎飞结，神经冲动沿着轴膜连续传导，传导速度比有髓神经纤维慢。

四、神经

神经（nerve）由功能相关的神经纤维及周围包裹的结缔组织、血管和淋巴管等构成。若干条神经纤维集合成大小不等的神经纤维束，多个神经纤维束集合成一根神经（图3-29）。在神经纤维、神经纤维束及神经的外面均有结缔组织包裹，分别称为神经内膜、神经束膜和神经外膜。较粗的神经（如坐骨神经）可含数十个神经纤维束，细小的神经可仅由一个神经纤维束构成。

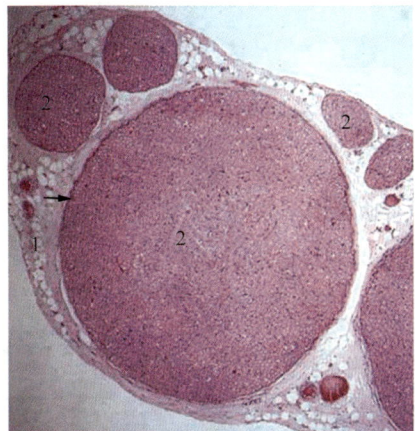

图3-29 坐骨神经光镜图（横切面，低倍）
1. 神经外膜；2. 神经纤维束；→神经束膜

五、神经末梢

神经末梢是周围神经纤维的终末部分，它们遍布全身，与其他组织共同形成各种末梢装置，按功能分为感觉神经末梢和运动神经末梢两大类。

（一）感觉神经末梢

感觉神经末梢是感觉神经元（假单极神经元）周围突的终末部分，它们通常和周围的其他组织共同构成感受器，把接收的内外环境刺激转化为神经冲动，上传至中枢，产生感觉。按其结构可分为游离神经末梢和有被囊神经末梢两类。有被囊神经末梢包括触觉小体、环层小体和肌梭3种。

1. 游离神经末梢 由有髓或无髓神经纤维的终末反复分支而成，广泛分布于表皮、角膜和毛囊的上皮细胞之间，或分布在各型结缔组织内，如骨膜、脑膜、关节囊、肌腱、韧带、筋膜和牙髓等处，感受冷、热和疼痛等刺激。

2. 触觉小体 分布在皮肤的真皮乳头处，以手指掌侧皮肤内最多，随着年龄增加，触觉小体的数量递减。触觉小体感受应力刺激，参与产生触觉。

3. 环层小体 广泛分布在皮下组织、腹膜、肠系膜、韧带和关节囊等处。环层小体感受较强的应力，参与产生压觉和振动觉。

4. 肌梭 分布于骨骼肌内的梭形结构。肌梭是一种本体感受器，主要感受肌纤维的收缩或舒张的牵张刺激，在调节骨骼肌活动中起重要作用。

（二）运动神经末梢

运动神经末梢是运动神经元的轴突分布于肌组织和腺体内的终末结构，支配肌纤维的收缩，调节腺细胞的分泌。依据分布部位，分为躯体运动神经末梢和内脏运动神经末梢两类。

1. 躯体运动神经末梢 分布于骨骼肌，其胞体位于脊髓灰质前角或脑干的运动神经核，发出轴突抵达所支配骨骼肌后失去髓鞘，轴突末端反复分支形成葡萄状终末与骨骼肌纤维建立突触连接，此连接区呈椭圆形板状隆起，称运动终板或称神经-肌接头（图3-30）。一个运动神经元支配的骨骼肌纤维数目少者为 1~2 条，多者可达上千条，而一条骨骼肌纤维通常只接受一个神经元轴突分支的支配。一个运动神经元及其支配的全部骨骼肌纤维合称一个运动单位。运动单位越小，如在手指和面部，产生的运动越精细。

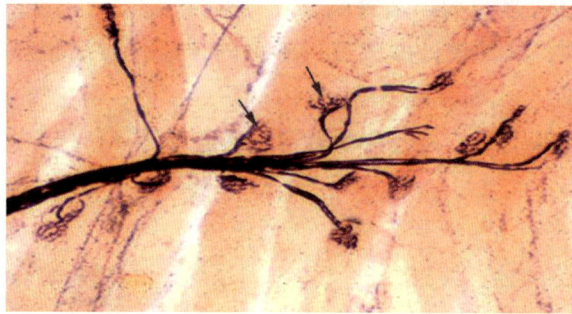

图 3-30　骨骼肌压片示运动终板光镜图（↓）镀银染色（高倍）

2. 内脏运动神经末梢　分布于心肌、各种内脏及血管的平滑肌和腺体等处，其神经纤维较细，无髓鞘，分支末段呈串珠样膨体，贴附于肌纤维表面或穿行于腺细胞之间，与效应细胞建立突触，支配肌纤维的收缩，调节腺细胞的分泌。

·目标检测·

答案解析

一、最佳选择题

1. 内皮是指

　　A. 衬贴在心包膜、胸膜和腹膜表面的单层扁平上皮

　　B. 衬贴在肺泡和肾小囊壁层等的单层扁平上皮

　　C. 衬贴在心、血管和淋巴管腔面的单层扁平上皮

　　D. 衬贴在心、血管和淋巴管腔面的单层立方上皮

　　E. 衬贴在心包膜、胸膜和腹膜表面的单层立方上皮

2. 以下不是复层扁平上皮特点的是

　　A. 是上皮组织中最厚的一种

　　B. 基底层细胞具有旺盛的分裂增生能力

　　C. 最表层的细胞已退化，并不断脱落

　　D. 细胞层数多，表层为扁平细胞

　　E. 细胞层数和形状可随功能的不同发生明显改变

3. 关于浆细胞的描述，错误的是

　　A. 细胞呈圆形或椭圆形

　　B. 细胞核圆形，偏于细胞一侧，染色质丰富，成辐射状排列

　　C. 细胞质呈强嗜碱性，近细胞核处是一着色较浅透明区

　　D. 电镜下可见胞质内含大量的滑面内质网和丰富的溶酶体

　　E. 产生抗体，参与机体的体液免疫

4. 关于成纤维细胞形态和功能的描述，正确的是

　　A. 扁平星形，胞质弱嗜碱性，核为扁卵圆形，着色浅，具有合成、分泌纤维、基质功能

B. 扁平星形，胞质弱嗜碱性，核为扁卵圆形，着色浅，具有吞噬和抗原提呈等功能

C. 圆形或卵圆形，核小，胞质内有异染性颗粒，具有吞噬和抗原提呈等功能

D. 圆形或卵圆形，核小，胞质内有异染性颗粒，具有免疫应答、防御和抗凝血等功能

E. 圆形或卵圆形，核小，胞质内有异染性颗粒，具有合成和贮存脂肪，参与脂质代谢功能

5. 组织液来源于

    A. 毛细血管静脉端   B. 毛细血管动脉端   C. 微静脉

    D. 毛细淋巴管   E. 毛细淋巴管盲端

6. 下列不是骨骼肌纤维的结构特点的是

    A. 细胞呈细长圆柱形

    B. 细胞核多个，椭圆形，染色较浅

    C. 核位于细胞中央

    D. 胞质内含有大量肌原纤维

    E. 有明显的周期性横纹

7. 关于心肌纤维的描述，下列错误的是

    A. 位于心脏和邻近心脏的大血管壁上

    B. 短圆柱状，有分支，有横纹，核位于细胞中央

    C. 横小管较粗，位于 Z 线水平

    D. 终池少而小，多见三联体

    E. 细胞间有闰盘

8. 下列对神经元的描述，错误的是

    A. 形态和大小不一，由胞体、树突和轴突构成

    B. 细胞核大而圆，染色浅，核仁明显

    C. 胞体和突起内均有尼氏体

    D. 胞体和突起内均有神经原纤维

    E. 胞体是神经元营养代谢中心

9. 关于神经胶质细胞的描述中，错误的是

    A. 由胞体和突起组成，突起分为树突和轴突

    B. HE 染色只能显示胶质细胞的核

    C. 镀银染色方法能显示细胞的全貌

    D. 具有支持、营养、绝缘和防御等功能

    E. 分布于中枢和周围神经系统

10. 关于神经纤维构成的描述，正确的是

    A. 由神经细胞的长突起构成

    B. 由神经元的轴突和包在外表的神经胶质细胞构成

    C. 由神经元的轴突和包在外表的少量结缔组织构成

    D. 由神经元的轴突和包在外表的神经胶质细胞及少量结缔组织构成

    E. 由神经细胞的长突起和包在外表的神经膜及少量结缔组织构成

二、多项选择题

1. 上皮组织具有的特点是

    A. 细胞排列紧密   B. 细胞具有极性   C. 细胞外基质极少

D. 基部附于基膜　　　　　　　E. 血管和神经末梢丰富

2. 关于疏松结缔组织的叙述，正确的是

    A. 分布广泛

    B. 细胞种类多

    C. 细胞外基质多

    D. 细胞数量和分布因部位和功能而不同

    E. 细胞排列有极性

3. 心肌闰盘处具有的细胞连接是

    A. 紧密连接　　　　　　B. 中间连接　　　　　　C. 桥粒

    D. 缝隙连接　　　　　　E. 半桥粒

4. 神经元胞体内含有的特殊结构是

    A. 微丝　　　　　　　　B. 受体　　　　　　　　C. 尼氏体

    D. 神经原纤维　　　　　E. 线粒体

5. 以下属于感觉神经末梢的是

    A. 游离神经末梢　　　　B. 环层小体　　　　　　C. 触觉小体

    D. 肌梭　　　　　　　　E. 运动终板

三、综合问答题

1. 构成疏松结缔组织的细胞成分有哪些？试述其主要细胞的形态结构和功能。

2. 以多极神经元为例，简述神经元的结构特点。

（张旭东）

书网融合……

重点回顾　　　　　　微课　　　　　　习题

第四章　运动系统

学习目标

知识目标：

1. 掌握　运动系统的组成；骨的形态和构造；关节的基本结构；四肢骨的名称及全身主要关节的组成；脊柱、胸廓、骨盆的构成和功能。

2. 熟悉　骨的形态和分类；颅骨的名称；全身主要肌肉的名称、位置和功能。

3. 了解　骨的化学成分和物理特性；骨的生长发育；肌的形态及辅助结构；体表标志及腹部分区。

技能目标：

学会在解剖标本或模型上辨识主要骨、关节的结构，正确分析骨骼肌的作用。

素质目标：

具有健康运动及安全运动的理念，并具有运动健康的宣教意识。

📖 **导学情景**

情景描述：患者，男，23岁。打篮球时不慎扭伤，右踝关节疼痛、肿胀，入院后X线检查示右外踝隐约可见一斜形透亮线影，未见移位及分离，右踝周围软组织密度减低，诊断为右踝关节扭伤伴骨折。

情景分析：踝关节扭伤是临床常见的疾病，踝关节扭伤容易引起骨折。

讨论：踝关节扭伤为什么容易出现外踝骨折？踝关节是由什么构成？

学前导语：关节由什么构成？人体有多少块骨？骨与骨是如何连结在一起的？肌肉是如何分布的？

运动系统（musculoskeletal system）由骨、骨连结和骨骼肌组成，其重量约占体重的60%，具有运动、支持、保护和造血等多种功能。全身各骨通过骨连结相连形成骨骼，构成人体的支架。骨骼肌附着于骨，在神经系统的支配下，以关节为支点收缩和舒张，引起机体的各种运动。在运动过程中，骨起杠杆作用，关节是运动的枢纽，骨骼肌提供运动的动力。

第一节　骨和骨连结

PPT

一、概述

（一）骨

正常成人全身有206块骨（bone），约占体重的20%，除6块听小骨（锤骨、砧骨、镫骨各2块）属于感觉器官外，其余均属于运动系统，按部位不同可分为躯干骨、颅骨和四肢骨；按其形态分为长骨、短骨、扁骨和不规则骨4类（图4-1）。

1. 骨的形态

（1）长骨　呈长管状，分为一体两端。体位于中部，又称为骨干，骨质致密，内有空腔称骨髓腔，容纳骨髓。骨的两端膨大称骺，表面有关节软骨附着，形成光滑的关节面。骨干和骨骺的交界部位称干骺端。幼年时期覆盖透明软骨，称骺软骨，骺软骨细胞不断增殖和骨化，使骨加长。成年后骺软骨骨化，长骨不再增长。长骨多分布于四肢，如股骨、肱骨等。

（2）短骨　呈立方形，多位于承受压力较大、运动较复杂的部位，如腕骨、跗骨等。

（3）扁骨　呈板状，主要构成体腔的壁，如顶骨、胸骨和肋骨等。

（4）不规则骨　形状不规则且功能多样，如椎骨。有些不规则骨内含有空腔，叫做含气骨，如上颌骨、蝶骨等。

2. 骨的构造　骨由骨膜、骨质和骨髓3部分构成（图4-2）。

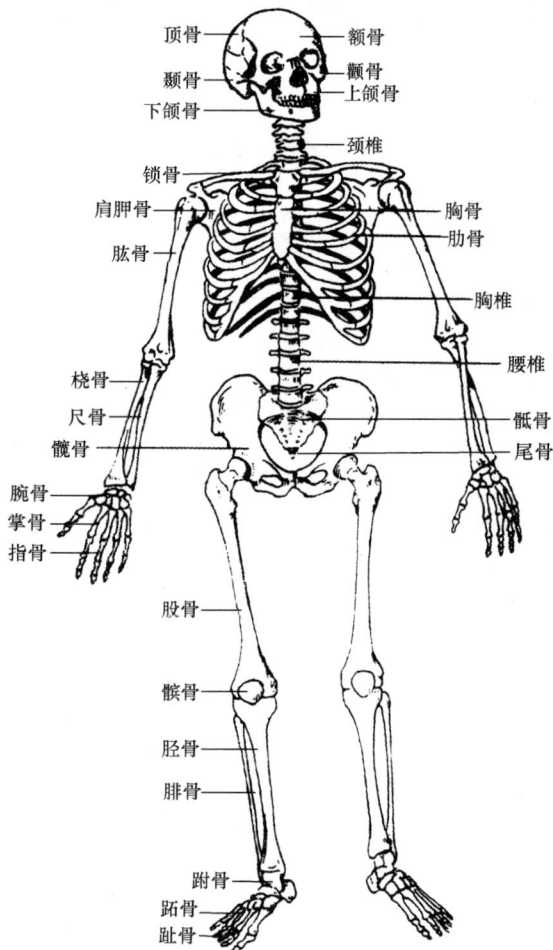

图4-1　全身骨骼

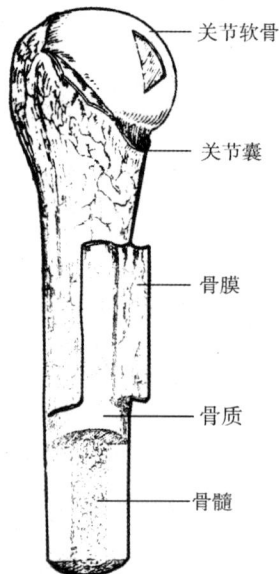

图4-2　骨的构造

（1）骨膜　分为骨外膜和骨内膜，由结缔组织构成，含有血管、神经和淋巴管，对骨的营养、再生和感觉有重要作用。骨外膜覆盖于除关节面以外的骨的表面，骨内膜衬附于骨髓腔面及骨小梁的表面。骨膜含有骨祖细胞和成骨细胞，对骨的生长发育、修复和愈合具有重要意义。

（2）骨质　分为骨密质和骨松质两种。骨密质致密坚硬，抗压、抗扭曲力强，主要分布于骨的表面。骨松质呈蜂窝状，由相互交织的骨小梁排列而成，分布于骨的内部。

（3）骨髓　填充在骨髓腔和骨松质的间隙内，分为红骨髓和黄骨髓。红骨髓内含大量不同发育阶段的血细胞，具有造血功能。胚胎和婴幼儿时期的骨髓均为红骨髓，一般5～6岁以后，长骨骨髓腔内的红骨髓逐渐被脂肪组织所代替，变为黄骨髓，失去了造血功能。长骨两端的骺、扁骨和不规则骨内终生都是红骨髓。

💗**药爱生命**

　　原发性骨质疏松是以骨组织结构受损、骨盐成分减少、骨密质变薄、骨小梁数量减少，导致骨脆性增加和骨折风险升高为特征的一种全身性骨代谢障碍疾病。主要症状为腰酸背痛，驼背、脊柱或关节变形，身高变矮，易发骨折等。一般提倡三级预防：一级预防从儿童、青少年做起，注意合理膳食，坚持体育锻炼；二级预防针对中年，尤其女性绝经后，应每年进行一次骨密度检查，及早采取防治对策；三级预防是针对退行性骨质疏松症患者，应积极进行药物治疗，还应加强防摔、防碰、防颠等措施。骨折患者应积极手术，早期活动，给予营养、补钙，提高免疫功能及整体素质等综合治疗。世界卫生组织将10月20日定为世界骨质疏松日。

　　3. 骨的化学成分和物理特性　骨由有机质和无机质组成。有机质主要是骨胶原纤维和黏多糖蛋白等，使骨具有一定的弹性和韧性；无机质主要是磷酸钙和碳酸钙等，使骨坚硬。幼儿骨有机质和无机质各占一半，故弹性大，柔软，不易骨折而易变形；成年人骨有机质与无机质之比约为3∶7，使骨既坚硬又有一定弹性；老年人骨无机质比例相对较多，脆性较大，易骨折。

　　4. 骨的生长和发育　骨的发生过程有两种方式，即膜内成骨及软骨内成骨。膜内成骨是在胚胎性结缔组织膜内形成骨组织，顶骨、额骨等以此种方式发生。软骨内成骨是先形成软骨雏形，再逐渐发育成骨组织，四肢的长骨、躯干骨等多数骨以此种方式发生。

　　(二) 骨连结

　　骨与骨之间的连结称为骨连结。根据其连结形式的不同，可分为直接连结和间接连结两类。

　　1. 直接连结　骨与骨之间借纤维结缔组织、软骨或骨组织直接相连，其间几乎无间隙，不活动或仅有少许活动，如颅骨之间的缝或椎体之间的椎间盘等。

　　2. 间接连结　又称滑膜关节（简称关节），骨与骨之间借助结缔组织囊相连，囊内有空隙，内含滑液，活动性较大，是人体骨连结的主要形式。

　　(1) 关节的基本结构　包括关节面、关节囊和关节腔3部分（图4-3）。①关节面：是相邻两骨互相接触的面，一般多为一凸一凹，即所谓关节头和关节窝。关节面上覆盖有一薄层光滑的关节软骨，可以减少运动时的摩擦、震荡和冲击。②关节囊：由结缔组织构成的膜性囊，附于关节面以外的骨面。关节囊分内、外两层，外层称纤维层，厚而坚韧，内层称滑膜层，薄而润滑，可分泌滑液，滑润和营养关节软骨，减少摩擦。③关节腔：是关节囊滑膜层和关节面共同围成的密闭腔隙，内含有少量的滑液。关节腔内呈负压，能增强关节的稳固性。

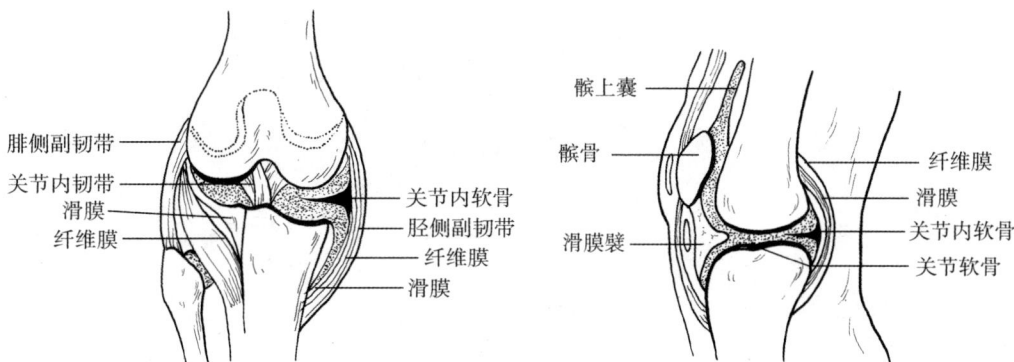

图4-3　滑膜关节的结构

（2）关节的辅助结构　关节除具有以上3个基本结构外，还有韧带、关节盘、关节唇等辅助结构，以适应关节的灵活性，增加关节的稳定性。

（3）关节的运动　关节面的形态、运动轴的方向和数目决定着关节的运动形式和范围。主要有以下运动形式。①屈和伸：沿关节冠状轴运动，使关节的两骨夹角减小为屈；两骨远离，角度加大为伸。②收和展：绕关节矢状轴运动，使活动的骨向正中线移动，称为内收；离开正中线者称为外展。③旋转：活动骨绕关节垂直轴旋转，骨的前面向内侧旋转称旋内；骨的前面向外侧旋转称旋外。前臂桡骨下端交叉于尺骨下端之前称旋前；桡骨恢复平行于尺骨称旋后。④环转：骨的一端在原位（关节内）运动，另一端做圆周运动，整个骨在空间运动的轨迹是一个圆锥形，这个运动称为环转运动。凡能沿冠状轴和矢状轴运动的关节都能作环转运动。环转运动实际是屈、外展、伸和内收的依次连续运动。

练一练

以下不属于关节基本结构的有

A. 关节面　　　　　　　B. 关节腔　　　　　　　C. 关节囊

D. 关节盘　　　　　　　E. 关节唇

答案解析

二、颅骨及其连结

（一）颅的组成

颅（skull）由23块大小不一、形态不同的颅骨构成（不包括3对听小骨），可分为脑颅骨和面颅骨两部分（图4-4，图4-5）。

1. 脑颅骨　参与围成颅腔，共8块，包括顶骨2块、颞骨2块、额骨1块、枕骨1块、蝶骨1块和筛骨1块，它们共同构成颅腔，支持和保护脑组织。

2. 面颅骨　构成面部的骨性基础，共15块，包括鼻骨、泪骨、上颌骨、腭骨、颧骨、下鼻甲骨各2块，下颌骨、犁骨和舌骨各1块。它们围成眶、骨性鼻腔和骨性口腔，容纳视觉、嗅觉和味觉器官。

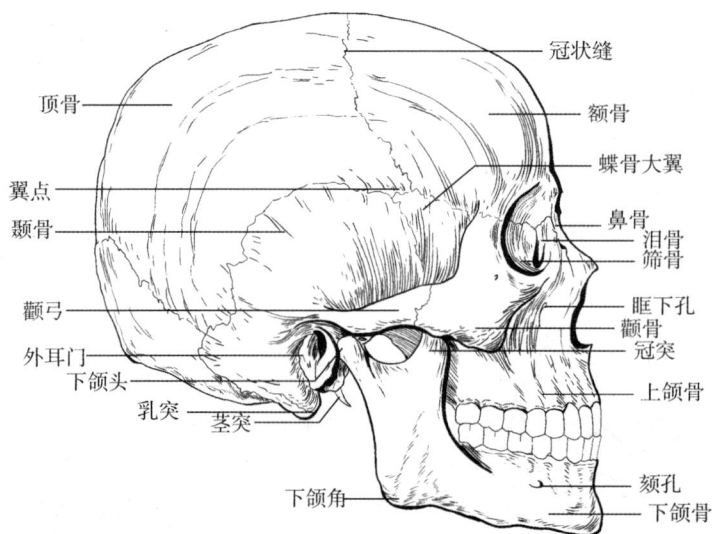

图4-4　颅骨（侧面）

图 4-5 颅骨（前面）

3. 颅的整体观

（1）颅顶面观 颅顶呈卵圆形，前窄后宽，可见呈"工"字形的 3 条缝。额骨与两顶骨之间的缝称冠状缝，左右顶骨之间的缝称矢状缝，两顶骨与枕骨之间的缝称人字缝。新生儿颅骨因骨化尚未完成，骨与骨之间存有较大的膜性间隙，称为囟，主要有两个。前囟位于冠状缝与矢状缝的交汇处，较大，呈菱形，于一岁半左右闭合；后囟位于矢状缝与人字缝的交汇处，较小，呈三角形，于出生后不久闭合（图 4-6）。

（2）颅前面观 颅的前面中部是骨性鼻腔，其外上方是一对容纳眼球的眶腔，下方是骨性口腔。①骨性鼻腔：由犁骨和筛骨垂直板形成的鼻中隔分为左、右两部分。鼻腔的外侧壁自上而下有 3 个卷曲的骨片，分别为上鼻甲、中鼻甲和下鼻甲（图 4-7）。②眶腔：呈锥体形，前宽后尖，容纳眼球及其附属结构。③骨性口腔：由上颌骨、腭骨和下颌骨围成，与鼻腔以硬腭相隔。

图 4-6 新生儿颅

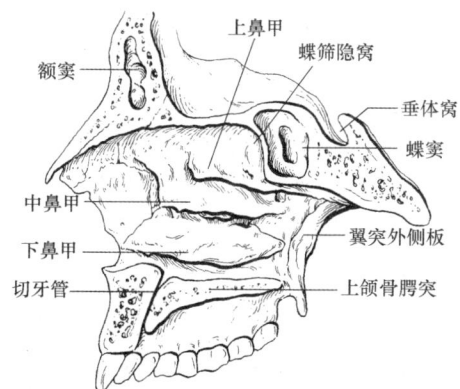

图 4-7 骨性鼻腔外侧壁

（3）颅侧面观 颅的侧面中部有外耳门，其前方有一弓状骨梁称颧弓，为体表骨性标志。颧弓上方的凹陷称颞窝，颞窝内侧壁由额骨、顶骨、蝶骨和颞骨 4 骨构成，汇合处呈"H"形缝，称为翼点。此处为骨质最薄弱区，中医称"太阳穴"，其内有脑膜中动脉分支通过（图 4-4）。

（4）颅底内面观 颅底内面凹陷，由前向后依次为颅前窝、颅中窝和颅后窝。颅前窝位置较浅，中央有筛孔通鼻腔；颅中窝中部隆起，中央有垂体窝，容纳垂体，垂体窝两侧由前向后外依次排列有眶上裂、圆孔、卵圆孔和棘孔。颅后窝位置最低，中央有枕骨大孔（图4－8）。

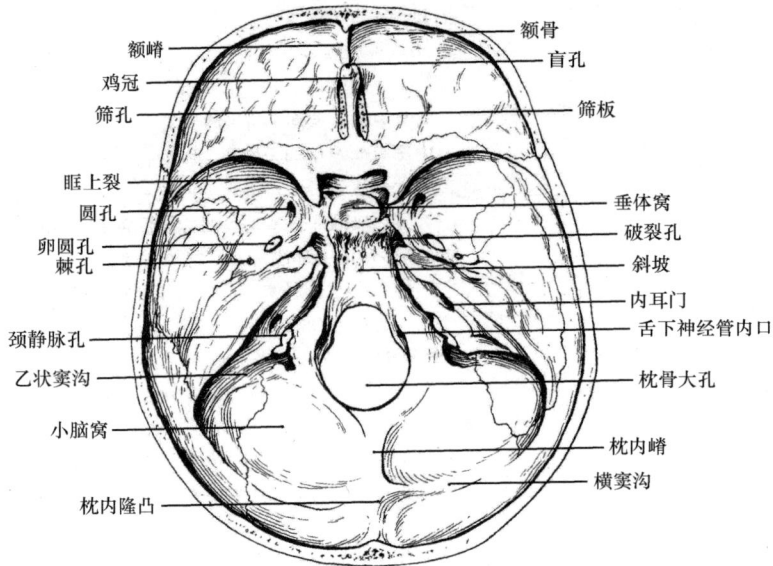

图4－8　颅底内面观

（5）颅底外面观　颅底外面凹凸不平，孔裂甚多。前部中央为骨腭，构成口腔的顶和鼻腔的底，骨腭周围有牙槽突。后部中央有枕骨大孔，其后上方的粗糙隆起称枕外隆凸。

（二）颅骨的连结

颅骨之间大多借助缝或软骨连结，不能运动，只有颞下颌关节能活动。颞下颌关节由下颌骨的髁突与颞骨的下颌窝构成。两侧颞下颌关节联合运动时，可使下颌骨上提、下降、向前、向后及向侧方运动。

三、躯干骨及其连结　🅔微课

躯干骨包括椎骨、胸骨和肋骨，借助骨连结构成脊柱和胸廓。

（一）脊柱

脊柱（spine）位于躯干背侧正中，成人由26块骨（颈椎7块、胸椎12块、腰椎5块、骶骨1块和尾骨1块）连结而成。具有支持体重、传递重力、缓冲震荡、保护脊髓及运动等功能。

1. 椎骨

（1）椎骨的一般形态　椎骨（vertebra）由前方的椎体和后方的椎弓组成。椎体呈短圆柱形，可承受重力。椎弓连于椎体的后部呈弓形，与椎体共同围成椎孔。所有椎骨的椎孔相连形成椎管，容纳脊髓。椎弓与椎体相连接的部分称椎弓根，其上、下方分别有椎骨上、下切迹。相邻椎骨的上、下切迹围成椎间孔，有脊神经通过。椎弓后部较宽称椎弓板，从椎弓板上发出7个突起，包括棘突1个，横突1对和上、下关节突各1对（图4－9）。

（2）各部椎骨的特征　不同部位的椎骨形态上有所差异。①颈椎：椎体较小，椎孔较大，呈三角形，横突根部有横突孔，2~6颈椎棘突末端分叉。第一颈椎又称寰椎，呈环状，无椎体、无棘突。第2颈椎又称枢椎，在椎体上方伸出一指状突起称齿突。第7颈椎又称隆椎，棘突特别长，末端不分叉，低头时易在体表摸到，可用来确定椎骨的序数。②胸椎：椎体从上向下逐渐增大。椎体两侧的上、下缘和横突末端有与肋相连结的关节面，称肋凹。棘突细长向后下方倾斜。③腰椎：椎体大，棘突宽短呈板状，水平后伸，各棘突间隙较宽。④骶骨：由 5 块骶椎融合而成，呈倒三角形。底前缘中部突出，称骶骨岬。前面光滑，有 4 对骶前孔。后面粗糙，中线处为骶正中嵴，其两侧有 4 对骶后孔。骶骨中央有骶管，上通椎管，下开口为骶管裂孔。此孔两侧的突起称骶角，临床上进行骶管麻醉时以骶角作为定位的标志。⑤尾骨：形体较小，由 3~4 块退化的尾椎融合而成（图 4-10）。

图 4-9 椎骨的一般形态

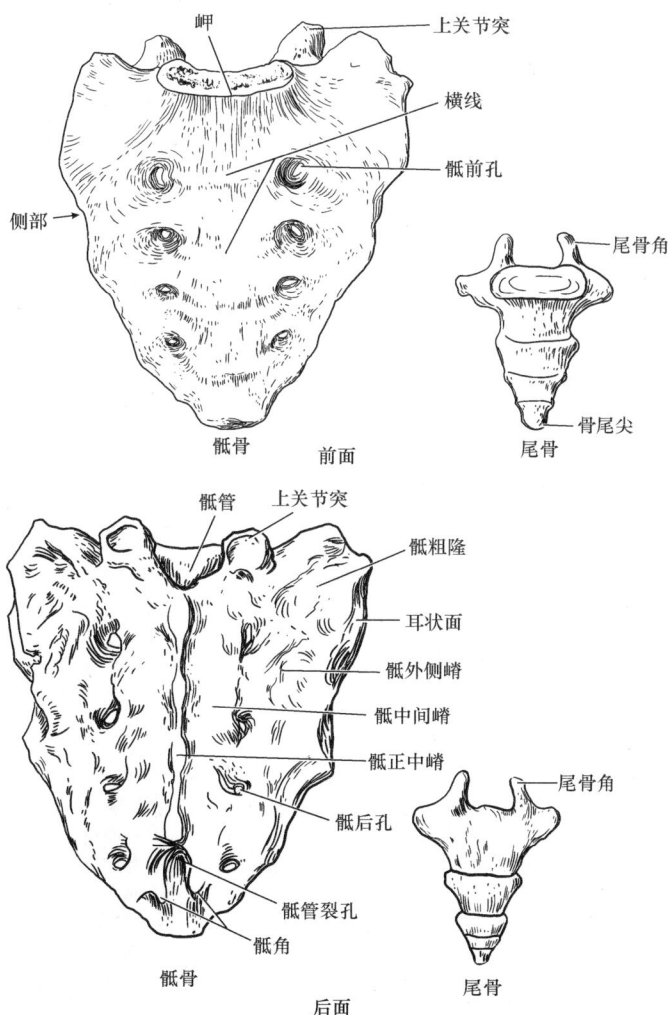

图 4-10 骶骨和尾骨

2. 椎骨的连结 各椎体之间借助椎间盘、韧带和关节相连（图 4-11，图 4-12）。

（1）椎间盘 椎间盘（intervertebral disc）为连结相邻两个椎体间的纤维软骨盘，由髓核和纤维环构成。髓核位于椎间盘的中央，为富有弹性的胶状物。纤维环位于周围，由多层同心圆排列的纤维软骨构成。椎间盘能牢固地连结相邻椎体，承受压力，缓冲震荡，还参与脊柱的运动。在椎间盘损伤时，髓核容易向后外侧脱出，突入椎管或椎间孔，压迫脊髓或脊神经根，产生相应的临床症状，称椎间盘突出症。

👁 **看一看**

椎间盘突出症

椎间盘突出症是由于椎间盘本身退行性变或椎间盘发育缺陷等内因基础上，遇到急、慢性损伤、劳累以及受寒着凉等外因作用，纤维环破裂，髓核突出，刺激或压迫神经根、马尾神经，常表现为腰痛、坐骨神经痛和马尾综合征等。根据病史、结合体征和 CT 或 MRI 检查即可诊断。治疗以解除神经刺激或压迫，消除神经炎症为主，包括非手术疗法、手术疗法和中医中药疗法等。

图 4 – 11 椎间盘

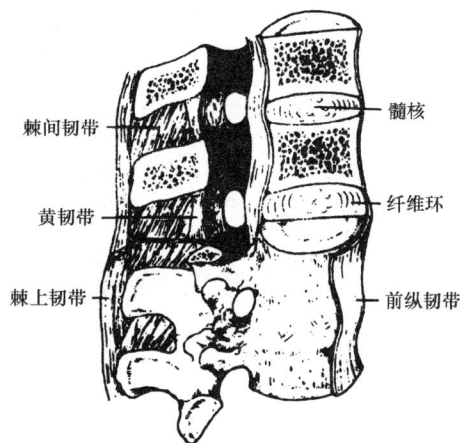

图 4 – 12 椎骨间的连结

（2）韧带 有长、短两类，可限制脊柱过度运动。长韧带有椎体前面的前纵韧带，椎体后面的后纵韧带和连于各个椎骨棘突末端的棘上韧带。短韧带有椎弓之间的黄韧带和各棘突之间的棘间韧带。

（3）关节 主要有寰枕关节、寰枢关节和关节突关节。

3. 脊柱的整体观 脊柱从前面观察可见椎体的宽度自上而下逐渐增大。从后面观察可见棘上韧带纵贯脊柱全长，棘突纵列成一条直线。从侧面观察可见 4 个生理性弯曲，从上而下分别为颈曲、胸曲、腰曲和骶曲。其中颈曲和腰曲凸向前，胸曲和骶曲凸向后。脊柱的生理性弯曲增大了脊柱的弹性，可减轻震荡，并与身体的平衡有关（图 4 – 13）。

4. 脊柱的运动功能 脊柱可作屈、伸、侧屈、旋转和环转运动，尤其以颈部和腰部运动的幅度较大，故脊柱损伤也以这两处多见。

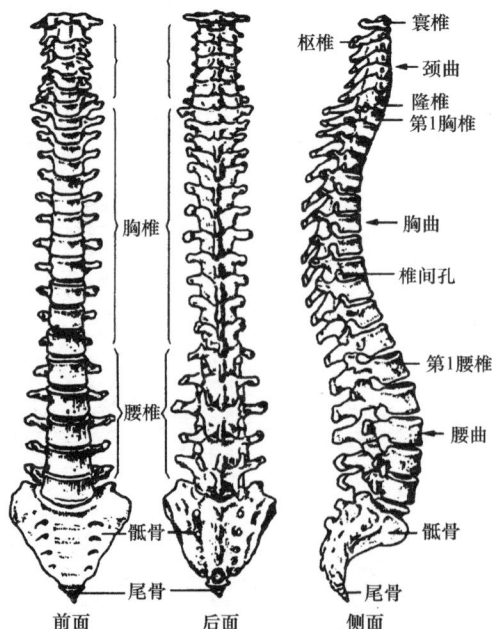

图 4 – 13 脊柱的整体观

（二）胸廓

胸廓（thorax）呈前后略扁的圆锥形，由12块胸椎、12对肋和1块胸骨连结而成，具有支持、保护胸、腹腔器官及参与呼吸运动的作用（图4－14）。

1. 胸骨 胸骨（sternum）位于胸前壁正中，自上而下依次为胸骨柄、胸骨体和剑突。胸骨柄与胸骨体相连处向前微凸，称为胸骨角，易在体表摸到，两侧平对第2肋，常作为计数肋的重要标志（图4－15）。

图4－14 胸廓

图4－15 胸骨

2. 肋 肋（rib）共12对，呈弓形，由前部的肋软骨和后部的肋骨构成。第1～7肋，称为真肋，其前端与胸骨侧缘直接相连。第8～10肋，称为假肋，前端依次与上位肋软骨的下缘相连形成肋弓，可在体表摸到。第11～12肋其前端游离，称为浮肋。相邻两肋之间的间隙称肋间隙。

四、四肢骨及其连结

（一）上肢骨及其连结

1. 上肢骨 每侧各有32块，共64块。

（1）锁骨 锁骨（collarbone）位于颈部与胸部交界处，呈"～"形，内侧端钝圆称胸骨端，外侧端扁平称肩峰端，内侧2/3与外侧1/3交界处易发生骨折（图4－16）。

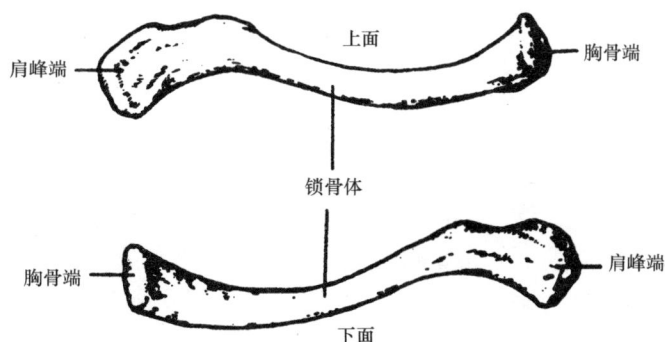

图4－16 锁骨

（2）肩胛骨 肩胛骨（scapula）位于胸廓背部的上方，呈三角形。其后面有一斜向外上方骨嵴，称肩胛冈，冈的外侧为肩峰，是肩部最高点。肩胛骨有三个角，上角、下角和外侧角，外侧角较肥大，有一朝向外侧的浅窝，称关节盂，与肱骨头相关节（图4-17）。

图4-17　肩胛骨

（3）肱骨　位于上臂，是典型的长骨。肱骨上端有呈半球的肱骨头，与肩胛骨的关节盂相关节。肱骨头外侧有一隆起称为大结节。肱骨上端与体交界处较细，称为解剖颈。肱骨体中部后内侧有一由内上斜向外下的浅沟，称桡神经沟。肱骨下端前后较扁，左右较宽，末端有内上髁和外上髁及两个关节面，内侧关节面称肱骨滑车，与尺骨相关节，外侧关节面呈半球形，称肱骨小头，与桡骨相关节（图4-18）。

（4）桡骨与尺骨　位于前臂，桡骨在外侧，尺骨在内侧。桡骨上端细，有圆柱形的桡骨头，下端较大，外侧向下突起称桡骨茎突，是重要的体表标志。尺骨上端粗大，下端细小。尺骨上端有一向前的深凹，称滑车切迹，切迹上方为鹰嘴。尺骨下端有伸向下的锥状突起，称尺骨茎突，是重要的体表标志（图4-19）。

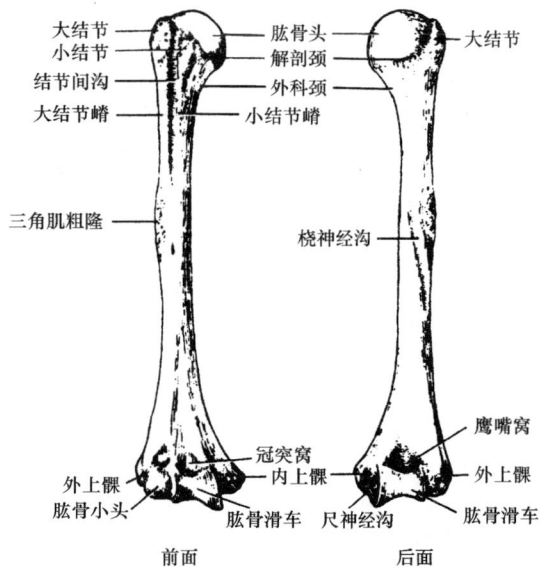

图4-18　肱骨

图4-19　桡骨与尺骨

（5）手骨　每侧有8块腕骨（手舟骨、月状骨、三角骨、豌豆骨、大多角骨、小多角骨、头状骨和钩骨）、5块掌骨和14块指骨。

2. 上肢骨的连结

（1）肩关节　肩关节（shoulder joint）由肱骨头与肩胛骨的关节盂构成。肱骨头大，关节盂浅而小。关节囊薄而松弛，囊内有肱二头肌长头腱通过，其上、前、后部有肌肉和肌腱等加强，下壁较薄弱，是肩关节脱位常见部位。肩关节是全身最灵活的关节，可作屈、伸、收、展、旋内、旋外和环转运动（图4-20）。

图4-20　肩关节（冠状切面）

（2）肘关节　肘关节（elbow joint）由肱骨下端与尺骨、桡骨上端构成。包括3个关节，即肱尺关节、肱桡关节和桡尺近侧关节。3个关节包在一个关节囊内，关节囊两侧有韧带加固，关节囊的前、后部最为薄弱。肘关节主要可作屈、伸运动（图4-21）。

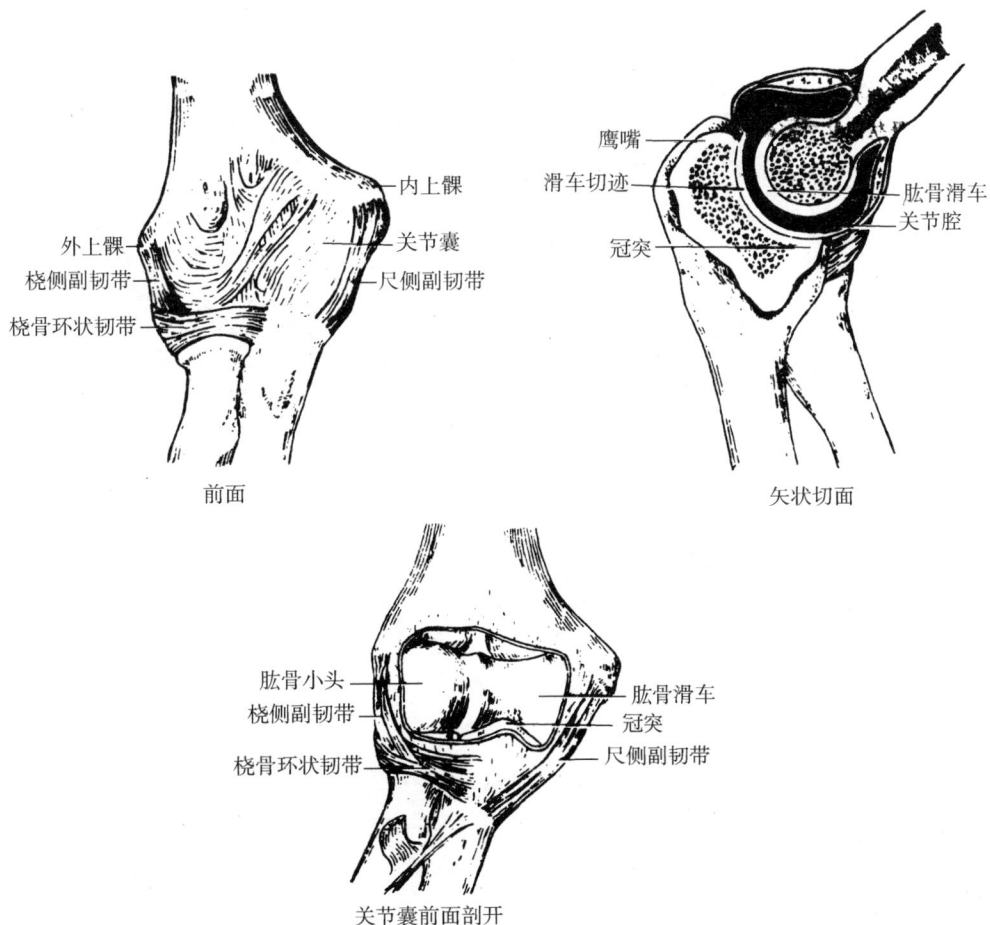

前面

矢状切面

关节囊前面剖开

图4-21　肘关节

（3）手关节　包括桡腕关节、腕骨间关节、腕掌关节、掌指关节和指骨间关节。桡腕关节又称腕关节，由手舟骨、月骨和三角骨近侧的关节面共同组成关节头，与桡骨腕关节面和尺骨头下方关节盘共同构成的关节窝组成。关节囊松弛，周围有韧带加强。腕关节可作屈、伸、收、展、环转运动（图4-22）。

图4-22　手关节

（二）下肢骨及其连结

1. 下肢骨　每侧各有31块。

（1）髋骨　由髂骨、耻骨和坐骨融合而成。三骨体融合处的外侧有一大而深的窝，称髋臼，与股骨头相关节。髂骨构成髋骨上部，髂骨的上缘为髂嵴，嵴的前、后端分别称髂前上棘和髂后上棘。髂前上棘后方有一向外的突起，称髂结节，是重要的体表标志。坐骨构成髋骨后下部，其最低部的粗大隆起称坐骨结节，体表可以摸到。耻骨构成髋骨前下部，其内侧面有一椭圆形的粗糙面，称耻骨联合面（图4-23）。

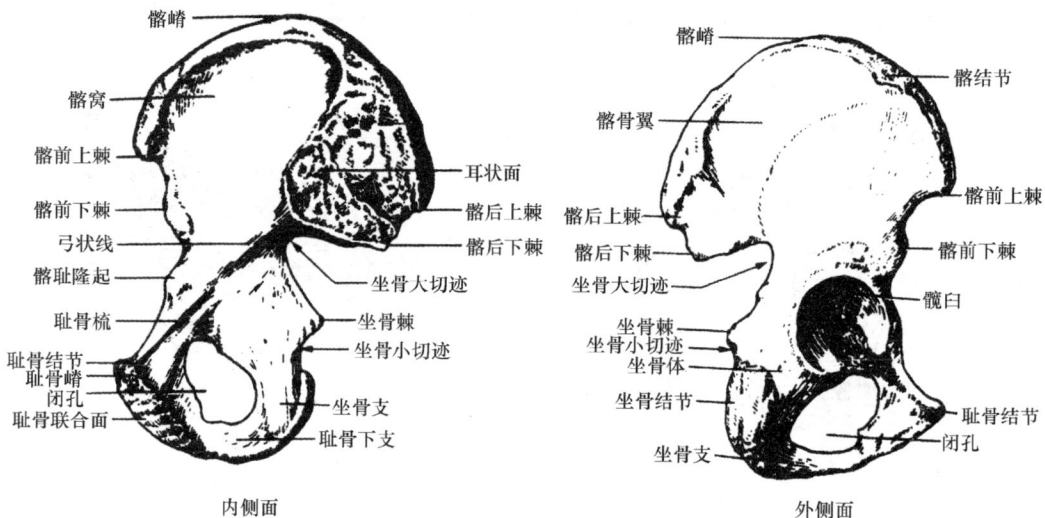

图4-23　髋骨

（2）股骨　位于大腿部，约为身高的1/4，是人体最粗大的长骨。股骨上端有朝向内上方的股骨头，与髋臼相关节。股骨头外下缩细部分称股骨颈，此处易发生骨折。颈与体交界处的上外侧有粗糙隆起，称大转子，是重要的体表标志。股骨下端两侧各有一个向后下方突出的膨大，分别称为内侧髁和外侧髁，参与构成膝关节的关节面（图4-24）。

（3）髌骨　是人体内最大的籽骨，位于膝关节前方，呈三角形。

（4）胫骨与腓骨　位于小腿。胫骨在内侧，较粗大，其上端向两侧膨大，分别称胫骨内、外侧髁。胫骨前面有粗糙隆起，称胫骨粗隆。胫骨下端内侧有一向下的突起，称内踝，是重要的体表标志。腓骨在外侧，细而长，其上端膨大称腓骨头，下端有三角形的膨大，称外踝（图4-25）。

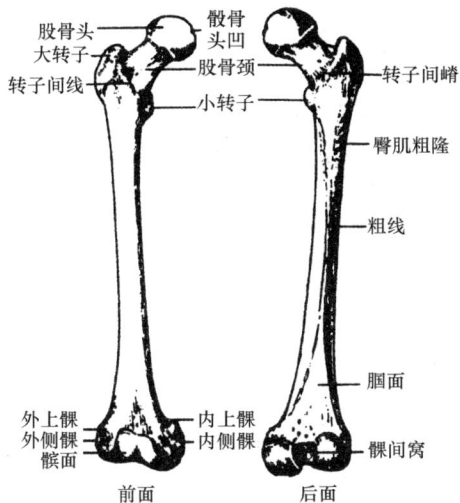

图 4-24 股骨

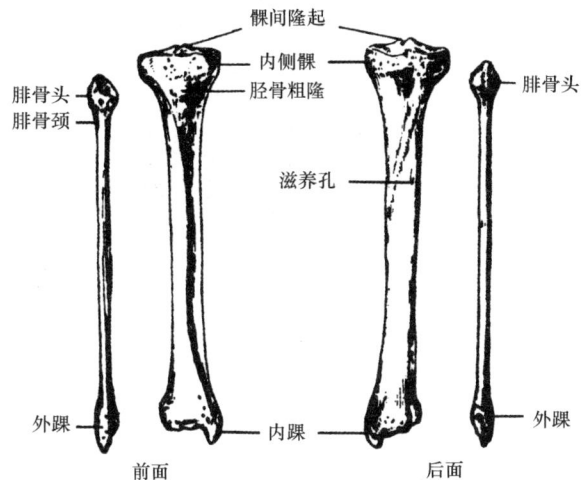

图 4-25 胫骨与腓骨

（5）足骨 每侧有 7 块跗骨（距骨、跟骨、足舟骨、内侧楔骨、中间楔骨、外侧楔骨和骰骨）、5 块跖骨和 14 块趾骨。

2. 下肢骨的连结

（1）骨盆 两侧髋骨的前下部借耻骨联合相连结，后部借关节和韧带与骶骨相连结，连同尾骨共同构成一个盆状的结构，称骨盆。骨盆具有承受、传递重力和保护盆腔脏器的作用（图 4-26）。

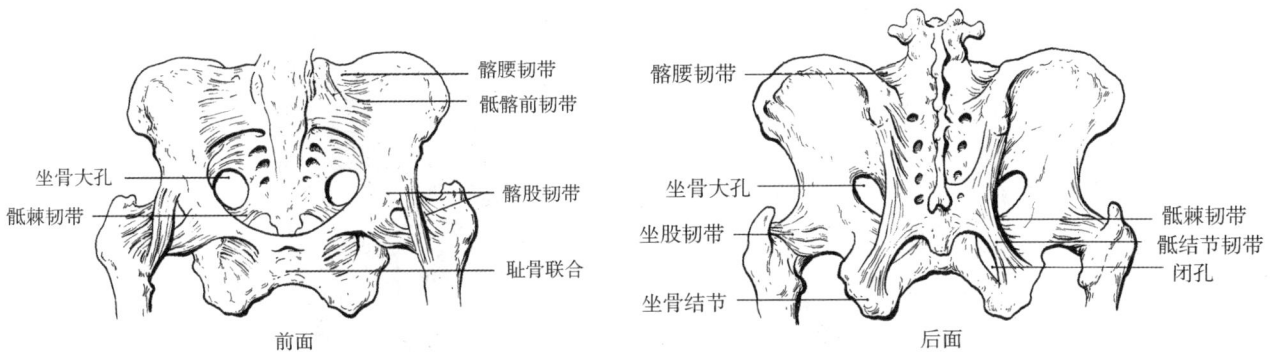

图 4-26 骨盆（左图为前面观；右图为后面观）

（2）髋关节 由股骨头与髋骨的髋臼构成。髋臼大而深，其周缘附有髋臼唇，几乎把股骨头全部纳入髋臼内。关节囊内有股骨头韧带，它连于股骨头凹与髋臼横韧带之间，内含营养股骨头的血管。髋关节稳固性较大，可做屈、伸、收、展、旋转和环转运动（图 4-27）。

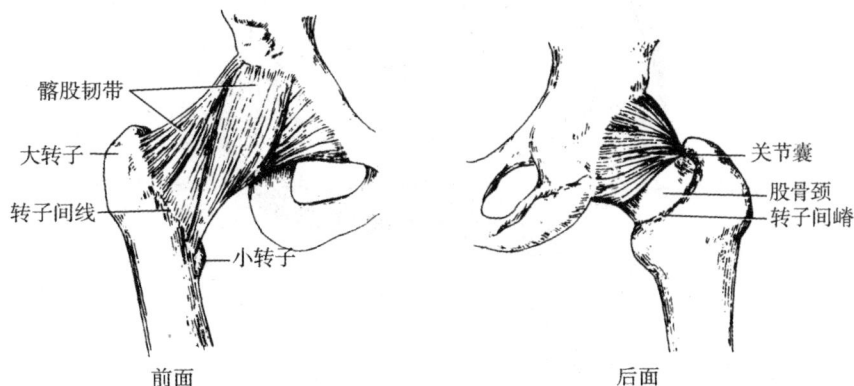

前面　　　　　　　　　　后面

关节腔 —— 股骨头韧带

—— 关节囊

股骨头 ——

—— 股骨头韧带
髋臼横韧带

—— 股骨颈

冠状切面

关节囊离断

图 4 – 27　髋关节

（3）膝关节　膝关节（knee joint）由股骨下端、胫骨上端和髌骨构成，为人体最大、最复杂的关节。关节囊内股骨与胫骨相对关节面之间垫有两块纤维软骨板，分别称内侧半月板和外侧半月板，使关节面更相适应，也可起缓冲作用。关节囊前方有髌韧带，两侧分别有胫侧副韧带和腓侧副韧带。关节囊内有前交叉韧带和后交叉韧带，使股骨和胫骨连结牢固，防止胫骨向前、向后移动。膝关节主要做屈、伸运动，在半屈位时，还可做小幅度的旋内和旋外运动（图 4 – 28）。

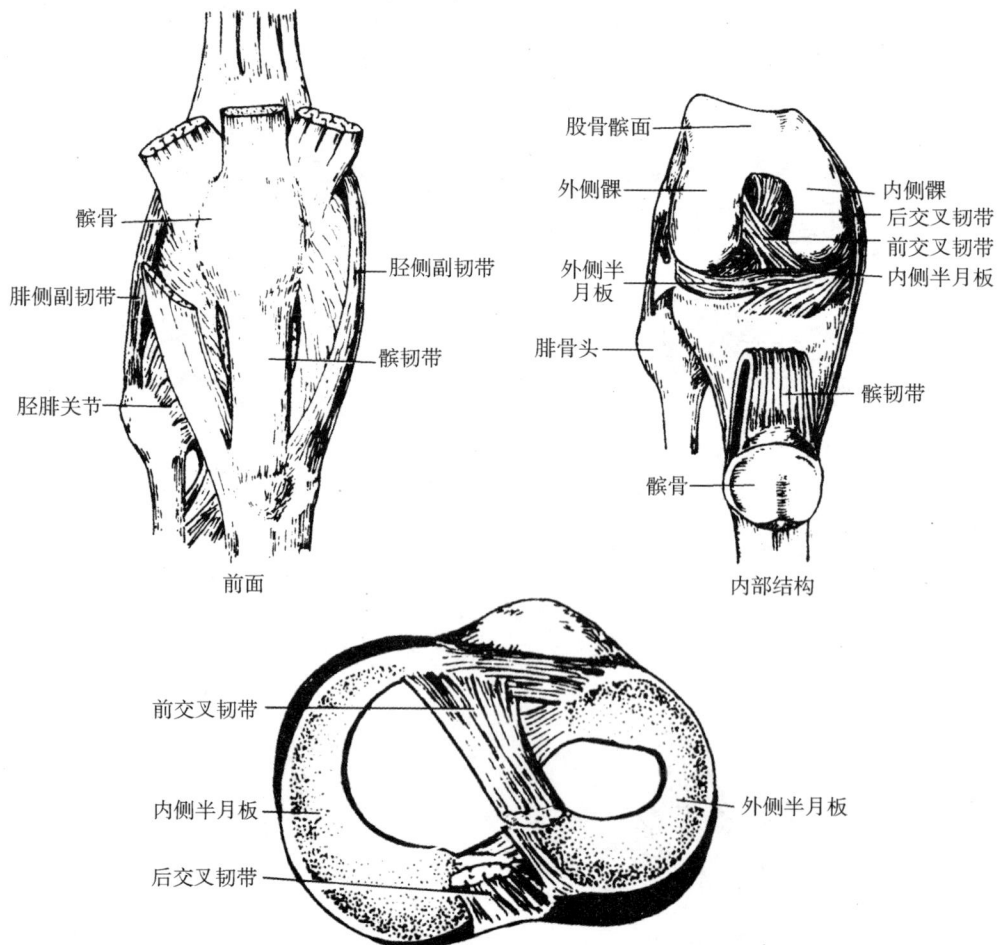

髌骨 ——

腓侧副韧带 ——

胫腓关节 ——

—— 胫侧副韧带

—— 髌韧带

前面

股骨髌面 ——

外侧髁 ——

外侧半月板 ——

腓骨头 ——

—— 内侧髁
后交叉韧带
前交叉韧带
内侧半月板

—— 髌韧带

髌骨

内部结构

前交叉韧带 ——

内侧半月板 ——

后交叉韧带 ——

—— 外侧半月板

图 4 – 28　膝关节

（4）足关节　包括距小腿关节、跗骨间关节、跗跖关节、跖趾关节和趾骨间关节。距小腿关节又称踝关节，由胫、腓骨下端与距骨滑车构成。踝关节能做背屈、跖屈以及足内翻和外翻运动（图 4 - 29）。

（5）足弓 足骨借韧带、肌腱共同组成的一个凸向上方的弓形结构，称足弓。足弓富有弹性，具有保护足底血管、神经，缓冲震荡，保护脑及体内器官等作用（图 4 - 30）。

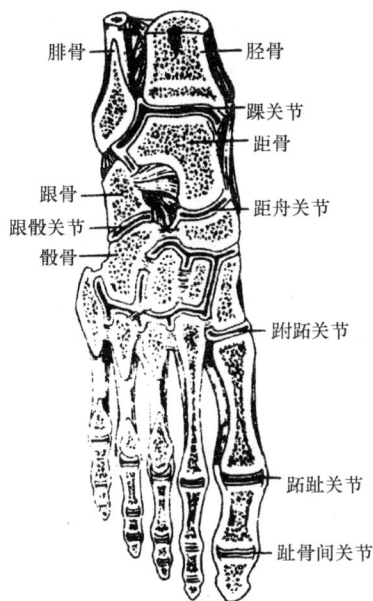

图 4 - 29 足关节

图 4 - 30 足弓

? 想一想

脊柱、胸廓、骨盆由哪些骨构成？各有什么作用？

答案解析

第二节 骨骼肌

PPT

一、骨骼肌的形态与构造

骨骼肌是运动系统的动力部分，分布广泛，全身肌有 600 余块，约占体重的 40%。

（一）肌的形态

肌的形态多种多样，按其外形可分为长肌、短肌、扁肌和轮匝肌 4 类（图 4 - 31）。长肌多分布在四肢，收缩时可引起大幅度的运动。短肌多分布在躯干深部，具有明显的节段性，收缩时只能产生小幅度的运动。扁肌扁而薄，多分布在胸壁、腹壁，除运动外，对内脏器官起保护和支持作用。轮匝肌主要由环形的肌纤维构成，位于眼裂、口裂的周围。

（二）肌的构造

1. 肌的基本结构 包括肌腹和肌腱两部分。肌腹位于中间，由骨骼肌纤维组成，有收缩能力。肌腱位于肌的两端，由平行的胶原纤维构成，常附着于骨，无收缩能力。扁肌的肌腱部分呈薄膜状，称腱膜，是力的传递结构。

2. 肌的辅助结构 包括筋膜、滑膜囊和腱鞘。筋膜分浅筋膜与深筋膜。浅筋膜即皮下组织，位于真皮之下，由疏松结缔组织构成，包被全身各部。深筋膜位于浅筋膜深面，由致密结缔组织构成，包裹肌并深入肌群之间，附着于骨上，构成肌间隔，减少摩擦，同时使肌能单独进行活动。滑膜囊为封闭的结缔组织扁囊，内有滑液，多位于肌腱或韧带与骨面相接处，以减少摩擦，增加运动的灵活性。腱鞘为包裹于长肌腱外面的双层鞘，外层由致密结缔组织构成，对肌腱起固定和约束作用；内层由滑膜构成，可减少肌腱与骨面的摩擦。

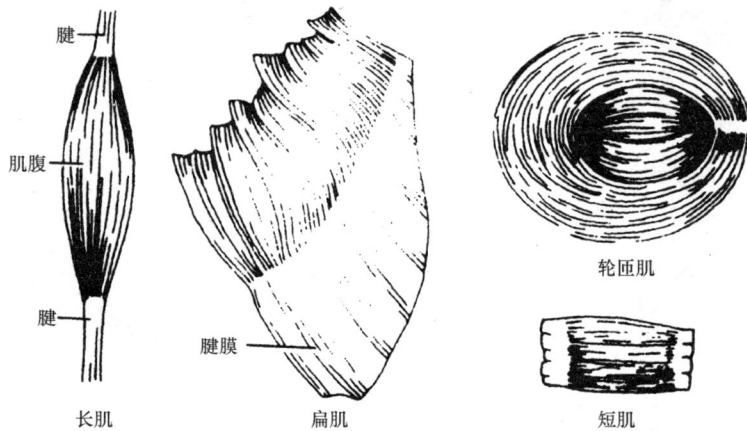

图 4-31　肌的形态

二、人体主要骨骼肌及其作用

根据肌的分布部位，可分为头肌、颈肌、躯干肌和四肢肌。

（一）头肌

头肌分为面肌和咀嚼肌两部分（图 4-32）。面肌也称表情肌，主要有颅顶肌、眼轮匝肌、口周围肌和鼻肌。咀嚼肌分布于颞下颌关节周围，包括颞肌、咬肌、翼内肌和翼外肌，参与咀嚼运动。

（二）颈肌

颈肌分为浅、深两群。浅群包括颈阔肌和胸锁乳突肌。颈阔肌位于颈部浅筋膜中，为一皮肌，薄而宽阔，也属于表情肌，起自胸大肌和三角肌表面的深筋膜，向上止于口角。胸锁乳突肌斜位于颈部两侧，起于胸骨柄和锁骨，止于颞骨的乳突。一侧胸锁乳突肌收缩使头向同侧倾斜，面转向对侧；两侧同时收缩，头后仰。深群包括斜角肌、舌骨上肌群和舌骨下肌群等（图 4-33）。

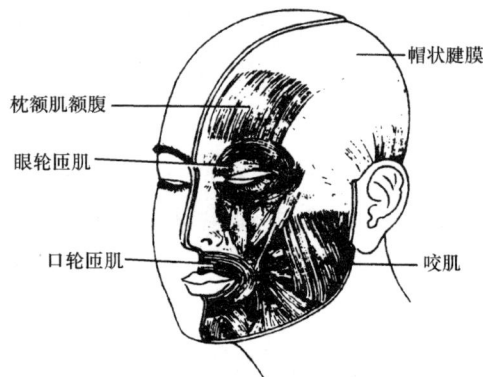

图 4-32　头肌

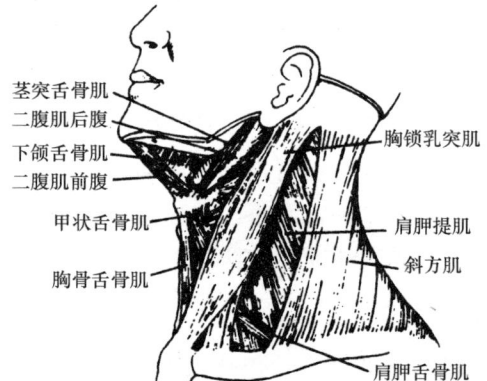

图 4-33　颈肌

（三）躯干肌

躯干肌可分为背肌、胸肌、膈、腹肌和会阴肌。

1. 背肌 位于躯干后面，分浅、深两群。浅群肌有斜方肌和背阔肌，深层有竖脊肌（图4-34）。

（1）斜方肌 位于项背部，起于颈、胸椎的棘突，止于肩胛骨和锁骨，呈三角形的扁肌，左右两侧合起来呈斜方形。斜方肌可使肩胛骨做上提、下降及向脊柱靠拢。

（2）背阔肌 位于背下部、腰部及胸部后外侧，是全身最大的扁肌。背阔肌可使上肢做内收、内旋和后伸。

（3）竖脊肌 位于斜方肌和背阔肌深面，纵列于脊柱两侧的纵沟内。可使脊柱后伸和仰头，并维持躯干直立。

2. 胸肌 参与胸廓的构成，主要有胸大肌和肋间肌等（图4-35）。

（1）胸大肌 位于胸壁前部，呈扇形，起于锁骨内侧、胸骨和上位肋软骨，止于肱骨上端的外侧。胸大肌可使上肢内收和内旋，也可提肋助吸气。

（2）肋间肌 位于肋间隙，分浅、深两层。浅层为肋间外肌，可提肋、助吸气；深层为肋间内肌，可降肋、助呼气。

3. 膈 位于胸腔与腹腔之间，为一向上膨隆的扁肌。膈的中央为中心腱，周边是肌性部。膈上有主动脉裂孔、食管裂孔和腔静脉孔（图4-36）。膈是重要的呼吸肌。收缩时，膈顶下降，胸腔容积扩大，产生吸气；舒张时，膈顶上升，胸腔容积变小，产生呼气。膈与腹肌同时收缩时，能增加腹压，协助呼气。

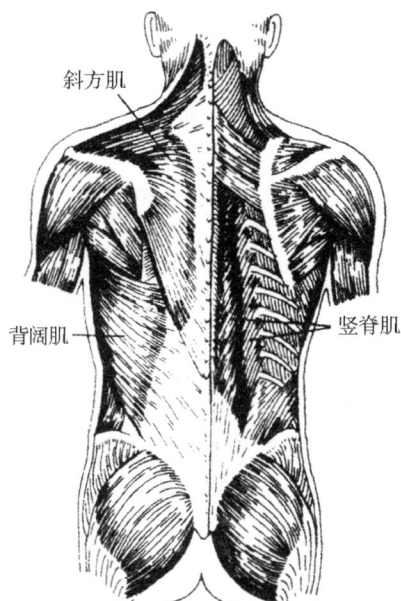
图4-34 背肌

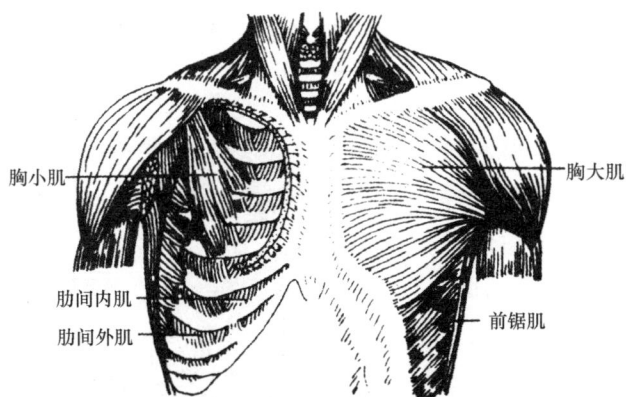
图4-35 胸肌

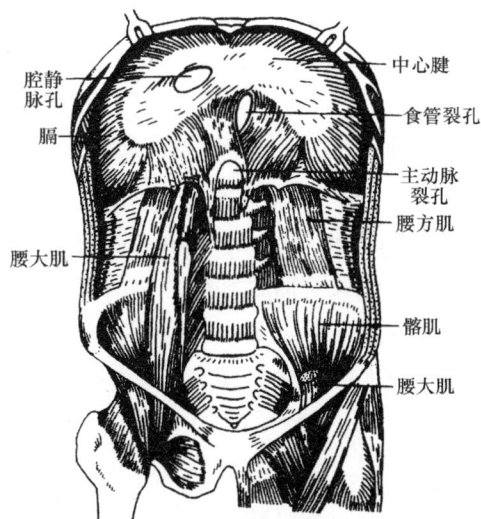
图4-36 膈

4. 腹肌 位于腹部，主要包括腹前壁的腹直肌和腹前外侧壁的3块扁肌（图4-37）。

（1）腹直肌 呈带状，位于腹壁前正中线的两侧，被腹直肌鞘包裹。全长有3~4条横行的腱划分成几个肌腹。

（2）腹外斜肌 位于腹前外侧壁浅层。肌束斜向前下方，移行于腹外斜肌腱膜。腹外斜肌腱膜的

61

下缘卷曲增厚，连于髂前上棘和耻骨结节之间，形成腹股沟韧带。

（3）腹内斜肌　位于腹外斜肌的深面。肌束斜向前上，移行于腱膜。

（4）腹横肌　位于腹内斜肌的深面。肌束横行，由后向前，移行于腱膜。

5. 会阴肌　位于小骨盆下口处。主要有肛提肌和会阴深横肌等。

（四）四肢肌

1. 上肢肌　按其所在部位分为肩肌、臂肌（图4－38）、前臂肌和手肌。

（1）肩肌　配布于肩关节周围，可使肩关节外展。主要有三角肌。肌束从前、后和外侧三面包围肩关节。

（2）臂肌　分为前、后两群。前群位于肱骨的前面，主要有肱二头肌，其上端有二个头，均起于肩胛骨，止于桡骨上端的内侧，可屈肘关节和使前臂旋后。后群位于肱骨的后面，主要有肱三头肌，其上端有三个头，起于肩胛骨和肱骨，止于尺骨鹰嘴，可伸肘关节。

（3）前臂肌　分为前、后两群。前群位于尺、桡骨的前面，共9块，主要是屈肌和旋前肌，有屈腕、掌、指关节的作用。后群位于尺、桡骨的后面，共10块，主要有伸肌和旋后肌，有伸腕、掌、指关节的作用。

（4）手肌　分为外侧、内侧和中间3群。外侧群较为发达，可运动拇指。内侧群可运动小指。中间群可运动掌指关节。

2. 下肢肌　按部位可分为髋肌、大腿肌、小腿肌和足肌（图4－39）。

（1）髋肌　分为前、后两群。前群主要是髂腰肌，由髂肌和腰大肌组成，可使髋关节前屈和旋外。后群主要有臀大肌、臀小肌、臀中肌和梨状肌。臀大肌位于臀部浅层，大而肥厚，可使髋关节后伸并旋外，还可维持人体直立。臀大肌肌肉厚，是成人肌内注射的首选部位。

（2）大腿肌　分为前、后和内侧3群。前群主要有股四头肌和缝匠肌。股四头肌是全身体积最大的肌，有4个头，分别为股直肌、股内侧肌、股中间肌和股外侧肌，起于髂骨和股骨，肌束向下汇合并移行为肌腱，包绕髌骨，形成髌韧带，止于胫骨粗隆。其主要作用是屈髋关节和伸膝关节。股四头肌是维持身体直立姿势的重要肌。缝匠肌是全身最长的肌，主要作用是屈髋关节和膝关节。内侧肌群又称内收肌群，位于股骨内侧，主要作用是内收髋关节。后群肌位于股骨后部，主要作用是伸髋关节和屈膝关节。

（3）小腿肌　分为前、后和外侧3群。前群肌位于小腿前部，主

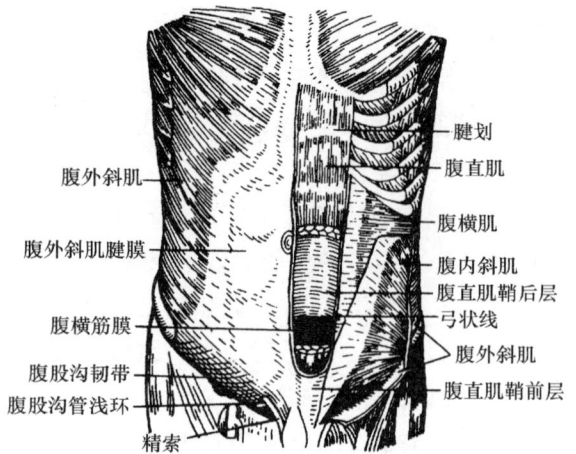

图4－37　腹前外侧壁肌

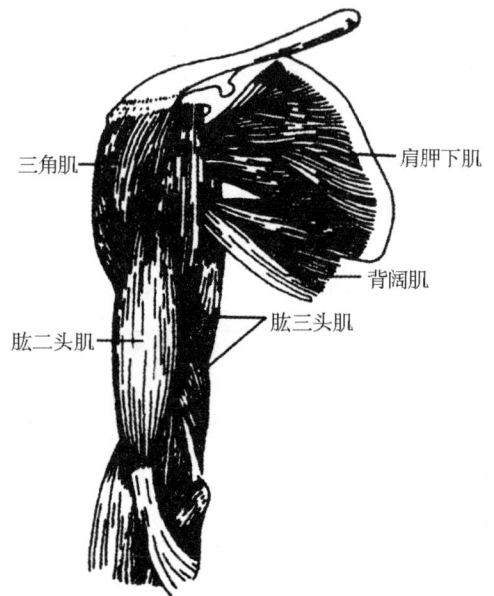

图4－38　肩肌和臂肌（前面）

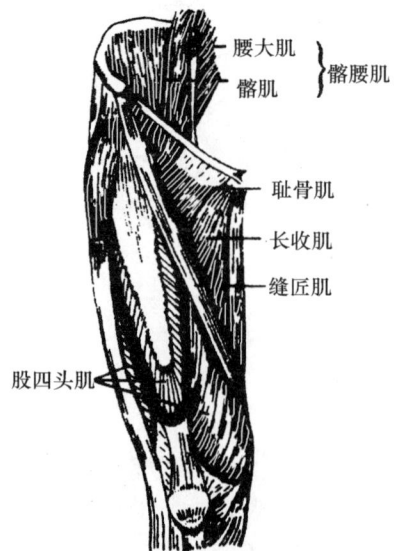

图4－39　髋肌和大腿肌前群

要作用是使足背屈、伸趾和内翻。外侧群肌位于腓骨外侧，主要作用是足跖屈和足外翻。后群位于小腿后方，分浅、深两层。浅层是小腿三头肌，由腓肠肌和比目鱼肌组成，其肌腹膨大，向下形成强大的跟腱，止于跟骨，主要作用是屈踝关节和膝关节。站立时，能固定踝关节和膝关节，以防止身体前倾。深层肌主要作用是屈踝关节、屈足趾及使足内翻。

（4）足肌 大部分位于足底，主要作用是屈趾，维持足弓。

三、体表标志及腹部分区

在人体表面，常有骨或肌的某些部分形成的隆起或凹陷，可看到或摸到，称为体表标志，在临床上疾病的检查和治疗中应用非常广泛。人体常见的体表标志上文中已提及，不再赘述。下面主要介绍胸部人工划线和腹部分区。

（一）胸部人工划线

胸部人工划线是借助胸部体表标志进行人为的划线，以标记胸廓内部脏器的轮廓和位置（图4 - 40、图4 - 41）。

1. 前正中线 通过胸骨正中的垂直线。

2. 锁骨中线 通过锁骨中点向下的垂直线，与前正中线平行。

3. 腋前线 上肢向外侧方平举，与躯体成90°以上角时，通过腋窝前皱襞沿前侧胸壁向下的垂直线。

4. 腋中线 自腋窝顶于腋前线和腋后线之间向下的垂直线。

5. 腋后线 通过腋窝后皱襞沿后侧胸壁向下的垂直线。

6. 后正中线 为通过椎骨棘突或沿脊柱正中下行的垂直线。

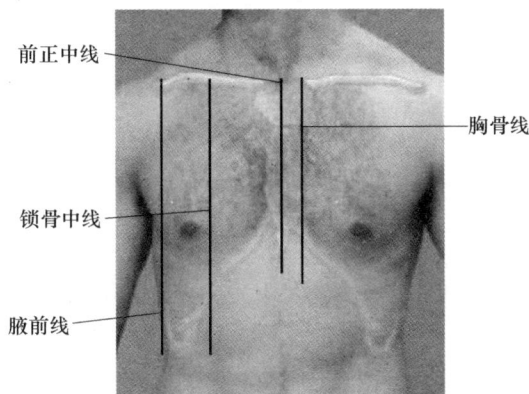

图4 - 40 前胸壁人工划线

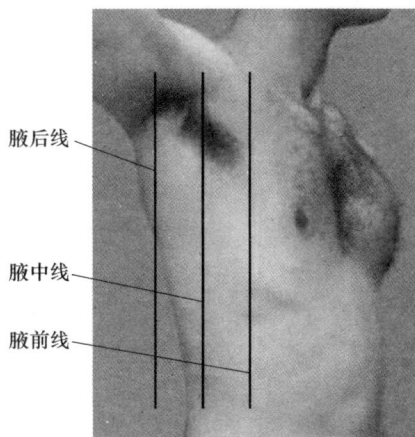

图4 - 41 侧胸壁人工划线

（二）腹部体表分区

腹部体表分区是借助腹部体表标志和若干人工画线可将腹部划分为几个区域。常用以下分法。

1. 四分法 十字形分区，以脐为中心划一水平线和一垂直线，两线相交，把腹部分成四区，分别为右上腹、右下腹、左上腹和左下腹（图4 - 42）。

2. 九分法 井字形分区，用两条水平线和两条垂直线将腹部分成九个区（图4 - 43）。上水平线为两侧肋弓最低点的连线，下水平线为两侧髂前上棘的连线，左、右两条垂直线是经两侧腹股沟韧带的中点。这四条线相交将腹部分成九个区，包括上腹部的腹上区和左、右季肋区，中腹部的脐区和左、右腹外侧区，下腹部的腹下区和左、右髂区。

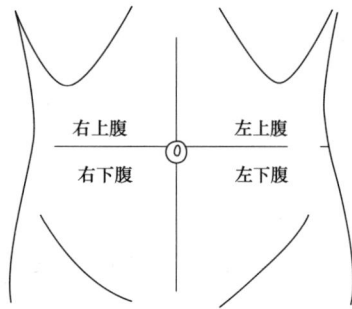

图 4-42　腹部四分法

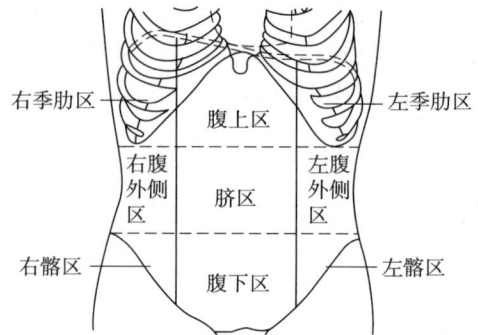

图 4-43　腹部九分法

目标检测

答案解析

一、最佳选择题

1. 主要分布于四肢的骨有
    A. 长骨　　　　　　　B. 短骨　　　　　　　C. 扁骨
    D. 不规则骨　　　　　E. 以上都不是

2. 下列不属于骨的构造有
    A. 骨膜　　　　　　　B. 骨松质　　　　　　C. 骨密质
    D. 骨髓　　　　　　　E. 骨干

3. 下列属于脑颅骨的有
    A. 上颌骨　　　　　　B. 下颌骨　　　　　　C. 筛骨
    D. 泪骨　　　　　　　E. 鼻骨

4. 下列属于面颅骨的有
    A. 顶骨　　　　　　　B. 枕骨　　　　　　　C. 颞骨
    D. 蝶骨　　　　　　　E. 颧骨

5. 关于脊柱四个生理性弯曲，以下正确的是
    A. 颈曲凸向前　　　　B. 胸曲凸向前　　　　C. 腰曲凸向后
    D. 骶曲凸向前　　　　E. 都不对

6. 人体最大、最复杂的关节是
    A. 髋关节　　　　　　B. 膝关节　　　　　　C. 踝关节
    D. 肘关节　　　　　　E. 肩关节

7. 胸骨角两侧平对
    A. 第1肋软骨　　　　B. 第2肋软骨　　　　C. 第3肋软骨
    D. 第4肋软骨　　　　E. 第5肋软骨

8. 以下属于颈椎特点的是
    A. 椎体大　　　　　　B. 横突有孔　　　　　C. 棘突呈板状
    D. 椎体上有肋凹　　　E. 以上都不是

9. 关节的基本结构是

    A. 关节面、关节囊、关节腔

    B. 关节面、关节唇、关节腔

    C. 关节面、关节囊、关节盘

    D. 韧带、关节盘、关节唇

    E. 韧带、关节囊、关节腔

10. 没有参加髋关节组成的骨是

    A. 髂骨   B. 坐骨   C. 耻骨

    D. 股骨   E. 胫骨

11. 构成肋弓的肋软骨是

    A. 第 1～7 肋软骨   B. 第 7～10 肋软骨   C. 第 8～10 肋软骨

    D. 第 1～10 肋软骨   E. 第 11、12 肋软骨

12. 下列不属于长肌的是

    A. 肱二头肌   B. 股三头肌   C. 咬肌

    D. 缝匠肌   E. 股四头肌

13. 与呼吸有关的主要肌是

    A. 胸大肌   B. 背阔肌   C. 膈

    D. 三角肌   E. 斜方肌

14. 成人肌内注射首选的肌是

    A. 胸大肌   B. 背阔肌   C. 腹直肌

    D. 臀大肌   E. 斜方肌

15. 能伸肘关节的肌是

    A. 肱二头肌   B. 肱三头肌   C. 三角肌

    D. 喙肱肌   E. 肱肌

二、多项选择题

1. 上肢骨包括

    A. 肱骨   B. 桡骨   C. 尺骨

    D. 股骨   E. 肩胛骨

2. 与呼吸运动有关的肌有

    A. 肋间肌   B. 膈   C. 胸大肌

    D. 腹肌   E. 臀大肌

3. 下列属于扁骨的是

    A. 枕骨   B. 额骨   C. 顶骨

    D. 腕骨   E. 髋骨

4. 构成踝关节的有

    A. 胫骨下端   B. 股骨下端   C. 髌骨

    D. 腓骨下端   E. 距骨滑车

5. 骨的构造包括

    A. 骨膜   B. 骨质   C. 骨髓

    D. 骨干   E. 骨骺

三、综合问答题

1. 简述膝关节的组成、特点及作用。
2. 简述脊柱的组成、特点及作用。

（赖满香）

书网融合……

重点回顾　　　 微课　　　 习题

第五章 血 液

<table>
<tr><td rowspan="1">学习目标</td><td>

知识目标：

1. 掌握 血液的组成成分；血浆渗透压的概念及作用；血细胞的数量及功能；红细胞的生成部位、原料及调节；血液凝固的基本步骤；血型分类及输血原则。

2. 熟悉 血量、血浆和血清的定义；血浆蛋白的分类及功能；红细胞的生理特性；血小板的生理特性。

3. 了解 白细胞和血小板的生成调节和破坏；内源性凝血与外源性凝血；生理止血的一般过程。

技能目标：

能掌握血液的组成；能正确解读血常规中血细胞正常数值及意义；能学会 ABO 血型鉴定，并能独立准确判断血型。

素质目标：

树立形态与功能密切相关的科学的学习观念；严格遵循临床输血原则，具备安全输血意识。

</td></tr>
</table>

📖 导学情景

情景描述： 患者，女，30 岁。半年前不全流产后月经一直不正常，每 20~23 天一个周期，月经持续时间 10 天左右，经量多。近一个月来头晕、乏力、食欲下降，面色苍白、皮肤干燥无光泽。入院检查：血红蛋白 69g/L。初步诊断为贫血。

情景分析： 长期失血可导致血液红细胞减少，血红蛋白含量降低。

讨论： 什么是贫血？贫血发生后如何治疗？

学前导语： 临床上将外周血中红细胞数量或血红蛋白含量低于正常的现象，称为贫血。严重贫血患者有皮肤黏膜苍白、头晕、乏力等症状。血液的成分是什么？各种血细胞的正常值是多少？血红蛋白的正常值是多少？

第一节 概 述

PPT

一、血液的组成与血量

（一）血液的组成

血液（blood）是液态的结缔组织，由血浆和血细胞组成。血浆相当于细胞外基质，约占血液容积的 55%。血细胞又称血液的有形成分，约占 45%，包括红细胞、白细胞和血小板。从血管中抽取少量血液，加入抗凝剂，静置或离心后可分出 3 层：上层淡黄色的为血浆，下层为红细胞，中间的薄层为白细胞和血小板（图5-1）。

1. 血细胞　血细胞包括红细胞（red blood cell，RBC）、白细胞（white blood cell，WBC）和血小板（platelet，PLT）3类。血细胞在全血中所占的容积百分比，称为血细胞比容。正常成人男性为40%～50%，女性为37%～48%，新生儿约为55%。由于血细胞中白细胞和血小板仅占总容积的1%，故血细胞比容可反映血液中红细胞数量的相对值。贫血患者血细胞比容减小，严重脱水患者的红细胞比容增大。

2. 血浆　血浆由水和溶于其中的各种溶质组成。其中水占91%～92%，溶质主要包括血浆蛋白、小分子有机物质、电解质、O_2和CO_2等。由于电解质、小分子有机物质及水都很容易透过毛细血管与组织中的物质进行交换，所以血浆电解质的含量基本与组织液相同。

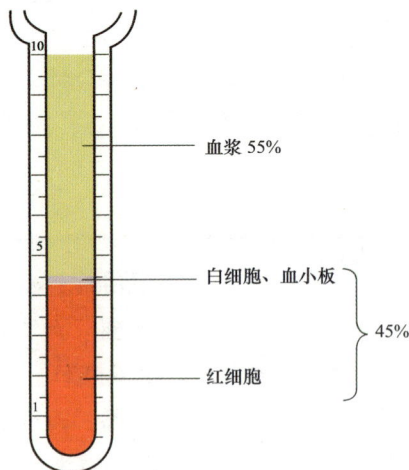

图5-1　血浆和血细胞比容

血浆蛋白是血浆中各种蛋白的总称。正常成人血浆蛋白为60～80g/L，其中包括白蛋白（清蛋白）为35～55g/L，球蛋白为20～30g/L，纤维蛋白原为2～4g/L。白蛋白/球蛋白（A/G）的比值为（1.5～2.5）：1。白蛋白和大多数球蛋白是由肝脏合成的，所以肝功能异常可导致白蛋白/球蛋白比值下降。血浆蛋白除运输功能、缓冲功能、免疫功能和参与凝血过程外，还可以作为储备蛋白为机体提供营养，且在维持血浆胶体渗透压方面具有重要作用。

（二）血量

血量指人体内血液的总量。正常成年人血量相当于体重的7%～8%，即每千克体重有70～80ml血。大部分血液在心血管中快速循环流动，称为循环血量；小部分血液滞留在肝、脾、肺以及腹腔静脉和皮下静脉丛等储血库中，称为储存血量。剧烈运动、情绪激动或大量失血等应急状态下，储血库中的血液可释放进入循环，补充循环血量。正常人体血量相对恒定，这对于维持正常生命活动具有重要生物学意义。

？想一想

血液由什么组成？如果将采集的血液加入抗凝剂离心后出现分层现象，各层的成分是什么？

答案解析

二、血液的生理功能

血液具有运输，防御保护，维持机体酸、碱、水电解质、渗透压平衡和体温恒定等重要功能。当血液总量或组织器官的血流量不足或血液成分和性质发生改变时，可导致机体代谢障碍，造成器官功能紊乱，严重时危及生命。

三、血液的理化性质

（一）颜色

血液的颜色来源于红细胞内的血红蛋白。动脉血含氧合血红蛋白多，呈鲜红色；静脉血中去氧血红蛋白较多，呈暗红色。血浆中因含有微量的胆红素，故呈淡黄色。

（二）比重

正常人全血比重为 1.050~1.060，主要取决于红细胞的数量。红细胞的比重为 1.090~1.092，主要取决于血红蛋白的含量。血浆的比重为 1.025~1.030，主要取决于血浆蛋白的含量。

（三）黏滞性

血液流动时，血细胞、血浆内分子颗粒之间相碰撞、摩擦产生阻力，则为血液的黏滞性。全血黏度为水的 4~5 倍，主要取决于红细胞的数量。血浆黏度为水的 1.6~2.4 倍，主要取决于血浆蛋白的含量。临床上因某种疾病使微循环血流缓慢时，红细胞也可叠连或聚集，对血流造成很大的阻力，使血液的黏滞性增高，血流速度减慢。可通过输入血浆或低分子右旋糖酐使红细胞分散，并增加血流速度，降低血液的黏滞性。

（四）血浆的 pH 值

正常人血浆的 pH 为 7.35~7.45，血浆 pH 低于 7.35 时为酸中毒，高于 7.45 时为碱中毒。酸中毒和碱中毒都会影响机体的正常功能活动。血浆 pH 值的相对恒定，有赖于血浆和红细胞中对酸碱物质具有缓冲作用的缓冲对以及肺和肾的调节。如果血浆 pH 低于 6.9 或高于 7.8 时将危及生命。

（五）血浆渗透压

水分子通过半透膜从低浓度溶液侧向高浓度溶液扩散的现象称为渗透。渗透压是指溶液中溶质分子通过半透膜吸收水分的能力，是产生渗透过程的动力。溶液渗透压的高低与单位体积溶液所含溶质颗粒的数目成正比，而与溶质颗粒种类和大小无关。

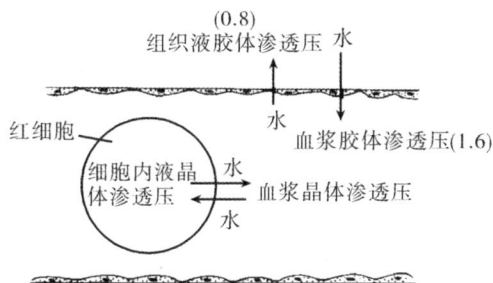

图 5-2 血浆晶体渗透压与胶体渗透压的作用

1. 血浆渗透压的组成及正常值 正常人血浆渗透压约为 300mmol/L，即相当于 770kPa。血浆渗透压包括两部分。主要是晶体物质形成的晶体渗透压，其 80% 来自 Na^+ 和 Cl^-；另一部分是由血浆蛋白中的白蛋白形成的胶体渗透压，仅约为 1.3mmol/L（图 5-2）。

2. 血浆渗透压的生理作用

（1）血浆晶体渗透压的生理作用 血浆和组织液中晶体物质的浓度几乎相等，因而它们的晶体渗透压也基本相等。由于血浆和组织液中大部分物质不易自由透过细胞膜，因此晶体渗透压在维持细胞内外的水平衡和红细胞正常形态、功能方面起着重要作用。当晶体渗透压升高时将引起红细胞脱水皱缩；反之则出现红细胞水肿，甚至破裂。

（2）血浆胶体渗透压的生理作用 血浆蛋白的分子大，不易透过毛细血管壁，造成血浆胶体渗透压高于组织液胶体渗透压，所以血浆胶体渗透压促进组织液中的水分渗入毛细血管内，以维持血管内外水分的平衡及正常的血容量。临床上某些疾病如严重的肾、肝等疾病时可使血浆白蛋白减少，血浆胶体渗透压降低，致使大量水分进入组织间隙，引起水肿。在临床或生理实验中，将与血浆渗透压相等的溶液称为等渗溶液，如 0.9% NaCl 溶液（又称生理盐水）和 5% 葡萄糖溶液等；高于血浆渗透压的溶液称为高渗溶液，低于血浆渗透压的溶液称为低渗溶液。

第二节 血细胞

PPT

血细胞悬浮于血浆中，常采用 Wright 或 Giemsa 染色的血涂片来观察其形态结构。依据血细胞的形态、大小、胞核的形态结构、胞质的颜色及颗粒的性质等，可进行识别和分类（图 5-3）。正常情况下，血液中各种成分的数量、比例等保持稳定。

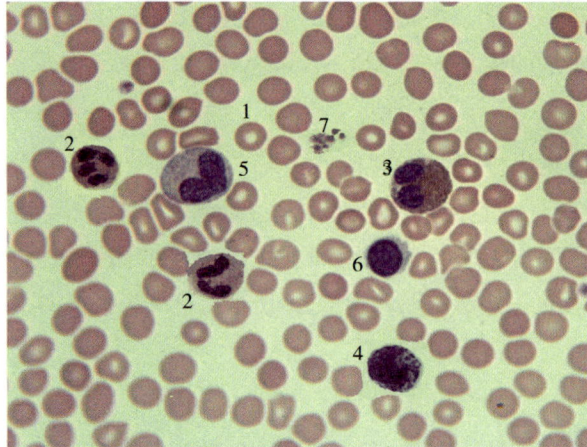

图 5-3　血细胞光镜图（Wright 染色　高倍）

1. 红细胞　2. 中性粒细胞　3. 嗜酸性粒细胞
4. 嗜碱性粒细胞　5. 单核细胞　6. 淋巴细胞　7. 血小板

一、红细胞 [e]微课

（一）红细胞的形态结构和功能

红细胞直径为 $7 \sim 8 \mu m$，呈双凹圆盘状，中央较薄，周边较厚。成熟的红细胞没有细胞核，也没有细胞器，胞质内充满血红蛋白。正常成年男性红细胞数量为 $(4.5 \sim 5.5) \times 10^{12}/L$，血红蛋白含量 120 ~160g/L；成年女性红细胞数量为 $(3.5 \sim 5.0) \times 10^{12}/L$，血红蛋白含量 110 ~150g/L。血液中红细胞的数量及血红蛋白的含量随生理状态不同会发生变化，如婴儿高于成人，运动时多于安静状态，高原地区居民大都高于平原地区居民。外周血中红细胞数量、血红蛋白含量低于正常，称为贫血。正常人的外周血液中含有少量未完全成熟的红细胞，胞质内有少量核糖体，呈小颗粒或细网状，称网织红细胞。网织红细胞占红细胞总数的 $0.5\% \sim 1.5\%$，新生儿可达 5%。

红细胞的主要功能是运输 O_2 和 CO_2，血红蛋白只有存在于红细胞内才具有携带 O_2 和 CO_2 的功能，当红细胞膜破裂，血红蛋白逸出时称为溶血。红细胞溶血后其运输 O_2 和 CO_2 功能也丧失。当血红蛋白与一氧化碳结合形成一氧化碳血红蛋白（HbCO）或其分子中结合的 Fe^{2+} 被氧化为 Fe^{3+} 时，其运输 O_2 和 CO_2 的功能亦丧失。此外，红细胞内的缓冲对还对血液酸碱度的变化起缓冲作用。

（二）红细胞的生理特性

1. 红细胞的渗透脆性　红细胞在等渗溶液中才能维持其正常的大小和形态。在渗透压递减的一系列低渗溶液中，水将渗入红细胞内而使其变形。如将红细胞置于 0.6% NaCl 溶液中，红细胞逐步胀大并双侧凸起，接近球形；若将红细胞置于 0.42% NaCl 溶液中，有部分红细胞发生破裂，导致血红蛋白外逸，发生溶血；若将红细胞置于 0.35% NaCl 溶液中，全部红细胞发生溶血。可见，红细胞对低渗溶液有一定的抵抗力。渗透脆性是指红细胞在低渗溶液中发生膨胀破裂的特性。渗透脆性越大，表示红细胞对低渗溶液的抵抗力越小，越容易发生破裂；渗透脆性越小，表示红细胞对低渗溶液的抵抗力越大。血液中新成熟的红细胞渗透脆性小，衰老的红细胞渗透脆性大。

2. 红细胞的可塑变形性　正常红细胞在外力作用下具有变形的能力，这种特性称为可塑变形性。可塑变形性是红细胞生存所需的最重要的特性，使红细胞能够通过比自身直径小得多的毛细血管和脾窦（图 5-4）。但衰老、受损的红细胞可塑变形性较差。

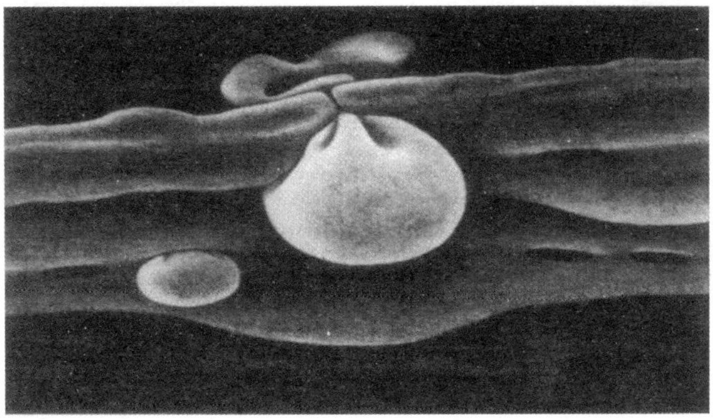

图 5 - 4 红细胞挤过脾窦的内皮细胞裂隙（大鼠）

3. 红细胞的悬浮稳定性 红细胞能相对稳定地悬浮于血浆中而不易下沉的特性称为红细胞的悬浮稳定性。红细胞的悬浮稳定性主要是由于红细胞的表面积与体积比值大，使红细胞与血浆之间产生的摩擦力增大，阻碍了红细胞的下沉，因此红细胞下沉缓慢。通常以红细胞在第一小时末下沉的距离表示红细胞沉降率，简称血沉。用魏氏法测定的正常值，男性为 $0 \sim 15mm/h$，女性为 $0 \sim 20mm/h$。血沉越快，表示红细胞的悬浮稳定性越差。

（三）红细胞的生成与破坏

1. 红细胞的生成

（1）红细胞的生成部位 红骨髓是生成红细胞的唯一场所，红细胞的生成过程可分为造血干细胞阶段、红系祖细胞阶段、可识别的前体细胞的增殖与分化阶段、网织红细胞的增殖与成熟过程以及网织红细胞向外周血释放成为成熟红细胞的过程。

（2）红细胞生成的原料 红细胞内主要成分是血红蛋白，合成血红蛋白的主要原料是铁和蛋白质。成人每天用于合成血红蛋白的铁为 $20 \sim 30mg$，其中 95% 来自衰老红细胞破裂后由血红蛋白释放出来的铁，称为"内源性铁"。人体每天从食物中吸收 $1 \sim 2mg$ 铁，这部分铁称为"外源性铁"。普通食物中所含的蛋白质和铁完全可以满足红细胞生成的需要。但在一些特殊时期，如妊娠期、哺乳期和生长发育期铁的需要量增多，或各种慢性失血，如月经量过多、痔疮出血，可造成体内铁储存量减少，使红细胞的生成减少引起贫血，这类贫血称为缺铁性贫血。因此，对各种慢性失血性贫血的患者、婴幼儿、孕妇和乳母应该补充铁，可摄入含铁量多的的食物，如动物肝、蛋黄、瘦肉等。药物补铁宜用亚铁制剂，且适宜与维生素 C 同服。

（3）红细胞的成熟因子 叶酸和维生素 B_{12} 是合成 DNA 所需的重要辅酶，称为红细胞成熟因子。叶酸在维生素 B_{12} 作用下转化为四氢叶酸，参与 DNA 的合成。维生素 B_{12} 缺乏时，叶酸利用率下降。因此缺乏叶酸和维生素 B_{12} 时，DNA 合成减少，幼红细胞分裂增殖减慢，红细胞体积增大，导致巨幼红细胞贫血。

（4）红细胞生成的调节 正常人体的红细胞数量能保持相对恒定，主要受促红细胞生成素和雄激素的调节。①组织缺氧是刺激红细胞生成的主要因素。缺氧时，肾分泌促红细胞生成素增加，作用于骨髓红系定向祖细胞膜上的促红细胞生成素受体，加速其增殖分化，使血中成熟红细胞增加。肾脏是产生促红细胞生成素的主要部位，严重肾疾患，可使促红细胞生成素合成减少，红细胞生成减少，临床称肾性贫血。②雄激素主要促进肾合成促红细胞生成素，使骨髓造血功能增强，导致红细胞数量增多，也可直接刺激红骨髓造血，促进红细胞生成。这是成年男性红细胞数量和血红蛋白高于女性的原因之一。

2. 红细胞的破坏　红细胞的平均寿命为 120 天。衰老的红细胞在脾、肝、骨髓等处被巨噬细胞吞噬，同时红骨髓不断生成和释放红细胞进入血液，两者保持动态平衡，以维持红细胞数量的相对稳定。衰老的红细胞可塑变形性减弱而渗透脆性增加，难以经过小血管或血窦孔隙，滞留在肝、脾和骨髓中被巨噬细胞吞噬，约占红细胞破坏总数的 90%。在血流加速而受机械冲撞时，发生破损约占 10%。红细胞破坏后所释放的血红蛋白与血浆的珠蛋白结合，进而被肝摄取，血红蛋白的血红素经代谢释放出铁后（铁被再利用）生成胆红素经粪尿排出体外。在严重溶血时，血浆中血红蛋白浓度超过珠蛋白结合的能力。未能与珠蛋白结合的血红蛋白，将由肾经尿排出形成血红蛋白尿。

二、白细胞

（一）白细胞的分类与功能

白细胞为无色、有核的球形细胞，可通过变形运动离开血管进入结缔组织或淋巴组织，发挥防御和免疫功能。正常成年人血液中白细胞总数为 $(4.0 \sim 10.0) \times 10^9/L$，白细胞数量受运动、饮食等生理因素影响。在感染等疾病状态下，白细胞总数及各种白细胞的百分比值均可发生改变。

光镜下，根据胞质内有无特殊颗粒，可将白细胞分为有粒白细胞和无粒白细胞两类。根据特殊颗粒的嗜色性，有粒白细胞又分为中性粒细胞、嗜酸性粒细胞和嗜碱性粒细胞；无粒白细胞包括单核细胞和淋巴细胞（图 5-3）。白细胞的正常值和主要功能见表 5-1。

表 5-1　白细胞分类、正常值和主要功能

名称	正常值（$\times 10^9/L$）	百分比（%）	主要功能
有粒白细胞			
中性粒细胞	2.0 ~ 7.0	50 ~ 70	吞噬功能
嗜酸性粒细胞	0.02 ~ 0.5	0.5 ~ 5	抑制过敏反应和蠕虫免疫反应
嗜碱性粒细胞	0 ~ 0.1	0 ~ 1	释放过敏性物质
无粒白细胞			
单核细胞	0.12 ~ 0.8	3 ~ 8	转变为巨噬细胞，吞噬细胞
淋巴细胞	0.8 ~ 4.0	20 ~ 40	特异性免疫反应

1. 中性粒细胞　数量最多，直径 $10 \sim 12 \mu m$，核呈杆状或分叶，分叶核一般为 $2 \sim 5$ 叶，以 $2 \sim 3$ 叶者居多。一般认为核分叶越多，细胞越衰老。胞质含有许多细小、分布均匀的红色颗粒。细胞具有活跃的变形运动和吞噬功能，细菌感染时，大量中性粒细胞向病变部位集中，发挥吞噬和杀菌功能。吞噬了细菌的中性粒细胞最终被巨噬细胞吞噬或死亡后转变为脓细胞。

2. 嗜酸性粒细胞　直径 $10 \sim 15 \mu m$，核多为 2 叶，胞质内充满粗大、均匀、染成桔红色的嗜酸性颗粒。嗜酸性颗粒内的组胺酶可分解组胺，芳基硫酸酯酶可灭活白三烯，从而减轻过敏反应。嗜酸性粒细胞还可杀灭寄生虫或虫卵。

3. 嗜碱性粒细胞　数量最少，直径 $10 \sim 12 \mu m$，核呈 S 形或不规则，着色浅，常被颗粒掩盖。胞质内有大小不等、分布不均、染成蓝紫色的嗜碱性颗粒，颗粒内含组胺、肝素等。组胺和胞质内的白三烯参与过敏反应，肝素有抗凝血作用。嗜碱性粒细胞在组织中可存活 $10 \sim 15$ 天。

4. 单核细胞　单核细胞占白细胞总数的 3% ~ 8%，直径 $14 \sim 20 \mu m$，是体积最大的白细胞。核呈肾形、马蹄形或不规则，染色质颗粒细而松散，故着色较浅。胞质丰富，灰蓝色，内含许多细小的淡紫色嗜天青颗粒。

单核细胞有活跃的变形运动能力和明显的趋化性，在外周血 $1 \sim 2$ 天后穿出血管进入全身结缔组织或肝、肺等器官内，分化为巨噬细胞，如结缔组织内的巨噬细胞、骨组织内的破骨细胞和肝内的肝巨

噬细胞等，这类细胞有强大的吞噬功能，故将单核细胞和其分化形成的巨噬细胞称为单核－巨噬细胞系统。

5. 淋巴细胞　胞核圆形或椭圆形，着色深，一侧常有浅凹；胞质内含有少量嗜天青颗粒。淋巴细胞是人体主要的免疫细胞，在防御疾病过程中发挥重要作用。体内淋巴细胞主要分为两大类：一类是T淋巴细胞，一类是B淋巴细胞。T淋巴细胞由骨髓生成，迁入胸腺内，在胸腺激素的作用下发育成熟，占血液中淋巴细胞总数的80%～90%，它主要发挥细胞免疫的功能。B淋巴细胞在骨髓中产生并发育成熟，在抗原的刺激下，B淋巴细胞转化成浆细胞，浆细胞能产生抗体，参与体液免疫。

（二）白细胞的生成与破坏

各类白细胞均起源于骨髓干细胞。除淋巴细胞外，均在骨髓中发育成熟。白细胞生成过程中需要蛋白质、叶酸、维生素B_{12}、维生素B_6等。各种白细胞的寿命长短不一。中性粒细胞从骨髓释放入血8小时左右即进入组织液。若吞噬细菌会随时"自溶"死亡，与破坏的细菌和组织碎片共同形成脓液；若未吞噬细菌则可成活4～5天。单核细胞在血液中停留2～3天，进入组织后发育成巨噬细胞，寿命约为3个月。衰老的白细胞主要在肝和脾内被吞噬分解。

三、血小板

（一）血小板的形态

血小板是骨髓中巨核细胞脱落的胞质碎片，有完整的细胞膜，内有细胞器，无细胞核。血小板呈双凸圆盘状，直径2～4μm，当受到刺激时，可伸出突起。在血涂片上，血小板常聚集成群，也可单个存在（图5-5）。正常成人血液中血小板总数为（100～300）×10^9/L。若降到50×10^9/L以下，常出现自发性出血倾向；若血小板过多则易发生血栓。约有1/3的血小板暂时贮存在脾脏内，与血液中的血小板相互交换。血小板的数目随机体功能状态不同而改变，如在饭后、运动时、妊娠期、分娩期可增多，在月经开始时显著减少。

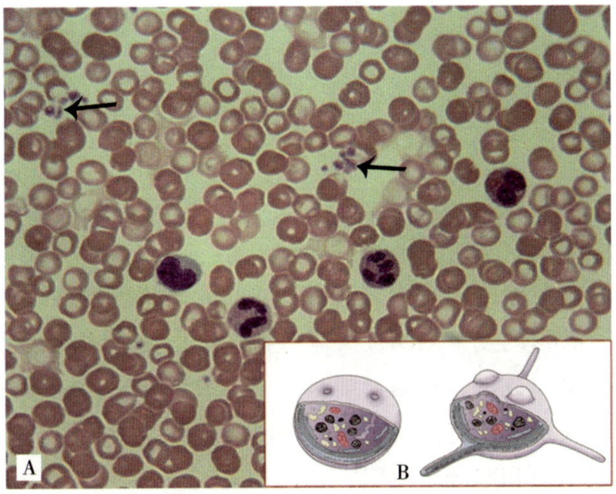

图5-5　血小板

A. 高倍镜（Wright 染色）；B. 电镜模式图　→血小板

（二）血小板的生理特性

1. 黏附与聚集　当血管内膜受损而有胶原组织暴露时，血小板表面被激活，黏着在胶原组织上，称为血小板黏附。一旦发生血小板黏附，便有更多血小板彼此连接，聚集在一起，称为血小板聚集。聚集过程可分两个时相。第一时相是由受损组织释放ADP引起的，是可逆的，即可解聚。第二时相聚集是在自身所释放的ADP作用下，形成不可逆的聚集。

2. 释放　血小板受刺激后，将储藏在颗粒中的物质向外释放多种活性物质，如5-HT、ADP、儿茶酚胺、纤维蛋白原、血小板因子（PF）等，参与凝血和止血过程。

3. 收缩　血小板内含有血小板收缩蛋白，在Ca^{2+}作用下，使血块收缩，进而达到更有效的止血。

4. 吸附　当血小板发生黏附和凝集时，可使血小板表面吸附多种凝血因子，促进血液凝固。

（三）血小板的生理功能

1. 促进凝血　血小板含有多种与凝血有关的因子，因而具有较强的促进血液凝固的作用，其中以

血小板因子 – 3（PF$_3$）最为重要。

2. 参与生理性止血　生理性止血是指小血管破损后，血液从血管内流出，数分钟后出血自动停止的现象。临床上用针刺破耳垂或指尖使血液自然流出到自行停止的时间称为出血时间，正常人 1 ~ 4 分钟。出血时间的长短可反映生理性止血功能的状态。

生理性止血可分为以下 3 个时相。①首先出现血管收缩反应，血管收缩阻碍血流，暂时产生止血效应。②受损血管处由于血小板的黏附、聚集和释放，形成血小板血栓，以堵塞血管的破损。③在血小板参与下，发生局部凝血，形成血块，成为坚实的止血栓，达到有效的止血。在上述止血的 3 个时相中，血小板起着重要作用。

3. 维持血管内皮细胞的完整性　血小板可以填补内皮细胞脱落留下的空隙，及时修补血管壁，维持毛细血管内皮细胞的完整性。当血小板减少到 $50 \times 10^9/L$ 以下时，毛细血管内皮的修补作用减弱，则毛细血管的通透性和脆性增大，发生自发性出血现象，皮肤和黏膜可出现出血点或紫癜。

练一练

成年男性血液检查的正常参考值是

A. 红细胞$(4.0 \sim 5.5) \times 10^9/L$ 　　　　B. 白细胞$(4.0 \sim 10) \times 10^6/L$

C. 血小板$(100 \sim 300) \times 10^6/L$ 　　　　D. 血浆的比重为 $1.025 \sim 1.030$

E. 红细胞沉降率 $0 \sim 20mm/h$

答案解析

第三节　血液凝固和纤维蛋白溶解

PPT

一、血液凝固

血液凝固是指血液由流动的液体状态转变成不能流动的凝胶状态的过程。其实质是一系列凝血因子参与的复杂的酶促反应过程，最后使血浆中的可溶性纤维蛋白原转变成不溶性的纤维蛋白。纤维蛋白交织成网，网络血细胞及血浆中有形成分，形成不再流动的血凝块。在血液凝固后 1 ~ 2 小时可见血凝块缩小，有淡黄色液体析出，这种淡黄色液体称为血清。血清和血浆的主要区别是血清中没有纤维蛋白原和部分凝血因子。

（一）凝血因子

血浆和组织中直接参与凝血的物质统称凝血因子。自 1962 年起国际上统一依照各凝血因子发现的先后顺序用罗马数字命名，作为国际上通用的名称（表 5 – 2）。

表 5 – 2　按国际命名法编号的凝血因子

凝血因子	同义名	凝血因子	同义名
I	纤维蛋白原	VIII	抗血友病因子
II	凝血酶原	IX	血浆凝血激酶
III	组织因子	X	Stuart – Prower 因子
IV	Ca^{2+}	XI	血浆凝血活酶前质
V	前加速素	XII	接触因子
VII	前转变素	XIII	纤维蛋白稳定因子

以上 12 个因子除组织因子（因子Ⅲ）是组织细胞释放的以外，其余都是正常血浆的成分，除 Ca^{2+}

外均属蛋白质，其中多数都是蛋白酶，以酶原形式存在，被激活后才能发挥作用。激活型在右下角加"a"表示；因子Ⅱ、Ⅶ、Ⅸ、Ⅹ在肝内合成过程中还需要维生素K参与，因此缺乏维生素K或肝功能障碍时，可出现凝血功能障碍而发生出血倾向。此外，还有前激肽释放酶、高分子激肽原以及来自血小板的磷脂等也直接参与凝血过程。

（二）凝血过程

凝血过程可分为3个阶段：凝血酶原激活物的形成；凝血酶原的激活；纤维蛋白的生成（图5-6）。

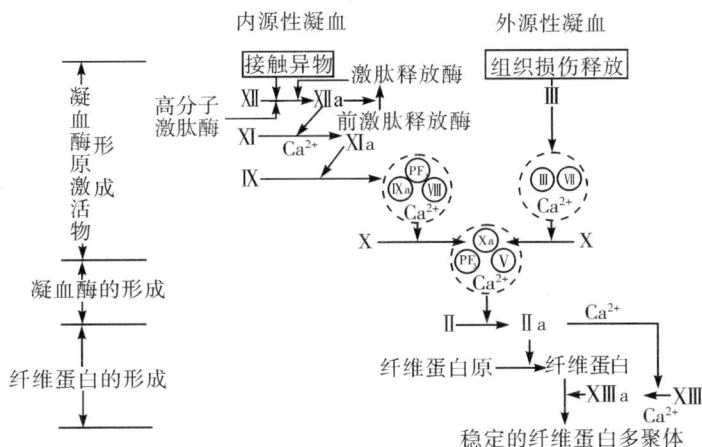

图5-6 血液凝固过程示意图

1. 凝血酶原激活物形成阶段 根据因子Ⅹ的激活途径不同将血液凝固分为两条途径：一是完全依赖血液内的凝血因子即可完成的血液凝固过程，称为内源性凝血途径；二是需要组织因子（即因子Ⅲ）启动的血液凝固途径，称为外源性凝血途径。

（1）内源性途径 由激活因子Ⅻ启动。血管内膜损伤，暴露出内膜下组织，胶原纤维与因子Ⅻ接触，使因子Ⅻ激活成Ⅻa。Ⅻa反过来又激活前激肽释放酶成为激肽释放酶，后者反过来又能激活因子Ⅻ，这是一种正反馈，可生成大量Ⅻa。因子Ⅻa又可激活因子Ⅺ成为Ⅺa，此阶段还需高分子激肽酶的催化。由因子Ⅻ被激活到Ⅺa形成的过程，称为"表面激活"。因子Ⅺa在Ca^{2+}存在的条件下，将因子Ⅸ激活为Ⅸa。因子Ⅸa和Ⅷa被Ca^{2+}连接在血小板的磷脂表面上，形成复合物。该复合物又能将被Ca^{2+}连接在血小板磷脂表面的因子Ⅹ激活为Ⅹa。在该复合物中，Ca^{2+}起到连接的作用，血小板膜上的磷脂主要提供了磷脂的吸附表面，Ⅸa则起蛋白水解酶的作用，能使因子Ⅹ激活，而Ⅷa是一种辅助因子，它可使Ⅸa激活因子Ⅹ的速度加快20万倍左右。被激活的因子Ⅹ与Va、Ca^{2+}、血小板磷脂形成一个复合物－凝血酶原激活物。在凝血酶原激活物中，Ⅹa能激活因子Ⅱ变成Ⅱa，因子Va是辅助因子，使Ⅹa的作用速度加快，Ca^{2+}起到连接的作用，血小板磷脂提供磷脂表面。

（2）外源性途径 当血管破裂伴随血管外组织损伤时，因子Ⅲ便由受损组织中释放出来进入血液。因子Ⅲ则与因子Ⅶa和Ca^{2+}组成复合物，然后激活因子Ⅹ生成Ⅹa，其后的凝血过程与内源性途径完全相同。此外，因子Ⅶa－Ⅲ复合物还可以激活因子Ⅸ，使内源性途径与外源性途径联系起来共同完成凝血过程。外源性凝血是由Ⅲ发动的，其特点是速度快，而内源性途径凝血较慢。

2. 凝血酶原激活阶段 内源性途径或外源性途径形成的凝血酶原激活物可激活凝血酶原，使之成为具有活性的凝血酶Ⅱa。凝血酶的作用是使纤维蛋白原转变为纤维蛋白。

3. 纤维蛋白形成阶段 凝血酶能激活纤维蛋白原，使之转变为纤维蛋白Ⅰa。在Ca^{2+}的参与下凝血酶还能将因子ⅩⅢ激活为ⅩⅢa，ⅩⅢa使纤维蛋白变为牢固的不溶性的纤维蛋白多聚体，后者交织成网，把血细胞网罗其中形成血凝块。

内源性凝血和外源性凝血最后两个阶段即凝血酶原激活阶段和纤维蛋白形成阶段是相同的。通常情况下，机体发生的凝血过程，多是内源性凝血和外源性凝血两条途径相互促进，同时进行的。由于先天遗传或后天获得性因素导致凝血因子缺乏时，可引起出血性疾病，如血友病、遗传性纤维蛋白原缺乏、肝病性凝血障碍等。其中血友病 A 为因子Ⅷ缺乏，血友病 B 为因子Ⅸ缺乏，血友病 C 为因子Ⅺ缺乏。

（三）抗凝与促凝

1. 血浆中生理性抗凝因素 正常情况下，血液在血管内不凝固的原因是：血管内膜完整光滑；血液循环速度快，可不断将活化的凝血因子冲走稀释，由肝、脾的巨噬细胞吞噬；正常血浆中还有多种抗凝物质，重要的有肝素和抗凝血酶Ⅲ。

（1）肝素 是由肥大细胞和嗜碱性粒细胞合成、释放的，有很强的抗凝血作用：①使抗凝血酶Ⅲ与凝血酶的亲合力增强；②能抑制凝血酶原的激活，促进纤维蛋白吸附凝血酶；③可激活血浆中的酯酶，加速血浆中乳糜微粒的清除，防止血栓形成。

（2）抗凝血酶Ⅲ 由肝脏和血管内皮细胞合成，主要作用是使凝血酶失去活性，起到抗凝的作用。

2. 加速或延缓血液凝固的方法 在实际工作中，常常需要采取各种措施防止血液凝固或加速血液凝固。①肝素在体内有抗凝作用，已广泛用于临床防止血栓形成；②Ca^{2+}是血液凝固过程中的重要凝血因子，设法除去血浆中的 Ca^{2+} 防止血液凝固；③维生素 K 是肝脏合成凝血酶原所必需的维生素，对维生素 K 缺乏的患者手术前给其补充维生素 K 可使凝血过程恢复正常；④在进行外科手术时，可用温盐水纱布、棉球或明胶海绵压迫出血伤口，使血液与粗糙面接触，加速凝血；温热可加速酶促反应，使血凝加速利于止血。

二、纤维蛋白溶解

在生理性止血过程中，血液凝固形成的凝血块堵住血管，使出血停止。伤口愈合后，形成的凝血块中的纤维蛋白被逐渐降解液化，使被堵塞的血管重新畅通。纤维蛋白在纤维蛋白溶解酶的作用下被降解液化的过程称为纤维蛋白溶解，简称纤溶。人体内纤溶系统主要包括纤溶酶原、纤溶酶、纤溶酶原激活物和纤维蛋白溶解抑制物（图5-7）。

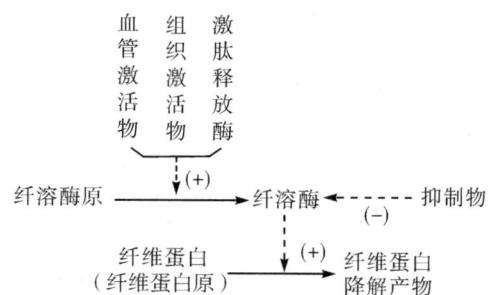

图5-7 纤维蛋白溶解系统示意图

（一）纤溶的基本过程

1. 纤溶酶原激活 纤溶酶原是血浆中的一种 β-球蛋白，是无活性的，在激活物作用下变成有活性的纤溶酶。纤溶酶原激活物存在于血液、组织液中，主要分3类。①血浆激活物：主要由血管内皮细胞合成释放，如组织型纤溶酶原激活物。②组织激活物：存在于组织中，以子宫、甲状腺、肺、前列腺等处较多，这些器官术后易渗血。月经血之所以不凝固而呈液态，也是由于子宫组织释放出组织激活物的缘故。③依赖于 FⅫ的激活物，如前激肽释放酶被 FⅫa 激活后，所生成的激肽释放酶即可激活纤溶酶原。

2. 纤维蛋白和纤维蛋白原的降解 纤溶酶是一种蛋白水解酶，能将纤维蛋白和纤维蛋白原分解为许多可溶性小肽，称为纤维蛋白降解产物。

（二）纤维蛋白溶解抑制物

血液中纤维蛋白溶解抑制物有两类。一类是激活物的抑制物，主要是灭活组织型纤溶酶原激活物和尿激酶，减少纤溶酶的生成；另一类是纤溶酶抑制物，主要抑制纤溶酶的活性。纤维蛋白溶解抑制物多数特异性不高，既可抑制纤维蛋白溶解又可抑制凝血，这对于凝血和纤维蛋白溶解局限于创伤局部有重要意义。

（三）纤溶的意义

纤溶使血液由凝胶状态重新恢复液态。因此，纤溶对防止血管内凝血过程蔓延及永久性血栓形成，保持血管内的血流通畅具有重要意义。此外，纤溶系统还具有组织修复、血管再生等多种作用。

第四节 血型和输血

PPT

一、血型

血型通常是指细胞膜上特异性凝集原（抗原）的类型。近年来发现除红细胞有血型外，白细胞、血小板也有血型。通常所说的血型指的就是红细胞血型。血型鉴定是输血及组织、器官移植的关键，并且在人类学、法医学领域的研究具有十分重要的意义。根据红细胞表面的抗原特异性的不同，国际输血协会认可的有 23 个不同的血型系统，医学上较重要的有 ABO、Rh、PMNSS 等系统。

（一）ABO 血型系统

1. ABO 血型系统的分型依据 在这一系统中，红细胞膜上含有两种不同的抗原，称为凝集原，分别为 A 凝集原和 B 凝集原；在血清（或血浆）中存在相应的两种天然抗体（凝集素），分别为抗 A 凝集素和抗 B 凝集素。因此，ABO 血型系统是根据红细胞膜上所含抗原的有无或种类不同，将血型分为 A 型、B 型、AB 型和 O 型 4 个类型。我国人口中 ABO 血型的分布中 AB 型较少，约占 10%，其他 3 型比例相差不太悬殊。在同一机体内相对应的凝集原和凝集素是不会同时并存的。红细胞膜上只含有 A 凝集原的为 A 型，其血清中只含有抗 B 凝集素；红细胞膜上只含 B 凝集原的为 B 型，其血清中只含抗 A 凝集素；红细胞膜上含有 A、B 两种凝集原的为 AB 型，其血清中不含凝集素；红细胞膜上两种凝集原均没有的为 O 型，其血清中含有抗 A 和抗 B 两种凝集素（表 5 - 3）。若相对应的一对凝集原和凝集素相遇就会发生特异的凝集反应（抗原、抗体间的一种免疫反应），红细胞被紧紧地黏连在一起，不能分开，这种现象称为红细胞凝集，导致体内溶血，严重者危及生命。

表 5 - 3　ABO 血型系统的凝集原和凝集素

血型	红细胞膜上的凝集原	血清中的凝集素
A 型	A	抗 B
B 型	B	抗 A
AB 型	A 和 B	无
O 型	无	抗 A 和抗 B

2. ABO 血型的遗传 血型是先天遗传的，是由细胞核染色体上的 A、B、O 三个等位基因来控制的，3 个基因共组成 6 组遗传基因型。每一种血型表现型均由两个遗传基因所决定。这两个遗传基因包括父母双方各一个，其中 A 和 B 属于显性基因，O 属于隐性基因。若知道父母亲血型就能估计出子女可能有的血型。但在法医判断血缘关系时，这只能作为否定的参考依据，不能肯定父母与其子女的关系。

3. ABO 血型的鉴定 正确测定血型是保证输血安全的基础。正常情况下，只有 ABO 系统的血型相合才考虑输血。临床上常用已知的标准 A 型血的血清（含抗 B 凝集素）和 B 型血的血清（含抗 A 凝集素），分别与被鉴定人的红细胞悬液相混合，根据发生凝集反应的结果，判定被鉴定人红细胞表面上所含的凝集原的种类，最终确定血型（图 5 - 8）。如果将 A 型血与 B 型血相混合，A 型血红细胞膜表面的 A 凝集原与 B 型血中的抗 A 凝集素发生反应，使红细胞黏连在一起，聚集成簇最终会发生溶血。

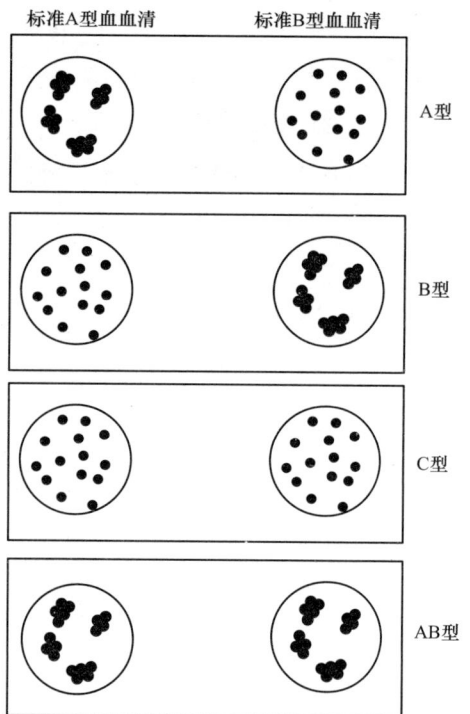

图 5 - 8 ABO 血型的测定

（二）Rh 血型系统

1. Rh 血型系统分型依据 Rh 血型系统是人类红细胞表面与 ABO 血型系统同时存在的另一种血型系统。现已发现 40 多种 Rh 凝集原，与临床密切相关的有 C、c、D、E、e 共 5 种凝集原，其中 D 凝集原的抗原性最强，因此凡红细胞表面有 D 凝集原的就称为 Rh 阳性血型，没有 D 凝集原的称为 Rh 阴性血型。我国汉族人中有 99% 的人为 Rh 阳性血型，1% 的人为 Rh 阴性血型，少数民族中 Rh 阴性血型的人较多，如苗族为 12.3%，塔塔尔族为 15.8%。在基层从事卫生工作者，特别是在少数民族地区从事临床工作者应对 Rh 血型予以特别重视。与 ABO 血型系统不同的是 Rh 血型系统的血清中没有天然的凝集素，Rh 阴性者，只有在接受 Rh 阳性的血液后，才会产生抗 Rh 的免疫性抗体。

2. Rh 血型系统的意义 主要表现在输血和妊娠过程中。输血时，如果 Rh 阴性者接受 Rh 阳性的血液，第 1 次不必考虑 Rh 血型是否相合，因为其血浆中不存在天然的 Rh 抗体。但此后血浆中就慢慢出现 Rh 抗体，所以再次接受 Rh 阳性血液，就会出现凝集反应。在患者重复输血时，一定要做交叉配血试验。妊娠时，如果 Rh 阴性母亲孕育 Rh 阳性的胎儿时，胎儿的红细胞因某种原因（如胎盘脱离等）进入母体血液循环，就可使母体产生 Rh 抗体。一般情况下第 1 胎 Rh 阳性胎儿很少出现新生儿溶血。这个母亲若再次孕育 Rh 阳性胎儿，或 Rh 阴性的母亲接受过 Rh 阳性的血液，又孕育了 Rh 阳性胎儿时，这个 Rh 阳性的胎儿就可引起凝集反应而溶血，其症状为贫血、水肿、黄疸、肝脾大、高胆红素血症及血液中有核红细胞增多等，严重者可致死亡。

💗**药爱生命**

一般成人的血液总量为 4000 ~ 5000ml，并不是全部参与血液循环，有 20% ~ 25% 的血液储存在脾、肝、肺、皮肤等"储血库"内。人体血液成分的更新十分活跃，每天约有 1/120 的红细胞衰老、死亡，每天生成红细胞约 2000 亿个，血小板 1200 亿个。骨髓有强大的代偿功能，在一定的条件激发下，骨髓造血功能可增加到正常的 6 ~ 8 倍。对于健康人而言，通常一次献血量为 200ml 或 400ml，不超过总血量的 10%，不会产生明显不适的感觉，更不会给献血者的健康造成伤害。

二、输血原则

输血基本原则是保证供血者红细胞膜上的凝集原不与受血者血浆中的凝集素发生凝集反应。根据这一原则，在正常情况下，只有在血型相同时才能进行输血。在无法得到同型血源的特殊情况下，才可考虑将 O 型血输给其他血型的人。过去曾将 O 型血称为"万能给血者"，其实这并不完全正确。虽然 O 型红细胞不含 A、B 凝集原，不会被其他血型受血者血浆中的凝集素所凝集，但 O 型血的血浆中含抗 B 和抗 A 凝集素，如果大量、快速地把 O 型血输给其他不同血型的受血者，因为输入血浆中的凝集素不能很快被稀释或冲散，或者因供血者的血浆中凝集素效价很高，就有可能与受血者红细胞膜上的凝集原发生凝集反应。

在临床上为了避免由于 ABO 血型系统中的亚型和其他因素引发同型输血的凝集反应，在输血前还要进行严格的交叉配血试验，交叉配血试验分为主侧配血和次侧配血（图 5 - 9）。将供血者的红细胞混悬液和受血者的血清相混合，称为主侧配血；将受血者的红细胞混悬液与供血者的血清相混合，称为次侧配血。如果主侧配血和次侧配血均无凝集反应，即为配血相合，可以进行输血；如果主侧配血有凝集反应，则为配血不合，此种情况绝对不能输血；如果主侧配血不发生凝集反应，而次侧配血发生凝集反应，只能在紧急情况下输血，而且必须少量、缓慢输血，同时还要密切观察受血者的反应，一旦发生输血反应，应立即停止输血。

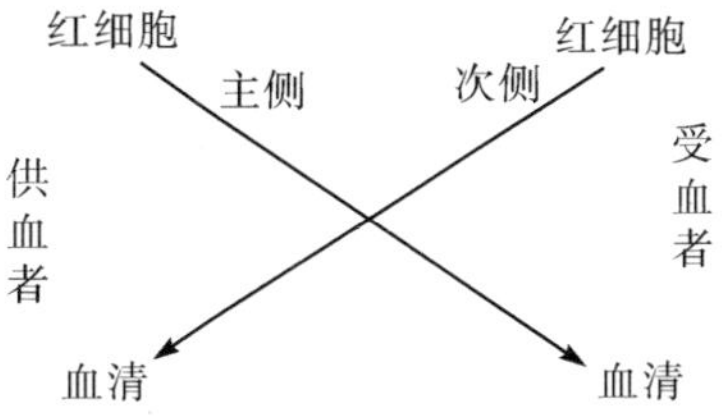

图 5 - 9　交叉配血试验

临床应用中并不是必须输全血，为了提高输血疗效和厉行节约，输血疗法已经从原来的输全血发展到成分输血，即把血液中的各种成分通过一定的分离技术，制成高纯度制品，如红细胞、粒细胞、血小板和血浆，根据实际需要进行输血。如严重贫血的患者主要是红细胞数量不足，可输红细胞；大面积烧伤的患者主要是血浆大量丢失，可输血浆。成分输血还可减少输血引起的不良反应。

👁 **看一看**

血液的贮存

采集到的血液是如何在血库中贮存的呢？为了防止血液凝固，保证细胞新陈代谢所需的营养，延长其在体外的寿命，并保证给患者输入后能够发挥相应的功能。因此，要在贮存的血液中加入抗凝剂、细胞新陈代谢所需要的营养，温度需要控制在一定范围内等。由于各种细胞的特点不同，保存的方法不同，保存期也不同。目前，全血和红细胞在 $4℃ ±2℃$ 的环境中可保存 35 天，新鲜冰冻血浆在 $-20℃$ 以下的环境中可保存 1 年，血小板在特制的保存袋内，在 $22℃ ±2℃$ 的环境中可保存 5 天。

目标检测

答案解析

一、最佳选择题

1. 在止血和凝血过程中起重要作用的是

　　A. 红细胞　　　　　　　　　B. 中性粒细胞　　　　　　　C. 淋巴细胞

　　D. 单核细胞　　　　　　　　E. 血小板

2. 正常成年人血液总量约相当于体重的

　　A. 8%　　　　　　　　　　　B. 10%　　　　　　　　　　　C. 12%

　　D. 14%　　　　　　　　　　 E. 16%

3. 构成血浆晶体渗透压的主要成分是

　　A. 氯化钾　　　　　　　　　B. 氯化钠　　　　　　　　　　C. 碳酸氢钾

　　D. 钙离子　　　　　　　　　E. 碳酸氢钠

4. 使血浆胶体渗透压降低的主要因素是

　　A. 血浆白蛋白减少　　　　　B. 血浆白蛋白增多　　　　　　C. 血浆球蛋白增多

　　D. 血浆球蛋白减少　　　　　E. 以上都不对

5. 血细胞比容是指血细胞

    A. 在血液中所占的重量百分比

    B. 在血液中所占的容积百分比

    C. 与血浆容积的百分比

    D. 与白细胞容积的百分比

    E. 与血管容积之比

6. 血液凝固后析出的液体是

    A. 血清   B. 体液   C. 细胞外液

    D. 血浆   E. 红细胞

7. 维生素 B_{12} 和叶酸缺乏引起的贫血是

    A. 再生障碍性贫血   B. 缺铁性贫血   C. 巨幼红细胞性贫血

    D. β 型地中海贫血   E. 以上都不对

8. 肾性贫血是

    A. 缺乏铁质   B. 缺乏维生素 B_{12} C. 缺乏叶酸

    D. 促红细胞生成素减少   E. 缺乏钙

9. 维持红细胞正常形态的重要因素是

    A. 组织液胶体渗透压   B. 血浆胶体渗透压   C. 血浆晶体渗透压

    D. 血浆白蛋白浓度   E. 红细胞内血红蛋白含量

10. 在患某些寄生虫病或过敏反应时增多的白细胞主要是

    A. 中性粒细胞   B. 嗜酸性粒细胞   C. 嗜碱性粒细胞

    D. 单核细胞   E. T 淋巴细胞

11. 血液凝固的本质变化是

    A. 血小板聚集   B. 红细胞叠连   C. 血细胞凝聚

    D. 红细胞凝集   E. 纤维蛋白形成

12. 凝血过程中，内源性凝血与外源性凝血的区别在于

    A. 凝血酶原激活物形成的始动因子不同

    B. 凝血酶形成过程不同

    C. 纤维蛋白形成过程不同

    D. 因 Ca^{2+} 是否起作用而不同

    E. 纤维蛋白原所起作用不同

13. 月经血不易凝固的主要原因是

    A. 血小板数量减少   B. 缺乏凝血因子   C. 子宫分泌肝素

    D. 子宫组织因子含量低   E. 子宫含纤溶酶原激活物多

14. 通常所说的血型是指

    A. 红细胞膜上受体的类型

    B. 红细胞膜上特异凝集原的类型

    C. 红细胞膜上特异凝集素的类型

    D. 血浆中特异凝集原的类型

    E. 血浆中特异凝集素的类型

二、多项选择题

1. 血液的生理功能是

A. 运输功能   B. 防御功能   C. 缓冲功能

D. 调节体温   E. 以上都不对

2. 白细胞的组成包括

A. 中性粒细胞   B. 单核细胞   C. 嗜碱性粒细胞

D. 嗜酸性粒细胞   E. 淋巴细胞

3. 维护血管内外和细胞内外水平衡的主要因素是

A. 血浆中碳酸氢盐浓度

B. 血浆与组织液的晶体渗透压

C. 血浆中 Ca^{2+} 浓度

D. 血浆中 O_2 和 CO_2 浓度

E. 血浆与组织液的胶体渗透压

4. Rh 血型的临床意义主要是应避免

A. Rh（－）妇女再次孕育 Rh（＋）胎儿

B. Rh（＋）妇女再次孕育 Rh（－）胎儿

C. Rh（－）受血者首次接受 Rh（＋）血液

D. Rh（－）受血者再次接受 Rh（＋）血液

E. 以上都不对

三、综合问答题

何谓血型？ABO 血型的分型依据是什么？鉴定 ABO 血型有何临床意义？

（王文倩）

书网融合……

重点回顾   微课   习题

第六章　循环系统

📖 **导学情景**

情景描述：患者，男，62岁。3年来每当劳累时出现胸骨后中上段部位压榨性疼痛，休息片刻后可缓解。今晨突感胸部剧烈闷痛，伴大汗，服硝酸甘油2片未能缓解。脉搏80次/分，血压120/70mmHg，早搏9次/分。心电图为窦性心律，ST段抬高。临床诊断为冠心病、急性前壁心肌梗死。

情景分析：冠状动脉闭塞，血流中断，使部分心肌因严重的持久性缺血而发生心肌梗死。

讨论：心的血液供应来源于哪些动脉？分别供应心哪些部位的血液？

学前导语：心的血液来源于左、右冠状动脉，冠状动脉供应心脏营养物质。心脏的形态结构有哪些？左、右冠状动脉分布于心脏哪些部位？

第一节　概　述

PPT

一、循环系统的组成和功能

循环系统包括心血管系统和淋巴系统，是分布于全身的一套连续而封闭的管道系统。心血管系统由心和血管组成，其内流动着血液。心是血液循环的动力器官，血管是血液运行的管道。淋巴系统由淋巴管道、淋巴器官和淋巴组织构成，其管道内流动着淋巴液，淋巴液沿淋巴管道向心流动，最后注入静脉，故淋巴管道通常被看作是静脉的辅助管道。

　　循环系统主要完成运输功能，即把经消化器官吸收的营养物质和从肺摄入的 O_2 输送到全身各器官的组织细胞，同时将组织细胞的代谢产物、CO_2 及多余的水等运送到肾、肺和皮肤等器官排出体外。因此，循环系统对维持人体内环境稳态以及参与防御等方面具有重要的作用。同时，内分泌系统分泌的激素也由循环系统运送至相应的靶器官或靶细胞，实现机体的体液调节。临床上使用的药物也多是由循环系统运输到发病部位来发挥治疗作用。

二、血液循环的概念

　　血液由心室射出，依次流经动脉、毛细血管和静脉，最后返回心房。血液在心血管系统中按照一定方向周而复始地循环流动，称为血液循环（blood circulation）。血液循环可分为体循环和肺循环两部分。两个循环同时进行，彼此连通（图6-1）。

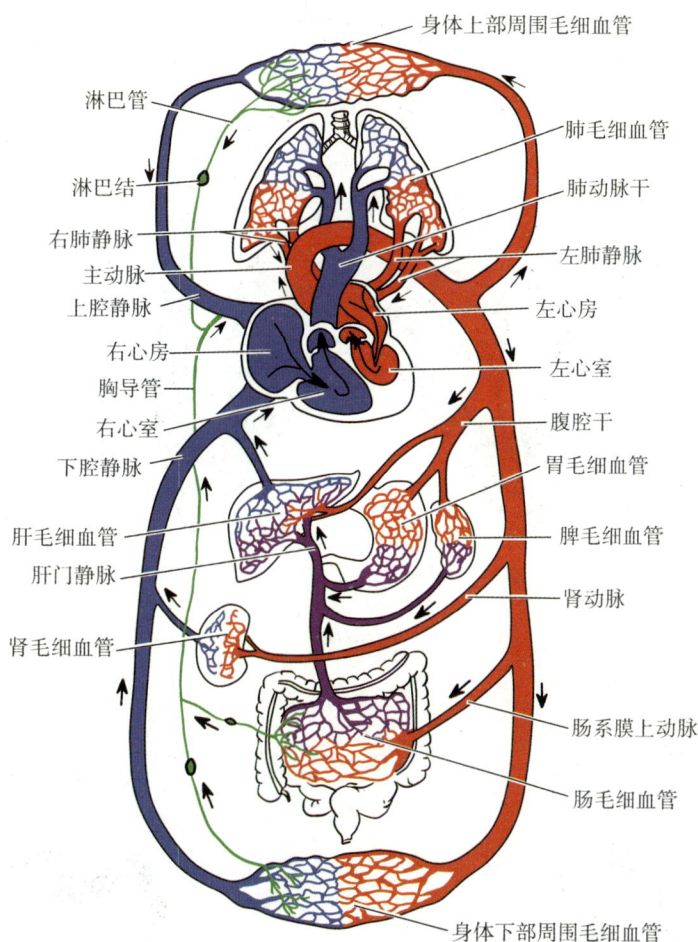

图6-1　血液循环示意图

　　1. 体循环　当心室收缩时，含有丰富 O_2 和营养物质的动脉血，由左心室射入主动脉，再经主动脉的各级分支流向全身毛细血管网，经毛细血管与组织、细胞进行物质交换，血液变成 O_2 含量较低而 CO_2 含量较高的静脉血，再经各级静脉回流，最后经上、下腔静脉和冠状窦流回右心房。体循环的特点是流程长、范围广，血液流经全身各部。其主要功能是以含氧高和营养物质丰富的血液营养全身器官、组织和细胞，并将代谢产物运回心。

　　2. 肺循环　由体循环回心的静脉血，自右心室射出，经肺动脉干及其各级分支到达肺泡毛细血管网，进行气体交换后，静脉血成为动脉血，然后逐级汇合，最后经肺静脉流回左心房。肺循环的特点是流程短，血液只经过肺。其主要功能是实现气体交换，使静脉血转变成动脉血。

第二节　循环系统的解剖结构

PPT

一、心

（一）心的位置和外形

1. 心的位置　心位于胸腔的中纵隔内，周围裹以心包，约2/3位于身体正中线的左侧，1/3位于正中线的右侧（图6-2）。

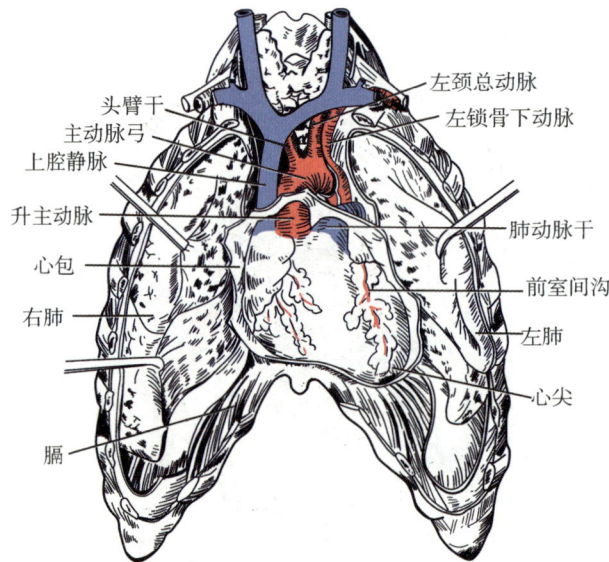

图6-2　心的位置

2. 心的外形　心形似倒置的、前后稍扁的圆锥体，稍大于本人拳头。可分为一尖、一底、两面、三缘和表面的四条沟（图6-3）。

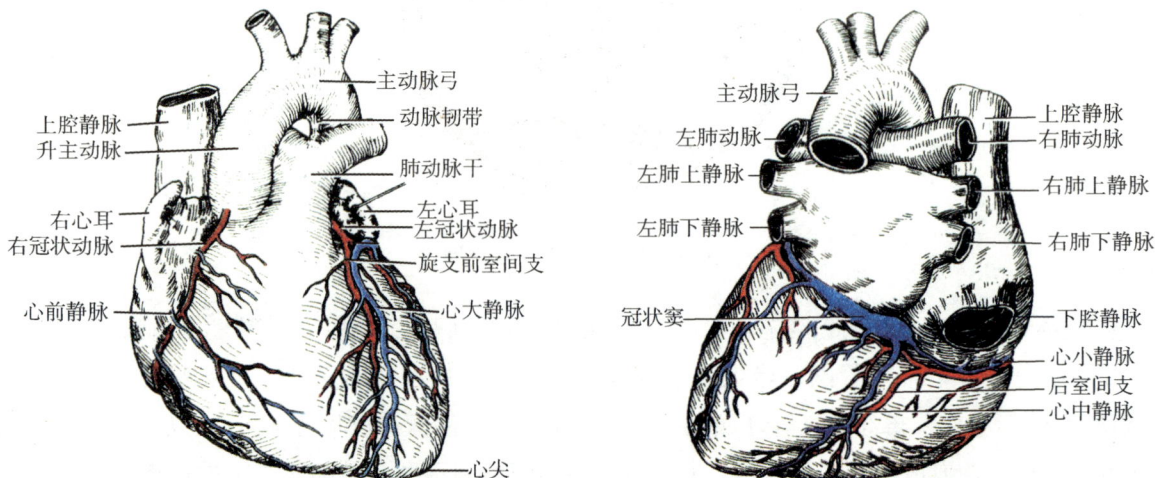

图6-3　心的外形和血管（左图为前面，右图为后面）

心尖：圆钝，朝向左前下方，由左心室构成，与左胸前壁贴近，其体表投影在左侧第 5 肋间隙锁骨中线内侧 1~2cm 处，此处可触及心尖的搏动。

心底：朝向右后上方，大部分由左心房构成，小部分由右心房构成，与出入心的大血管相连。

两面：前面又称胸肋面，朝向前上方，与胸骨及肋软骨相邻，大部分由右心房和右心室构成，小部分由左心室和左心耳构成。下面又称膈面，近乎水平位，朝向下后方，与膈相贴，由左、右心室构成。

三缘：心下缘较锐利，介于膈面与胸肋面之间，朝向前下；右缘垂直圆钝；左缘斜向左下方。

四沟：心表面有 4 条沟。冠状沟近似环形，是心房和心室的表面分界；前室间沟和后室间沟分别为心室的胸肋面和膈面的自冠状沟向心尖稍右侧延伸的浅沟，是左、右心室的表面分界。在心底，右心房和右上、下肺静脉交界处的浅沟称后房间沟，是左、右心房在心表面的分界。

（二）心腔的结构 e微课

心是中空的肌性器官，主要由心肌构成。心被房间隔和室间隔分为左、右两半，左、右半心又分为左心房、左心室和右心房、右心室 4 个腔。左、右两半心不直接相通，而同侧心房和心室则借房室口相通。心房连于静脉，心室发出动脉。在房室口和动脉口处均有瓣膜，顺血流而开放，逆血流而关闭，以保证血液在心腔内的定向流动。

1. 右心房 位于心的右上部，壁薄腔大。右心房向左前方呈锥形的突起，称右心耳。右心房有 3 个入口和 1 个出口。入口有上腔静脉口、下腔静脉口和冠状窦口，出口为右房室口。冠状窦口位于下腔静脉口与右房室口之间，右房室口通右心室。右心房前部的内面有许多平行排列的肌束，称为梳状肌。心耳处的肌束交错成网，在心脏功能障碍，血液淤滞时，易在心耳内形成血栓。在右心房房间隔的下部有一浅窝，称卵圆窝，为胚胎时期卵圆孔闭锁后的遗迹，是房间隔缺损的好发部位（图 6-4）。

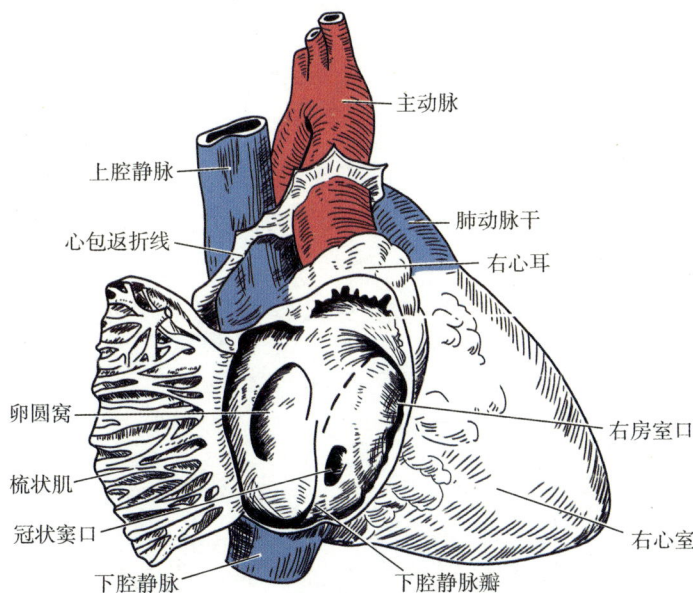

图 6-4 右心房

2. 右心室 位于右心房的前下部，构成心胸肋面的大部分，有 1 个入口和 1 个出口。入口是右房室口，口周围的纤维环上附有 3 片三角形的瓣膜，称三尖瓣。瓣膜尖朝向右心室腔，瓣膜的游离缘借腱索连于乳头肌上。乳头肌是从心室壁突入室腔的锥体形肌隆起。当心室收缩时，三尖瓣被血液推动而互相靠拢对合，封闭右房室口。由于乳头肌和腱索的牵拉作用，瓣膜不致翻向右心房，因而可防止血液向右心房逆流。出口为肺动脉口，通肺动脉干。肺动脉口周缘有 3 片半月形的袋状瓣膜，称肺动脉瓣，其袋口朝向动脉腔。当心室舒张时，血液流入袋内，瓣膜互相贴紧对合，封闭肺动脉口，防止肺动脉干的血液向右心室逆流（图 6 - 5）。

3. 左心房　位于右心房的左后方，构成心底的大部分。左心房向右前方突出的部分，称左心耳，内有与右心耳内面相似的梳状肌。左心房有 4 个入口和 1 个出口。入口为其后壁左右各 1 对肺静脉口，导入由肺回流的动脉血；出口为左房室口，通向左心室（图 6 - 6）。

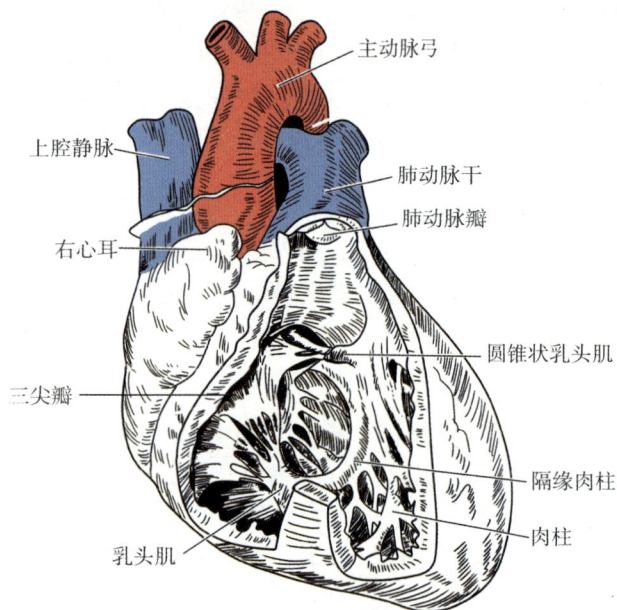

图 6 - 5　右心室

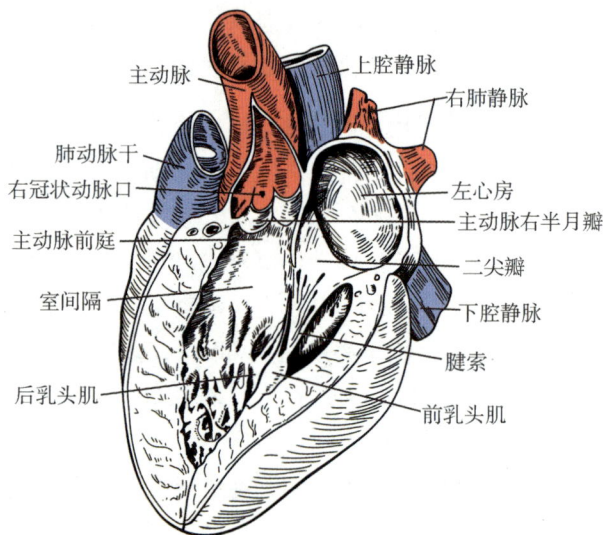

图 6 - 6　左心房和左心室

4. 左心室　位于右心室的左后下方，其左前下部构成心尖。有 1 个入口和 1 个出口。入口是左房室口，口周围的纤维环上附有 2 片三角形瓣膜，称二尖瓣；二尖瓣的游离缘借多条腱索连于乳头肌，可阻止左心室的血液向左心房反流。出口是主动脉口，通主动脉。主动脉口周围的纤维环上也附有与肺动脉瓣相似的，3 片半月形的袋状瓣膜，称主动脉瓣，可阻止主动脉内的血液向左心室反流（图 6 - 6）。

室间隔分隔左、右心室，大部分由心肌构成，称肌部；在近心房处有一卵圆形区域无心肌，称膜部，为室间隔缺损的好发部位。

✕ **练一练**

左房室口处有的瓣膜是

A. 二尖瓣　　　　　　B. 三尖瓣　　　　　　C. 主动脉瓣

D. 肺动脉瓣　　　　　E. 静脉瓣

答案解析

（三）心的构造

心壁由心内膜、心肌膜和心外膜构成。心内膜是被覆于心腔内面的一层光滑的薄膜，与血管的内膜相延续，心的瓣膜即由心内膜折叠而成。心肌膜主要由心肌纤维构成，是心壁的主体，心房肌较薄，心室肌较厚，左心室的肌层尤为发达，厚度约为右心室的 3 倍。心房肌与心室肌分别附着于环绕房室口周围的纤维环上，二者互不连续，所以心房肌和心室肌不会同时收缩。心外膜为光滑的浆膜，贴附于心肌层和大血管根部的表面，实为浆膜心包的脏层。

（四）心的传导系统

心的传导系统位于心壁内，由特殊分化的心肌细胞构成，能产生和传导兴奋，控制心的正常节律性活动。心的传导系统包括窦房结、房室结、房室束及其左右束支、浦肯野纤维网（图 6 - 7）。

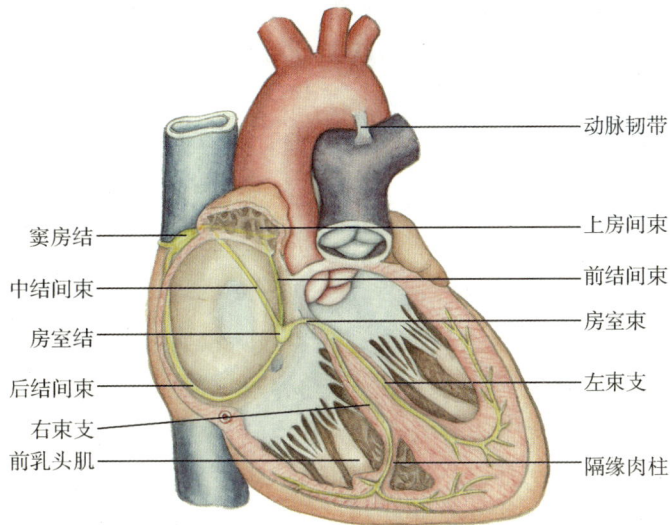

图 6 - 7 心的传导系统

1. **窦房结** 位于上腔静脉与右心房交界处的心外膜深面，呈长椭圆形，是心的正常起搏点。窦房结发出冲动，传至心房肌，使心房肌收缩，同时向下传至房室结。

2. **房室结** 也称房室交界，位于房间隔下部右侧心内膜下，冠状窦口的前上方，呈扁椭圆形，较窦房结小，结的前下端续为房室束。其功能是将窦房结传来的冲动传至心室，而且冲动在结内作短暂的延搁再传至心室，保证心房收缩后心室再开始收缩。

3. **房室束** 是冲动传向心室肌的唯一通路，起自房室结的前端，沿室间隔膜部下缘前行，于室间隔肌部上缘处分为左束支和右束支，分别沿室间隔左、右侧心内膜下向下走行。

4. **左、右束支** 左束支呈扁带状，起自房室束，沿室间隔左侧心内膜深面下行，在室间隔上、中1/3 交界处发出分支，分布于整个左心室内面。右束支呈单一细长圆索状，起于房室束分叉处的末端，沿室间隔右侧面下行，分支分布于右室壁心肌，其易受局部病灶影响而发生传导阻滞。

5. **浦肯野纤维网** 左、右束支的分支在心内膜深面交织成心内膜下浦肯野纤维网，进而构成心肌内浦肯野纤维网，最后与心肌细胞相连，将冲动传至心肌细胞，引起心肌的收缩与舒张。

由窦房结发出的节律性冲动，经上述传导系统，分别兴奋心房肌和心室肌，从而引起心的节律性搏动。

（五）心的血管

1. **心的动脉** 营养心壁的动脉为左、右冠状动脉，它们发自升主动脉的根部。左冠状动脉短而粗，分为沿前室间沟下行的前室间支和沿冠状沟左行的旋支。分支主要分布于左心室前壁、室间隔前 2/3、左心房等处。右冠状动脉沿冠状沟右行，绕心右缘至心的膈面转入后室间沟下行称为后室间支。主要分布于右心房、右心室、左心室后壁的一部分、室间隔后 1/3、窦房结和房室结。

2. **心的静脉** 心壁静脉血绝大部分由位于冠状沟后部的冠状窦收集，经冠状窦口汇入右心房；极少部分直接流入附近心腔。冠状窦的主要属支有心大静脉、心中静脉和心小静脉。

（六）心包

心包是包裹心和出入心的大血管根部的圆锥形纤维浆膜囊，分内、外两层，外层为纤维心包，内层为浆膜心包。

纤维心包是坚韧的纤维性结缔组织囊，向上包裹出入心的大血管根部，并与其外膜相延续，下方附着于膈的中心腱。可防止心过度扩张，以保持血容量的相对恒定，还可以起屏障保护作用。

浆膜心包薄而光滑，分脏、壁两层。壁层衬贴于纤维心包的内面，与纤维心包紧密相贴；脏层包于心和大血管根部的表面，构成心壁的外膜。脏、壁两层在出入心的大血管根部互相移行，两层之间的潜在腔隙称心包腔，内含少量浆液，起润滑作用，可减少心在搏动时的摩擦。

二、血管

（一）血管的分类及结构

1. 血管的分类　血管分布于身体各部，分为动脉、静脉和毛细血管 3 类。动脉和静脉又依管径大小分为大、中、小、微 4 级，其间逐渐移行并无明显的界限。

动脉是引导血液离心的血管，起于心室，止于毛细血管，分为大动脉、中动脉、小动脉和微动脉。大动脉是指由心室发出的血管主干，其管径大、管壁厚，如主动脉和肺动脉等；管径在 0.3～1.0mm 的动脉称小动脉，介于大、小动脉之间的若干动脉均为中动脉，如肱动脉和桡动脉等；小动脉接近毛细血管的部分称为微动脉。动脉在分支过程中越分越细，最后移行为毛细血管。

毛细血管是连接动、静脉之间的微细管道，彼此吻合成网。除软骨、角膜、晶状体、毛发、牙釉质和被覆上皮等处外，毛细血管遍布全身各处。毛细血管数量多，管壁薄，通透性大，血流缓慢，是血液与组织液进行物质交换的场所。

静脉是导血回心的血管，起于毛细血管，止于心房。分为大静脉、中静脉、小静脉和微静脉。大静脉是指注入心房的静脉主干，如上、下腔静脉和肺静脉等；管径小于 2.0mm 的称小静脉，其中与毛细血管相连的部分称微静脉；介于大、小静脉之间的若干静脉均属于中静脉，如大隐静脉和肘正中静脉等。小静脉在向心回流过程中不断接受属支，逐渐汇合成中静脉、大静脉，最后注入心房。

人体内的血管吻合现象十分普遍。动脉之间有动脉弓、交通支、动脉网等吻合形式；静脉之间有静脉网、静脉丛等吻合形式；在小动脉和小静脉之间还有动 - 静脉吻合等。血管吻合对缩短循环、增加局部血流量、调节体温及维持内环境稳态起着重要作用。

此外，有些较大的动脉，在其主干的近端发出与主干平行的侧支，与主干远端发出的返支或其他血管干的侧支形成吻合，称为侧支吻合。

在正常情况下，侧支的管径都较细小。当某一主干血流受阻时，侧支管径则逐渐增大以代替主干输送血液。侧支吻合对保证器官在缺血情况下有效供血起到了至关重要的作用。

2. 血管的微细结构　除毛细血管壁由内皮和基膜构成外，动脉和静脉均有内膜、中膜和外膜 3 层结构。其中动脉血管内膜由内皮、内皮下层和内弹性膜组成，中膜由平滑肌、弹性纤维和胶原纤维构成，外膜由结缔组织构成。大动脉的中膜以弹性纤维为主，故有较大的弹性而称为弹性动脉；中动脉和小动脉的中膜以平滑肌为主，称为肌性动脉。

（二）肺循环的血管

1. 肺动脉干　是一短而粗的动脉干，起自右心室，在升主动脉前方向左后上方斜行，至主动脉弓的下方分为左、右肺动脉，二者分别经左、右肺门入左、右肺（图 6 - 3）。在肺动脉干分叉处稍左侧与主动脉弓下缘之间有一结缔组织索，称动脉韧带，是胎儿时动脉导管在出生后闭锁的遗迹。胎儿出生后6个月尚未闭锁称为动脉导管未闭。

2. 肺静脉　是连接肺与左心房的大静脉。每侧两条，即左上肺静脉、左下肺静脉和右上肺静脉、右下肺静脉。它们途经肺门，向内穿过纤维心包，注入左心房。

（三）体循环的血管

1. 体循环的动脉　体循环的动脉是将血液由心运送到全身各器官的血管，由主动脉及其各级分支组成（图6-8）。主要的分布特点是：①头颈、四肢和躯干一般都有动脉主干分布，左、右基本对称；②躯干的动脉分壁支和脏支，壁支一般有明显的节段性；③动脉多居身体的屈侧、深部或安全隐蔽处，常与静脉、神经等伴行；④动脉往往以最短的距离到达所营养的器官；⑤动脉的粗细、支数、配布形式与器官的形态、大小和功能密切相关。

主动脉是体循环的动脉主干，是全身最粗大的动脉。它起于左心室，先向右上行，继而呈弓形弯向左后方至第4胸椎体下缘水平，沿脊柱的左前方下行，经膈的主动脉裂孔入腹腔，至第4腰椎体下缘平面分为左、右髂总动脉。以胸骨角平面为界，主动脉分为升主动脉、主动脉弓和降主动脉。

升主动脉发自左心室，向右前上方斜行，至右侧第2胸肋关节后方移行为主动脉弓，其根部发出左、右冠状动脉，分布于心。

主动脉弓是继升主动脉自胸骨角平面上方向左后方弯曲的部分，位于胸骨柄的后方。在其凸侧壁上从右向左依次向上发出头臂干、左颈总动脉和左锁骨下动脉三大分支。头臂干为一短干，向右上方斜行至右侧胸锁关节后方分为右颈总动脉和右锁骨下动脉。

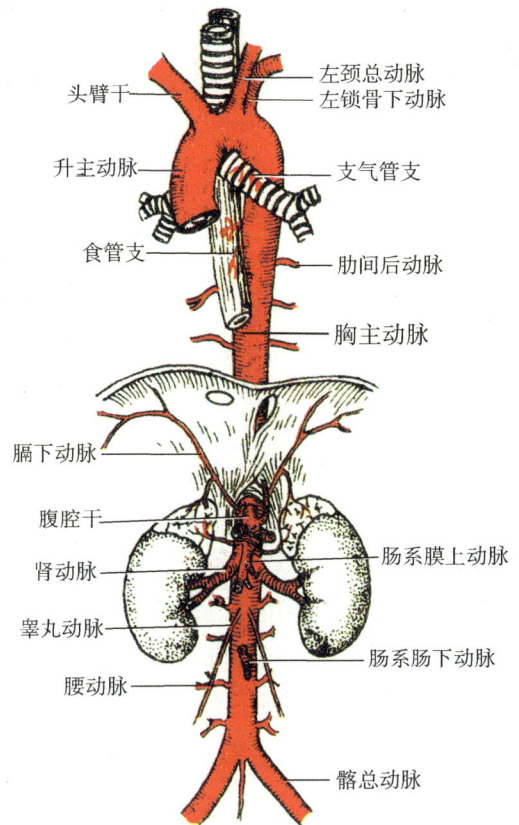

图6-8　主动脉分部及其分支

降主动脉是主动脉下降的部分，以膈的主动脉裂孔为界，分为胸主动脉和腹主动脉。胸主动脉是胸部的动脉主干，腹主动脉是腹部的动脉主干。降主动脉降至第4腰椎体的下缘处分为左、右髂总动脉。

（1）头颈部动脉　颈总动脉是头颈部的动脉主干。左侧颈总动脉发自主动脉弓，右侧发自头臂干，两侧颈总动脉沿食管、气管和喉的外侧上行，到甲状软骨上缘高度分为颈内动脉和颈外动脉（图6-9）。当头面部大出血时，可将一侧颈总动脉压向第六颈椎横突进行急救止血。

在颈总动脉分叉处，有颈动脉窦和颈动脉小球两个重要结构。颈总动脉末端和颈内动脉起始处管腔稍膨大，称颈动脉窦，窦壁内有压力感受器，可感受血压的变化。当血压升高时，可反射性引起心跳减慢，末梢血管扩张，血压下降。颈总动脉分叉处的后方有一扁椭圆形的小体，称颈动脉小球，可感受血液中 CO_2、O_2 和 H^+ 等浓度的变化。当血液中氧浓度降低和二氧化碳浓度升高时，可反射性促使呼吸加深加快。

颈内动脉由颈总动脉发出后到颅底，经颈动脉管入颅腔，分支主要分布于脑和眼等处；颈外动脉由颈总动脉发出后在胸锁乳突肌的深面向上行，穿腮腺实质达下颌颈高度，主要分支布于甲状腺、喉、颈部、面部及颅顶等处。

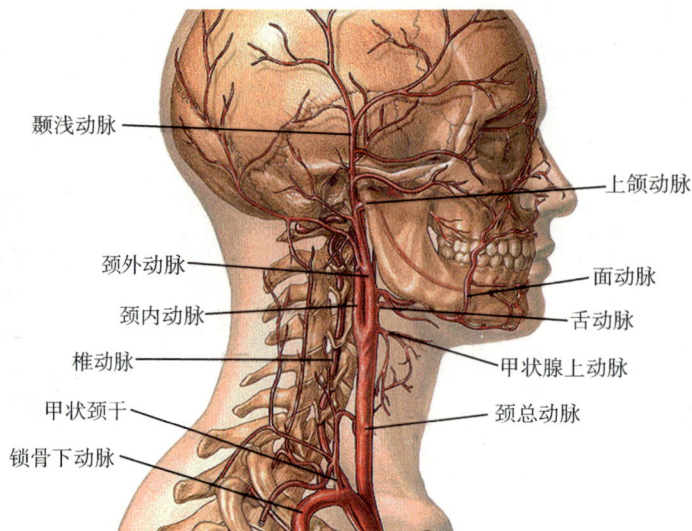

图 6 - 9　头颈部动脉（侧面观）

（2）锁骨下动脉及上肢动脉　锁骨下动脉是颈根部的大动脉干，左侧锁骨下动脉发自主动脉弓，右侧发自头臂干，二者均经胸廓上口到颈根部，至第 1 肋外缘移行为腋动脉。其主要分支有椎动脉、胸廓内动脉、甲状颈干等，分支分布于头颈、胸腹壁等区域。当上肢大出血时，可在锁骨中点上方将锁骨下动脉压向第 1 肋进行急救止血。

腋动脉是上肢的动脉主干，是锁骨下动脉的延续。其分支主要分布于肩部、背部、胸壁和乳房等处；腋动脉在大圆肌下缘处移行为肱动脉，分支分布于臂部和肘关节；肱动脉在肘关节前方，分为桡动脉和尺动脉两个终支，分支分布于前臂；桡动脉和尺动脉的末端吻合成掌浅弓和掌深弓，分支分布于手掌和手指。

（3）胸部动脉　胸主动脉是胸部的动脉主干，是降主动脉位于胸腔后纵隔内的一段，起始段位于脊椎的左侧，逐渐移向其前面下降，达第 12 胸椎体高度，穿膈的主动脉裂孔进入腹腔，移行为腹主动脉。

胸主动脉发出脏支和壁支分布于胸腔脏器和胸壁。脏支较细小，主要有心包支、支气管动脉和食管动脉等，分布于心包、支气管、肺和食管等胸腔脏器。壁支有膈上动脉、肋间后动脉和肋下动脉等，主要分布于膈的上面、纵隔、胸壁、腹壁上部和脊髓等处（图 6 - 8）。

（4）腹部动脉　腹主动脉是腹部的动脉主干，是降主动脉位于腹腔内的一段。腹主动脉的沿途发出脏支和壁支，分布于腹腔脏器和腹壁。壁支较细小，主要有膈下动脉和腰动脉，分布于腹后壁、脊髓、膈和盆后壁等处。脏支比较粗大，分支有成对的动脉和不成对的动脉。成对的脏支主要有肾动脉、肾上腺中动脉、睾丸动脉（女性为卵巢动脉）；不成对的主要有腹腔干、肠系膜上动脉、肠系膜下动脉。腹腔干又分为胃左动脉、肝总动脉、脾动脉。肠系膜上动脉分为空肠动脉、中结肠动脉、右结肠动脉、回结肠动脉等；肠系膜下动脉分为左结肠动脉、乙状结肠动脉和直肠上动脉（图 6 - 10）。

（5）盆部动脉　腹主动脉在第 4 腰椎体的左前方分为左、右髂总动脉。髂总动脉行至骶髂关节处又分为髂内动脉和髂外动脉。髂内动脉是盆部动脉的主干，沿小骨盆后外侧壁走行，发出脏支和壁支，分布于盆腔脏器、会阴和外生殖器等处及盆壁。

（6）下肢动脉　髂外动脉是下肢动脉的主干，髂外动脉在腹股沟韧带下方移行为股动脉，分支分布于大腿和髋关节；股动脉向后内下方斜行至腘窝移行为腘动脉，分支分布于膝关节及邻近肌肉；腘动脉至腘窝下部分为胫前动脉和胫后动脉，分支分布于小腿和足。当下肢大出血时，可在腹股沟韧带中点向后压迫股动脉进行急救止血。

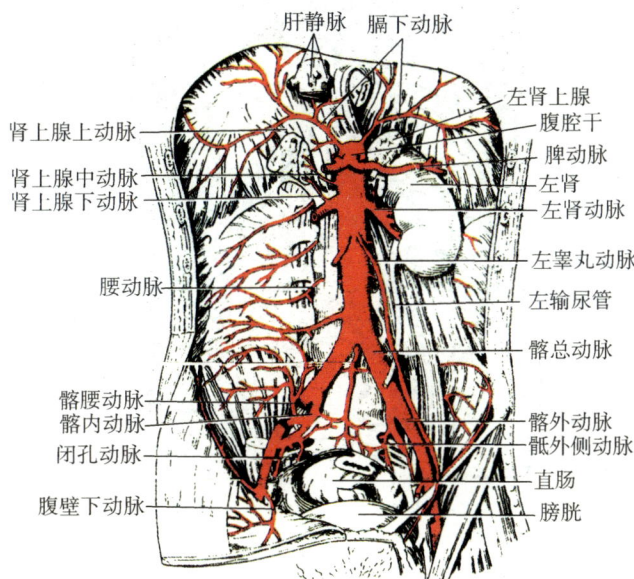

图 6 – 10 腹主动脉及其分支

2. 体循环的静脉 体循环的静脉包括上腔静脉系、下腔静脉系和心静脉系。

与动脉比较，体循环的静脉有以下特点：①数量较多，管径较粗，管腔较大；管壁薄而柔软，弹性小；②静脉之间往往吻合为静脉网和静脉丛等；③有静脉瓣，是保证血液回心和防止血液逆流的重要结构；④静脉分为浅、深两类，深静脉位于深筋膜深面，多与同名动脉伴行，又称伴行静脉；浅静脉位于皮下，又称皮下静脉，不与动脉伴行。临床上常经浅静脉穿刺，进行输液和输血等。

（1）上腔静脉系 由上腔静脉及其各级属支构成，收集头颈部、上肢、胸部（心除外）等上半身的静脉血。上腔静脉由左、右头臂静脉在右侧第1胸肋结合处汇合而成，下行穿纤维心包，注入右心房。约在右侧第2肋软骨的后方，接受奇静脉的汇入。头臂静脉由锁骨下静脉和颈内静脉在胸锁关节

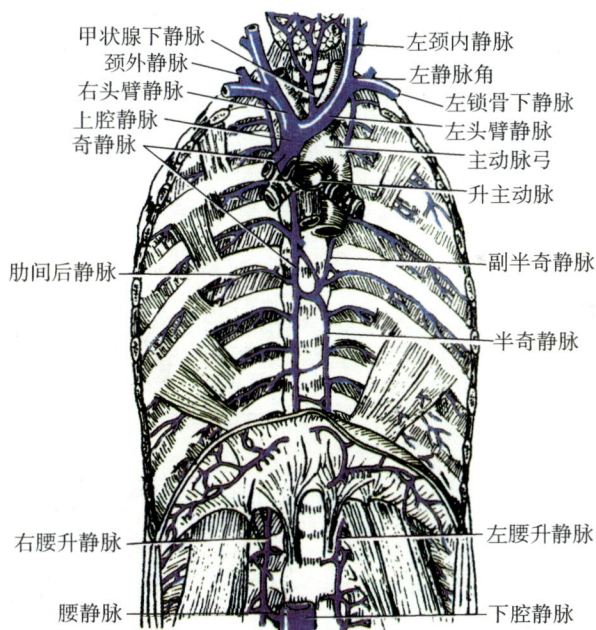

图 6 – 11 上腔静脉系及其属支

的后方会合而成，会合处所形成的交角称静脉角，是淋巴导管的注入部位（图 6 – 11）。

（2）下腔静脉系 由下腔静脉及其各级属支构成，收集腹部、盆部及下肢的静脉血。下腔静脉是体内最大的静脉干，为下腔静脉系的主干，在第5腰椎平面，由左、右髂总静脉合成，沿腹主动脉右侧上升，经肝的后方，穿膈的腔静脉孔入胸腔，进入右心房（图 6 – 12）。

图 6 – 12　下腔静脉系及其属支

　　肝门静脉是下腔静脉系的重要组成部分（图 6 – 13）。肝门静脉的主要属支有脾静脉、肠系膜上静脉、肠系膜下静脉、胃左静脉和附脐静脉等，收集腹腔除肝以外的不成对脏器即胃、小肠、大肠（直肠下段及肛管除外）、胰、胆囊、脾及食管腹段的静脉血。肝门静脉经肝门入肝，在肝内反复分支，续于肝血窦，与肝固有动脉分支的血液混合。肝血窦相当于肝的毛细血管，经多级汇合后形成 2~3 条肝静脉，直接注入下腔静脉。

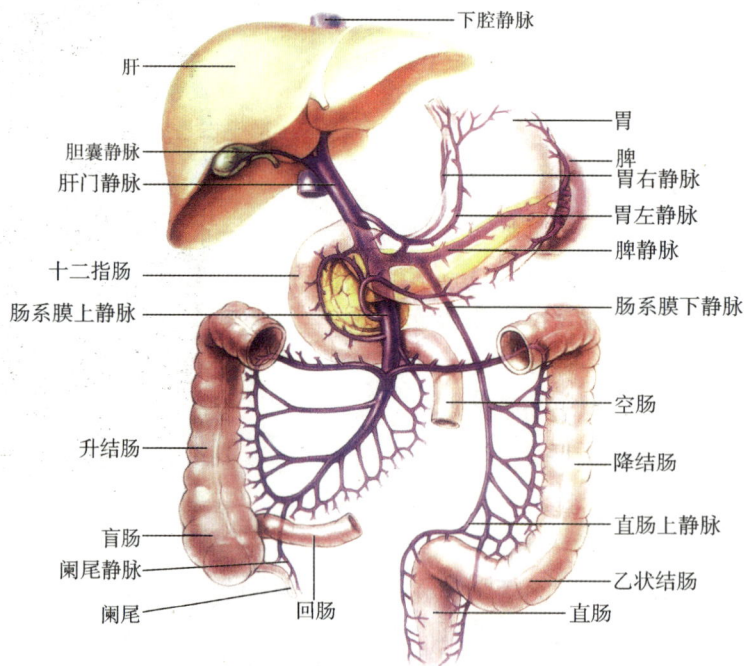

图 6 – 13　肝门静脉及其属支

　　肝门静脉借其属支与上、下腔静脉系之间有 3 处吻合：①经食管静脉丛与上腔静脉系的吻合；②经直肠静脉丛与下腔静脉系的吻合；③经脐周围静脉网分别与上、下腔静脉系的吻合。正常情况下，这些吻合支较细小，血流量较少。由于肝门静脉没有静脉瓣，当肝门静脉回流受阻（如肝硬化）而压力升高时，血液可发生逆流，经上述吻合支形成侧支循环，注入上、下腔静脉系。随着血流量的增多，这些吻合支会变得粗大而弯曲，出现静脉曲张，如食管静脉丛、直肠静脉丛曲张等；一旦曲张的静脉破裂，则引起呕血或便血等症状。

三、淋巴系统

淋巴系统由淋巴管道、淋巴组织和淋巴器官组成（图 6-14）。淋巴系统内流动着淋巴，是人体内重要的防御功能系统。

（一）淋巴管道

淋巴管道包括毛细淋巴管、淋巴管、淋巴干和淋巴导管。

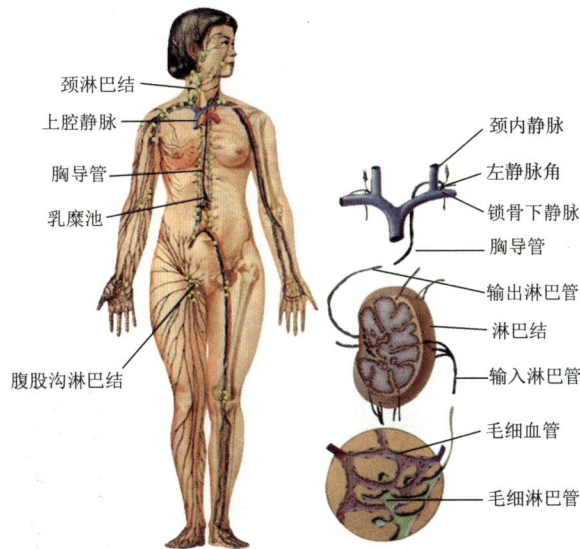

图 6-14　淋巴系统示意图

1. 毛细淋巴管　为淋巴管道的起始部，以膨大的盲端始于组织间隙，彼此相互吻合成毛细淋巴管网，广泛分布。但在脑、脊髓、骨髓、软骨、牙釉质、上皮、角膜、晶状体等处没有毛细淋巴管。与毛细血管比较，毛细淋巴管更丰富，内皮细胞之间呈叠瓦状，结构疏松，基膜不完整，通透性更大并处于扩张状态。一些大分子物质如蛋白质、癌细胞、细菌、异物、细胞碎片等较容易进入毛细淋巴管，故癌细胞的淋巴转移是恶性肿瘤转移的主要途径之一。

2. 淋巴管　由毛细淋巴管汇合而成，结构与小静脉相似，但管径较细，管壁薄，瓣膜更多，这些瓣膜具有防止淋巴逆流的功能。淋巴管有浅、深两类，与静脉分布相同，浅、深淋巴管之间有丰富的交通。淋巴管在向心行程中要经过一个或多个淋巴结。

3. 淋巴干　全身各部的浅、深淋巴管经过相应的淋巴结群后，汇集成 9 条淋巴干，即左、右颈干，左、右锁骨下干，左、右支气管纵隔干，左、右腰干和 1 条肠干（图 6-15）。

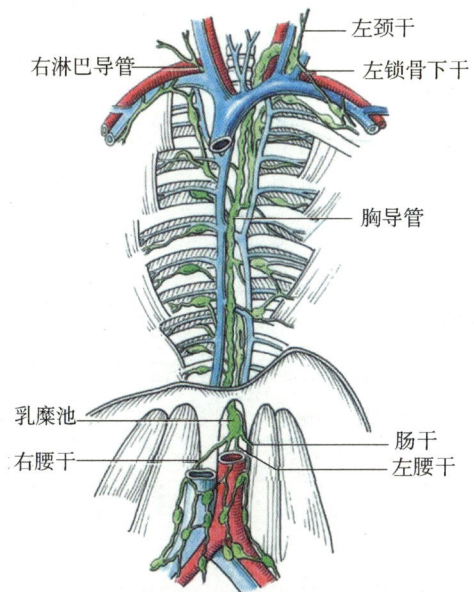

图 6-15　淋巴干和淋巴导管

4. 淋巴导管 全身9条淋巴干最终汇合成两条淋巴导管，即胸导管和右淋巴导管，分别注入左、右静脉角。

胸导管是最大的淋巴管道，长30~40cm，由左、右腰干和肠干在第1腰椎前方汇合而成，其起始部较膨大，称乳糜池。胸导管在注入左静脉角处接受左颈干、左锁骨下干和左支气管纵隔干。胸导管收纳下肢、盆部、腹部、左半胸部、左上肢和左半头颈部的淋巴，即全身3/4区域的淋巴。

右淋巴导管由右颈干、右锁骨下干和右支气管纵隔干汇合而成，收纳右半胸部、右上肢与右半头颈部的淋巴，即全身1/4区域的淋巴，注入右静脉角。

（二）淋巴组织

淋巴组织分为弥散淋巴组织和淋巴小结两类。除淋巴器官外，消化、呼吸、泌尿和生殖管道黏膜以及皮肤等处也含有丰富的淋巴组织，起防御作用。

1. 弥散淋巴组织 主要位于淋巴器官以及消化道和呼吸道的黏膜固有层。

2. 淋巴小结 位于淋巴器官、小肠黏膜固有层以及阑尾。

（三）淋巴器官

淋巴器官包括淋巴结、脾、胸腺和扁桃体。

1. 淋巴结 为大小不一的圆形或椭圆形灰红色小体，常成群沿血管配布。淋巴结内含有大量淋巴细胞和巨噬细胞，主要功能是过滤淋巴及参与免疫应答。淋巴结内的淋巴窦是淋巴管道的组成部分，对淋巴的引流起着重要作用。

引流某一器官或部位淋巴的第一级淋巴结称局部淋巴结。当某器官或部位发生病变时，致病因子如寄生虫、细菌、毒素或肿瘤细胞等可沿淋巴管进入相应的局部淋巴结，引起局部淋巴结的肿大；如果局部淋巴结不能阻止其扩散，则病变可沿淋巴管道向远处蔓延。

2. 脾 是人体最大的淋巴器官，位于左季肋区，第9~11肋的深面，长轴与第10肋一致（图6-16）。

正常情况下，在左肋弓下不能触及脾。脾为扁椭圆形的实质性器官，呈暗红色，质软而脆，左季肋区受暴力的冲击易致脾破裂。脾的脏面凹陷，中央处有脾门，是血管、神经和淋巴管出入之处。脾内含有大量淋巴细胞和巨噬细胞，毛细血管丰富。脾的主要功能是造血、贮血、滤血及参与免疫应答。

3. 胸腺 胸腺位于胸骨柄后方，有时可向上突到颈根部。胸腺表面为结缔组织的被膜，实质主要由淋巴细胞和上皮性网状细胞构成。胸腺是中枢淋巴器官，其功能是培育、选择T淋巴细胞，并向周围淋巴器官（淋巴结、脾和扁桃体）输送。胸腺还有免疫应答及内分泌功能。

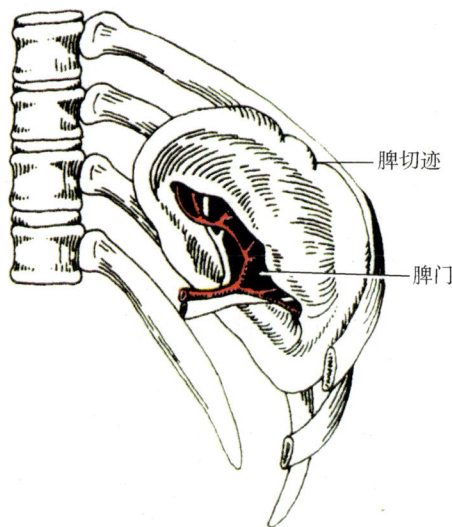

图6-16 脾

脾切迹

脾门

第三节 心的生理

心脏进行有节律地收缩和舒张，从而实现其泵血功能。心脏的节律性收缩和舒张是在心肌生理特性的基础上产生的，而心肌的各种生理特性又与心肌细胞的电生理现象密切相关。

心肌细胞按照组织学特点可分为两类。一类是普通心肌细胞，包括心房肌和心室肌，因其主要执行舒缩功能，故称为工作细胞。它们具有稳定的静息电位，不能自动产生节律性兴奋，又称为非自律

PPT

细胞。另一类是特殊心肌细胞，包括窦房结、房室交界、房室束、左右束支的细胞和浦肯野纤维。这类细胞大多没有稳定的静息电位，能自动产生节律性兴奋，其主要功能是产生和传播兴奋，控制心脏活动的节律，称为自律细胞。

一、心肌的生物电现象

（一）工作细胞的跨膜电位及形成机制

工作细胞包括心房肌细胞和心室肌细胞，两者的静息电位和动作电位及其形成机制基本相同。以心室肌细胞为例，正常心室肌细胞静息电位约为 -90mV，主要是由于 K^+ 外流所形成的 K^+ 平衡电位。

心室肌细胞的动作电位可分为去极化和复极化两个过程（图6-17），有0~4共5个时期。其特点是去极化（0期）迅速，复极过程复杂、持续时间长，分为1、2、3期，动作电位的升支与降支明显不对称。动作电位完成复极化后，膜电位处在静息电位水平（4期）。

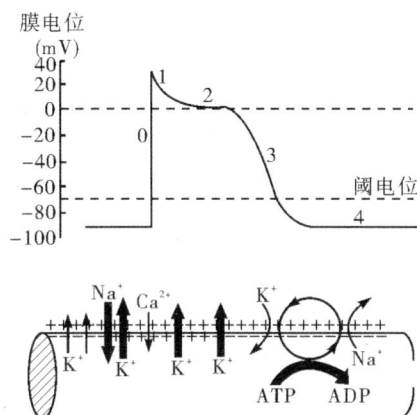

图6-17　心室肌细胞动作电位及主要离子流示意图

1. 去极化过程（0期）　是动作电位的去极化过程，又称去极化期。在适宜刺激作用下，膜内电位由静息时的 -90mV 迅速上升到 +30mV 左右，即膜两侧由原来的极化状态，迅速转换成反极化状态，构成了动作电位的上升支。0期去极化的时间短（1~2ms），速度快，膜内电位变化幅值达120mV。决定0期去极化的钠通道激活快，失活也快，开放时间很短，因此又称为快通道。

2. 复极化过程　心室肌细胞复极化过程较缓慢，历时较长（200~300ms）。

1期（快速复极初期）：动作电位去极化达峰值后，膜内电位由 +30mV 迅速下降到0mV 左右，复极快速而短暂，历时10ms。0期和1期的快速膜电位变化，合称为锋电位。此期的形成是由于钠通道失活关闭，Na^+ 内流停止；与此同时钾通道激活，K^+ 外流，使膜电位迅速下降。1期形成的原因主要是 K^+ 外流形成的。

2期（平台期或缓慢复极期）：1期复极化使膜内电位降到0mV 左右时，复极化过程变得非常缓慢，历时100~150ms，膜电位基本停滞于0mV 水平，在下降支上形成坡度很小的平台。平台期的形成主要是由于 Ca^{2+} 缓慢内流与 K^+ 外流处于相对平衡的状态。平台期是造成心室肌细胞动作电位持续时间长以及一次兴奋后有效不应期长的主要原因，也是心室肌细胞动作电位区别于神经细胞和骨骼肌细胞动作电位的主要特征。

3期（快速复极末期）：此期钙通道失活，而膜对 K^+ 通透性增大，K^+ 外流进行性增加，心肌细胞复极化速度加快，膜内电位由平台期的0mV 左右迅速恢复到 -90mV，形成快速复极化末期，历时100~150ms。3期复极的原因主要是 K^+ 外流进行性增加所致。

4期（静息期）：3期复极化完毕后，膜内电位虽然恢复并稳定在 -90mV 水平，但是膜内、外离子的分布尚未恢复。此时，细胞膜的离子主动转运增强，通过钠泵将动作电位期间进入细胞内的 Na^+ 泵出，将流到细胞外的 K^+ 泵入，同时通过 Na^+-Ca^{2+} 交换活动，Ca^{2+} 逆浓度梯度运出细胞，使细胞内、外离子分布恢复至原先的水平，为心肌细胞的再度兴奋做好准备。心房肌细胞的静息电位与动作电位和心室肌细胞的相似，但动作电位时程较短，为150~200ms。

（二）自律细胞的跨膜电位及其离子基础

与工作细胞相比，自律细胞跨膜电位的最大特点是4期膜电位不稳定，具有自动去极化的现象。

自律细胞在动作电位复极化达到最大值，即最大复极电位时，膜电位开始自动去极化，达到阈电位就产生一次新的动作电位。因此，4 期自动去极化是自律细胞产生自动节律性兴奋的基础。不同类型的自律细胞，4 期自动去极化的速度和离子基础各不相同。

1. 窦房结细胞 窦房结以起搏细胞为主，又称 P 细胞，其动作电位有以下主要特点：①最大复极电位负值小，约为 $-70mV$，阈电位约为 $-40mV$；②0 期去极化速度慢、幅值小（约 $70mV$）、时间长；③无明显的 1 期和 2 期，0 期去极化后直接进入 3 期复极化过程；④有 4 期自动去极化且速度快。

P 细胞动作电位的形成机制是：当膜电位达到最大复极电位 $-70mV$ 时，钾通道逐渐失活，K^+ 外流进行性减少，膜内电位缓慢上升，出现 4 期自动去极化。此外，Ca^{2+} 和 Na^+ 内流也参与 4 期自动去极化的形成。当自动去极化达到阈电位时，细胞膜上的钙通道被激活，Ca^{2+} 内流引起 0 期去极化，膜内电位升高到 $0 \sim +15mV$。由于钙通道是慢通道，故 P 细胞 0 期去极化缓慢，持续时间长（约 $7ms$）。此后，钙通道逐渐失活，而钾通道被激活，使 Ca^{2+} 内流减少而 K^+ 外流增加，致 3 期复极并达到最大复极电位（图 6-18）。

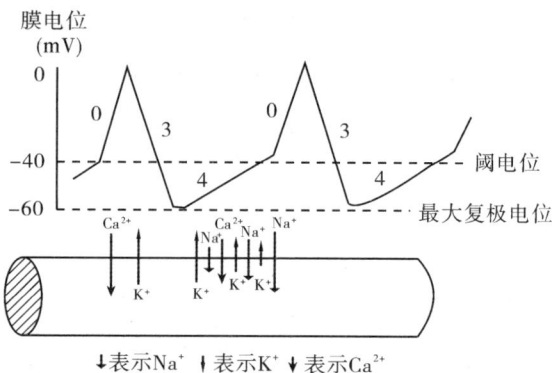

图 6-18 窦房结细胞动作电位和主要离子转运示意图

2. 浦肯野纤维 浦肯野纤维又称束细胞，其最大复极电位约为 $-90mV$，其动作电位的 0、1、2、3、4 期的形态及离子机制与心室肌细胞相似，不同之处是它具有 4 期自动去极化，4 期自动去极化是由 Na^+ 内流进行性增强和 K^+ 外流进行性减少所致，但其自动去极化的速度较窦房结 P 细胞慢。

根据以上心肌电活动特征，又可将心肌细胞分为不同的类型：凡 0 期去极化主要由快钠通道开放、Na^+ 内流引起的属快反应细胞，凡 0 期去极化主要由慢钙通道开放、Ca^{2+} 内流引起的属慢反应细胞。再结合是否具有 4 期自动去极化，可以将心肌细胞分为 4 类：①快反应自律细胞，包括房室束及其分支和浦肯野纤维；②快反应非自律细胞，包括心室肌细胞和心房肌细胞；③慢反应自律细胞，包括窦房结 P 细胞、房室交界区内的房结区和结希区细胞；④慢反应非自律细胞，存在于房室交界的结区，但目前对此尚有争议。

（三）体表心电图

由于人体是一个容积导体，心脏的生物电活动可以传到全身。在正常人体，由窦房结发出的一次兴奋，依次传向心房和心室，引起整个心脏的兴奋，心脏内兴奋产生和传播时所发生的电变化，可通过组织和体液传至体表。临床上，将心电图机的引导电极放置于体表一定部位，记录到的心电变化的波形，称为体表心电图，简称心电图。它反映的是整个心脏在一次周期性活动中兴奋的产生、传播和恢复过程中生物电的变化。引导电极在体表放置的部位或记录电极连线方式（即导联系统）不同，记录的心电图波形也有所不同。以下是标准十二导联记录的心电图波形及其数值（图 6-19）。

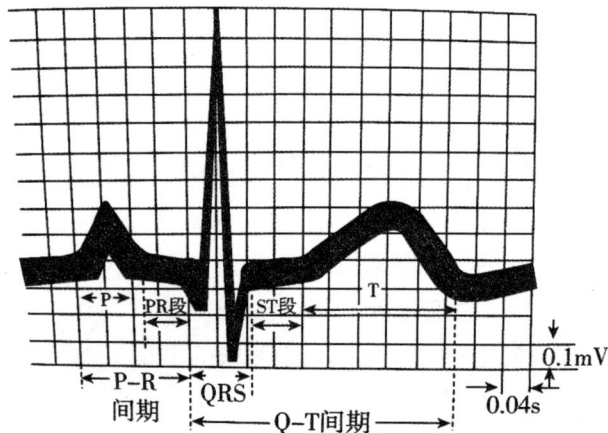

图 6-19 正常人体心电图

每一个周期的波形基本上都包含有 P 波、QRS 波群、T 波以及各波之间代表时间的线段。随着引导电极的位置不同，各波的形态、幅度均有差异。

1. P 波 由左、右心房的去极化产生，反映兴奋在心房传导过程中的电位变化。P 波波形小而圆钝，历时 0.08 ~ 0.11 秒，波幅不超过 0.25mV。

2. P－R 间期 指从 P 波起点至 QRS 波起点之间的时间，历时 0.12 ~ 0.20 秒。它反映从心房开始兴奋到心室开始兴奋所需要的时间。当发生房室传导阻滞时，P－R 间期延长。

3. QRS 波群 反映左、右两心室去极化过程的电位变化。典型的 QRS 波群包括 3 个紧密相连的电位波动：第 1 个向下的波为 Q 波，第 1 个向上的波为 R 波，R 波后面向下的波为 S 波。QRS 波历时 0.06 ~ 0.10 秒，代表兴奋在左、右心室肌传播所需要的时间。若时间延长，表示心室肥厚、扩张或传导阻滞。

4. ST 段 指从 QRS 波终点至 T 波开始之间的线段，它反映心室肌细胞全部兴奋，各部分之间的电位差很小，处于基线水平。ST 段若偏离正常基线，升高或降低超过一定范围时，表示心肌细胞缺血或损伤。

5. T 波 反映心室复极化过程的电位变化。历时 0.05 ~ 0.25 秒。波幅一般为 0.1 ~ 0.8mV。

6. Q－T 间期 指从 QRS 波起点至 T 波终点的时间。它反映从心室开始兴奋去极化到完全复极化至静息状态的时间。Q－T 间期延长，表示心室传导阻滞。

二、心肌的生理特性

心肌的生理特性包括自律性、兴奋性、传导性和收缩性。其中自律性、兴奋性和传导性是以心肌细胞膜的生物电活动为基础的，属电生理特性；收缩性是以心肌细胞收缩蛋白的功能活动为基础的，属于机械特性。

（一）自律性

特殊心肌细胞在没有外来刺激的条件下，能够自动发生节律性兴奋的特性，称为自动节律性，简称自律性。具有自律性的组织或细胞称为自律组织或自律细胞。衡量自律性高低的指标是单位时间内自动发生节律性兴奋的次数。在心脏特殊传导系统中，自律细胞自律性由高到低依次为窦房结、房室交界、房室束和浦肯野纤维，它们每分钟自动发生兴奋的频率分别约为 100 次、50 次、40 次和 25 次。

1. 心脏起搏点与节律 在正常情况下，因窦房结自律性最高，由窦房结发出的兴奋按一定的顺序传播，心脏各部分按顺序接受冲动而发生兴奋和收缩，故把窦房结称为心脏的正常起搏点。以窦房结为起搏点的心脏节律性活动，称为窦性心律。

窦房结以外的心脏其他部位的自律组织的自律性较窦房结低，在正常情况下不表现其自身的自律性，只起到传导兴奋的作用，称为潜在起搏点。在某些异常情况下，如窦房结 P 细胞的自律性降低、兴奋传导受阻或潜在起搏点的自律性异常升高时，潜在起搏点的自律性就会表现出来，取代窦房结而控制部分或整个心脏的兴奋和收缩，称为异位起搏点。由异位起搏点引起的心脏活动节律，称为异位节律。

💜 **药爱生命** ————

1932 年，心脏病专家海曼研制出了第一台有效的人工心脏起搏器，为很多心脏病患者带来福音。心脏起搏器是由电池和电路组成的脉冲发生器，能定时发放一定频率的脉冲电流，通过起搏电极导线传输到心房或心室肌，使局部的心肌细胞受到刺激而兴奋，兴奋通过细胞间的传导扩散传布，导致整个心房和（或）心室的收缩。运行时心脏跳动加速；睡眠时心脏跳动减慢。如果心电系统异常，心脏跳得很慢，甚至可能完全停止。

2. 影响自律性的因素 自律细胞一次自动兴奋是 4 期自动去极化使膜电位从最大复极电位到达阈电位水平而引起的。因此，自律性高低受 4 期自动去极化速率、最大复极电位与阈电位之间差距的影响。

（1）4 期自动去极化速率 4 期自动去极化速率是影响心肌自律性最重要的因素。4 期自动去极化速率快，膜内电位上升到阈电位所需要的时间缩短，则单位时间内爆发兴奋的次数就多，即自律性增高；反之，则自律性降低。

（2）最大复极电位与阈电位之间差距 最大复极电位的绝对值变小，或阈电位下移，都能使两者之间差距减小，因而自动去极化到达阈电位所需的时间缩短，自律性增高；反之则自律性降低。

（二）兴奋性

心肌具有接受刺激产生兴奋的能力或特性，称为兴奋性。衡量心肌兴奋性高低的指标是刺激阈值，二者互为倒数。

1. 心肌兴奋的周期性变化 心肌发生一次兴奋，其兴奋性会出现一系列周期性的变化。这种周期性变化，使心肌细胞在不同时期内对刺激表现出不同的反应特性，从而对心肌兴奋的产生和传导，甚至对收缩反应产生重要的影响。以心室肌细胞为例，兴奋性的周期性变化可分为以下几个时期（图 6-20）。

（1）有效不应期 从动作电位 0 期去极化开始到 3 期复极化 -55mV 的这一时期内，如果受到第二个刺激，无论刺激多强，心肌细胞都不会产生任何去极化，即兴奋性等于零，这一时期称为绝对不应期。从复极化 -55mV 到 -60mV 这段时间内，如给予强刺激可引起局部去极化，但不能引起新的动作电位，称为局部反应期。将这两段时期（从去极化开始到 3 期复极化至 -60mV 这段期间），称为有效不应期。在此期，膜电位绝对值太低，通道完全失活，或刚刚复活，但未恢复到可以被激活的备用状态，故给予心肌细胞任何强度的刺激，也不会发生兴奋和收缩。

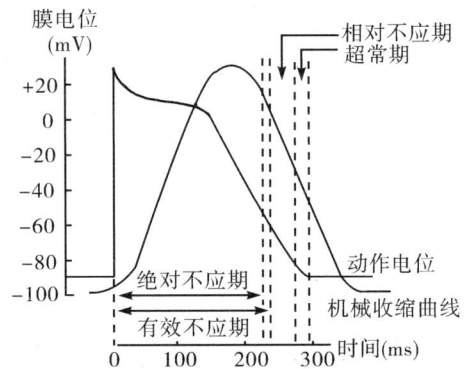

图 6-20 心室肌细胞兴奋性周期性变化及其与机械收缩之间的关系

（2）相对不应期 从复极化 -60mV 到 -80mV 这段时间内，若给予阈上刺激可以使心肌细胞产生新的动作电位，称为相对不应期。此期大部分钠通道已经逐渐复活至备用状态，但在阈刺激下开放的 Na^+ 通道数量不足以产生使膜去极化到阈电位的内向电流，故需要用阈上刺激才可引起细胞兴奋。

（3）超常期 膜电位复极化从 -80mV 到 -90mV 这段时间内，阈下刺激即能引起新的动作电位，表明这时心肌的兴奋性高于正常，称为超常期。此期钠通道已经基本复活处于备用状态，而且膜电位和阈电位之间的差距较小，因而用阈下刺激即可引起动作电位。

在相对不应期和超常期，由于膜电位低于静息电位，且钠通道开放的数量和速率均未完全恢复到静息电位水平状态，所以此时产生的动作电位，其 0 期去极化速率和幅度都比正常小，兴奋传导速度也较慢。

当复极化完毕膜电位恢复到正常静息水平时，心肌细胞的兴奋性也恢复正常。

2. 兴奋性的周期性变化的意义 心肌兴奋性的周期性变化的最显著特点是有效不应期特别长，相当于整个收缩期和舒张早期。在此期内，任何刺激都不能使心肌细胞产生新的动作电位及收缩，刺激落在舒张中后期才能使心肌细胞产生新的收缩。故心脏不会产生强直收缩，保证了心肌收缩和舒张交替进行，有利于心室的充盈和射血，实现其泵血功能。

3. 期前收缩和代偿间歇 正常情况下，整个心脏是按照窦房结发出的兴奋，进行节律性活动的。在有效不应期之后，下一次窦房结的兴奋到达之前，有一额外刺激作用于心肌，将导致心肌产生一次提前的兴奋，即期前兴奋。由期前兴奋所引起的收缩称为期前收缩，又称早搏。期前兴奋也有自己的有效不应期。如果期前兴奋后的一次窦房结的节律性兴奋正好落在心室期前兴奋的有效不应期中，就不能引起心室兴奋，出现一次兴奋"脱失"，必须等再到下一次窦房结的兴奋到来才能引起心室的兴奋和收缩。因此，在一次期前收缩之后往往出现一段较长时间的心室舒张期，称为代偿间歇（图6-21），然后再恢复窦性心律。

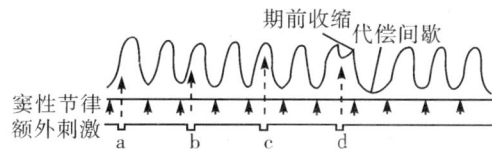

图6-21　期前收缩和代偿性间歇

刺激a、b、c落在有效不应期内不引起反应

刺激d落在相对不应期，引起期前收缩与代偿间歇

（三）传导性

心肌具有传导兴奋的能力或特性，称为传导性。相邻的心肌细胞间以闰盘结构相连接，闰盘处的缝隙连接通透性高，电阻低，使兴奋以局部电流的形式传至相邻的细胞。衡量心肌传导性高低的指标是兴奋的传导速度。

1. 兴奋在心脏内传播过程　正常情况下，窦房结发出的兴奋可以通过心房肌传播到右、左两个心房。心房内有传导速度较快的"优势传导通路"，可以将兴奋迅速传到房室交界区，这是兴奋从心房传到心室的唯一通道，再经房室束、左右束支和浦肯野纤维网，最后传到左右心室，完成兴奋在心室内的传导（图6-22）。

2. 心脏兴奋传播的特点　兴奋在心脏各个部分的传导速度是不相同的，心房的传导速度约为0.4m/s，"优势传导通路"为1.0～1.2m/s。房室交界区的传导速度最低，仅为0.02m/s，心室肌为1m/s，而浦肯野纤维的传导速度最快，可达4m/s。

房室交界区的传导速度最慢，致使兴奋的传导在房室交界处所需时间较长，称为房室延搁。正常成人在安静状态下，房室交界区兴奋传导耗时约0.1s。其生理意义是心室在心房收缩完毕之后才开始收缩，避免心室和心房同时收缩，保证心室有充分的血液充盈和射血。但这一特性也使房室交界成为传导阻滞的好发部位。

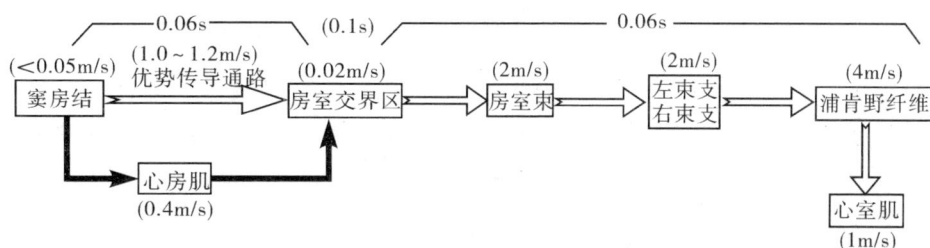

图6-22　心脏内兴奋传播路径及速度示意图

（四）收缩性

心肌细胞能够产生收缩的特性，称为收缩性。心肌的收缩原理与骨骼肌的基本相同，但由于心肌的组织结构和电生理特性与骨骼肌不完全相同，因此，心肌的收缩性具有其独特的特点。

1. 对细胞外液 Ca^{2+} 依赖性强　Ca^{2+} 是兴奋-收缩的耦联因子。心肌的肌质网不发达，容积小，Ca^{2+} 的贮存少，兴奋-收缩耦联过程所需的一部分 Ca^{2+} 要从细胞外液转运进来。因此，心肌细胞的收

缩对细胞外液 Ca^{2+} 浓度有明显的依赖性。

2. "全或无"式收缩　由于心肌细胞之间存在闰盘结构，使心房和心室各自构成一个功能合胞体，故心肌细胞一旦发生兴奋，即可在细胞之间迅速传播，使两侧心房或心室所有肌纤维几乎同步发生收缩，表现为"全或无"式的收缩。这种方式的收缩力量大，有利于提高心脏泵血的效率。

3. 不发生强直收缩　心肌细胞的有效不应期特别长，相当于整个收缩期和舒张早期。因此，心肌不可能在收缩期内再接受刺激而产生一次新的兴奋和收缩，所以心肌不会发生强直收缩，这使心脏始终保持收缩与舒张交替进行，从而保证心脏有序地充盈与射血。

三、心的泵血功能

（一）心动周期与心率

1. 心动周期和心率的概念　心脏一次收缩和舒张构成的一个机械活动周期，称为心动周期（cardiac cycle）。在一个心动周期中，心房和心室各自具有收缩期和舒张期。每分钟心脏搏动的次数，称为心率（heart rate）。正常成年人在安静状态下，心率为 60~100 次/分，平均 75 次/分。心率因年龄、性别和生理状况不同而有差异。

2. 心动周期与心率的关系　心动周期的时程与心率成反变关系。以心率为 75 次/分计算，则每个心动周期历时 0.8 秒。在一个心动周期中，心房收缩期为 0.1 秒，舒张期为 0.7 秒；心室收缩期为 0.3 秒，舒张期为 0.5 秒。心房和心室的舒张期都长于收缩期。从心室舒张开始到下一个心动周期心房开始收缩之前的 0.4 秒，心房和心室都处于舒张状态，称为全心舒张期（图 6-23）。

当心率加快时，心动周期缩短，收缩期和舒张期均缩短，但以舒张期缩短更为明显，这使心肌工作时间相对延长，休息时间相对缩短，不利于心脏持久活动，从而影响泵血功能。

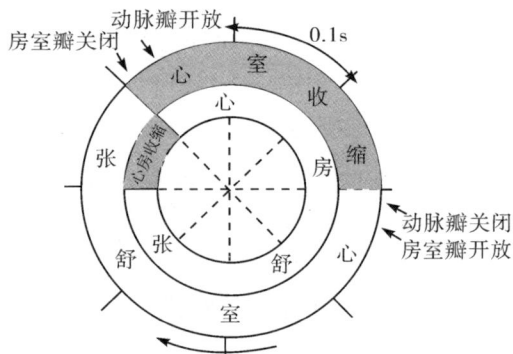

图 6-23　心动周期中心房和心室活动的顺序与时间关系

（二）心的泵血过程

在心脏泵血过程中，心室起主要作用。在一个心动周期中，左、右心室的活动基本一致。下面以左心室为例说明心脏泵血过程。

1. 心室收缩期

（1）等容收缩期　心室开始收缩时，室内压迅速升高。当室内压超过房内压时，推动房室瓣关闭阻止血液倒流入心房，此时室内压尚低于主动脉压，动脉瓣仍处于关闭状态，心室成为一个封闭的腔。此期心室内压力急剧升高，但由于心室腔密闭和血液的不可压缩性，故心室容积不变。这一时期称为等容收缩期，历时约 0.05 秒。

（2）快速射血期　等容收缩期末，随着心室的强烈收缩，室内压升高超过主动脉压，血液冲开主动脉瓣射入主动脉，此期心室内压上升达到最大值，心室肌急剧缩短，射血速度很快，心室容积迅速减小。这一时期称为快速射血期，历时约 0.1 秒，射血量占整个射血期总射血量的 70% 左右。

（3）减慢射血期　快速射血后，随着心室收缩强度减弱和心室内血液减少，心室内压自峰值逐渐下降，而主动脉内容积增大和压力升高，射血速度减慢，直到射血结束，称减慢射血期。在减慢射血期，室内压已略低于主动脉压，但由于血液受到心室肌收缩作用获得较大的动能，故仍可以依惯性作用逆压力差继续射入主动脉。此期历时约 0.15 秒，射出的血量占收缩期射血量的 30%，此期末心室容积减至最小。

2. 心室舒张期

（1）等容舒张期　射血后，心室开始舒张，室内压迅速下降，当心室内压低于主动脉压时，主动脉内血液顺压力差向心室返流，推动主动脉瓣关闭，阻止血液回流入心室。此时室内压仍高于房内压，房室瓣仍处于关闭状态，心室又成为封闭的腔。这一时期，心室内压急剧下降而容积不变，称为等容舒张期，历时 0.06 ~ 0.08 秒。

（2）快速充盈期　当心室进一步舒张，室内压进一步下降到低于房内压，甚至为负压，使得心房的血液因心室的抽吸作用而快速流入心室，心室容积急剧增大，这一时期称为快速充盈期，历时约 0.11 秒。此期流入心室的血量约占总充盈血量的 2/3，此期室内压降到最低。

（3）减慢充盈期　随着心室充盈血量的增多，房室之间的压力差逐渐减小，血液流入心室的速度减慢，心室容积则进一步增大，这一时期称为减慢充盈期，历时约 0.22 秒。

（4）心房收缩期　在心室舒张的最后 0.1 秒，心房开始收缩，即进入心房收缩期。心房收缩将其内剩余的血液挤入心室，使心室充盈量再增加 10% ~ 30%。心室容积在此期末增至最大。

如上所述，心室肌的收缩和舒张引起室内压的升降，造成心房和心室之间、心室和主动脉之间压力差的形成，而压力差是决定瓣膜启闭和血液流动的动力，瓣膜的启闭又决定了血液只能是单向流动，即从心房流向心室，再从心室流向动脉。可见，心动周期中心室的收缩与舒张是主要变化，可引起压力、瓣膜、血流和容积的改变。

四、心输出量及其影响因素

1. 心输出量的有关概念与正常值

（1）每搏输出量与射血分数　每搏输出量是指一侧心室一次收缩时射出的血量，简称搏出量，相当于心室舒张期末容量与收缩期末容量之差。正常成人在安静状态下，搏出量约为 70ml（60 ~ 80ml）。

每一次心跳，心室内的血液并没有全部射入动脉。正常成人静息状态下，心室舒张期末的容积左心室约为 145ml，右心室约为 137ml，搏出量为 60 ~ 80ml，即射血完毕时心室内尚有一定量的余血。搏出量占心室舒张末期容积的百分比，称为射血分数，正常成人为 55% ~ 65%。

在正常情况下，搏出量与心室舒张末期容积是相适应的，当心室舒张末期容积增加时，搏出量也相应增加，故射血分数基本保持不变。在心室功能减退、心室腔异常扩大时，其搏出量可能没有明显变化，但射血分数却明显下降，所以，射血分数比搏出量能更准确反映心脏泵血功能的异常，特别对早期发现心脏泵血功能的异常。

（2）每分输出量与心指数　每分输出量是指一侧心室每分钟射出的血液量，简称为心输出量，等于搏出量乘以心率。正常成人安静状态下，心输出量为 5L/min（4.5 ~ 6.0L/min）。心输出量与机体代谢水平相适应，不同个体的心输出量可因性别、年龄及其他生理状况不同而有较大差异。

以单位体表面积（m^2）计算的心输出量，称为心指数。我国中等身材成人的体表面积为 1.6 ~ 1.7m^2，安静和空腹情况下心输出量为 4.5 ~ 6L/min，此时的静息心指数为 3.0 ~ 3.5L/（min·m^2）。心指数可以因代谢、年龄不同而异，运动、妊娠、情绪激动、进食等情况下，心指数均增大。

2. 影响心输出量的因素　心输出量等于搏出量与心率的乘积，因此，凡是影响搏出量和心率的因素都能影响心输出量。而搏出量又取决于心室的前负荷、后负荷和心肌收缩能力。

（1）心室的前负荷　是指心室收缩前所承受的负荷，相当于心室舒张末期容积，主要与静脉回心血量有关。在一定范围内，静脉回心血量越多，心室舒张末期充盈量越多，心肌初长度越长，心室收缩力越大，搏出量越多；反之，静脉回心血量减少，搏出量减少。这种通过改变心肌初长度而引起心肌收缩力改变的调节，称为异长自身调节。

（2）心室的后负荷　是指心室射血时遇到的阻力，即动脉血压。在其他条件不变的情况下，动脉血压升高时，心室射血遇到阻力增大，使心室等容收缩期延长，射血期相应缩短，同时心肌缩短的速度减小，射血速度减慢，导致搏出量减少。反之，主动脉血压降低时则有利于射血，使每搏输出量增多。

（3）心肌收缩能力　是指心肌不依赖于前、后负荷而改变其收缩功能的内在特性。心肌收缩能力与搏出量成正变关系。心脏通过改变心肌收缩能力调节心脏泵血功能的机制，称为等长调节。

（4）心率　心率在一定范围内变化时，若搏出量不变，心输出量随心率加快而增加。但当心率超过 160～180 次/分时，由于心肌耗能过多而收缩力降低，同时由于心室充盈期明显缩短，故搏出量明显减少，从而导致心输出量下降。当心率低于 40 次/分时，尽管心舒张期延长，但心室充盈已达最大值，搏出量达最大限度，由于心率过慢，因此心输出量也减少。

3. 心力贮备　心输出量随人体代谢需要而增加的能力，称为心力储备。正常成人安静时心输出量约为 5L/min，剧烈运动时可达 25～35L/min，为安静时的 5～7 倍，说明健康人的心脏具有相当大的贮备力量。心力贮备的大小主要取决于每搏输出量和心率能够提高的程度。

（1）心率贮备　一般情况下，动用心率贮备是提高心输出量的主要途径。正常成人安静时心率为 60～100 次/分，剧烈运动时心率可增快至 160～180 次/分。充分动用心率贮备可使心输出量增加 2～2.5 倍。

（2）搏出量贮备　搏出量贮备包括舒张期贮备和收缩期贮备。心室作最大舒张时，心室舒张末期容积可从约 125ml 增加到 140ml 左右，即舒张期贮备为 15ml；心室作最大收缩时，心室收缩末期容积可从 55ml 减少至 15～20ml，即收缩期贮备为 35～40ml。

心力贮备在很大程度上反映心脏的功能状况。坚持经常体育锻炼，可使心肌纤维变粗，心肌收缩能力增强，收缩期贮备增加，同时心率贮备也增加，心脏射血能力增强。运动员的最大心输出量可增大到安静状态时的 8 倍。缺乏锻炼或有心脏疾患的人，在安静状态下心输出量尚能满足代谢的需要，但因心力贮备较小，当运动量增加时（如上楼、爬山等），心输出量不能相应增加，而出现心慌气短、头晕、目眩等现象。

（四）心音

在一个心动周期中，心肌收缩、瓣膜开闭、血流流速改变形成的涡流和血流撞击心室壁及大动脉壁引起的振动所产生的声音，称为心音。心音通过心脏周围的组织传到胸壁，可用听诊器在胸壁上听到。一般情况下只能听到第一和第二心音，在某些健康儿童和青年人可以听到第三心音，用心音图可以记录到第四心音。

第一心音发生在心室收缩期，标志着心室收缩的开始。特点是音调较低，持续时间较长；在心尖搏动处可听得最清楚；距第二心音的时间间隔较短。其形成原因主要是由于左、右房室瓣关闭引起的室壁振动，以及心室射血撞击动脉壁引起的振动而产生。

第二心音发生在心室舒张期，标志着心室舒张的开始。特点是音调较高，持续时间较短；在心底部听得最清楚；距下一心动周期的第一心音时间间隔较长。其形成原因主要是由于主动脉瓣和肺动脉瓣关闭，血流撞击大动脉根部和心室内壁的振动而引起。

在某些心脏疾病时可产生杂音或其他异常心音，因此听取心音对于心脏疾病的诊断有一定意义。

👁 **看一看**

心音

心音可反映心脏舒缩和心瓣膜的开闭情况，在心肌发生病变或心瓣膜开闭发生障碍时，心音便出现异常，此称为心杂音。例如房室瓣关闭不全或动脉瓣狭窄时，在第一心音后可出现杂音，此称为收缩期杂音；动脉瓣关闭不全或房室瓣狭窄时，在第二心音后可出现杂音，此称为舒张期杂音。心音听诊在心脏疾病的诊断中具有重要意义。

第四节　血管生理

PPT

血管是输送血液的管道系统。血管分为动脉、毛细血管和静脉 3 大类。各类血管结构和功能各有不同。

大动脉的管壁坚厚而含有大量的弹力纤维，有较大的弹性和可扩张性。心室收缩射血，一方面推动血液向前流动，另一方面使大动脉扩张，暂时贮存部分血液；心室舒张被扩张的大动脉发生弹性回缩，把其中的部分血液推向外周，故将大动脉称为弹性贮器血管。中动脉将血液输送到各器官和组织，称为分配血管。小动脉和微动脉的管径小，其管壁平滑肌丰富，对血流的阻力大，称为阻力血管。毛细血管连接动脉和静脉，分布广泛，互相连通形成毛细血管网，通透性好，成为血液与组织液之间物质交换的场所，故称为交换血管。静脉血管数量多、管径大、管壁薄、易扩张，故其容量大。安静时 60%～70% 的循环血量容纳在静脉内，称之为容量血管。

一、血流量、血流阻力与血压

血流量是指单位时间内流过血管某一截面的血量，又称容积速度。血流量（Q）与血管两端的压力差（ΔP）成正比，与血流阻力（R）成反比，即：$Q = \Delta P / R$。在整体情况下，决定器官血流量的主要因素为该器官血流阻力的大小。

血流阻力是指血液在血管内流动时所遇到的阻力。血流阻力来自血液流动时血液与血管壁之间以及血液内部各种成分之间的摩擦。血流阻力（R）与血管长度（L）和血液黏滞度（η）成正比，与血管半径（r）的 4 次方成反比，即：$R = 8\eta L / \pi r^4$。当血管长度相同时，血液黏滞度越大，血管半径越小，血流阻力越大。在同一血管床内，血管长度和血液黏滞度一般不会变化，因此血流阻力主要取决于血管半径。

血压是指血管内流动的血液对单位面积血管壁的侧压力。按照国际标准计量单位规定，压强的单位为帕（Pa）或千帕（kPa）。但由于长期以来人们用水银检压计来测量血压，习惯上用毫米汞柱（mmHg）来表示血压数值（1mmHg = 0.133kPa）。静脉血压和心房压较低，又常以厘米水柱（cmH_2O）为单位（$1cmH_2O = 0.098kPa$）。

二、动脉血压与动脉脉搏

（一）动脉血压

1. 动脉血压的有关概念与正常值　动脉血压一般指主动脉压，是指动脉内流动的血液对单位面积动脉管壁的侧压力。由于血压在大动脉内降低很小，为测量方便，通常以测定上臂的肱动脉血压代表主动脉压。

在一个心动周期中，动脉血压随心脏的舒缩活动而发生周期性变化。心室收缩时动脉血压上升所达到的最高值，称为收缩压；心室舒张时动脉血压下降所达到的最低值，称为舒张压。收缩压与舒张压之差称为脉搏压，简称脉压。一个心动周期中动脉血压的平均值，称为平均动脉压。由于心动周期中舒张期较长，所以平均动脉压接近舒张压，大约等于舒张压加 1/3 脉压。

在安静状态下，我国健康青年人的收缩压为 100～120mmHg，舒张压为 60～80mmHg，脉压为 30～40mmHg，平均动脉压接近 100mmHg。临床上，动脉血压值习惯以收缩压/舒张压表示，如 120/80mmHg，表示收缩压为 120mmHg，舒张压为 80mmHg。健康人在安静状态下的血压值是比较稳定的，但存在个体、年龄和性别差异。随着年龄的增长，血压逐渐升高。正常人血压还呈现明显的昼夜波动，表现为夜间血压最低，在上午 6～10 时及下午 4～8 时各有一个高峰，表现为"双峰双谷"。

动脉血压的相对稳定具有重要的生理意义，一定水平的动脉血压是推动血液流动和保证各器官与组织得到足够血液供应的必要条件，血压过高或过低对健康均不利。安静时的收缩压持续高于 140mmHg 或舒张压持续高于 90mmHg，可视为高血压。如果收缩压持续低于 90mmHg 或舒张压持续低于 60mmHg 时，则视为低血压。

2. 动脉血压的形成 循环系统内的血液充盈、心室射血和外周阻力，以及大动脉的弹性贮器作用是形成动脉血压的基本条件。

（1）循环血量 血压形成的前提是循环系统内有足够的血液充盈，产生一定的充盈压，若循环血量不足，血液对血管壁就没有足够的侧压力。

（2）心脏的射血 心室肌的收缩将血液射入主动脉，心脏所作的功一部分推动血液流动，另一部分使血液对血管壁有一定侧压力，形成血压。若心脏停止射血，血压就会立即下降。因此，心脏是产生血压的动力，是形成血压的一个根本因素。

（3）外周阻力 血压形成的另一个根本因素是外周阻力。如果没有外周阻力，心脏每次射入动脉的血液将很容易全部流到外周。此时，心室肌收缩所释放的能量将全部表现为血液的动能，而不对动脉血管壁产生侧压，不形成动脉血压。在人体内，小动脉和微动脉因其口径细，血液流经小动脉时遇到的阻力最大。心脏和大血管位于循环系统的"中心"，而小动脉位于外周部分，因此，常将小动脉和微动脉处的阻力称为外周阻力。

（4）大动脉血管壁的弹性 收缩期左心室射出的血液，由于外周阻力的作用，只有 1/3 左右流到外周，其余部分暂时贮存于富有弹性的大动脉内，使大动脉扩张，大动脉血压随之上升，但不致过高。左心室收缩所释放的能量，大部分以弹性势能的形式贮存在大动脉中，发挥弹性贮器血管的功能。

心室舒张时射血停止，动脉血压下降，大动脉在弹性回缩力的作用下回缩，推动在收缩期时贮存的血液继续流向外周，这样使舒张期内血液仍能以一定速度继续向前流动，不会中断，同时动脉血压下降缓慢，仍维持在一定水平，不致过低（图 6-24）。

简而言之，动脉血压形成的前提是足够血量充盈心血管系统，心脏射血和外周阻力是形成血压的两个根本因素，大动脉管壁的弹性能缓冲收缩压、维持舒张压以及保持血液的连续流动。

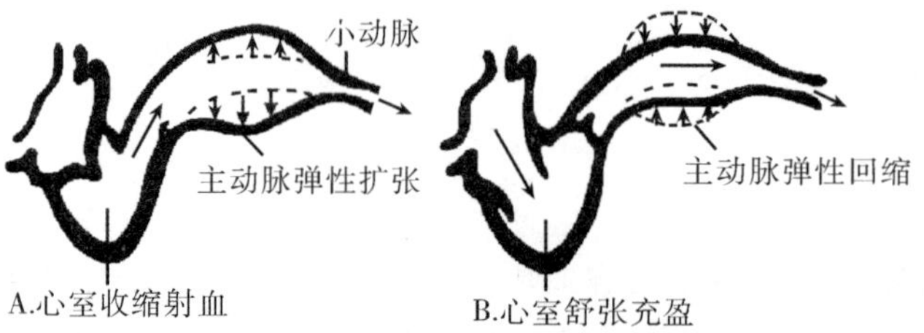

图 6-24 大动脉管壁的弹性作用示意图

3. 影响动脉血压的因素　凡能影响动脉血压形成的各种因素，均能影响动脉血压。以下分析是假定其他条件不变，单一因素变化时对动脉血压可能产生的影响。

（1）每搏输出量　当每搏输出量增大时，心收缩期射入主动脉的血量增多，血液对血管壁的侧压力增大，故收缩压明显升高。由于动脉血压升高，血流速度随之加快，大动脉内增加的血量大部分可在心舒张期流向外周，到心舒张期末，存留在大动脉内的血量增加并不多，故舒张压升高较少，脉压增大。反之，当搏出量减少时，则主要使收缩压降低，脉压减小。因此，在一般情况下，收缩压的高低主要反映每搏输出量的多少。

（2）心率　心率在一定范围内加快，对动脉血压的影响表现为舒张压明显升高，收缩压升高的程度较小，脉压减小。因为当心率加快时，心舒张期的缩短较心缩期明显，在该期内通过小动脉流出的血液较少，心舒张期末存留在大动脉内的血液量就较多，舒张压升高较多。反之，心率减慢则舒张压的降低较收缩压明显，脉压加大。

（3）外周阻力　外周阻力增大时，心舒张期内血液流向外周的速度减慢，心舒张期末存留在主动脉内的血量增多，故舒张压升高；由于动脉血压升高使血流速度加快，心收缩期内有较多的血液流至外周，因此收缩压的升高不如舒张压升高明显，脉压减小。反之，当外周阻力减小时，舒张压降低比收缩压降低明显，故脉压增大。因此，在一般情况下，舒张压的高低主要反映外周阻力大小。临床上常见的原发性高血压病多是由于小动脉、微动脉弹性降低、管腔变窄，使外周阻力增大，故以舒张压的增高为主。

（4）大动脉管壁的弹性　大动脉的弹性贮器功能对动脉血压有两个作用：一是靠弹性回缩力，使舒张压能维持在较高水平，使心室间断地射血变为动脉内持续地血液流动；另一方面，能缓冲血压的波动，使收缩压不致过高，舒张压不致过低。老年人大动脉管壁弹性降低，缓冲血压的功能减弱，可出现收缩压升高而舒张压降低，脉压明显加大。此时若伴有小动脉、微动脉硬化，外周阻力将增加，舒张压也会随之升高，但升高的幅度较收缩压升高的幅度小，故脉压仍增大。

（5）循环血量与血管容量　循环血量与血管容量之间保持相适应的关系，是维持正常循环系统平均充盈压的基本条件。如果血管系统容量不变，而循环血量减少（如大失血）或循环血量不变而血管容量增大（如大量毛细血管扩张），均会导致动脉血压降低。

在整体情况下，各种因素可能同时发生改变并相互影响，血压的变化常常是多种因素相互作用的综合结果。

❓ 想一想

影响动脉血压的因素有哪些？如何影响血压？

答案解析

（二）动脉脉搏

在每个心动周期中，随着心脏的舒缩活动，动脉内的压力和容积发生周期性变化而导致动脉管壁发生扩大与缩小的周期性的搏动，称为动脉脉搏，简称脉搏。脉搏波沿着动脉管壁向外周传播，用手指即能在浅表动脉所在的皮肤表面触摸到或用脉搏描记仪进行记录，临床上检查脉搏时一般选择桡动脉。

在正常情况下，脉搏的频率与心跳的频率是一致的，脉搏的节律反映心脏活动的节律，脉搏的强弱可以反映心缩力的大小。因此，脉搏可以反映心血管系统功能活动的改变。中医学中的脉象，是研究各种生理和病理情况下桡动脉搏动的特征。

三、静脉血压和静脉回心血量

静脉在安静时可容纳体循环血量的 60% ~ 70%，起到贮血库的作用，故有容量血管之称。静脉的收缩和舒张可使其容积发生较大变化，从而有效地调节回心血量和心输出量，以适应人体不同情况的需求。

（一）静脉血压

当血液经过动脉和毛细血管到达微静脉时，血压已降低至 15 ~ 20mmHg，越接近心脏，静脉血压越低，至下腔静脉时血压为 3 ~ 4mmHg。汇入右心房时，血压降至最低，接近于零（图 6 - 25）。

1. 外周静脉压 各器官静脉的血压称为外周静脉压。通常以人体平卧时的肘正中静脉压为代表，正常值为 5 ~ 14cmH$_2$O。当心功能减弱导致中心静脉压升高时，静脉血回流减慢，外周静脉内血液滞留，表现为外周静脉压增高。

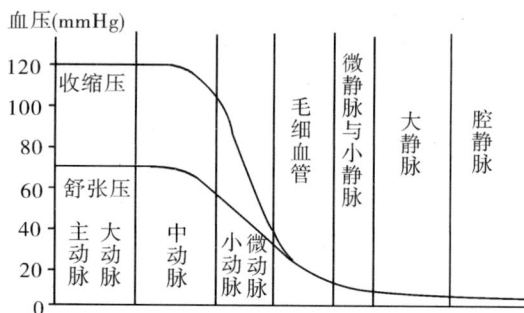

图 6 - 25　正常人体在水平位置时体循环各部位血压示意图

2. 中心静脉压 通常把右心房和胸腔内大静脉的血压称为中心静脉压，中心静脉压较低，常以 cmH$_2$O 为计量单位，其正常值为 4 ~ 12cmH$_2$O。

中心静脉压的高低取决于中心静脉处血量的多少，而血量的多少则取决于心脏射血能力和静脉回心血量之间的相互关系。如心脏射血能力弱或静脉回心血量多，血液将堆积在右心房和腔静脉中，中心静脉压就会升高。反之，心脏射血能力强或静脉回心血量少，中心静脉压就低。因此，中心静脉压的高低可以作为判断心血管功能的指标之一，也可作为控制补液速度和补液量的监测指标。治疗危重患者时，除需观察动脉血压的变化外，也要观察中心静脉压的变化。如中心静脉压偏低或有下降趋势，常提示输液量不足；中心静脉压偏高（超过 16cmH$_2$O），或有进行性升高趋势，则提示输液过多或心功能减弱，输液需慎重或暂停。

（二）静脉回心血量及其影响因素

静脉回心血量是指单位时间内由静脉回流入心脏的血量，取决于外周静脉压与中心静脉压之差，以及静脉对血流的阻力。

1. 循环系统平均充盈压 当血流停止时，循环系统各部位所测得的压力是相同的，这一压力数值即为循环系统平均充盈压。它可反映血管系统充盈的程度，其高低取决于血量和血管容量之间的关系。当血量增加或容量血管收缩，循环系统平均充盈压升高，与右心房压之间的差值增大，静脉回心血量增多；反之，当循环血量减少或血管容量增大时，循环系统平均充盈压降低，静脉回心血量则减少。

2. 心肌收缩力 心肌收缩为推动血液循环提供动力。心肌收缩力增强时，心输出量多，心室排空较完全，使心室舒张末期心室内剩余血量减少，心室内压力较低，对心房和大静脉内血液的"抽吸"作用增强。中心静脉处血量较少，中心静脉压降低，使静脉回心的血量增多。反之，如心肌收缩力减弱，使静脉回心的血流速度减慢，回心血量即减少。如右侧心力衰竭时，射血力量显著减弱，心室余血量增加，心舒张期右心室内压较高，血液回流力量减小，回心血量减小，淤积在右心房和大静脉内，会出现颈静脉怒张、肝淤血肿大、下肢水肿等体循环静脉系统血液淤积的症状。左心衰竭时，左心房压和肺静脉压升高，造成肺淤血、肺水肿等肺循环的障碍。

3. 骨骼肌的挤压作用 骨骼肌收缩时，挤压肌内和肌间的静脉，使静脉血流加快，静脉内有向近心端方向开放的瓣膜，防止血液逆流，血液只能向心脏方向流动。骨骼肌舒张时，由于血液受静脉瓣的阻挡不能回流，静脉内压力下降，有利于毛细血管和微静脉的血液流入静脉，使静脉充盈。由于骨骼肌交替、节律性地舒缩和静脉瓣的作用，对静脉血的回流起着"泵"的作用，称为"肌肉泵"。如果久立不动，骨骼肌持续在紧张性收缩状态，静脉持续受压，静脉回流反而减少，容易引起下肢静脉淤血，甚至形成下肢静脉曲张。

4. 体位改变　当人由平卧位变为直立位时，由于重力作用，心脏水平以下部位的静脉充盈扩张，容量增大，可比卧位时多容纳约500ml血液，导致静脉血液回流减少，心输出量减少，动脉血压降低。这种变化在健康人由于神经和体液的迅速调节而不易觉察。长期卧床或体弱多病的患者，由于静脉管壁的紧张性较低，可扩张性较大，加之肌肉收缩力量弱，对静脉的挤压作用减小，故由平卧位突然站立时，因大量血液积滞在下肢静脉内，回心血量过少，心输出量减少，引起动脉血压下降，脑和视网膜血液供应不足而出现眩晕、黑矇，甚至晕厥等症状。

5. 呼吸运动　吸气时，胸廓扩大，胸膜腔内的负压增大，胸腔内的大静脉和右心房被牵引而扩张，中心静脉压降低，外周静脉血回流加快，回心血量增加。呼气时，胸膜腔内负压值减小，静脉回心血量也相应减少。因此，呼吸运动对静脉回心血量也起着"泵"的作用，称为"呼吸泵"。

四、微循环

（一）微循环的概念及组成

微循环是指微动脉和微静脉之间的血液循环，其主要功能是完成血液与组织细胞之间的物质交换，对维持内环境理化性质的相对稳定和组织细胞的新陈代谢有重要作用。典型的微循环由微动脉、中间微动脉、真毛细血管、直捷通路、动静脉吻合及微静脉组成（图6-26）。机体各器官、组织的结构和功能不同，微循环的组成也稍有差异。

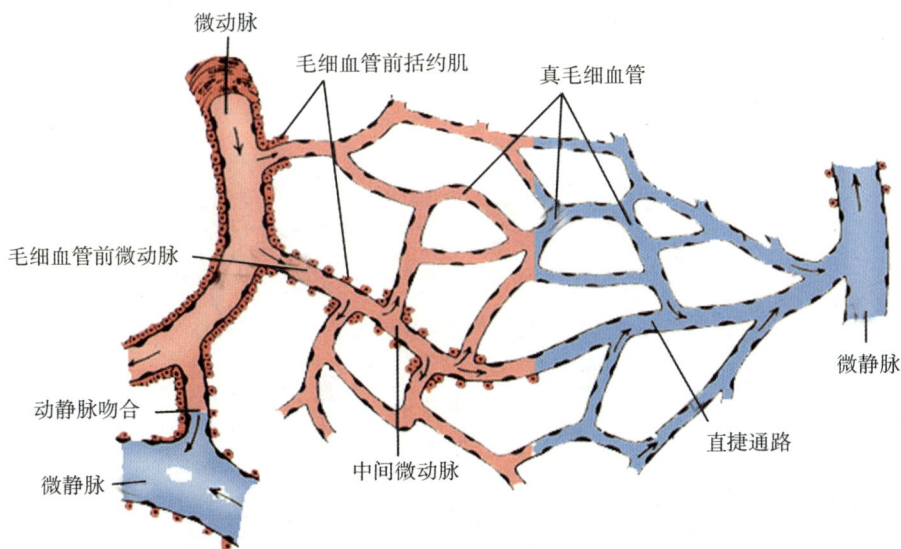

图6-26　微循环模式图

（二）微循环的血流通路及功能

1. 迂回通路　血液由微动脉流经后微动脉、毛细血管前括约肌、真毛细血管网，最后汇入微静脉的通路，称为迂回通路。其特点是：长而迂曲，阻力大，血流慢，流域大，管壁薄，通透性好，真毛细血管部分轮流交替开放。迂回通路是血液与组织液之间进行物质交换的主要场所，故又称为营养通路，是微循环血流最重要的功能通路。

2. 直捷通路　血液由微动脉经后微动脉、通血毛细血管进入微静脉的通路，称为直捷通路。其特点是：较短而直，血流阻力较小，流速较快，流域小，经常处于开放状态。这种通路在骨骼肌中多见。其主要功能是使一部分血液能迅速通过微循环进入静脉，以保证静脉回心血量。

3. 动－静脉短路　血液由微动脉经动－静脉吻合支直接流入微静脉的通路，称为动－静脉短路。其特点是：最短最直，血流阻力最小，流速最快，流域最小，经常处于关闭状态，无物质交换功能，故又称非营养性通路。该通路多见于皮肤中，平时处于关闭状态。当人体需要大量散热时，皮肤内的动－静脉短路开放，血流量增加，有利于体热的散发。反之，皮肤内的动－静脉短路关闭则有利于体热的保存。动－静脉短路的主要功能是参与体温调节。

五、组织液的生成与回流及淋巴循环

组织液是存在于组织细胞间隙中的液体。绝大部分呈胶冻状，不能自由流动，因此，不会因重力作用而流至身体的低垂部分，也不能被注射器抽取。组织液由血浆滤过毛细血管而来，除蛋白质外，其他成分基本与血浆相同。

（一）组织液的生成与回流

组织液是血浆从毛细血管滤过而形成的，其中绝大部分又被毛细血管重吸收。液体通过毛细血管壁的滤过和重吸收取决于毛细血管内外的四个因素，即毛细血管血压、组织液静水压、血浆胶体渗透压和组织液胶体渗透压。其中促使液体从毛细血管内向血管外滤过的力量为毛细血管血压和组织液胶体渗透压；促使液体从血管外重吸收回到毛细血管内的力量为血浆胶体渗透压和组织液静水压。促进液体滤过的力量与重吸收的力量之差，称为有效滤过压。有效滤过压是组织液生成的动力，用公式表示为：

有效滤过压 =（毛细血管血压 + 组织液胶体渗透压）-（血浆胶体渗透压 + 组织液静水压）

当有效滤过压为正值时，液体从毛细血管滤出，生成组织液；当有效滤过压为负值时，液体被重吸收到毛细血管内，形成组织液的回流（图6-27）。

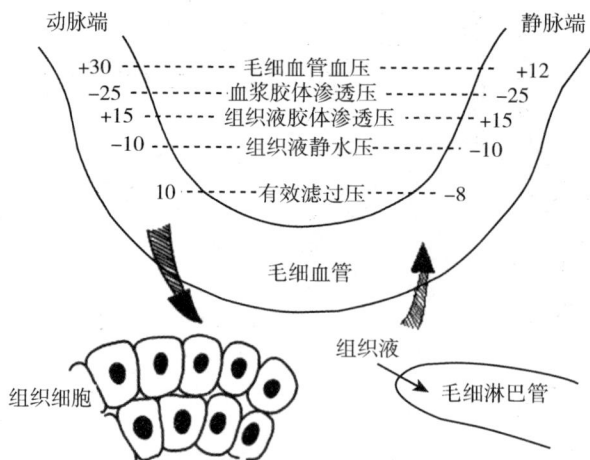

图6-27　组织液生成与回流示意图

"+"为组织液生成动力；"-"为组织液生成阻力

图中数字的单位均为 mmHg

组织液的生成与回流是一个逐渐移行的过程，由动脉端向静脉端滤过量逐渐减少，而回流量逐渐增加。

生成的组织液约90%通过毛细血管静脉端重吸收回血液，其余约10%则进入毛细淋巴管成为淋巴液，经淋巴系统回流入血。

（二）影响组织液生成与回流的因素

在正常情况下，组织液的生成量和回流量经常保持动态平衡，从而使体液的分布保持正常。如果动态平衡受到破坏，出现组织液生成过多或回流量减少，使组织液在组织间隙潴留，形成水肿。

1. 毛细血管血压　毛细血管血压是促进组织液生成，阻止组织液回流的主要因素。当微动脉舒张或静脉回流受阻时，均使毛细血管血压增高，有效滤过压增大，组织液生成增多，引起水肿。如右心衰竭时，中心静脉压升高，静脉回流障碍，全身毛细血管后阻力增大，而使毛细血管血压增高，可引起全身性水肿。炎症时，炎症部位小动脉扩张，毛细血管前阻力减小，进入毛细血管的血量增加而使毛细血管血压增高，引起局部水肿。

2. 血浆胶体渗透压　血浆胶体渗透压是促进组织液回流的因素，它主要由血浆蛋白质分子形成。如由于营养不良，机体摄入蛋白质不足；或某些肾脏疾病时，因蛋白质可以随尿排出，机体丢失蛋白过多，血浆胶体渗透压降低，导致有效滤过压增大而引起水肿。

3. 淋巴液回流　从毛细血管滤出的组织液约有10%经淋巴系统回流入血液。当淋巴回流受阻时，受阻部位远心端的组织液积聚出现局部水肿。如淋巴管和淋巴结的急慢性炎症、丝虫虫体阻塞淋巴管等。

4. 毛细血管壁通透性　在正常情况下，蛋白质难以通过毛细血管壁，使血浆胶体渗透压比组织液胶体渗透压高。如炎症、烧伤、冻伤及过敏反应等病理情况下，局部释放大量组胺、缓激肽等使毛细血管壁通透性增大，部分血浆蛋白渗出毛细血管，使病变部位组织液胶体渗透压升高，有效滤过压增大而发生局部水肿。

（三）淋巴循环的生理意义

组织液与细胞进行物质交换后，大部分经毛细血管进入静脉，小部分则进入毛细淋巴管成为淋巴液。淋巴液沿各级淋巴管道和淋巴结的淋巴窦向心流动，最后注入静脉。因此，将淋巴系统作为心血管系统的辅助系统。

淋巴液在淋巴系统中的不断流动过程，称为淋巴循环。淋巴循环具有重要的生理意义。①回收组织液中不能从血管回流的蛋白质，这是淋巴循环的主要功能。②回收体液，调节血浆和组织液之间的体液平衡。③运输脂肪及其他营养物质。④防御和免疫功能。

第五节　心血管活动的调节

PPT

机体在不同生理状况下，各组织器官的新陈代谢水平不同，对于血流量的需求也不同。机体通过神经和体液调节，改变心输出量和器官组织的血流阻力以及循环血量，引起血压和血液分配的变化，从而满足各器官组织在不同状态下的血液灌注，以保证其功能活动的正常进行。

一、神经调节

心肌和血管平滑肌主要接受交感神经和副交感神经支配。心血管活动的神经调节通过各种心血管反射来完成。

（一）心脏的神经支配

心脏的活动受心交感神经和心迷走神经的支配，二者对心脏的作用相互拮抗。心交感神经兴奋时，其节后纤维释放的去甲肾上腺素与心肌细胞膜上的肾上腺素能 β_1 型受体相结合，可使心率加快，兴奋经房室交界的传导速度加快，心肌收缩力加强，心输出量增加。心迷走神经节后纤维末梢释放乙酰胆碱，与心肌细胞膜上 M 型胆碱能受体结合，导致心率减慢，心肌收缩力减弱，心房肌不应期缩短，房室传导速度减慢，心输出量减少。

（二）血管的神经支配

除真毛细血管外，血管壁内都有平滑肌分布。绝大部分血管平滑肌均接受自主神经支配。支配血管平滑肌的神经纤维可分为缩血管神经纤维和舒血管神经纤维两类，统称为血管运动神经纤维。

1. 交感缩血管神经纤维　交感缩血管神经纤维的节前纤维起自脊髓第 1 胸段至第 3 腰段的灰质侧角，发出的纤维在椎旁或椎前神经节换神经元。节后神经纤维末梢释放去甲肾上腺素，主要与血管平滑肌细胞膜的 α 型肾上腺素能受体结合，引起缩血管效应。体内几乎所有的血管都受交感缩血管神经纤维支配，其中大多数血管仅接受其单一神经支配。

在安静状态下，交感缩血管纤维持续发放低频（1～3 次/秒）神经冲动，称为交感缩血管紧张，从而使血管平滑肌经常维持一定程度的收缩状态。在此基础上，交感缩血管纤维紧张性增强时，血管平滑肌进一步收缩；交感缩血管纤维紧张性减弱时，血管平滑肌舒张，从而调节不同器官的血流阻力和血流量。

2. 舒血管神经纤维

（1）交感舒血管神经纤维　支配骨骼肌血管，这类纤维平时没有紧张性活动，只在人体情绪激动、恐慌或肌肉运动时才发放冲动。其节后神经纤维末梢释放的递质是乙酰胆碱，与血管平滑肌的 M 型胆碱能受体结合，使血管舒张，血流量增多。

（2）副交感舒血管神经纤维　支配少数器官如脑、唾液腺、胃肠道外分泌腺和外生殖器等少数器官的血管平滑肌，作用范围局限。其节后纤维末梢释放的递质是乙酰胆碱，与血管平滑肌细胞上的 M 型胆碱能受体结合，使血管舒张。其活动只对组织、器官的局部血流起调节作用，对循环系统总外周阻力的影响很小。

（三）心血管中枢

在中枢神经系统中，与调节心血管活动有关的神经元相对集中的部位称为心血管中枢。广泛地分布在从脊髓至大脑皮层的各级水平，各级中枢对心血管活动调节具有不同的作用，它们互相联系，协调配合，使心血管系统的活动协调一致并与整个机体的活动相适应。

1. 延髓心血管中枢　心血管活动的基本中枢位于延髓。在延髓腹外侧部存在心交感中枢和交感缩血管中枢，分别发出神经纤维控制脊髓内心交感和交感缩血管神经的节前神经元。心迷走中枢位于延髓的迷走神经背核和疑核，发出心迷走神经的节前纤维。整体情况下，各种心血管反射并不是由延髓心血管中枢独立完成的，而是在延髓以上各有关中枢的参与下共同完成的。

2. 延髓以上心血管中枢　在延髓以上的脑干、下丘脑、小脑和大脑中都存在与心血管活动有关的神经元。它们对心血管活动的调节作用主要表现为协调心血管与其他生理功能活动之间的整合功能。中枢部位越高，整合功能越强。例如，大脑边缘系统的结构能影响下丘脑和脑干其他部位的心血管神经元活动，使心血管活动与情绪激动相配合。可见，心血管活动的中枢调节是通过上下联系、相互作用、协调统一来完成的整合功能。

（四）心血管反射

心血管的神经调节以反射的方式进行。人体有多种心血管反射，其意义在于维持人体内环境的相对稳定，并适应外环境的各种变化。

1. 颈动脉窦和主动脉弓压力感受性反射　在颈动脉窦和主动脉弓血管壁外膜下有丰富的感觉神经

末梢，分别称为颈动脉窦压力感受器和主动脉弓压力感受器。它们的适宜刺激是血液对动脉壁的机械牵张（图6-28）。颈动脉窦压力感受器的传入神经为窦神经，它并入舌咽神经进入延髓，人体主动脉弓压力感受器的传入神经加入迷走神经后进入延髓。压力感受性反射的传出神经为心迷走神经、心交感神经和交感缩血管纤维，效应器为心脏和血管。

当血压上升时，压力感受器兴奋性增强，窦神经和主动脉神经传入延髓心血管中枢的冲动增多，使心迷走中枢的紧张性活动增强，心交感中枢和缩血管中枢的紧张性活动减弱。通过心迷走神经、心交感神经和交感缩血管纤维传出到达心脏和血管，使心率减慢、心肌收缩力减弱，心输出量减少；血管舒张，外周阻力下降；静脉血管舒张，回心血量减少，最后导致血压下降。因此，颈动脉窦和主动脉弓压力感受性反射又称为减压反射。

减压反射是一种负反馈调节，它的生理意义在于使动脉血压维持相对稳定。当动脉血压升高时，通过此反射使血压降低；当血压下降时，从颈动脉窦和主动脉弓压力感受器发出传入冲动的频率减少，导致血压上升。

2. 颈动脉体和主动脉体化学感受性反射　在颈总动脉的分叉处和主动脉弓下方分别有颈动脉体化学感受器和主动脉体化学感受器（图6-28）。它们对血液中一些化学成分发生变化非常敏感，其传入神经纤维分别经由舌咽神经和迷走神经进入延髓。

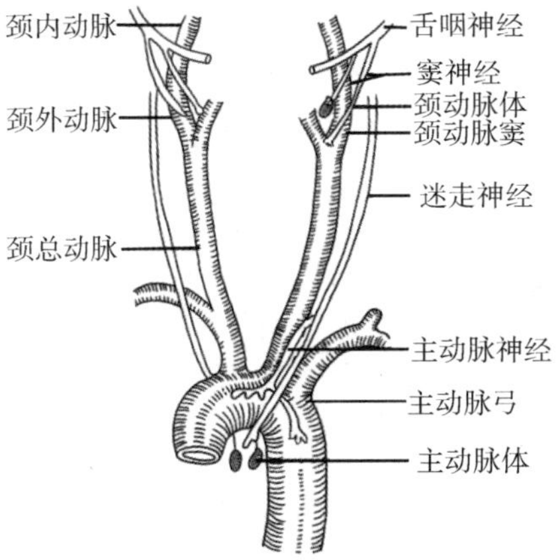

当血液中 O_2 含量降低、CO_2 含量升高、H^+ 浓度升高，这些化学感受器受到刺激而兴奋，冲动传入延髓的兴奋呼吸中枢，使呼吸加深加快，同时引起除脑、心以外的其他部位血管收缩，外周阻力增大，回心血量增多。此外，由于呼吸增强可以反射性引起心率加快，心输出量增加，血压升高。

正常生理情况下，颈动脉体和主动脉体化学感受器的反射对心血管活动的调节作用不明显。只有在低氧、窒息、失血、动脉血压过低和酸中毒等紧急情况下，对维持动脉血压和重新分配血量，保证心、脑等重要生命器官的血液供应有重要意义。

图6-28　颈动脉窦与主动脉弓的压力感受器与化学感受器

二、体液调节

体液调节是指血液和组织液中一些化学物质对心血管活动的调节作用。按其作用范围，可分为全身性体液调节和局部性体液调节。

（一）全身性体液调节

1. 肾上腺素和去甲肾上腺素　血液中的肾上腺素和去甲肾上腺素主要来自肾上腺髓质，两者对心血管都有兴奋的作用，但两种激素的作用又有不同，主要是因为两者对不同的肾上腺素能受体的亲和力不同。肾上腺素能受体分为 α 受体和 β 受体两种，β 受体又分 β_1 和 β_2 两个亚型。肾上腺素与两种受体结合的能力均较强。去甲肾上腺素与 α 受体的结合能力最强，与 β_1 受体次之，与 β_2 受体的亲和力最弱。与 α 受体和 β_1 受体结合主要产生兴奋效应，与 β_2 受体结合产生的效应主要表现为抑制。

在心脏，肾上腺素与心肌细胞上的 β_1 受体结合，表现为心率加快，心肌收缩力加强，心输出量增大。在血管，肾上腺素的作用取决于血管平滑肌上 α 受体和 β_2 受体的分布情况，皮肤、肾、胃肠等器官血管上 α 受体占优势，肾上腺素的作用使这些器官的血管收缩。在骨骼肌、肝脏血管则是 β_2 受体占优势，生理浓度的肾上腺素引起血管舒张，但大剂量时也兴奋 α 受体，引起血管收缩。由于肾上腺素对血管既有收缩又有舒张作用，所以对外周阻力的影响不大。

去甲肾上腺素主要与 α 受体结合，而与 β₂ 受体的结合力很弱，因此，主要引起强烈的缩血管作用，使外周阻力增大，动脉血压升高。临床工作中常把肾上腺素作为强心药，而将去甲肾上腺素作为缩血管的升压药。

2. 肾素－血管紧张素－醛固酮系统　肾素是由肾球旁细胞合成和分泌的一种酸性蛋白酶。肾素进入血液后，将肝脏合成的血管紧张素原水解成血管紧张素Ⅰ，后者在经过肺循环时，在血管紧张素Ⅰ转换酶作用下水解成血管紧张素Ⅱ，在血浆和组织中的氨基肽酶作用下脱去一个氨基酸残基后形成血管紧张素Ⅲ。

血管紧张素Ⅱ对循环系统的作用最强，主要作用如下。①直接使全身小动脉、微动脉收缩，外周阻力增高；②使静脉收缩，回心血量增加；③作用于交感神经节后纤维，使其释放递质增多；④增加交感缩血管神经中枢紧张性；⑤促进肾上腺皮质释放醛固酮，醛固酮可促进肾小管对 Na^+、水的重吸收，使循环血量增加。

因此，血管紧张素Ⅱ总的作用是升高血压。由于肾素、血管紧张素和醛固酮之间关系密切，所以把它们称为肾素－血管紧张素系统或肾素－血管紧张素－醛固酮系统，对于血压的长期调节有重要的意义。

在病理情况下，如大量失血时，血压迅速下降，肾血流量减少，可刺激肾球旁细胞大量分泌肾素使血液中血管紧张素增多，从而促使血压回升和血量增加。

3. 血管升压素　又称抗利尿激素，在下丘脑的视上核和室旁核合成，经下丘脑－垂体束运输到神经垂体储存，在适宜刺激下释放入血。它的主要作用是促进肾远曲小管和集合管对水的重吸收，使尿量减少。大剂量时可引起血管强烈收缩，血压升高。在大量失血、严重失水等情况下，血管升压素大量释放，对保留体内液体量、维持动脉血压具有重要意义。

4. 心房钠尿肽　又称为心钠素，是由心房肌细胞合成和释放的一种多肽激素。它具有强烈的利尿和排钠作用，并能使血管平滑肌舒张，心率减慢，血压降低，能抑制肾素分泌，使血管紧张素Ⅱ的生成减少。

（二）局部性体液调节

1. 激肽释放酶－激肽系统　激肽释放酶是体内的一类蛋白酶，存在于血浆、肾、唾液腺、胰腺、汗腺以及胃肠黏膜组织中。可分解激肽原生成激肽，激肽具有舒血管活性。缓激肽和血管舒张素是目前已知最强的舒血管活性物质，参与对血压及局部组织血流量的调节。

2. 血管内皮细胞生成的血管活性物质　血管内皮细胞能生成和释放多种血管活性物质，引起血管平滑肌的舒张或收缩。在舒血管物质中比较重要的是一氧化氮，在缩血管物质中研究比较深入的是内皮素，内皮素是目前已知最强的缩血管物质。

3. 组胺　广泛存在于各种组织内，尤其皮肤、肺和胃肠道黏膜的肥大细胞中含有大量的组胺。当组织受到损伤、发生炎症或过敏反应时，可释放组胺。组胺具有强烈的舒血管作用，并使毛细血管和微静脉管壁的通透性增加，血浆漏入组织，形成局部组织水肿。

4. 前列腺素　广泛存在于全身组织中，分为多种类型，参与多种生理功能活动，如血压调节、水电解质代谢等。

目标检测

答案解析

一、最佳选择题

1. 位于左房室口处的瓣膜是

A. 主动脉瓣　　　　　B. 肺动脉瓣　　　　　C. 三尖瓣

D. 二尖瓣　　　　　　E. 以上都不是

2. 心的正常起搏点位于

A. 窦房结　　　　　　B. 房室结　　　　　　C. 房室束

D. 左、右束支　　　　E. 冠状窦

3. 下述不是主动脉弓上的分支的是

A. 头臂干　　　　　　B. 右颈总动脉　　　　C. 左颈总动脉

D. 左锁骨下动脉　　　E. 以上都不是

4. 由胸导管收集的淋巴干有

A. 右颈干　　　　　　B. 右腰干　　　　　　C. 右支气管纵隔

D. 右锁骨下干　　　　E. 以上都不是

5. 心室肌细胞动作电位的主要特征表现在

A. 0 期　　　　　　　B. 1 期　　　　　　　C. 2 期

D. 3 期　　　　　　　E. 4 期

6. 下列心音可作为心室收缩期开始的标志的是

A. 第一心音　　　　　B. 第二心音　　　　　C. 第三心音

D. 第四心音　　　　　E. 主动脉瓣关闭音

7. 心肌不会产生强直收缩的原因是

A. 心脏有传导性　　　B. 心肌呈"全或无"收缩　　C. 心肌有自律性

D. 心肌的有效不应期特别长　　E. 心肌肌浆网不发达，Ca^{2+} 贮量少

8. 在微循环中，进行物质交换的主要部位是

A. 微动脉　　　　　　B. 真毛细血管　　　　C. 通血毛细血管

D. 动静脉短路　　　　E. 微静脉

9. 微循环中参与体温调节的是

A. 迂回通路　　　　　B. 微动脉　　　　　　C. 动 – 静脉短路

D. 直捷通路　　　　　E. 毛细血管前括约肌

10. 组织液的生成主要取决于

A. 毛细血管血压　　　B. 有效滤过压　　　　C. 血浆胶体渗透压

D. 血浆晶体渗透压　　E. 淋巴回流

二、多项选择题

1. 主动脉弓的分支有

A. 头臂干　　　　　　B. 右颈总动脉　　　　C. 左颈总动脉

D. 右锁骨下动脉　　　E. 左锁骨下动脉

2. 心传导系包括

A. 窦房结　　　　　　B. 房室结　　　　　　C. 房室束

D. 心肌纤维　　　　　E. 浦肯野纤维

3. 房室瓣和动脉瓣都处于关闭状态的时期有

A. 心房收缩期　　　　B. 等容收缩期　　　　C. 快速射血期

D. 等容舒张期　　　　E. 减慢射血期

三、综合问答题

1. 肺循环和体循环的途径如何？

2. 影响动脉血压的因素有哪些？各有何影响？

3. 何谓微循环？试述微循环的组成、血流通路及其功能。

（张晓丽）

书网融合……

□ 重点回顾　　　e 微课　　　□ 习题

第七章 呼吸系统

<table>
<tr>
<td rowspan="2">学习目标</td>
<td>

知识目标：

1. 掌握 呼吸系统的组成与功能；气管的位置及左、右主支气管的区别；肺的形态、位置及微细结构；呼吸运动、肺泡通气量、肺活量的概念；呼吸的基本过程；胸膜腔内压；肺通气的弹性阻力；表面活性物质及作用；肺换气的影响因素；氧的运输形式。

2. 熟悉 上、下呼吸道的概念；鼻旁窦的位置与交通；喉的位置、分部与结构；肺通气的结构；肺通气功能的评价；气体交换原理；二氧化碳的运输形式；呼吸的化学反射性调节。

3. 了解 鼻腔的分部与各部的结构特点；肺内支气管和支气管肺段的概念；胸膜的概念；纵隔的分区与内容；呼吸中枢；肺牵张反射。

技能目标：

学会辨识肺的形态与位置，了解胸廓的变化与人体呼吸的关系。

素质目标：

理解呼吸对生命活动的重要性，具有保护环境、净化空气的意识，具有拒绝吸烟、珍爱生命的素养及宣教意识。
</td>
</tr>
</table>

导学情景

情景描述： 患者，男，25岁。主诉前天曾在田间劳动时穿衣较少，后被雨淋。昨日突发寒战、高热，伴头痛、乏力、全身酸痛、食欲不振。今晨起又出现咳嗽、气喘和右下胸痛，并咯出少量带血丝的痰。

情景分析： 急性病容，面色潮红，呼吸急促，鼻翼扇动，唇微发绀，右下胸呼吸运动减弱。临床诊断为急性肺炎。

讨论： 呼吸系统由哪些器官组成？主要功能是什么？

学前导语： 通过感受呼吸运动，了解人体呼吸系统的各部分结构的功能。用解剖学知识分析该患者为什么会出现呼吸困难？

第一节 呼吸系统的结构

PPT

呼吸系统由呼吸道和肺组成，呼吸道是传送气体的管道，包括鼻、咽、喉、气管和左右主支气管（图7-1）。临床上将鼻、咽、喉称上呼吸道，气管和各级支气管称下呼吸道。肺是进行气体交换的器官。

呼吸系统的主要功能是进行气体交换。 微课

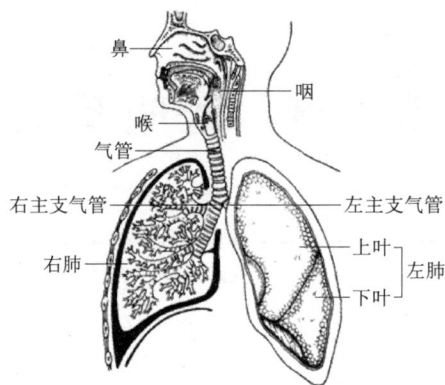

图 7 - 1 呼吸系统概观

一、呼吸道

（一）鼻

鼻是呼吸道的起始部，既是气体的通道，又是嗅觉器官。鼻分为外鼻、鼻腔和鼻旁窦。

1. 外鼻 以骨和软骨为支架，表面被覆皮肤。外鼻自上而下分为鼻根、鼻背和鼻尖。鼻尖两侧的膨隆部为鼻翼。外鼻下端有一对鼻孔。

2. 鼻腔 位于颅底的下方，硬腭的上方。以骨和软骨为支架，内面衬以黏膜。鼻腔被鼻中隔分成左、右两腔，向前经鼻孔与外界相通，向后经鼻后孔通鼻咽。每侧鼻腔的前下份称鼻前庭，内面生有鼻毛，有过滤和净化空气的作用。其余部分称固有鼻腔，具有温暖、湿润空气和嗅觉的功能。

鼻腔外侧壁上有上、中、下三个鼻甲，各鼻甲的下方分别有上、中、下鼻道。

3. 鼻旁窦 又称副鼻窦，由骨性鼻旁窦内衬黏膜构成，包括上颌窦、筛窦、额窦和蝶窦各一对，均开口于鼻腔。各窦内衬的黏膜与鼻黏膜相连续，故鼻黏膜发炎时可能蔓延到鼻旁窦，引起鼻窦炎。鼻旁窦有温暖、湿润空气及对发音产生共鸣的作用。

👁 看一看

鼻炎与鼻窦炎

鼻炎是鼻腔黏膜的炎症，通常由病毒、细菌或各种过敏原引起。鼻炎引起鼻黏膜水肿，可导致鼻腔阻塞性通气困难。黏膜分泌过多而出现流涕以及返吸（即将鼻腔黏液向后吸入咽，然后经口腔排出）。鼻窦炎是鼻窦黏膜的非特异性炎症，常继发于上呼吸道感染或急性鼻炎。异物、病菌等的侵入也可使鼻旁窦黏膜受到感染，形成鼻窦炎。

（二）咽

见消化系统。

（三）喉

喉既是呼吸器官，又是发音器官。

1. 喉的位置 喉位于颈前部，喉咽的前方，相当于第 5～6 颈椎的高度。上续于咽，下接气管，两侧与甲状腺、颈部大血管和神经相邻。喉随吞咽和发音上、下移动。

2. 喉的结构 喉由喉软骨连成支架，周围附有喉肌，内面衬以黏膜构成。喉的内腔称喉腔，喉腔的入口称喉口。

（1）喉软骨　包括不成对甲状软骨、环状软骨、会厌软骨和成对杓状软骨（图7-2）。

（2）喉黏膜　衬贴于喉腔的内面。在喉腔中部的两侧壁上，形成上、下两对矢状位的皱襞，上方的一对称前庭襞，下方的一对称声襞。声襞由喉黏膜被覆声韧带构成，是发音的重要结构。两侧前庭襞之间的裂隙称前庭裂。两侧声襞之间的裂隙称为声门裂，是喉腔最狭窄的部位（图7-2）。

（3）喉肌　是细小的骨骼肌，附于喉软骨。喉肌的舒缩使声襞紧张或松弛，声门裂开大或缩小，从而调节音调的高低和声音的强弱。

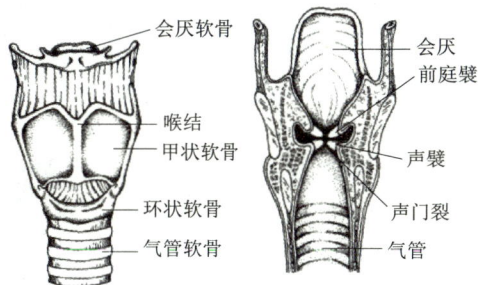

图7-2　喉

（四）气管和主支气管

气管由14~17块呈"C"形的气管软骨连接而成。上端连于环状软骨，沿食管前面下行，经胸廓上口入胸腔，在胸骨角平面分为左、右主支气管，分别经左、右肺门入肺。左主支气管细而长，行走方向较水平。右主支气管粗而短，行走方向近乎垂直，气管内的异物和细菌较易入右主支气管（图7-1）。

？ 想一想

气管腔内的异物大多数坠入哪侧主支气管内？为什么？

答案解析

二、肺

（一）肺的位置和形态

肺位于胸腔内，纵隔的两侧，左、右各一。肺表面光滑，质地柔软，富有弹性，呈海绵状（图7-1）。初生儿的肺呈淡红色；成年人的肺，因吸入空气中的尘埃不断沉积，呈暗灰色甚至蓝黑色。

肺的外形似半圆锥体，其上端钝圆称肺尖，突入颈根部；下面凹陷邻膈称肺底或膈面，肺与肋和肋间肌相贴的面隆凸，称肋面。肺朝向纵隔的面称内侧面，此面近中央处凹陷称肺门，是主支气管、肺动脉、肺静脉、淋巴管和神经等进出肺的部位。

左肺狭长，被斜裂分为上、下两叶。右肺粗短，被斜裂和水平裂分为上、中、下3叶。

（二）肺的微细结构

肺由实质和间质两部分构成。肺的实质即肺内各级支气管和肺泡，肺的间质为结缔组织、血管、淋巴管和神经等（图7-3）。

根据功能的不同，肺的实质分为导气部和呼吸部。

1. 导气部　包括肺叶支气管、肺段支气管、小支气管、细支气管和终末细支气管，管壁无肺泡，无气体交换功能。

细支气管及其各级分支和所属的肺泡称肺小叶。肺小叶呈锥体形，其尖朝向肺门，底朝肺的表面。小叶性肺炎即肺小叶的炎症。

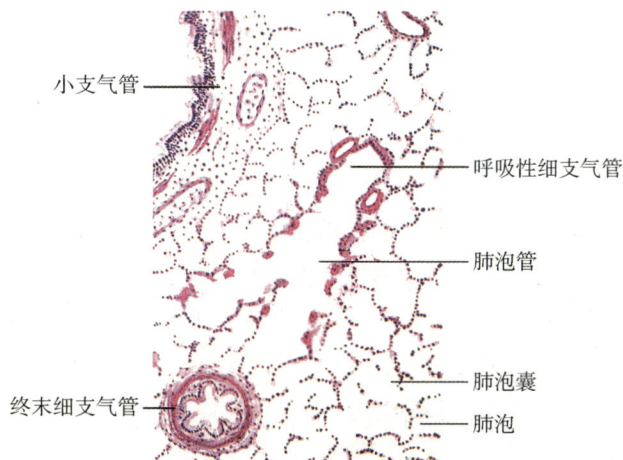

图7-3　肺的微细结构

2. 呼吸部 由呼吸性细支气管、肺泡管、肺泡囊和肺泡构成。有气体交换的功能。

肺泡呈多面形或圆形的囊泡，开口于肺泡囊、肺泡管或呼吸性细支气管，是进行气体交换的场所。肺泡壁极薄，由肺泡上皮及其基膜构成（图7-4）。

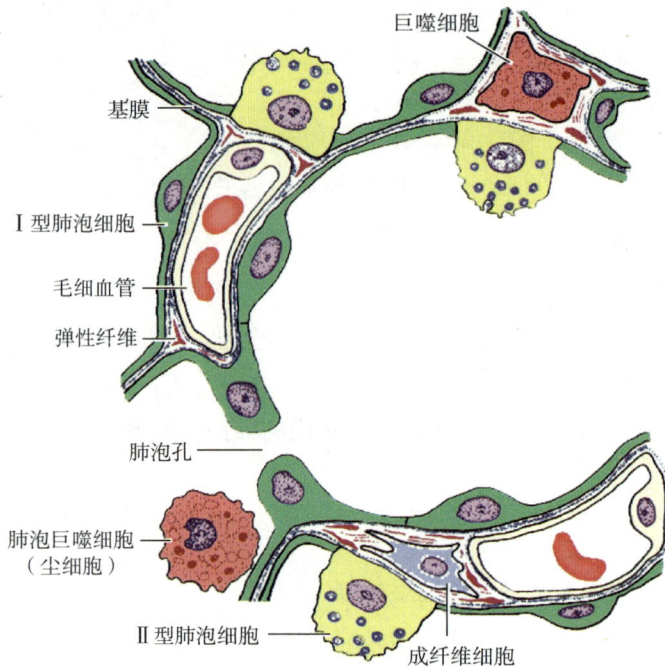

图7-4 肺泡结构模式图

肺泡上皮细胞有两种类型：Ⅰ型肺泡细胞数量少，覆盖面广，呈扁平形，核扁椭圆形，是肺进行气体交换的部位，主要参与气-血屏障的组成；Ⅱ型肺泡细胞数量多，呈圆形或立方形，嵌于Ⅰ型肺泡细胞之间，能分泌磷脂、蛋白质及糖胺多糖等物质，称表面活性物质，涂布于肺泡内面，具有降低肺泡表面张力、稳定肺泡直径的作用。

相邻肺泡之间的薄层结缔组织称肺泡隔，其内含有毛细血管、弹性纤维和肺巨噬细胞（图7-4）。弹性纤维有助于肺泡在呼气时弹性回缩，肺巨噬细胞具有活跃的吞噬功能，吞噬大量尘粒的肺巨噬细胞改称尘细胞。

呼吸膜又称气-血屏障，是指肺泡与血液之间进行气体交换必须经过的膜。包括含有表面活性物质的液体层、Ⅰ型肺泡细胞及其基膜、薄层结缔组织、毛细血管基膜及内皮。

三、胸膜和胸膜腔

（一）胸膜

胸膜是贴于胸壁内面、膈上面、纵隔两侧面以及覆盖在肺表面的一层浆膜。贴于胸壁内面、膈上面和纵隔两侧面的称壁胸膜，覆盖在肺表面并伸入斜裂和右肺水平裂的称脏胸膜。壁胸膜按其贴附部位的不同，分别称为肋胸膜（贴于胸壁内面）、膈胸膜（贴于膈上面）、纵隔胸膜（贴于纵隔两侧）和胸膜顶（覆于肺尖上方）。

壁胸膜与脏胸膜互相移行，围成密闭的胸膜腔。

图7-5 胸膜及胸膜腔示意图

胸膜腔左、右各一，互不相通（图7-5）。

胸膜腔内含少量浆液，呼吸时可减少脏、壁胸膜之间的摩擦。胸膜腔内的压力为负压，使脏胸膜与壁胸膜紧密相贴，故胸膜腔是潜在性的腔隙。

在肋胸膜与膈胸膜的转折处，形成半环形的肋膈隐窝。肋膈隐窝是胸膜腔的最低部位，当胸膜腔积液时，易聚集于此。

（二）纵隔

纵隔是两侧纵隔胸膜之间的所有器官、结构、组织的总称。前界是胸骨，后界为脊柱胸段，上至胸廓上口，下达膈。纵隔内主要有心、出入心的大血管、胸腺、气管和左、右主支气管、食管、胸导管及神经等结构。

第二节　呼　吸

呼吸（respiration）是人体与外界环境间的气体交换过程。通过呼吸，机体不断从外界摄取氧气，排出代谢产生的二氧化碳，同时参与调节机体的酸碱平衡。机体呼吸的全过程包括外呼吸、气体在血液中的运输和内呼吸3个环节，其中外呼吸又包括肺通气和肺换气过程，肺通气是指肺与外界环境之间的气体交换过程，肺换气是指肺泡与肺毛细血管之间的气体交换过程；内呼吸也称组织换气，是血液与组织细胞之间的气体交换过程（图7-6）。因此，呼吸过程需要呼吸系统和循环系统的协调配合才能实现，同时要受到神经和体液因素的调节。以上任一环节发生障碍，都会引起组织细胞缺氧和（或）二氧化碳蓄积，影响人体新陈代谢的正常进行，甚至危及生命。

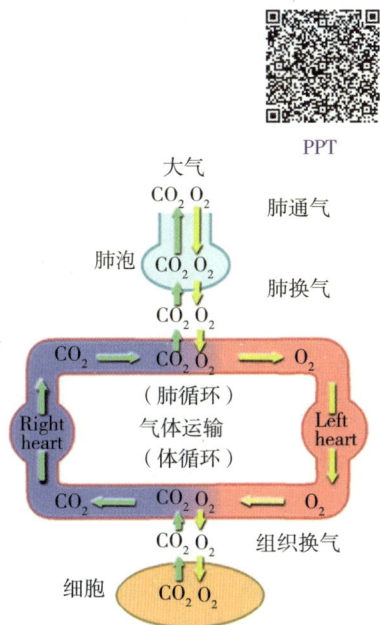

图7-6　呼吸全过程示意图

一、肺通气

肺通气（pulmonary ventilation）是肺与外界之间的气体交换。实现肺通气的结构是呼吸道、肺、胸廓、胸膜腔等。气体进入肺取决于两种力的相互作用：推动气体流动的力（动力）与阻止气体流动的力（阻力），只有动力克服阻力才能实现肺通气。

（一）肺通气的动力

肺通气的直接动力来自肺泡内的压力（即肺内压）与大气压之差。通常大气压是相对恒定的，所以只能通过改变肺内气压来实现肺通气。肺内气压的变化取决于肺舒缩所引起的肺容积的变化，肺本身无收缩、舒张的能力，其容积大小依赖于胸廓容积的改变。由于胸膜腔内压的存在，胸廓运动会牵拉肺，使肺的容积发生改变。在呼吸过程中，由呼吸肌舒缩引起的胸廓有节律地扩大和缩小，称为呼吸运动。综上可见，肺通气的直接动是肺内压与大气压之间的压力差，原动力是呼吸运动。

1. 呼吸运动　呼吸运动包括吸气运动和呼气运动。

（1）吸气运动　平静呼吸时，吸气运动主要由吸气肌（包括膈肌和肋间外肌）收缩引起。当膈肌收缩时，穹隆部下降、胸腔的上下径增大；当肋间外肌收缩时，胸廓向上向外运动，胸腔前后径和左右径均增大。膈肌和肋间外肌的收缩，引起胸腔容积增大和肺容积增大，肺内压降低。当低于大气压时，气体进入肺内，产生吸气运动。

（2）呼气运动　平静呼吸时，呼气运动是由吸气肌的舒张引起的。膈肌和肋间外肌舒张时，使胸腔上下径、左右径、前后径缩小，肺容积缩小，肺内压升高。当高于大气压时，气体出肺，产生呼气运动。

（3）呼吸运动的形式　根据呼吸运动的深度和参与呼吸的主要呼吸肌的不同，将呼吸运动分为以下类型。①平静呼吸和用力呼吸：平静呼吸是指机体在安静状态下，平稳而均匀的自然呼吸，呼吸频率为 12～18 次/分。主要由膈肌和肋间外肌有节律地收缩和舒张引起，其中吸气是主动过程，而呼气是被动过程。用力呼吸是加深加快的呼吸形式，也称为深呼吸。用力呼吸时，吸气和呼气都是主动过程，消耗的能量也更多。②腹式呼吸和胸式呼吸：腹式呼吸是以膈肌舒缩为主引起的呼吸运动，腹壁起伏明显。胸式呼吸是以肋间外肌舒缩为主引起的呼吸运动，胸廓运动明显。正常成人多为混合式呼吸，婴儿由于胸廓发育尚未成熟，故以腹式呼吸为主。

2. 肺内压　是指肺泡内的压力。在呼吸运动中，肺内压随胸腔容积的变化而呈现周期性波动。平静吸气初，肺容积随着胸廓的扩张而增大，肺内压逐渐下降，通常肺内压低于大气压 1～2mmHg，在此压力差推动下外界大气流入肺泡，肺内压开始逐渐升高，至吸气末，肺内压与大气压相等，气流停止。平静呼气初，肺容积随着胸廓的缩小而减小，肺内压逐渐升高，肺内压高于大气压 1～2mmHg，肺泡内气体经呼吸道流出体外，肺内压逐渐降低，至呼气末，肺内压又与大气压相等，气流停止（图 7-7）。

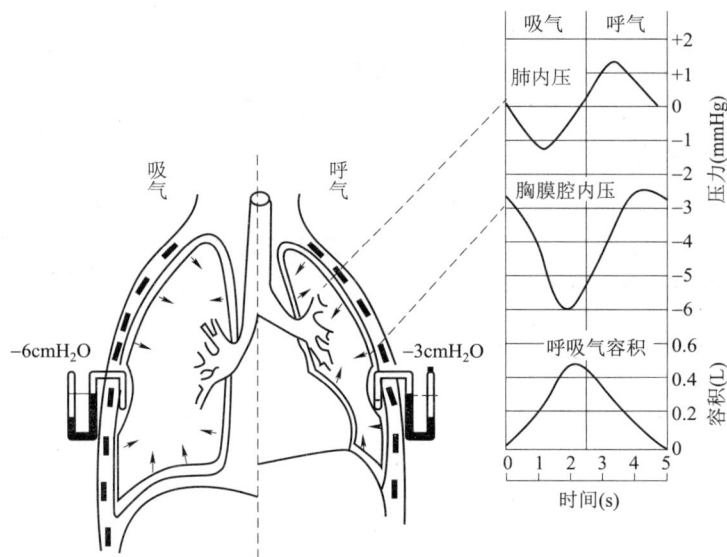

图 7-7　呼吸过程中肺内压、胸膜腔及潮气量的变化过程示意图

由此可见，肺内压在呼吸运动中呈现周期性变化，与大气压之间形成了压力差，这一压力差成为肺通气的直接动力。临床上采用的人工呼吸就是根据肺通气的原理，通过正压或负压通气法造成肺内压与大气压之间的压力差，从而推动气体进出肺，促进呼吸暂停的患者恢复自主呼吸。

3. 胸膜腔内压

（1）胸膜腔内压及其测定　胸膜腔内的压力称为胸膜腔内压，简称胸内压。动物实验中，一般采用直接法测量胸内压（图 7-7），将与检压计相连的注射针头刺入胸膜腔内，检压计的液面即可直接指示胸膜腔内的压力。在平静呼吸过程中，胸膜腔内压始终低于大气压，因而称为胸膜腔负压。

（2）胸膜腔内压的形成机制　由于两层胸膜紧紧相贴，肺受到胸廓的被动牵拉处于扩张状态；同时，其弹性组织有回缩倾向，产生肺回缩压力。胸膜腔内压 = 肺内压 - 肺回缩压，在吸气末或呼气末，肺内压与大气压相等，若把大气压看作零，此时胸膜腔内压 = -肺回缩压。

胸膜腔内压由肺回缩压决定，随呼吸运动过程发生变化。平静呼吸时，吸气末胸膜腔内压为 -10～ -5mmHg；呼气末胸膜腔内压为 -5～ -3mmHg。最大吸气时，胸膜腔内压可达 -30mmHg；最大呼气时，胸膜腔内压约 -1mmHg。当声门紧闭用力呼气时，胸膜腔内压可达到 110mmHg。

（3）胸膜腔负压的生理意义　①可以维持肺处于扩张状态，并使肺能随胸廓的运动而舒缩，保证肺通气顺利进行；②胸膜腔负压作用于胸腔内的腔静脉和胸导管等，促进静脉血和淋巴液的回流。

胸膜腔的密闭性是胸内负压的前提，当胸膜受损时，气体将顺压力差进入胸膜腔造成气胸。此时胸膜腔负压减小，甚至消失，造成肺不张，影响呼吸功能，也会阻碍静脉血和淋巴液的回流，导致血液循环障碍，重者可危及生命。

综上所述，肺通气的原动力来自于呼吸肌舒缩引起的呼吸运动，直接动力是肺与外界大气间的压力差，胸膜腔负压的存在是原动力转化为直接动力的关键。

（二）肺通气的阻力

肺通气的阻力包括弹性阻力和非弹性阻力。正常情况下，弹性阻力约占总通气阻力的70%，非弹性阻力约占总通气阻力的30%。

1. 弹性阻力　肺和胸廓都是弹性组织，当呼吸运动改变其容积时都会产生弹性阻力，二者之和为肺通气的总弹性阻力。

（1）肺的弹性阻力　肺弹性阻力来自两个方面：一是肺弹性纤维产生的弹性回缩力，约占肺弹性阻力的1/3。肺扩张时，弹性纤维被牵拉而倾向于回缩。在一定范围内，肺扩张越大，弹性回缩力和弹性阻力也越大。二是肺泡表面张力，约占肺弹性阻力的2/3。

肺泡内表面覆盖着一薄层表面活性物质，与肺泡内气体形成液-气界面，此处液体分子之间的吸收力有使液体表面尽量缩小的倾向，称为表面张力。表面张力的合力指向肺泡中心，使肺泡趋于缩小，成为肺泡扩张的阻力（图7-8）。

表面活性物质具有重要的生理功能。①降低吸气阻力，减小吸气做功。②维持大小肺泡的稳定性。表面活性物质的密度随肺泡半径的大小而改变，小肺泡内密度大，表面张力降低的幅度大，防止小肺泡塌陷；大肺泡内密度小，表面张力的降低幅度小，防止大肺泡膨胀破裂。③表面活性物质减少表面张力对肺泡间质液体的抽吸作用，减少肺泡内液体积聚，防止肺水肿的发生。

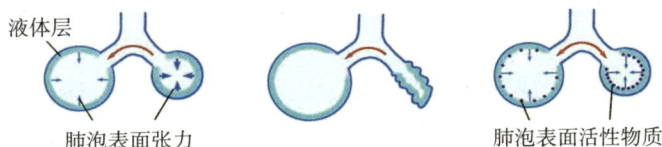

液体层

肺泡表面张力　　　　　　　　　　　　肺泡表面活性物质

图7-8　肺泡表面张力和表面活性物质作用示意图

（→表示气流方向）

（2）胸廓的弹性阻力　胸廓弹性阻力的方向与胸廓所处的位置有关。胸廓处于自然位置时（相当于平静吸气末），胸廓无变形，不存在弹性阻力；胸廓大于其自然位置时（相当于深吸气时），胸廓被牵引扩张，其弹性阻力向内，是吸气的阻力，呼气的动力；胸廓小于其自然位置时（如平静呼气或深呼气时），胸廓被牵引缩小，其弹性阻力向外，是吸气的动力，呼气的阻力。

（3）肺和胸廓的顺应性　弹性阻力的大小可以用顺应性来衡量。顺应性是指在外力作用下，弹性阻力可扩张的难易程度。顺应性与弹性阻力成反比，即弹性阻力大时，顺应性小，不易扩张；弹性阻力小时，顺应性大，容易扩张。

2. 非弹性阻力　非弹性阻力包括气道阻力、惯性阻力和黏滞阻力，其中惯性阻力和黏滞阻力在正常情况下可以忽略不计。气道阻力是气体流经呼吸道时，气体分子间及气体分子与气道管壁之间的摩擦，占非弹性阻力的80%~90%。

影响气道阻力的因素主要包括气流速度、气流形式和气道口径等。气流速度快、气流呈湍流（如气道内黏液、渗出或异物等引起的狭窄）、气道口径减小等都使气道阻力增大。其中气道口径是影响气道阻力的最主要因素。气道口径大小主要由呼吸道平滑肌的舒缩活动决定。呼吸道平滑肌受到自主神经和体液因素的调节。交感神经兴奋，节后纤维释放去甲肾上腺素，作用于平滑肌上的 β_2 受体，使平滑肌舒张，气道口径增大，气道阻力减小；副交感神经兴奋，节后纤维释放乙酰胆碱，作用于平滑肌上的 M 受体，使平滑肌收缩，气道口径减小，气道阻力增加。体液中的化学因素如儿茶酚胺可使气道平滑肌舒张，气道阻力降低；肥大细胞释放的组胺、白三烯等过敏介质，气道上皮合成释放的内皮素等，会引起支气管平滑肌收缩。

健康人平静呼吸时，大气道特别是主支气管以上的气道（鼻、咽、喉、气管）是产生气道阻力的主要部位，占总气道阻力的 80% ~ 90%。发生于细支气道（气道口径 <2mm）的约占总气道阻力的 10%。当小气道平滑肌收缩时，可使气道阻力显著增大。

（三）肺通气功能的评价

1. 肺容积　指肺内气体的容积。基本肺容积包括潮气量、补吸气量、补呼气量和余气量，它们之间互不重叠（图 7 – 9）。

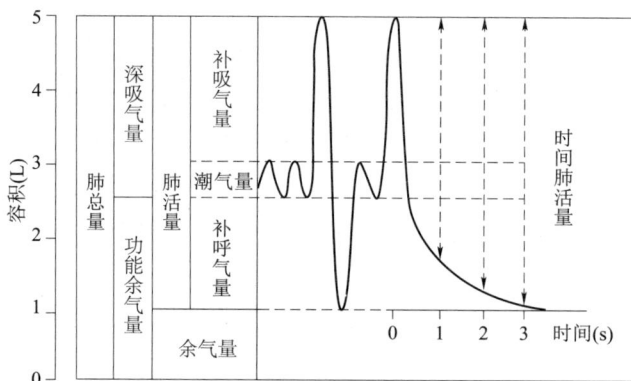

图 7 – 9　基本肺容积和肺容量示意图

（1）潮气量　每次呼吸时吸入或呼出的气体量，正常成人为 400 ~ 600ml，平均约 500ml。

（2）补吸气量　平静吸气后，再尽力吸气所能吸入的气体量，正常成人为 1500 ~ 2000ml。

（3）补呼气量　平静呼气末，再尽力呼气所能呼出的气体量，正常成人为 900 ~ 1200ml。

（4）余气量　最大呼气末仍留在肺内而不能呼出的气体量，也称残气量。正常成人为 1000 ~ 1500ml。

2. 肺容量　肺容积中两项或两项以上的联合气体量。包括深吸气量、功能余气量、肺活量和肺总量（图 7 – 9）。

（1）深吸气量　平静呼气末做深吸气所能吸入的最大气体量。相当于潮气量和补吸气量之和，是衡量肺最大通气潜力的指标。当呼吸肌、胸廓、胸膜和肺组织等发生病变时，会导致深吸气量减小而降低肺的最大通气潜力。

（2）功能余气量　平静呼气末尚存在肺内的气体量。相当于余气量和补呼气量之和，正常成人约 2500ml。功能余气量的生理意义在于缓冲肺泡气体分压的变化幅度，使呼吸过程肺泡 PO_2 和 PCO_2 相对稳定，有利于气体交换。

（3）肺活量　肺活量是尽力深吸气后，再尽力呼气，所能呼出的最大气体量。相当于潮气量、补吸气量和补呼气量之和，正常成年男性平均约 3500ml，女性约 2500ml。肺活量个体差异较大，与年龄、性别、体位、呼吸肌强弱等有关。肺活量反映一次肺通气的最大能力，可作为评价静态肺通气功能的重要指标。由于肺活量没有限制呼气时间，对于肺弹性降低或气道狭窄的患者，其肺活量仍在正常范围。

（4）用力肺活量和用力呼气量　为充分反映肺的弹性与气道的通畅程度，提出了用力肺活量，即尽力深吸气后，再尽力尽快呼气，所能呼出的最大气体量。正常略小于不受时间限制条件下测得的肺活量。用力呼气量是在测定用力肺活量的基础上，再分别测定第 1、2、3 秒末呼出的气体量占用力肺活量的百分数，也称为时间肺活量。正常成人第 1、2、3 秒末的时间肺活量分别为 83%、96%、99%。其中第 1 秒用力呼气量最具有临床意义。肺弹性降低或阻塞性呼吸系统疾病，用力呼气量可显著降低。用力呼气量是衡量肺通气功能的较理想指标。

（5）肺总量　指肺所能容纳的最大气体量。等于肺活量与余气量之和，正常成年男性约 5000ml，女性约 3500ml。肺总量的大小与身材、性别、年龄、体育锻炼和体位等因素有关。

练一练

评价肺通气功能较理想的指标是

A. 潮气量　　　　　　　B. 功能余气量　　　　　　C. 肺活量

D. 补吸气量　　　　　　E. 用力呼气量

答案解析

3. 肺通气量与肺泡通气量

（1）肺通气量　指每分钟吸入或呼出的气体量，肺通气量 = 潮气量×呼吸频率。成人肺通气量为 6~9L/min。

（2）肺泡通气量　每次吸入的气体并不是全部能到达肺泡进行气体交换，一部分留在鼻或口至终末细支气管之间的呼吸道内，不参与气体交换功能。这部分气体容积称解剖无效腔气量，其容积为 150ml。肺泡通气量是指每分钟吸入肺泡的新鲜空气量，即能与血液进行气体交换的气量。肺泡通气量 =（潮气量 − 无效腔气量）×呼吸频率。平静呼吸时，潮气量为 0.5L，无效腔为 0.15L，呼吸频率 12 次/分，肺泡通气量约为 4.2L/min，相当于肺通气量 70%。

当潮气量加倍而呼吸频率减半，或潮气量减半而呼吸频率加倍时，肺通气量虽然不变，但肺泡通气量却变化明显（表 7-1）。从气体更新的角度考虑，适度的深而慢的呼吸比浅而快的呼吸更有助于提高肺通气效率，也更有利于气体交换。

表 7-1　不同呼吸形式对肺通气量和肺泡通气量的影响

呼吸形式	潮气量（ml）	呼吸频率（次/分）	肺通气量（ml/min）	肺泡通气量（ml/min）
平静呼吸	500	16	8000	5600
浅快呼吸	250	32	8000	3200
深慢呼吸	1000	8	8000	6800

二、气体交换

（一）气体交换原理

气体分子从分压高处向分压低处转移的过程称气体扩散，扩散的动力来自两处的分压差。在混合气体中，某种气体所占的压力，称该气体的分压。例如，空气为混合气体，总压力为 760mmHg，其中 O_2 的容积百分比约为 21%，则 O_2 的分压为 760×21% = 159（mmHg），CO_2 的容积百分比为 0.04%，则 CO_2 分压为 760×0.04% = 0.3（mmHg）。气体扩散速率与分压差成正比，两处的分压差越大，扩散速率越大。

（二）气体的交换过程

1. 肺换气　肺部气体扩散的方向取决于肺泡内和毛细血管内的气体分压差。在呼吸膜两侧，肺泡

气中 PO_2 高于静脉血中 PO_2，而肺泡气的 PCO_2 低于静脉血的 PCO_2。混合静脉血流经肺毛细血管时，O_2 由肺泡向静脉血扩散，而 CO_2 则由静脉血向肺泡扩散，完成肺换气（图 7 – 10）。通常血液流经肺毛细血管的时间约 0.7 秒，肺换气时间约 0.3 秒。可见，当血液流经肺毛细血管全长约 1/3 时，已经基本完成了肺换气过程。所以肺换气有很大的储备能力。

2. 组织换气　气体扩散的方向取决于组织细胞和毛细血管血液之间的气体分压差。在组织中，由于细胞代谢不断地消耗 O_2，并产生 CO_2，故组织 PO_2 低于动脉血 PO_2，而 PCO_2 则高于动脉血 PCO_2。当动脉血流经组织毛细血管时，O_2 由血液向组织细胞扩散，CO_2 则从组织细胞向血液内扩散，完成了组织换气，结果使动脉血转变为静脉血（图 7 – 10）。

（三）影响肺换气的因素

气体的分压差、温度、扩散面积、扩散距离和扩散系数等都会影响气体的扩散，肺换气还受其他因素影响。

1. 呼吸膜的厚度和面积　呼吸膜是肺换气时气体分子要跨越的组织结构，平均厚度约 $0.6\mu m$，有利于气体的扩散（图 7 – 11）。气体扩散速率与扩散距离成反比关系，当肺纤维化、肺水肿、肺炎等疾病引起呼吸膜增厚或扩散距离增大时，气体的扩散速率降低，肺换气效率降低。

正常成人肺的总扩散面积约 $70m^2$，安静状态下，呼吸膜的扩散面积约 $40m^2$，有较大的贮备。气体通过呼吸膜的扩散速率与扩散面积成正比。肺气肿、肺不张等疾病能使扩散面积减少，肺换气效率降低；运动时，肺泡通气量增加，毛细血管开放数量和程度也增大，所以扩散面积大大增加，肺换气效率提高。吸入性药物（如乙醚、硫酸特布他林气雾剂等）经呼吸道到达肺泡，由于呼吸膜面积大，药物可迅速被吸收进入血液循环。

2. 通气/血流比值　通气/血流比值（V_A/Q）是指每分钟肺泡通气量（V_A）和每分钟肺血流量（Q）之间的比值。正常成人安静状态下，每分钟肺泡通气量约为 4.2L/min，每分钟肺血流量即心输出量约为 5L/min，此时的 V_A/Q 比值为 0.84，流经肺毛细血管的静脉血能全部转变为动脉血，此时两者最相匹配，肺换气效率最高（图 7 – 12）。如果 V_A/Q 小于 0.84，如支气管痉挛会造成通气不足，部分静脉血液流经此处肺泡时，由于血中的气体不能充分更新，所以不能完全转变为动脉血，相当于发生了功能性动 – 静脉短路，肺换气效率降低；如果 V_A/Q 大于 0.84，如肺动脉部分栓塞导致血流不足时，部

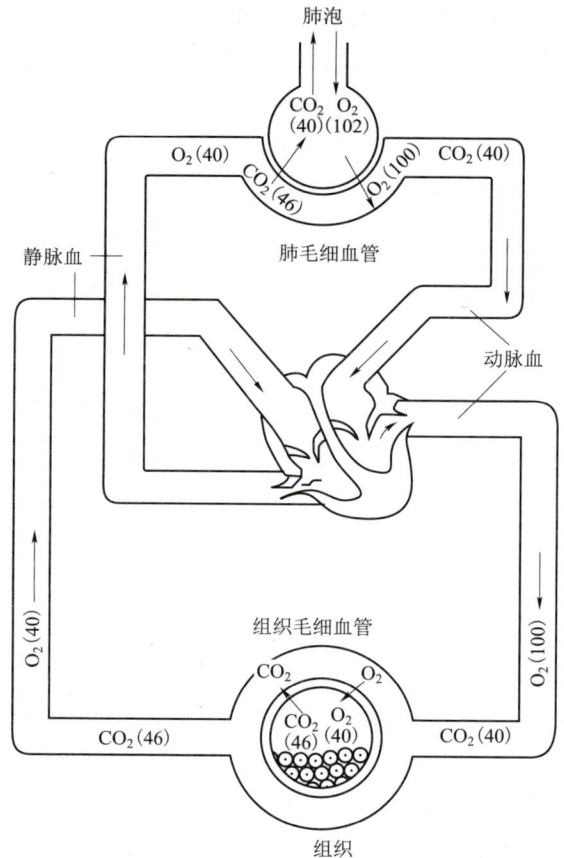

图 7 – 10　气体交换示意图

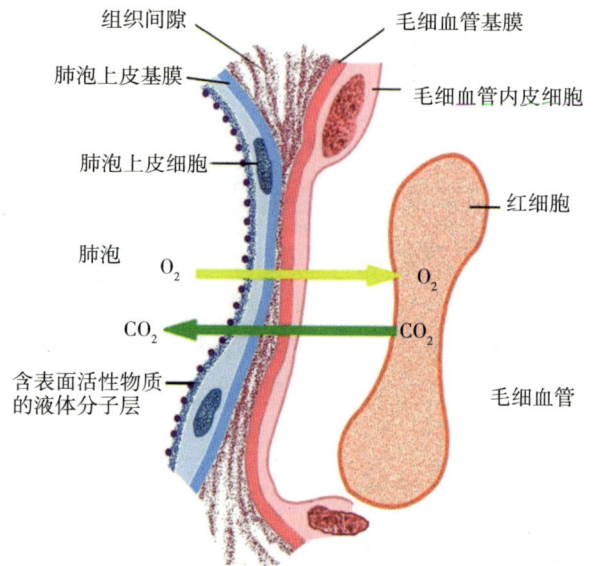

图 7 – 11　呼吸膜结构示意图

分肺泡气不能与血液充分进行气体交换，相当于增大了肺泡无效腔，肺换气效率降低。无论通气/血流比值增大或减小，都表明两者匹配不佳，气体交换的效率都会降低，导致机体缺 O_2 或 CO_2 潴留。

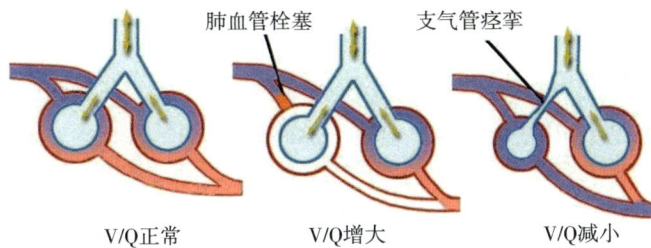

图 7-12 通气/血流比值及其变化示意图

（四）影响组织换气的因素

1. 组织细胞代谢水平 组织代谢水平与组织换气呈正相关。细胞代谢活动增强时，会利用更多的 O_2，同时产生更多的 CO_2，造成组织细胞与动脉血之间 O_2 和 CO_2 分压差增大，气体交换增多；同时，细胞代谢增强时，代谢产物（如 H^+、腺苷等）堆积，使微动脉和毛细血管前括约肌舒张，局部血流量增多，也有利于气体交换。

2. 组织细胞和毛细血管间的距离 气体扩散速率与组织细胞和毛细血管间的距离成反比，距离越小换气越充分，距离增大则影响换气。如发生组织水肿时，气体扩散的距离增大，组织换气量减少，导致组织缺氧。此外，组织水肿时毛细血管受压，进一步妨碍了气体的交换，使组织缺氧进一步加重。

三、气体运输

经肺换气进入血液的 O_2，需要经血液循环运送到各组织细胞；经组织换气进入血液的 CO_2，需血液循环运送到肺泡被呼出体外。气体在血液中的运输是沟通外呼吸和内呼吸的中间环节。血液中 O_2 和 CO_2 以两种形式进行运输，即物理溶解和化学结合。物理溶解的气体量少，却十分重要。因为气体首先要溶于血液，提高血液中的气体分压，才能进行化学结合；结合状态的气体也要分解成溶解状态才逸出血液。化学结合是 O_2 与 CO_2 运输的主要形式。

（一）氧的运输

1. 物理溶解 血液中物理溶解的 O_2 仅占血液中 O_2 总含量的 1.5%，主要取决于 PO_2 的高低。

2. 化学结合 血液中的 O_2 绝大部分与红细胞中的血红蛋白（Hb）结合，以氧合血红蛋白（HbO_2）形式运输，占血液中 O_2 总含量的 98.5%。血红蛋白分子由 1 个珠蛋白和 4 个血红素构成。每个血红素含有一个 Fe^{2+}，Fe^{2+} 与 O_2 结合，形成氧合血红蛋白（HbO_2），没有结合 O_2 的 Hb 称为去氧血红蛋白（Hb）。Hb 与 O_2 结合，有下列特征：①Hb 与 O_2 的结合迅速可逆、解离也快，不需要酶的催化，只受 PO_2 的影响。②血红蛋白中的 Fe^{2+} 与 O_2 结合后仍是二价铁，所以此结合反应是氧合反应，而不是氧化反应。如果 Fe^{2+} 被氧化成 Fe^{3+}，就失去了携带氧的能力，如遗传性高铁血红蛋白血症患者或亚硝酸盐中毒患者，都会出现胸闷、呼吸困难等缺氧的症状。亚甲蓝可以将高铁血红蛋白还原为带二价铁的正常血红蛋白，对亚硝酸盐中毒有一定解救作用。③1 分子 Hb 最多可结合 4 分子 O_2。Hb 的相对分子量为 64000～67000，1 克 Hb 可结合 1.34～1.39ml O_2。100ml 血液中 Hb 所能结合的最大 O_2 量称为 Hb 的氧容量；而 100ml 血液中 Hb 实际结合的 O_2 量称为 Hb 的氧含量。Hb 氧含量占氧容量的百分比称为 Hb 氧饱和度。通常情况下，溶解的 O_2 很少，可忽略不计。因此，通常把 Hb 氧容量、Hb 氧含量和 Hb 氧饱和度视为血氧容量、血氧含量和血氧饱和度。

HbO_2 呈鲜红色，去氧 Hb 呈蓝紫色，动脉血中 HbO_2 含量高，颜色鲜红；而静脉血中去氧 Hb 较多，颜色暗红。如果毛细血管床去氧 Hb 含量达到 50g/L 以上时，则皮肤、黏膜、甲床等部位可呈青紫色，称发绀。发绀一般可作为缺 O_2 的标志，但并非绝对。例如一些严重贫血的患者，由于 Hb 含量明显减少，去氧 Hb 达不到 50g/L，故不出现发绀，但缺氧严重；常年生活在高原地区的人，由于红细胞适应性增多，去氧 Hb 可达 50g/L 以上，有发绀表现，但不缺氧。另外，一氧化碳中毒时，患者虽有严重缺 O_2，去氧 Hb 并未增多，因此不出现发绀，但皮肤、黏膜呈现特有的樱桃红色。

❤ **药爱生命**

CO 中毒俗称煤气中毒，引起组织缺氧的原因是：①CO 和 O_2 与 Hb 结合的位点相同，且 CO 与 Hb 的亲和力约为 O_2 的 250 倍，由于存在竞争性抑制，当发生 CO 中毒时，大量 CO 与 Hb 结合形成一氧化碳血红蛋白（HbCO），使血红蛋白失去与 O_2 结合的能力。②CO 与 Hb 分子中的某血红素结合后，将增加其余三个血红素对 O_2 的亲和力，防碍 O_2 的释放，因此更加重了组织的缺氧。

（二）二氧化碳的运输

1. 物理溶解　正常情况下，CO_2 在血浆的溶解度比 O_2 大，约占血液中 CO_2 总含量的 5%。

2. 化学结合　血液中以化学结合形式运输的 CO_2 约占 CO_2 总含量的 95%，主要包括碳酸氢盐和氨基甲酸血红蛋白两种形式，反应在红细胞内进行。

（1）碳酸氢盐形式　以碳酸氢盐形式存在的 CO_2 约占总量的 88%，是血液运输 CO_2 的主要形式。此外，碳酸氢盐是体内重要的碱贮备，在调节体内酸碱平衡中起重要作用。

从组织扩散入血液的 CO_2，大部分进入红细胞，在碳酸酐酶作用下生成 H_2CO_3，再解离为 H^+ 和 HCO_3^-。红细胞内的 H^+ 和 HbO_2 结合，生成的 HHb 能缓冲酸的增加，同时释放出 O_2，供组织细胞利用；HCO_3^- 与 K^+ 结合生成 $KHCO_3$。随着红细胞内 HCO_3^- 的增多，HCO_3^- 会顺浓度差向血浆扩散。在红细胞膜上 HCO_3^- – Cl^- 交换体的活动下，实现了 HCO_3^- 的外移和 Cl^- 的内移，维持了电荷的平衡，这一现象称为氯转移。这种跨膜离子交换，使 HCO_3^- 不会在红细胞内堆积，也有利于更多的 CO_2 转变成 HCO_3^- 在血液中运输（图 7 – 13）。上述反应迅速、可逆、需要酶的催化。

当静脉血流经肺部时，上述过程向相反的方向进行。CO_2 以 HCO_3^- 形式运输到肺部被释放出来。

碳酸酐酶在 CO_2 运输的过程中发挥重要催化作用，如果碳酸酐酶抑制药（如乙酰唑胺）使用不当，会影响 CO_2 在红细胞内的反应，使血中 Cl^- 向红细胞内转移减少，引起高氯性酸中毒。

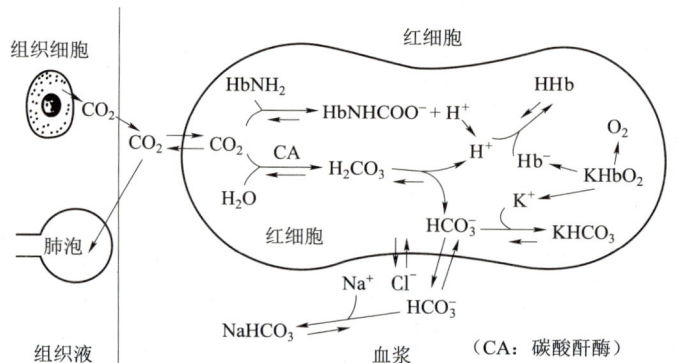

图 7 – 13　CO_2 在血液中运输示意图

（2）氨基甲酸血红蛋白形式　以氨基甲酸血红蛋白的形式存在的 CO_2 约占总量的 7%。一部分进入

红细胞的 CO_2 与 Hb 的自由氨基结合形成氨基甲酸血红蛋白（HbNHCOOH）。这一反应迅速、可逆、无需酶的催化，主要调节因素是氧合作用。HbO_2 酸性高，不易与 CO_2 直接结合；而去氧 Hb 酸性低，容易与 CO_2 直接结合。因此，在组织，HbO_2 释放出 O_2，去氧 Hb 增多，与 CO_2 结合生成氨基甲酸血红蛋白；在肺部，O_2 与 Hb 结合，形成 HbO_2，促使氨基甲酸血红蛋白释放 CO_2。以氨基甲酸血红蛋白形式运输的 CO_2 量虽然只占总量的 7% 左右，但却占肺部排出 CO_2 的 17.5%，说明这是一种高效能的运输形式。

第三节　呼吸运动的调节

PPT

呼吸运动是由呼吸肌舒缩完成的一种节律性运动，其深度和频率随机体内外环境变化而发生变化，以适应机体代谢水平，例如运动、劳动时，呼吸运动加深加快；睡眠时，呼吸运动减弱。呼吸运动既受神经和体液调节，同时在一定程度上又可进行有意识的行为性调节。

一、呼吸中枢与呼吸节律

呼吸中枢是指中枢神经系统内产生和调节呼吸运动的神经细胞群。呼吸中枢广泛分布于脊髓、脑干、间脑和大脑皮质等部位，在呼吸节律的产生和调节中发挥不同的作用，各级呼吸中枢相互协调，共同完成机体的正常呼吸运动。

（一）呼吸中枢

1. 脊髓　支配呼吸肌的运动神经元从脊髓 3 ~ 5 颈段和胸段灰质侧角发出，分别支配膈肌和肋间肌的活动，参与完成呼吸运动。在横切脑干实验中，若在延髓与脊髓之间横断（图 7 - 14D 平面），实验动物的呼吸立即停止。实验表明，脊髓本身不能产生节律性呼吸运动，只是联系脊髓以上脑区和呼吸肌之间的中继站。

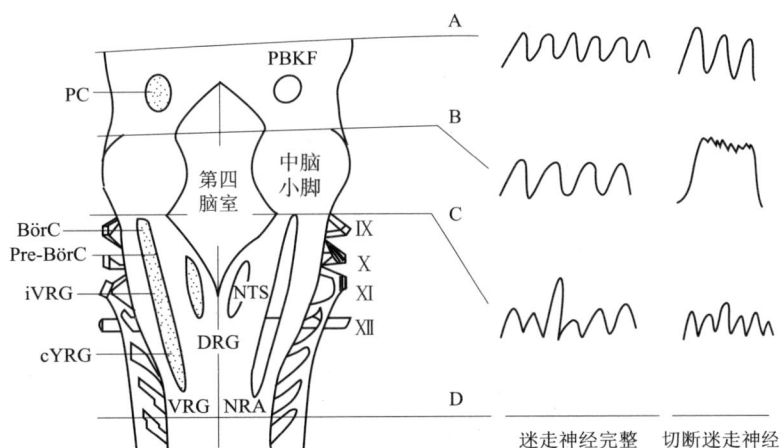

图 7 - 14　横切脑干后呼吸变化示意图

2. 低位脑干　低位脑干包括延髓和脑桥。如果在脑桥和中脑之间横断脑干（图 7 - 14A 平面），动物的呼吸节律无明显变化；若在延髓和脑桥之间横断脑干（图 7 - 14C 平面），实验动物出现不规则的喘息样呼吸。说明延髓是产生呼吸节律的基本中枢，但正常的呼吸节律还需要更高一级中枢的调节。在中枢神经系统中，随呼吸运动同步放电的神经元，称为呼吸神经元，延髓的呼吸神经元主要集中在延髓的背内侧和腹外侧，分别称为背侧呼吸组和腹侧呼吸组。背侧呼吸组主要含吸气神经元，引起膈肌收缩产生吸气。腹侧呼吸组有吸气和呼气两类神经元，平静呼吸时无明显作用，代谢增强时，加强吸气并引起主动呼气，增加肺通气量；调节咽喉部呼吸辅助肌的活动。尼可刹米可以直接兴奋延髓呼吸中枢，可用于中枢性呼吸衰竭的抢救，以及麻醉药和其他中枢抑制药中毒的解救。

在脑桥上、中部横断脑干（图 7-14B 平面），动物出现深慢的呼吸，如再切断双侧迷走神经，吸气时间将大大延长。实验表明，脑桥上部存在抑制吸气、使吸气向呼气转化的中枢结构，称为呼吸调整中枢。

3. 高位脑 呼吸运动还要受到脑桥以上中枢的调控，如下丘脑、边缘系统和大脑皮层等。发热时呼吸频率的加快是下丘脑体温调节中枢受刺激引起的；疼痛或情绪激动时的呼吸变化受到边缘系统和下丘脑的控制；说话、唱歌、吞咽、打喷嚏、排便等活动时出现的呼吸运动受大脑皮层的随意控制，有意识地改变呼吸运动的深度与频率，以保证活动顺利完成。

（二）呼吸节律

目前关于呼吸节律的形成机制主要有两种假说。起搏学说认为，延髓内存在类似心脏窦房结起搏细胞的起搏样活动神经元，其节律性活动可驱动其他呼吸神经元的活动；神经元网络学说认为，呼吸节律是延髓呼吸神经元之间通过复杂的相互联系和相互作用产生的，其中最具影响的是 20 世纪 70 年代提出的中枢吸气活动发生器和吸气切断机制模型（图 7-15）。

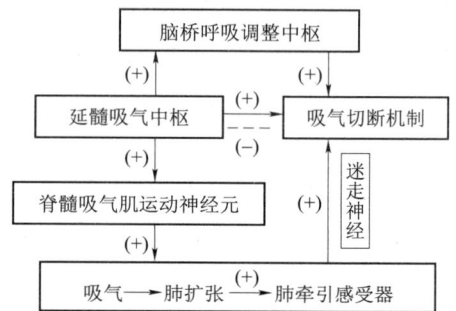

图 7-15　呼吸节律形成机制模式图

这一模型认为：延髓内存在着中枢吸气活动发生器，兴奋时产生吸气运动。发生器通过以下 3 条途径兴奋吸气切断机制：①冲动上传至脑桥，兴奋呼吸调整中枢；②吸气运动引起肺扩张，刺激肺牵张感受器，经迷走神经上传，兴奋吸气切断机制；③直接兴奋延髓吸气切断机制。当吸气切断机制的活动增强达到阈值时，终止吸气，使吸气转为呼气。如果切断迷走神经或破坏脑桥呼吸调整中枢，吸气切断机制达到阈值所需时间延长，就会出现长吸式呼吸（图 7-14）。

二、呼吸的反射性调节

中枢神经系统接受各种感受器传入冲动，调节呼吸运动的过程，称为呼吸的反射性调节。主要包括化学感受性反射和机械感受性反射两类。

（一）化学感受性呼吸反射

当动脉血或脑脊液中的 PO_2、PCO_2 和 H^+ 浓度变化时，通过刺激化学感受器，反射性地调节呼吸运动，称为化学感受性呼吸反射，以维持内环境中 O_2、CO_2 和 H^+ 等相对稳定。

1. 化学感受器 按所在部位的不同，将其分为外周化学感受器和中枢化学感受器。

（1）外周化学感受器　包括颈动脉体和主动脉体，它们直接感受动脉血中 PCO_2、PO_2 及 H^+ 浓度的变化。当动脉血中 PCO_2、H^+ 浓度升高或 PO_2 降低时，刺激外周化学感受器，冲动分别经窦神经和迷走神经传至延髓呼吸中枢，反射性地引起呼吸加深加快和血液循环的变化。实验表明，颈动脉体主要参与呼吸调节，而主动脉体在循环调节方面较为重要。

（2）中枢化学感受器　位于延髓腹外侧的浅表部位，左右对称。适宜刺激是脑脊液和局部脑组织细胞外液中的 H^+，而不感受 PO_2 降低的刺激。血液中的 CO_2 能迅速透过血-脑屏障，与 H_2O 在碳酸酐酶的催化下生成 H_2CO_3，然后解离出 H^+，刺激中枢化学感受器，从而兴奋延髓呼吸中枢。因血液中的 H^+ 不易通过血-脑屏障，故血液中 H^+ 浓度的变动对中枢化学感受器的作用很小。

2. CO_2、H^+ 和 O_2 对呼吸的影响

（1）CO_2 对呼吸的影响　人在过度通气后，由于动脉血 PCO_2 明显降低，可发生呼吸暂停。可见一

定浓度的 CO_2 是维持呼吸最重要的生理性体液因素。吸入气中 CO_2 的浓度适度增加时（>1%），反射性引起呼吸加深加快，肺通气量增加，而肺通气量增加又促进 CO_2 的排出，使血液 PCO_2 恢复至正常。当吸入气中 CO_2 的浓度明显增加时（>7%），肺通气量增加不足以排出更多的 CO_2，使血液 PCO_2 明显升高，引起头晕、头痛等症状；当吸入气中 CO_2 含量超过 15% ~ 20% 时，可引起呼吸中枢麻痹导致呼吸停止。

CO_2 对呼吸的兴奋作用通过两条途径实现：一是刺激中枢化学感受器；二是刺激外周化学感受器，以中枢途径为主。由于脑脊液中碳酸酐酶含量少，CO_2 和水的水合反应有一定的时间延迟，所以中枢化学感受器兴奋呼吸的反应较慢。因此，当动脉血中 PCO_2 突然增高时，外周化学感受器在刺激呼吸的反应中起重要作用。另外，在中枢化学感受器对 CO_2 的敏感性降低或产生适应时，外周化学感受器的调节作用尤为重要了。

（2）H⁺ 对呼吸的影响　当动脉血中 H⁺ 浓度增加时，反射性引起呼吸加深加快，肺通气量增大。反之，H⁺ 浓度降低，呼吸受到抑制，肺通气量减小。

虽然中枢化学感受器对 H⁺ 的敏感性较外周化学感受器高约 25 倍，但由于 H⁺ 不易通过血 - 脑屏障，限制了它对中枢化学感受器的作用。因此，H⁺ 对呼吸的调节主要是通过刺激外周化学感受器实现的。

（3）O_2 对呼吸的影响　吸入气 PO_2 降低时，动脉血 PO_2 都随之降低，反射性引起呼吸加深加快，肺通气增加。通常在动脉血 PO_2 下降到 60mmHg 时才有明显效果。低 O_2 对呼吸的兴奋作用完全通过刺激外周化学感受器实现，其对呼吸中枢的直接作用是抑制。低 O_2 通过对外周化学感受器的刺激而兴奋呼吸中枢，可抵消其对呼吸中枢的直接抑制作用，使呼吸加深加快，肺通气量增加，吸入更多的 O_2 来提高动脉血 PO_2；但严重低 O_2 时，对外周化学感受器的兴奋作用不足以对抗呼吸中枢的抑制作用，因而呼吸减弱甚至停止。

在严重肺气肿、肺心病等病理情况下，患者因肺换气功能障碍，导致低 O_2 和 CO_2 潴留。长时间 CO_2 潴留使中枢化学感受器对 CO_2 的刺激作用发生适应，而外周化学感受器对低 O_2 刺激的适应较慢，此时，低 O_2 对外周化学感受器的作用成为驱动呼吸的主要刺激。因此，对这种患者应采取低浓度（30% ~ 40%）持续给氧，而不宜吸入纯 O_2 以避免由于解除了低 O_2 对呼吸的刺激，而引起呼吸暂停。

3. CO_2、H⁺ 和 CO_2 在呼吸调节中的相互作用　当动脉血中 PCO_2 升高，H⁺ 浓度增加和 PO_2 降低时，对呼吸都有兴奋作用。单一因素变化时肺通气效应基本接近。但在自然呼吸条件下，机体内往往不会只有一个因素改变，通常是三者相互影响，相互作用，共同发生变化。当动脉血中 PCO_2 增高时，H⁺ 浓度也会随之增加，两者共同作用，使兴奋呼吸的作用大大增强；当血液 H⁺ 浓度升高时，使呼吸加强，呼出较多 CO_2，使动脉血中 PCO_2 下降，抵消一部分 H⁺ 兴奋呼吸的作用；当 PO_2 下降时，因肺通气量增加，呼出较多 CO_2，使血中 PCO_2 和 H⁺ 浓度降低，导致低 O_2 对呼吸的兴奋作用大为减弱。因此，在只改变一种因素而不控制另两种因素的情况下，三者之中 CO_2 对呼吸的调节作用最强，H⁺ 的作用次之，O_2 的作用最弱。因此，在分析化学因素对呼吸的影响时，必须全面综合地考虑各因素间的相互作用，才能得出正确结论。

（二）机械感受性反射

1. 肺牵张反射　由肺的扩张或缩小而引起吸气抑制或兴奋的反射称为肺牵张反射，也称黑 - 伯反射。它包括肺扩张反射和肺萎陷反射。

（1）肺扩张反射　是肺扩张引起吸气抑制的反射。感受器位于从气管到细支气管的平滑肌中，属于牵张感受器。吸气时，肺扩张，感受器受刺激，冲动经迷走神经传入延髓，兴奋吸气切断机制，使吸气停止，转为呼气。其生理意义为加速了吸气和呼气的交替，使呼吸频率增加。切断迷走神经后，吸气延长、加深，呼吸变得深而慢。

肺扩张反射在平静呼吸时不参与呼吸调节活动。初生婴儿存在此反射，在出生后 1 周内，反射就显著减弱。在肺充血、肺水肿等病理情况下，肺顺应性降低，肺扩张时对气道的牵张刺激增强，可引起这一反射，使呼吸变浅变快。

（2）肺萎陷反射　是肺缩小引起吸气的反射。感受器同样位于气道平滑肌中，但其性质尚不十分清楚。肺萎陷反射只在肺过度缩小时才出现，在平静呼吸的调节中意义不大，可能对防止呼气过深、避免肺不张起一定作用。

2. 呼吸肌本体感受性反射　骨骼肌的本体感受器包括肌梭和腱器官。由呼吸肌本体感受器传入冲动引起的反射性呼吸变化，称为呼吸肌本体感受性反射。其生理意义为随呼吸肌负荷增加，使呼吸运动增强。这一反射在平静呼吸时作用不明显，在呼吸肌负荷增大时（如运动或气道阻力增大时），才会发挥重要作用。

（三）防御性呼吸反射

1. 咳嗽反射　咳嗽反射能清洁、保护呼吸道，并维持其通畅，是人体重要的防御性呼吸反射之一。当位于喉、气管和支气管黏膜的感受器受到机械或化学刺激时，传入冲动主要经迷走神经传到延髓咳嗽中枢，引起一系列有序反应。先是短促的深吸气，接着声门紧闭，呼气肌强烈收缩，肺内压和胸内压迅速升高，然后声门突然打开，气体从肺内高速冲出，将呼吸道的异物或分泌物排出体外。剧烈或频繁的咳嗽，可因胸内压明显增高而阻碍静脉血回流，若肺内压长时间明显增高容易形成肺气肿，所以必要时可以应用镇咳药。

2. 喷嚏反射　是清除鼻腔异物的防御性反射。感受器位于鼻腔黏膜，传入神经为三叉神经，中枢也在延髓。反射效应为腭垂下降，舌压向软腭，高压气流主要由鼻腔冲出，有利于清除鼻腔刺激物。

目标检测

答案解析

一、单项选择题

1. 关于呼吸系统的描述，下列正确的是
   - A. 呼吸系统由呼吸道和肺组成
   - B. 呼吸系统的功能仅是进行气体交换
   - C. 鼻、咽、喉、气管称上呼吸道
   - D. 主支气管及其在肺内的分支称下呼吸道
   - E. 肺由肺泡构成

2. 喉腔最狭窄的部位在
   - A. 喉口
   - B. 喉中间腔
   - C. 声门裂
   - D. 声门下腔
   - E. 前庭裂

3. 成对的喉软骨是
   - A. 甲状软骨
   - B. 环状软骨
   - C. 杓状软骨
   - D. 会厌软骨
   - E. 气管软骨

4. 以下关于左肺的描述，准确的是
   - A. 较右肺粗大
   - B. 较右肺粗短
   - C. 较右肺狭长
   - D. 与右肺等大
   - E. 以上都不对

5. 实现有效气体交换的通气量为

    A. 肺活量   B. 用力肺活量   C. 每分通气量

    D. 肺通气量   E. 肺泡通气量

6. 肺活量等于

    A. 潮气量 + 补吸气量 + 补呼气量

    B. 深吸气量 + 功能余气主

    C. 补吸气量 + 补呼气量

    D. 深吸气量 + 余气量

    E. 潮气量 + 功能余气量

7. CO_2 通过呼吸膜的速率比 O_2 快的主要原因是

    A. 原理为易化扩散   B. 分压差比 O_2 大   C. 分子量比 O_2 大

    D. 在血中溶解度比 O_2 大   E. 原理为通道转运

8. 贫血和一氧化碳中毒时，可携带氧的血红蛋白都减少，但并不引起呼吸加强，这是因为

    A. 颈动脉体血流量减少

    B. 动脉血液内总的氧含量仍维持在正常水平

    C. 动脉血氧分压在正常水平

    D. 颈动脉体化学感受器受到刺激

    E. 静脉血氧分压低于正常

9. 肺通气/血流比值是指每分钟

    A. 肺通气量与血流量之比   B. 潮气量与肺血流量之比   C. 肺泡通气量与肺血流量之比

    D. 肺通气量与心输出量之比   E. 肺活量与心输出量之比

10. 评价肺通气功能较好的指标是

    A. 肺活量   B. 用力肺活量   C. 每分通气量

    D. 肺通气量   E. 肺泡通气量

11. O_2 运输的主要形式是

    A. 物理溶解   B. 形成氨基甲酸血红蛋白   C. 形成一氧化碳血红蛋白

    D. 形成氧合血红蛋白   E. 与血浆蛋白结合

12. CO_2 在血液中的主要运输形式是

    A. 形成碳酸氢盐   B. 形成氨基甲酸血红蛋白   C. 物理溶解

    D. 与血浆蛋白结合   E. 形成碳酸

13. 产生呼吸运动的基本中枢位于

    A. 脊髓   B. 延髓   C. 脑桥

    D. 下丘脑   E. 大脑皮层

14. 动脉血中 CO_2 分压升高引起呼吸加强的主要机制是

    A. 刺激外周化学感受器   B. 刺激中枢化学感受器   C. 直接作用于呼吸中枢

    D. 刺激肺牵张感受器   E. 刺激脑桥呼吸调整中枢

15. 每分钟肺内更新的气体量为

    A. 肺通气   B. 肺通气量   C. 肺换气

    D. 肺泡通气量   E. 组织换气

16. 中枢化学感受器的生理性刺激是

  A. 动脉血液中的 CO_2 分压

  B. 动脉血液中的 O_2 分压

  C. 动脉血液中的 H^+ 浓度

  D. 脑脊液和局部细胞外的 O_2 分压

  E. 脑脊液和局部细胞外的 H^+ 浓度

二、多项选择题

1. 呼吸道包括

  A. 鼻   B. 口腔   C. 咽

  D. 喉   E. 气管和左右主支气管

2. 使肺换气量增加的因素有

  A. 肺泡与肺毛细血管血液间气体分压差增大

  B. 呼吸膜有效面积增大

  C. 无效腔增大

  D. 通气/血流比值大于0.84

  E. 肺余气量增多

三、综合问答题

1. 简述肺的位置、外形，以及左右肺的区别。

2. 胸内负压形成的机制及其生理意义是什么？

（续 飞）

书网融合……

  📖 重点回顾   e 微课   📋 习题

第八章　消化系统

📖 **导学情景**

情景描述：患者，男，30岁，因反复上腹部疼痛3年，加重伴黑便2天入院。体格检查：T 36.2℃，P 84次/分，R 20次/分，BP 110/70mmHg。慢性病容，痛苦貌，神志清楚，查体合作。腹平，未见腹壁静脉显露及肠型蠕动波，全腹软，中上腹压痛，无反跳痛，肝脾未扪及，肝肾区无叩痛。初步诊断为胃溃疡。

情景分析：胃溃疡是常见的消化道疾病，指发生于胃壁的溃疡。胃溃疡的主要症状是上腹部疼痛，餐后1小时内出现，经1~2小时缓解。

讨论：胃溃疡的发病机制是什么？

学前导语：胃黏膜的保护机制与胃酸、胃蛋白酶的侵袭力之间的失衡可导致胃溃疡，需要了解胃的分部、胃黏膜的形态结构及胃液的成分、胃黏膜的保护作用。

消化系统（digestive system）由消化管和消化腺组成。消化管包括口腔、咽、食管、胃、小肠（十二指肠、空肠和回肠）和大肠，不同部分的形态和功能各不相同（图8-1）。临床上通常将从口腔到十二指肠的消化管称上消化道，空肠及以下的消化管称下消化道。消化腺可分为大消化腺和小消化腺两种。大消化腺为独立的器官，如大唾液腺、肝和胰，其分泌的消化液经导管排入消化管；小消化腺分布于消化管壁内，如舌腺、食管腺、胃腺和肠腺等。

口腔
舌
咽峡
咽腔
食管
肝
贲门
胃
胆总管
胆囊
幽门
十二指肠
胰管
十二指肠乳头
胰
十二指肠空肠曲
结肠右曲
结肠左曲
升结肠
横结肠
降结肠
空肠
阑尾
回肠
乙状结肠
直肠

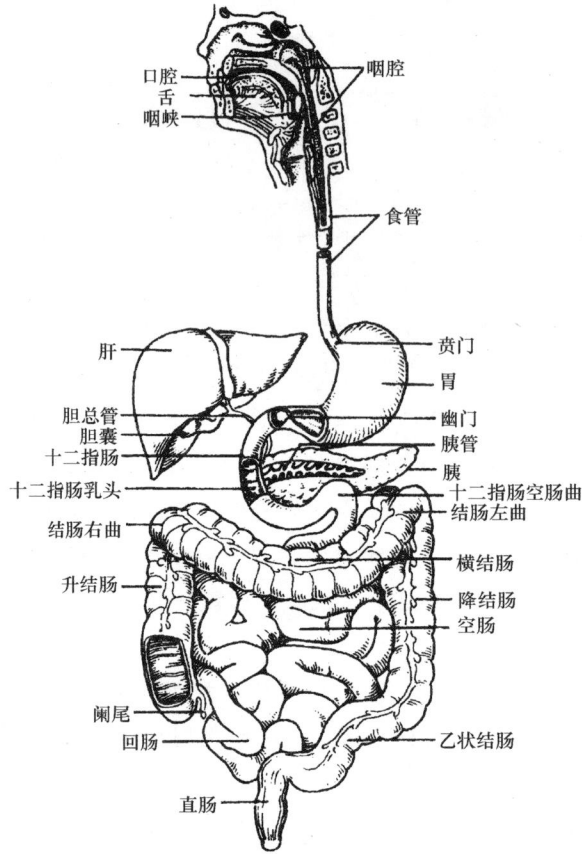

图 8-1　消化系统模式图

第一节　消化系统的结构

一、消化管

（一）消化管壁的一般结构

除口腔、咽外，消化管壁由内向外分为黏膜层、黏膜下层、肌层和外膜 4 层（图 8-2）。

肠系膜
纵行肌
环行肌
黏膜下层
黏膜肌层
黏膜　固有层
上皮
黏膜下腺体
位于消化管外的腺体
浆膜
绒毛
淋巴小结

图 8-2　消化管壁的一般结构

1. 黏膜层　位于管壁最内层，由上皮、固有层和黏膜肌层组成，是消化管中结构差异大、功能最重要的部分。

（1）上皮　衬于消化管的腔面，上皮的类型因其所在部位而有所不同。口腔、咽、食管和肛管为未角化的复层扁平上皮；其余部分为单层柱状上皮，以消化和吸收功能为主。

（2）固有层　位于上皮深层，由疏松结缔组织构成，含有腺体、血管、淋巴管及神经。

（3）黏膜肌层　为薄层平滑肌，其收缩和舒张可促进固有层的腺体分泌和血液、淋巴的循环，有助于食物的消化吸收。

2. 黏膜下层　由结缔组织构成，内含小血管、淋巴管和黏膜下神经丛。在食管、胃和小肠等部位，黏膜与黏膜下层共同向管腔内突出，形成肉眼可见的皱襞，从而扩大了消化管内表面积，有利于物质的消化和吸收。

3. 肌层　除口腔、咽、食管上段及肛门外括约肌等处为骨骼肌外，其余各段为平滑肌。平滑肌一般可分为外纵行、内环行两层。肌间神经丛分布于纵行肌和环行肌之间，调节平滑肌的运动。

4. 外膜　位于消化管壁的最外层，为纤维膜或浆膜。仅由薄层结缔组织构成者为纤维膜，分布于食管和大肠末段；由薄层结缔组织与间皮构成者为浆膜，分布于胃、小肠和大肠等，表面光滑湿润，有利于胃、肠运动。

（二）各段消化管的位置与形态

1. 口腔　是消化管的起始部，其前壁为上、下唇，侧壁为颊，上壁为腭，下壁为口腔底。口腔向前经口裂通向外界，向后经咽峡与咽相通。口腔借上、下牙弓分为两部分，前部为口腔前庭，是上、下唇和颊与上、下牙弓以及牙龈之间的狭窄腔隙；后部为固有口腔，是上下牙弓和牙龈所围成的空间（图8-3）。

（1）腭　构成口腔的上壁，分隔鼻腔与口腔，前2/3为硬腭，后1/3为软腭。硬腭主要由骨腭被覆黏膜而成。软腭的前份呈水平位；后份斜向后下称为腭帆。腭帆后缘游离，中央有一向下的乳头状突起，称腭垂或悬雍垂。自腭帆两侧各有两条向下的弓状黏膜皱襞，前方的一对皱襞称腭舌弓，连于舌根的外侧；后方的一对称腭咽弓，向下延至咽侧壁。两弓间的凹陷称扁桃体窝，容纳腭扁桃体。腭垂、腭帆游离缘、两侧的腭舌弓及舌根共同围成咽峡，是口腔和咽的分界。

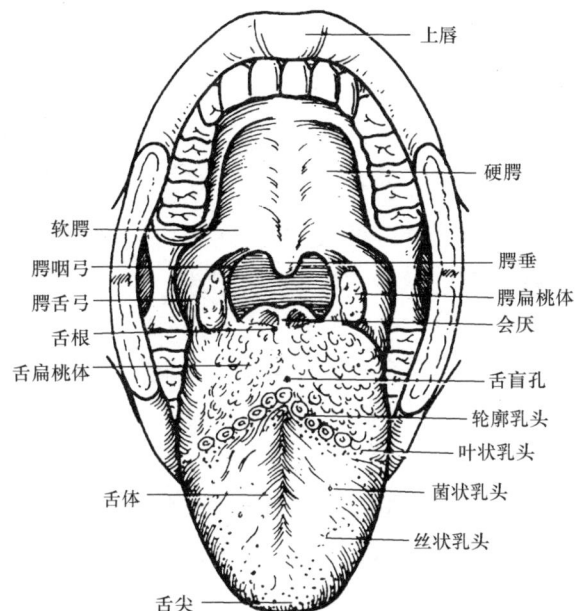

图8-3　口腔前面观

（2）牙　是人体最坚硬的器官，位于上、下颌骨的牙槽内，呈弓状排列，具有咀嚼食物和辅助发音等作用。牙的外形分为牙冠、牙颈和牙根（图8-4）。牙冠是露出于牙龈以外的部分。牙颈是牙冠与牙根之间的部分，被牙龈所包绕。牙根是嵌入牙槽内的部分。牙冠和牙颈内部的腔隙，称牙冠腔；牙根内的细管称牙根管。牙根管和牙冠腔合称为牙腔，内部容纳牙髓。牙由牙本质、釉质、牙骨质、牙髓组成。牙本质构成牙的主体，釉质覆盖于牙冠部的牙质表面，是人体最坚硬的组织。在牙根和牙颈外面覆盖有牙骨质。牙髓位于牙腔内，由结缔组织、神经和血管组成。牙髓内有丰富的神经末梢，当牙髓发炎时，可引起强烈的疼痛。

人的一生先后有乳牙和恒牙两套牙。乳牙有 20 颗，恒牙全部出齐共 32 颗。乳牙通常从出生 6 个月左右开始萌出，3 岁左右出齐。6 岁左右开始逐渐脱落，并更换成恒牙。

（3）舌　舌位于口腔底部，是表面被覆黏膜的肌性器官，具有协助咀嚼、搅拌、吞咽食物，感受味觉和辅助发音的功能。舌以舌背上向前开放的 V 形界沟为界，前 2/3 为舌体；后 1/3 为舌根。舌体背部黏膜呈淡红色，其表面可见许多小突起，称为舌乳头，内含味蕾（丝状乳头除外），为味觉感受器，具有感受酸、甜、苦、咸等味觉的功能。舌根背面黏膜表面可见由淋巴组织组成的丘状隆起称舌扁桃体。

2. 咽　咽是消化管与呼吸道的共同通道，是上宽下窄、前后略扁的漏斗状肌性管道。咽上端起于颅底，下端移行于食管。咽的前壁不完整，自上而下分别与鼻腔、口腔和喉腔相通。咽的后壁借疏松结缔组织连于颈椎体前面的椎前筋膜。咽的两侧壁与颈部大血管和甲状腺侧叶等毗邻。咽根据前方毗邻，分为鼻咽、口咽和喉咽 3 部（图 8 - 5）。

鼻咽是咽的上部，位于鼻腔后方，向前经鼻后孔通鼻腔。鼻咽部两侧壁各有一个咽鼓管咽口，鼻咽经此口与中耳的鼓室相通。咽鼓管咽口平时是关闭的，在吞咽或用力张口时，空气经咽鼓管进入鼓室，从而维持鼓膜两侧气压的平衡。咽部感染时，细菌可经咽鼓管波及中耳，引起中耳炎。口咽向前经咽峡与口腔相通，口咽的前壁为舌根后部，侧壁上有腭扁桃体。喉咽是咽的最下部，其前壁经喉口通入喉腔，向下与食管相连。在喉口的两侧各有一深窝称为梨状隐窝，异物常易滞留此处。

3. 食管

（1）食管的位置和狭窄　食管是消化管中最狭窄的部分，是前后略扁的肌性管道。食管全长约 25cm，上端与咽相延续，下端约平第 11 胸椎体高度连于胃的贲门。食管后贴脊柱，前与气管、支气管、心等重要器官相邻。食管共有 3 个生理性狭窄：第一个狭窄为食管起始处，相当于第 6 颈椎体下缘水平，距中切牙约 15cm；第二个狭窄于食管与左主支气管交叉处，相当于第 4、5 胸椎体之间水平，距中切牙约 25cm；第三个狭窄为食管通过膈的食管裂孔处，相当于第 10 胸椎水平，距中切牙约 40cm。这些狭窄是异物容易滞留的部位，也是肿瘤好发的部位（图 8 - 6）。

（2）食管的结构　食管壁较厚，空虚时前后壁贴近，断面呈扁圆形。正常食管黏膜湿润光滑，色泽浅红或淡黄，黏膜形成纵行皱襞向管腔突出。上皮为复层扁平上皮，食管下段的复层扁平上皮与胃贲门部的单层柱状上皮相连。黏膜下层含有血管、神经、淋巴管和黏液腺。肌层在上 1/3 段为骨骼肌，中 1/3 段由骨骼肌和平滑肌混合组成，下 1/3 段为平滑肌。外膜为纤维膜。

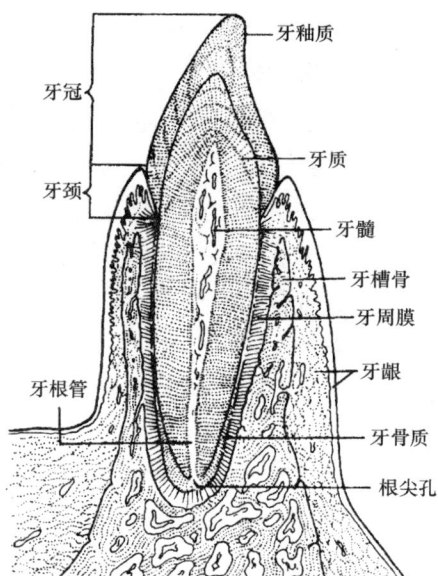

图 8 - 4　牙的构造

图 8 - 5　头颈部正中矢状面图

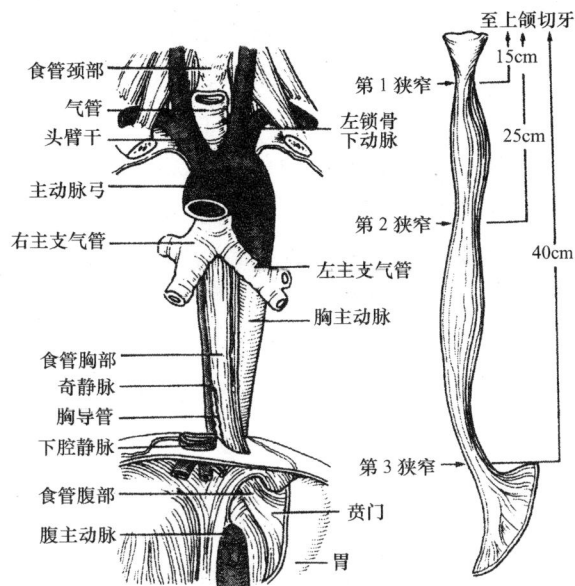

图 8-6　食管及三个生理性狭窄

4. 胃 📱微课

（1）胃的位置和形态　胃是消化管中最膨大的部分，上连食管，下连十二指肠（图 8-7）。胃空虚时黏膜可见许多皱襞；充盈时，皱襞几乎消失。成年人胃的容积为 1～2L，主要功能是容纳及初步消化食物，还有一定的内分泌功能。

胃的位置、形态受体型、体位及充盈程度等因素影响。中等充盈时，胃大部分位于左季肋区，小部分位于腹上区。胃有上、下两口，大、小两弯，前、后两壁。胃的上口称贲门，与食管相接，食管末端左缘与胃底形成的锐角为贲门切迹；胃的下口称幽门，与十二指肠相连。胃的上缘短而凹，称胃小弯，其最低点明显的转折处称角切迹；胃的下缘长而凸，称胃大弯。胃在空虚时有明确的前后壁，充盈时不明显。通常将胃分为贲门部、胃底、胃体和幽门部 4 部。贲门部为贲门附近的部分；胃底是指贲门平面以上，向左上方膨出的部分；胃体为胃底与角切迹平面之间的部分；幽门部为胃体下界与幽门之间的部分，又分为右侧的幽门管和左侧的幽门窦（图 8-8）。

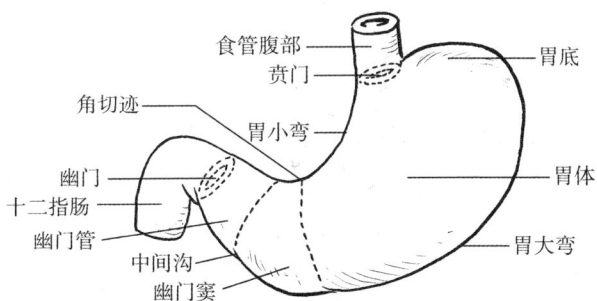

图 8-7　胃的形态与分部

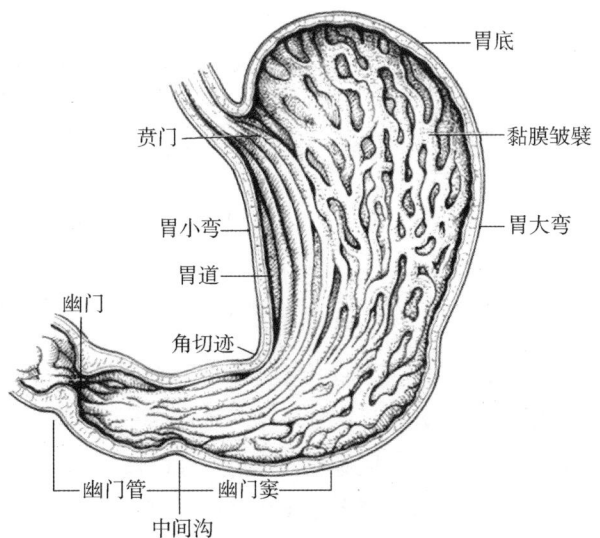

图 8-8　胃腔内的结构

（2）胃壁的组织结构特点　胃壁由内向外分为黏膜层、黏膜下层、肌层和外膜4层（图8-9）。①黏膜层：胃黏膜表面遍布不规则的小孔，称胃小凹，底部与胃腺相连。黏膜层的上皮为单层柱状上皮，主要由表面黏液细胞组成，可分泌含高浓度碳酸氢根的黏液，覆盖于胃黏膜表面，减小食物对胃黏膜的机械损伤以及胃液的侵蚀。固有层有大量管状腺，分为胃底腺、贲门腺和幽门腺。胃底腺分布于胃底和胃体，是数量最多、功能最重要的腺体，由主细胞、壁细胞和颈黏液细胞等组成。主细胞又称胃酶细胞，细胞呈柱状，核圆形，位于基底部，分泌胃蛋白酶原。壁细胞又称泌酸细胞，多呈圆锥形，核圆而深染，位于细胞中央，合成和分泌盐酸及内因子。颈黏液细胞较少，分泌可溶性的酸性黏液。黏膜肌层由内环外纵2层平滑肌组成。②黏膜下层：由疏松结缔组织构成，内含血管、神经和淋巴管。③肌层：由内斜、中环和外纵3层平滑肌构成。其中环行肌层最发达，在幽门部增厚，形成幽门括约肌，从而调节胃内食糜进入小肠的速度，并可防止食物逆流。④外膜：为浆膜，表面光滑。

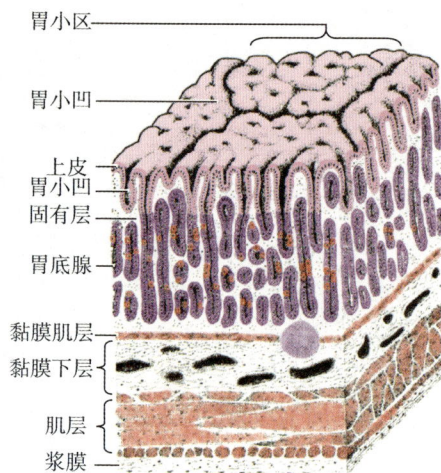

图8-9　胃壁结构模式图

5. 小肠　为消化管最长的部分，成人全长5～7m，是食物消化与吸收的主要场所。上端起于幽门，下端连接盲肠，自上而下分为十二指肠、空肠和回肠3部分。

（1）十二指肠　十二指肠是小肠的起始段，整体呈"C"形包绕胰头，分为上部、降部、水平部和升部四部分（图8-10）。上部近幽门的一段肠管，长约2.5cm，由于肠壁薄，管径大，黏膜面光滑平坦，临床常称为十二指肠球，是十二指肠溃疡及穿孔的好发部位。上部与降部转折处形成的弯曲称十二指肠上曲。降部的后内侧壁有一圆形的隆起，称为十二指肠大乳头，为胆总管和胰管共同开口处。降部弯向左行，移行为水平部，转折处的弯曲称十二指肠下曲。升部最短，移行为空肠，十二指肠与空肠转折处形成的弯曲称十二指肠空肠曲，被十二指肠悬肌固定。

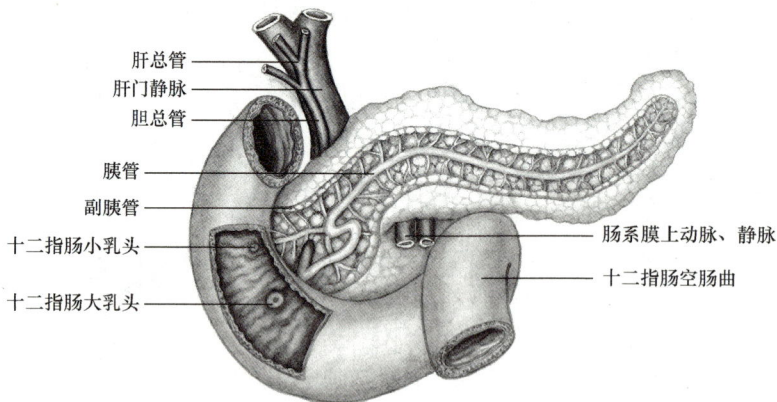

图8-10　十二指肠

（2）空肠和回肠　空肠和回肠被肠系膜系于腹后壁，两者并无明显的分界，近侧2/5为空肠，占据左腰区和脐区；远侧3/5为回肠，位于脐区、右腹股沟区和盆腔内。外观上，空肠管径较大，血管较多，呈粉红色；回肠管径较小，血管较少，颜色较浅，呈粉灰色。

（3）小肠壁的组织结构特点　小肠黏膜形成许多环状皱襞，黏膜表面有大量的小肠绒毛。绒毛是由上皮和固有层向肠腔形成的指状突起，是小肠黏膜特有的结构。绒毛上皮主要由吸收细胞和杯状细胞组成。吸收细胞数量最多，呈高柱状，其游离面有密集且排列规则的微绒毛；杯状细胞散在于吸收细胞之间，能分泌黏液，润滑和保护肠黏膜。环状皱襞和小肠绒毛、微绒毛等使小肠肠腔的表面积增大约 600 倍，有利于物质的吸收。绒毛的中轴为疏松结缔组织，含有纵行毛细淋巴管（中央乳糜管）、丰富的毛细血管和散在的平滑肌纤维（图 8－11）。小肠上皮吸收的氨基酸和葡萄糖进入毛细血管，吸收细胞释放出的乳糜微粒则进入中央乳糜管。平滑肌纤维的舒缩促使绒毛进行伸缩活动，加速淋巴和血液循环，从而有利于营养物质的吸收和运输。绒毛根部的上皮和固有层中的小肠腺上皮相连续。在小肠黏膜固有层和黏膜下层内含有淋巴小结，参与免疫反应。

6. 大肠　大肠是消化管的下段，全长约 1.5m，分盲肠、阑尾、结肠、直肠和肛管 5 部分。除直肠、肛门和阑尾外，大肠有 3 种特征性结构，即结肠带、结肠袋和肠脂垂。结肠带有 3 条，由肠壁的纵行肌增厚形成，沿大肠纵轴平行排列，会聚于阑尾根部。结肠袋是肠壁由横沟隔开并向外膨出的囊状突起，这是因为结肠带短于肠管的长度使肠管发生皱缩。肠脂垂是由浆膜和内含的脂肪组织形成的小突起，沿结肠带两侧分布（图 8－12）。

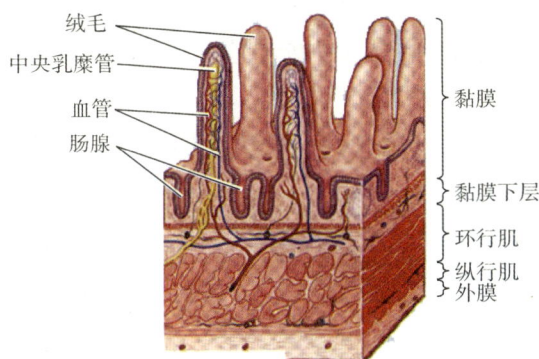

图 8－11　小肠组织结构

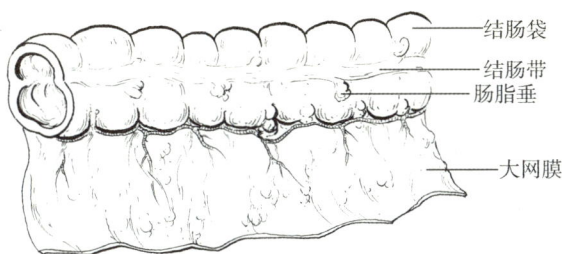

图 8－12　结肠的特性性结构

（1）盲肠　是大肠的起始部，下端为盲端，左侧与回肠相接，向上延续为升结肠。回肠末端向盲肠的开口称为回盲口。此处的环行肌增厚，覆盖黏膜形成两个半月形的黏膜皱襞，称回盲瓣（图 8－13）。其作用是防止小肠内容物过快地流入大肠，有利于食物在小肠内充分消化吸收，并阻止大肠的内容物逆流入小肠。回盲口下方约 2cm，有阑尾开口。

（2）阑尾　为一条细长而弯曲的盲管，根部附于盲肠下方的后内侧壁，并开口于盲肠，末端游离（图 8－13）。阑尾根部的体表投影通常在脐与右髂前上棘连线的中、外 1/3 交点处，称为麦氏点（McBurney），诊断阑尾炎时，此处常有压痛。

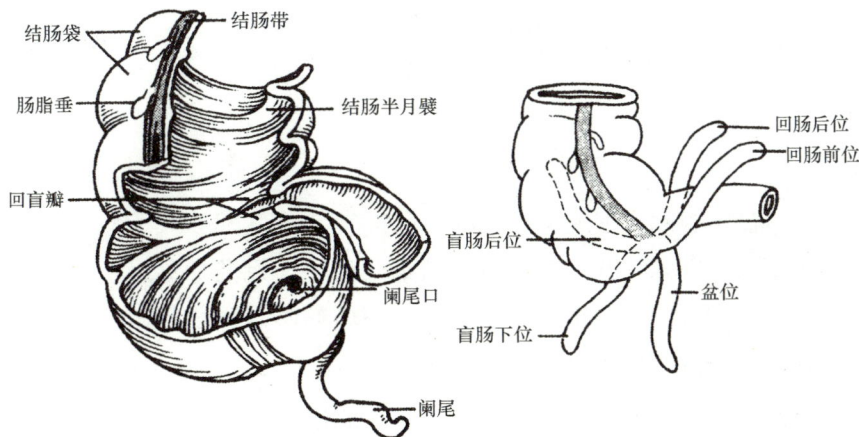

图 8－13　盲肠和阑尾

（3）结肠 分为升结肠、横结肠、降结肠和乙状结肠 4 部分，围绕于空肠和回肠的周围。升结肠起自盲肠上端至肝右叶下方，转折移行于横结肠，转折处的弯曲为结肠右曲。横结肠起自结肠右曲至脾脏面下份处，转折成结肠左曲，向下连于降结肠。降结肠起自结肠左曲，至左髂嵴处连于乙状结肠。乙状结肠呈"乙"字形弯曲，至第 3 骶椎平面续于直肠。

（4）直肠 沿骶骨与尾骨前面下行，穿过盆膈移行为肛管。直肠在矢状面有两个弯曲，上段为凸向后的骶曲，下段为凸向前的会阴曲。直肠下部肠腔明显膨大，称直肠壶腹（图 8 - 14）。直肠内面有 3 个直肠横襞，具有阻挡粪便下移的作用。

7. 肛管 是直肠穿过盆膈至肛门的大肠末端，长约 4cm。肛管内有纵行的黏膜皱襞称肛柱。肛柱下端之间有半月形的黏膜皱襞相连，称肛瓣。通常将各肛柱上端的连线称肛直肠线；肛柱下端和肛瓣边缘围成的锯齿状环行线称齿状线。齿状线以上内表面为黏膜，黏膜上皮为单层柱状上皮；齿状线以下为皮肤，上皮为复层扁平上皮。齿状线下方的环状区域称肛梳，肛梳部的皮下组织和肛柱部的黏膜下层有丰富的静脉丛。若因某种病理原因形成静脉曲张，向肛管腔内突出形成痔。

肛管壁的环行平滑肌增厚形成肛门内括约肌，有协助排便的功能；在肛管周围有骨骼肌围绕于肛管平滑肌之外，形成肛门外括约肌，受意识支配，有控制排便的功能。

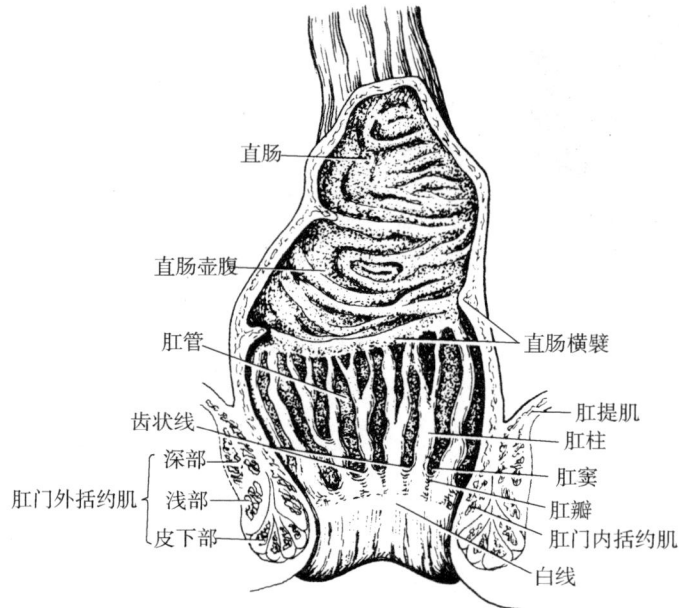

图 8 - 14 直肠和肛管

二、消化腺

（一）大唾液腺

大唾液腺有腮腺、下颌下腺和舌下腺 3 对（图 8 - 15）。

腮腺位于耳郭的前下方，其导管开口于平对上颌第二磨牙牙冠的颊黏膜上，是最大的唾液腺。下颌下腺位于下颌骨体内侧面的下颌下腺窝内，导管经口腔底黏膜深面前行，开口于舌下阜。舌下腺位于口腔底舌下襞的深面，其导管开口于舌下阜和舌下襞。

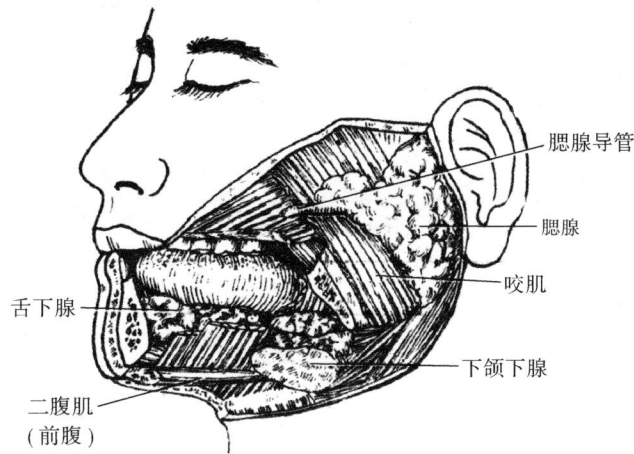

图 8 - 15　唾液腺

（二）肝

肝是人体最大的腺体。肝的功能极为复杂，参与营养物质的合成、转化与分解，参与激素、药物等物质的转化与解毒，还具有分泌胆汁，吞噬、防御以及在胚胎时期造血等功能。肝是机体新陈代谢最活跃的器官。

1. 肝的位置和形态　肝大部分位于右季肋区和腹上区，小部分位于左季肋区。肝的前面大部分被肋弓掩盖，仅在腹上区左、右肋弓之间，有一小部分接触腹前壁。肝的上界与膈穹窿一致，在右锁骨中线平第 5 肋，向左至左锁骨中线附近平第 5 肋间，在前正中线平胸骨体下端。肝下界在右侧与右肋弓一致，中部超出剑突下约 3cm。3 岁以下幼儿可低于右肋弓 1~2cm。

肝呈不规则的楔形，质地软而脆，血液供应十分丰富，活体上呈红褐色。肝上面与膈相接触，称膈面（图 8 - 16）。膈面隆凸，上有镰状韧带把肝分成厚而大的肝右叶和薄而小的肝左叶。肝下面凹凸不平，与腹腔器官相邻，称脏面（图 8 - 17）。其中部有一近似"H"形的 3 条沟。肝脏面正中的横沟称肝门，有肝管、肝固有动脉、肝门静脉、神经及淋巴管等出入，这些结构被结缔组织包绕，共同构成肝蒂。右纵沟前方有一浅窝，容纳胆囊，称胆囊窝；右纵沟后部为腔静脉沟，有下腔静脉经过。肝静脉在腔静脉沟的上端注入下腔静脉。左纵沟的前部有肝圆韧带，后部有静脉韧带。

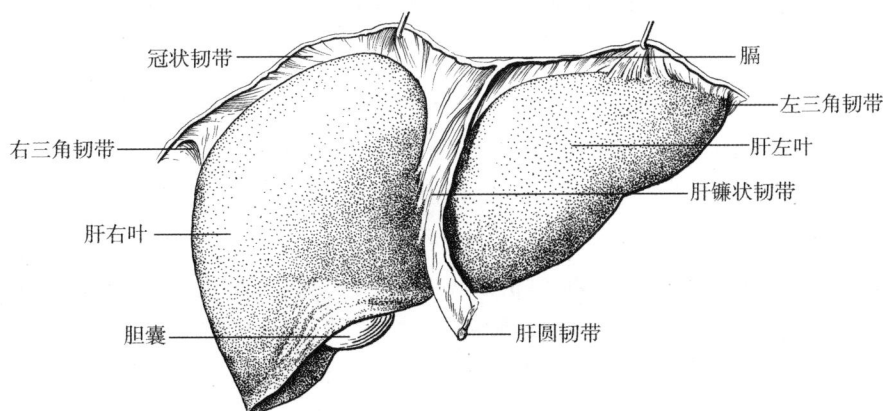

图 8 - 16　肝的膈面

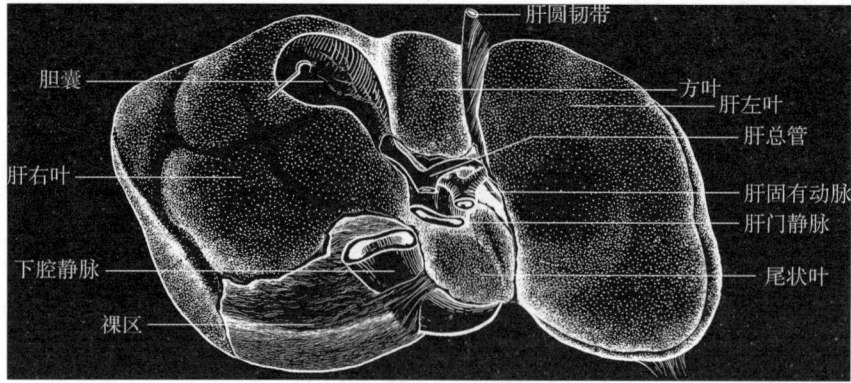

图 8 - 17 肝的脏面

2. 肝的组织结构 肝表面包被一薄层致密结缔组织膜。被膜在肝门处随肝管、血管和神经等进入肝实质,将肝实质分成50 万 ~ 100 万个肝小叶(图 8 - 18)。肝小叶是肝的结构和功能单位,呈棱柱体,中央是一条沿其长轴走行的中央静脉,周围有呈放射状排列的肝索和肝血窦。肝细胞单层排列成板状,称肝板。在切片中,肝板的断面呈索状,称为肝索。肝板之间有肝血窦。肝血窦互相吻合,并与中央静脉相通。

(1)肝细胞 呈多边形,体积较大;核大而圆,有 1 至数个核仁,有时可见双核。胞质丰富,嗜酸性,含有丰富的线粒体、内质网和溶酶体等细胞器。粗面内质网能合成血浆白蛋白、纤维蛋白原、凝血酶原、脂蛋白等多种蛋白质。滑面内质网具有合成胆汁,参与脂肪、糖和激素的代谢,生物转化及解毒等多方面的功能。溶酶体能消化分解肝细胞吞饮的物质、退化的细胞器等,对肝细胞结构的更新和细胞正常功能的维持起着重要作用。

图 8 - 18 肝小叶模式图

(2)肝血窦 位于肝板之间,由内皮细胞围成,通透性较大,且血流缓慢,有利于肝细胞和血液之间的物质交换。肝血窦内含有肝巨噬细胞,又称库普弗细胞(Kupffer cell),能清除血液中的细菌、异物和衰老的红细胞等。

(3)胆小管 是相邻肝细胞之间的细胞膜局部凹陷形成的微细管道,管腔内有许多肝细胞膜突出形成的微绒毛。胆小管周围的相邻肝细胞膜形成紧密连接,封闭胆小管,防止胆汁外溢。胆小管的盲端起于中央静脉周围的肝板内,互相吻合成网。肝细胞分泌的胆汁直接排入胆小管,从肝小叶的中央流向周边,并汇入小叶间胆管。

(4)肝门管区 为相邻肝小叶之间的结缔组织,其中可见 3 种伴行的管道,即小叶间动脉、小叶间静脉和小叶间胆管。小叶间动脉是肝固有动脉的分支,管腔小,管壁厚;小叶间静脉是肝门静脉的分支,管腔大而不规则,管壁薄;小叶间胆管由胆小管汇集而成,它们向肝门方向汇集,最后形成肝左、右管出肝。

3. 肝外胆道 指肝门以外的胆道系统,包括胆囊和输胆管道。

(1)胆囊 位于肝下面的胆囊窝内,呈梨形,容量为 40 ~ 60ml,有储存和浓缩胆汁的功能。胆囊分为底、体、颈、管 4 部分。胆囊底的体表投影在右锁骨中线与右肋弓交点处稍下方,胆囊炎时此处常有明显的压痛。

（2）输胆管道　包括肝左、右管，肝总管和胆总管。肝左、右管出肝门后汇合成肝总管，再与胆囊管汇合成胆总管。胆总管下行斜穿十二指肠降部的后内侧壁与胰管汇合，形成略膨大的肝胰壶腹，开口于十二指肠大乳头。在肝胰壶腹周围有肝胰壶腹括约肌包绕，可控制胆汁和胰液的排放。胆汁最后经十二指肠大乳头流入十二指肠；或由肝总管经胆囊管进入胆囊内储存。

（三）胰

胰是人体的第二大消化腺，位于胃的后方，横贴于腹后壁，平对第 1～2 腰椎水平。胰呈长棱柱状，分为头、体和尾 3 部分，各部之间无明显界限。胰头被十二指肠包绕，胰头后面有胆总管、肝门静脉经过。胰管位于胰的实质内，贯穿胰的全长，与胆总管汇合成肝胰壶腹。胰由外分泌部和内分泌部组成。外分泌部由腺泡和导管组成，腺泡细胞分泌的胰液经胰管排入十二指肠；胰的内分泌部即胰岛，是散在于胰实质内的内分泌细胞团块，合成分泌胰岛素、胰高血糖素等多种激素，主要参与糖代谢的调节。

第二节　各段消化管的消化

PPT

机体在新陈代谢过程中，不仅要从外界环境中摄取氧气，还必须要摄取足够的营养物质。营养物质包括蛋白质、脂肪、糖类、维生素、水和无机盐等 6 类。其中水、无机盐和维生素为小分子物质，可以被机体直接吸收利用，而蛋白质、脂肪和糖类属于结构复杂的大分子物质，不能被机体直接利用，必须先在消化管消化后才能被机体吸收利用。食物在消化管内被分解成可吸收的小分子物质的过程称为消化（digestion）。消化方式有两种，一种是机械性消化，即通过消化管的运动将食物磨碎，并使之与消化液充分混合，不断向消化管的远端推进；另一种是化学性消化，即通过各种消化酶将食物中的大分子物质分解为可吸收的小分子物质的过程。机械性消化与化学性消化相互配合，共同作用。

吸收（absorption）指消化产物经消化管黏膜的上皮细胞进入血液或淋巴液的过程。未被吸收的食物残渣以粪便的形式排出体外。消化与吸收相辅相成、紧密联系。

消化与吸收是消化系统的主要功能。此外，消化器官还能合成、分泌多种胃肠激素，具有重要的内分泌功能。

一、消化器官的功能概述

（一）消化管平滑肌的一般生理特性

消化管平滑肌与骨骼肌、心肌一样，也具有兴奋性、传导性、收缩性等。这些特性又有其自身的特点。

1. 自动节律性　消化管平滑肌离体后，在适宜的环境中能够自动产生节律性收缩，但与心肌相比，其节律性慢且不规则。

2. 富有伸展性　消化管平滑肌能做较大的伸展，其生理意义是使消化管能容纳和贮存较多的食物，且消化管内无明显的压力变化。

3. 兴奋性低，舒缩缓慢　消化管平滑肌的兴奋性较骨骼肌低，收缩的潜伏期、收缩期和舒张期的时间比骨骼肌长得多，且变异很大。

4. 具有紧张性　消化管平滑肌经常保持着一种微弱的持续收缩状态，即紧张性。这一特性使消化管各部分能够维持一定的形状和位置，并使消化管内保持一定的基础压力，有助于食物的消化。消化管平滑肌的各种收缩活动都是在紧张性收缩的基础上发生的。

5. 对刺激敏感性不同 消化管平滑肌对电刺激、切割、烧灼不敏感，但对机械牵张、温度和化学性刺激较敏感。消化管内的食物对平滑肌的机械扩张、温度和化学性刺激，可促进平滑肌收缩和腺体分泌，有利于食物的消化。

👁 **看一看**

慢波电位

消化管平滑肌的细胞电活动较复杂，除了静息电位、动作电位外，还有慢波电位。消化管平滑肌在静息电位的基础上，自发的产生周期性的去极化和复极化，由于其频率较慢，故称为慢波电位。慢波电位的发生机制尚未完全阐明，可能与细胞膜上钠泵的周期性减弱或停止有关。慢波电位的波幅为 $10 \sim 15mV$，持续时间数秒至十几秒，频率在不同的部位有所不同。当慢波去极化达到阈电位时，可引发动作电位进而使细胞内 Ca^{2+} 浓度增加，最终消化管平滑肌发生较明显的收缩。

平滑肌的收缩是在动作电位的基础上产生的，而动作电位则是在慢波电位的基本上发生的。因此，慢波电位是平滑肌收缩的起步电位，它决定消化管平滑肌运动的方向、节律和速度。

（二）消化腺的分泌功能

各种消化腺分泌的消化液总量可达 $6 \sim 8L$。消化液由水、电解质和有机物（包括各种消化酶、黏液、免疫球蛋白等）组成。其主要功能有：①为消化酶提供适宜的 pH 环境，有助于食物的化学性消化；②消化酶水解食物中的大分子物质，使之成为可吸收的小分子物质；③黏液、免疫球蛋白可使消化管黏膜免于理化因素损伤；④稀释食物，使其渗透压接近于血浆渗透压，有助于物质的吸收。

消化腺分泌消化液的过程，包括从血流中摄取原料、在细胞内合成并以囊泡或酶原颗粒形式储存及以出胞方式排出细胞等，是一个主动过程。

二、口腔内消化

食物的消化从口腔开始。食物在口腔内经过咀嚼并与唾液混合形成食团，通过吞咽进入胃内。虽然食物在口腔内停留的时间只有 15～20 秒，但能引起消化系统的功能活动发生改变，为消化和吸收食物做好准备。

（一）咀嚼和吞咽

1. 咀嚼 是咀嚼肌顺序收缩引起的节律性运动，受意识控制。咀嚼的作用是：切割和磨碎食物，与唾液充分混合形成食团，便于吞咽；使食物与唾液淀粉酶充分接触，有利于食物的化学性消化；通过食物刺激口腔内的各种感受器，反射性引起胃液、胰液、胆汁的分泌，为随后的消化做好准备。

2. 吞咽 是食团从口腔经咽和食管进入胃的过程，可分为 3 期。

（1）口腔期 指食团由口腔进入咽的过程，是大脑皮质控制的随意动作。

（2）咽期 指食团由咽进入食管上端的过程。食团刺激咽的感受器，冲动上传至脑干的吞咽中枢，反射性引起一系列肌肉有序收缩，使食物进入食管。

（3）食管期 指食团由食管上端进入胃的过程，是通过食管的蠕动完成的。蠕动是平滑肌顺序收缩形成的向前推进的波形运动，是消化管平滑肌的基本运动形式。表现为食团前端形成舒张波，后端形成收缩波，挤压食团向胃腔推进。

（二）唾液及其作用

唾液由大唾液腺及散在于口腔中的小唾液腺分泌，是无色无味、近于中性（pH 6.6～7.1）的低渗液体。正常成人每天分泌量为 1.0～1.5L，其中水分约占99%，还有少量有机物、无机物和一些气体分子。有机物主要为唾液淀粉酶、黏蛋白、溶菌酶和免疫球蛋白；无机物有 Na^+、K^+、Ca^{2+}、Cl^-、HCO_3^- 等。

唾液的主要作用是：①湿润和溶解食物，便于吞咽并引起味觉；②清洁和保护口腔，唾液中的溶菌酶有杀菌作用；③唾液淀粉酶可将食物中的淀粉分解为麦芽糖；④排泄功能，进入人体内的铅、汞等重金属及某些病毒如狂犬病毒等可随唾液排出。

三、胃内消化

食团入胃后，经过胃的机械性和化学性消化后，逐渐成为食糜。食糜通过胃的运动，少量、逐次地经幽门被输送到十二指肠。

（一）胃的运动

1. 胃的运动形式

（1）紧张性收缩　是指胃壁平滑肌经常处于一定程度的持续收缩状态。其生理意义是：①使胃保持一定的位置、形态；②使胃内保持一定压力，促使胃液渗入食物，有利于食物的化学性消化；③是其他运动的基础。紧张性收缩在空腹时就存在，充盈后逐渐加强。

（2）容受性舒张　咀嚼和吞咽时，食物对口腔、咽、食管等处感受器的刺激可反射性引起胃底和胃体的平滑肌舒张，称容受性舒张。其生理意义使胃能更好地容纳和贮存食物。

（3）蠕动　胃的蠕动出现于食物入胃后约 5 分钟。蠕动波从胃体中部开始，在传播中逐渐加强，速度也明显加快，约 1 分钟到达幽门，频率约每分钟 3 次。蠕动的意义是：①磨碎食物，并使之与胃液充分混合形成食糜，有利于化学性消化；②逐步将少量食糜排入十二指肠。

✎ **练一练**

胃容受性舒张的主要刺激物是
A. 胃内的食物　　　　B. 小肠中的食物　　　　C. 咽部和食管中的食物
D. 胃肠激素　　　　　E. 交感神经兴奋

答案解析

2. 胃排空　食糜由胃排入十二指肠的过程称胃排空。食物入胃后 5 分钟开始就有少量食糜排入十二指肠。胃排空的速度与食物的物理性状和化学组成有关。液体食物排空要快于固体食物，小颗粒食物比大块食物排空快；三大营养素中，糖类排空最快，蛋白质次之，脂类排空最慢；混合食物完全排空通常需要 4~6 小时。胃排空受神经、体液调节。胃排空的直接动力是胃和十二指肠内的压力差，胃内压来自于胃紧张性收缩和蠕动。当胃内压高于十二指肠内压时，发生胃排空；食糜进入十二指肠后，通过神经、体液调节抑制胃的运动，胃排空暂停；当抑制因素消除后，胃的运动增强，胃排空再次进行，直到将食糜全部排入十二指肠。因此，胃排空是间断进行的。

3. 呕吐　指胃及肠内容物从口腔强力驱出的过程。机械性或化学性刺激作用于消化管、泌尿生殖器官等处的感受器，都可以引起呕吐；视觉、味觉、嗅觉和前庭器官受到异常刺激也可引起呕吐；颅内压增高时，可直接作用于呕吐中枢而引起喷射性呕吐。呕吐前常有恶心、流涎、呼吸急促和心跳加快且不规则等表现。呕吐时先深吸气，声门关闭，胃上部和食管下端舒张，膈肌和腹肌强烈收缩，使胃内容物经食管从口腔驱出。剧烈呕吐时，十二指肠和空肠也强烈收缩，使十二指肠内容物倒流入胃，故呕吐物中有时混有胆汁和小肠液。

呕吐是机体具有保护意义的防御性反射，可将胃内的有害物质排出体外。但剧烈、频繁的呕吐会影响进食和正常的消化活动，使大量的消化液丢失，造成机体水、电解质和酸碱平衡紊乱。

（二）胃液及其作用

胃液是由胃腺分泌的一种无色、酸性液体，pH 为 0.9~1.5，正常成人每日分泌量为 1.5~2.5L。胃液的主要成分有盐酸、胃蛋白酶原、黏液和内因子等。

1. 盐酸 由壁细胞分泌，也称胃酸。胃酸的分泌量与壁细胞的数量和功能状态有关。胃液中的 H^+ 浓度最高可达 150mmol/L，比血浆中的 H^+ 高 300 万~400 万倍。因此，壁细胞分泌 H^+ 是逆浓度差主动进行的，需要消耗能量。壁细胞分泌的 H^+ 来自细胞内水的解离。H^+ 借助于壁细胞分泌小管上的质子泵（H^+，K^+ - ATP 酶）主动转运入分泌小管腔。解离出的 OH^- 在细胞内碳酸酐酶的作用下，与代谢产生的 CO_2 结合生成 HCO_3^-，再通过细胞膜上的 $Cl^- - HCO_3^-$ 转运体转运出细胞进入血液，使血液和尿液 pH 升高出现"餐后碱潮"。而转运入细胞的 Cl^- 通过分泌小管上的 Cl^- 通道进入小管腔，与 H^+ 形成 HCl（图 8-19）。

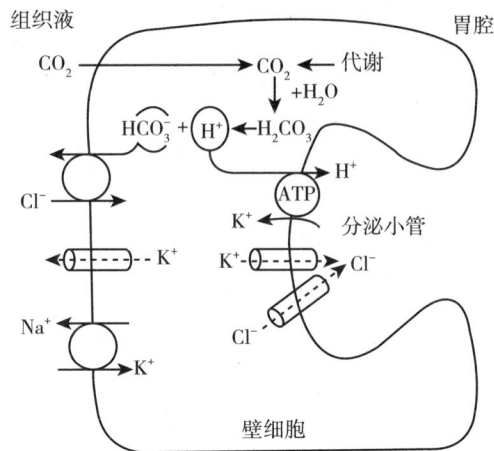

图 8-19 壁细胞分泌盐酸的示意图

胃酸的生理作用有：①激活胃蛋白酶原成为有活性的胃蛋白酶，并为胃蛋白酶的作用提供适宜酸性环境；②使食物中的蛋白质变性易于消化；③抑制和杀灭进入胃内的细菌；④随食糜进入小肠，可促进胰液、小肠液和胆汁的分泌；⑤盐酸形成的酸性环境，有助于小肠对铁和钙的吸收。胃酸对机体的消化功能非常重要，胃酸分泌过少时会出现消化不良和胃内细菌的生长繁殖；胃酸分泌过多，对胃和十二指肠黏膜有侵蚀作用，是消化性溃疡病发病的重要原因之一。

2. 胃蛋白酶原 由主细胞合成并分泌，本身不具有活性，在盐酸的作用下转变为有活性的胃蛋白酶，活化的胃蛋白酶也可激活胃蛋白酶原。胃蛋白酶作用的最适 pH 为 1.8~3.5，当 pH>5 时，胃蛋白酶失活。胃蛋白酶主要作用是初步消化蛋白质，可将蛋白质水解成胨、脉及少量的多肽和氨基酸。

3. 黏液和碳酸氢盐 黏液由胃黏膜上皮和胃腺黏液细胞分泌，其主要成分为糖蛋白。黏液呈凝胶状，紧密覆盖于胃黏膜的表面，形成厚约 500μm 的凝胶层，起润滑并能减少粗糙食物对胃黏膜的机械性损伤的作用。HCO_3^- 主要由胃黏膜的非泌酸细胞分泌，并可渗入到黏液的凝胶层内，黏液和碳酸氢盐共同构成黏液-碳酸氢盐屏障，可防止胃液对胃黏膜的侵蚀（图 8-20）。长期大量服用乙酰水杨酸类药物或过量饮酒，会破坏这些屏障作用，从而损伤胃黏膜。胃腔内 H^+ 向胃黏膜上皮细胞扩散时，由于

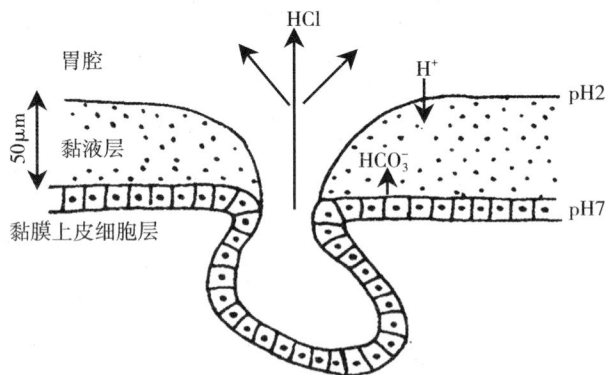

图 8-20 黏液-碳酸氢盐屏障模式图

黏液的黏度高，其移动速度大大减慢；同时不断被黏液中的 HCO_3^- 中和，使胃黏液层形成一个 pH 梯度。一般近胃腔侧 pH 值约为 2.0，靠近黏膜上皮细胞侧的 pH 值约为 7.0。

4. 内因子 由壁细胞分泌的一种糖蛋白，能与食物中的维生素 B_{12} 结合形成复合物，保护维生素 B_{12} 免受胃肠内消化酶的破坏，并促进维生素 B_{12} 在回肠末端的主动吸收。若内因子分泌不足，将会影响维生素 B_{12} 的吸收，进而引起巨幼红细胞贫血。

四、小肠内消化

小肠是食物消化的主要部位。食糜在小肠经过胰液、胆汁和小肠液的化学性消化以及小肠运动的机械性消化，消化过程基本完成；绝大部分消化产物被吸收入血，未被消化的食物残渣从小肠进入大肠。食糜在小肠内的停留时间通常为 3～8 小时。

（一）小肠的运动

1. 紧张性收缩 紧张性收缩是小肠其他运动形式的基础，可使小肠保持一定的形状和位置，并维持一定的肠腔内压。这有助于肠内容物的混合，并使食糜能与小肠黏膜密切接触。

2. 分节运动 是一种以小肠环行肌为主的节律性收缩和舒张运动。这一运动表现为食糜所在的一段肠管上，环行肌在许多点同时收缩，将食糜分割成许多节段。随后，原来收缩处舒张，原来舒张处收缩，使食糜节段分为两半，相邻的两半又合并形成一个新的节段，如此反复进行（图 8-21）。分节运动在空腹时几乎不存在，进食后逐渐加强。小肠的分节运动存在频率梯度，即小肠上部较快，十二指肠为 12 次/分；到小肠远端频率减慢，回肠末端为 8～9 次/分。

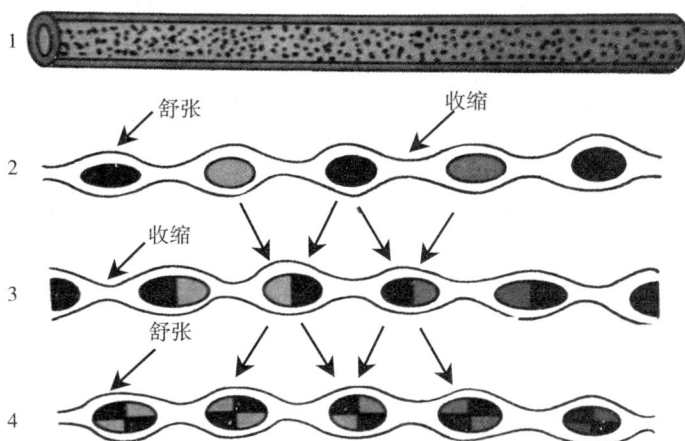

图 8-21 小肠分节运动模式图

分节运动的生理意义是：①使食糜与消化液充分混合，有利于化学性消化；②使食糜和小肠黏膜紧密接触，有利于吸收；③挤压肠壁，有助于血液和淋巴的回流，有助于营养物质的吸收；④由于分节运动的频率梯度，有较弱的向前推进食糜的作用。

3. 蠕动 蠕动是小肠通过环行肌和纵行肌共同参与的波形运动。蠕动可起始于小肠的任何部位，并向肠的远端传播。蠕动的速度为 0.5～2.0cm/min，运行数厘米后消失。蠕动的意义在于将食糜向前推进，在新的肠段上开始新的分节运动。

此外，小肠还有一种推行速度很快而传播较远的蠕动，称蠕动冲，速度为 2～25cm/min。可将食糜从十二指肠一直推送到小肠末端，甚至进入大肠。蠕动冲常由进食时的吞咽动作或食糜进入十二指肠引起的。在回肠末端可出现与蠕动方向相反的逆蠕动，生理意义是防止食糜过早进入大肠，增加食糜在小肠内的停留时间，使食糜能够更好的消化和吸收。

（二）小肠内的化学性消化

1. 胰液及其作用 胰液由胰腺外分泌部分泌，是无色无味的碱性液体，pH 为 7.8～8.4。胰液每天分泌量为 1.0～2.0L。胰液中含有有机物和无机物。有机物包括各种消化酶，如胰淀粉酶、胰脂肪酶、胰蛋白酶原和糜蛋白酶原等，由腺泡细胞分泌；无机物由胰腺小导管上皮细胞分泌，包括各种离子

（如 HCO_3^-、Na^+、K^+、Cl^-）和水。

（1）碳酸氢盐　由胰腺的小导管上皮细胞分泌，其主要作用是①中和进入十二指肠的胃酸，保护肠黏膜免受强酸的侵蚀；②为小肠内的多种消化酶提供适宜的 pH 环境。

（2）胰蛋白酶和糜蛋白酶　两者均以酶原的形式存在。肠激酶是激活胰蛋白酶原的特异性酶，可使胰蛋白酶原变为有活性的胰蛋白酶，激活的胰蛋白酶以正反馈的形式进行自我激活。同时，盐酸、组织液也能激活胰蛋白酶原。糜蛋白酶原被胰蛋白酶激活转化为有活性的糜蛋白酶。胰蛋白酶和糜蛋白酶作用相似，都可将蛋白质分解为胨、胨，少量的多肽及氨基酸。当两种酶共同作用时，可将蛋白质消化为小分子多肽和氨基酸。

（3）胰淀粉酶　对生、熟淀粉都能水解，可将淀粉水解为糊精、麦芽糖，其最适 pH 为 6.7～7.0。

（4）胰脂肪酶　能将脂肪分解为甘油、脂肪酸、一酰甘油等，其最适 pH 为 7.5～8.5。胰脂肪酶需在辅脂酶存在的条件下才能发挥作用。辅脂酶是由胰腺分泌的一种小分子蛋白质。

正常胰液中还有胆固醇酯酶和磷脂酶 A_2，分别水解胆固醇和卵磷脂；核糖核酸酶、脱氧核糖核酸酶，分别水解核糖核酸、脱氧核糖核酸；羧基肽酶，可将多肽水解成氨基酸。

胰液中含有水解糖、蛋白质、脂肪三大营养物质的消化酶，因此是消化力最强和最重要的消化液。当胰液分泌缺乏时，即使其他消化液都正常分泌，也会出现蛋白质和脂肪的消化和吸收障碍，大量蛋白质和脂肪随粪便排出，出现蛋白泻、脂肪泻；但糖的消化一般不受影响。

❓ 想一想

为什么暴饮暴食会诱发急性胰腺炎？

答案解析

2. 胆汁及其作用

（1）胆汁的性质和成分　胆汁是由肝细胞合成并持续分泌的。非消化期，肝胰壶腹括约肌保持收缩状态，胆汁经肝总管转入胆囊管贮存在胆囊；进食后，在神经体液因素调节下，肝胰壶腹括约肌舒张，胆囊收缩将胆汁排入十二指肠，或肝细胞分泌的胆汁直接经肝管、胆总管排入十二指肠。肝细胞直接分泌的胆汁称为肝胆汁，储存在胆囊内并由胆囊排出的胆汁称为胆囊胆汁。

胆汁是浓稠、味苦、有色的液体，正常成人每日分泌量为 0.8～1.0L。肝胆汁呈金黄色，pH 为 7.4；胆囊胆汁因胆囊吸收 HCO_3^- 和水被浓缩，颜色变深，pH 为 6.8。胆汁除水分和无机盐外，主要有胆盐、卵磷脂、胆色素、胆固醇等有机成分。胆汁中没有消化酶，但与脂肪的消化和吸收密切相关，其中主要的物质是胆盐。胆盐是胆汁酸与甘氨酸或牛磺酸结合形成的钠盐或钾盐，占胆汁中固体成分的 50%；胆色素是血红蛋白的分解产物，胆色素决定胆汁的颜色；胆固醇是肝脏脂肪代谢的产物。

胆汁中的胆盐、胆固醇和卵磷脂保持适当的比例，是维持胆固醇呈溶解状态的必要条件。当胆固醇过多，或胆盐、卵磷脂减少时，胆固醇从胆汁中析出形成胆固醇结石。胆红素在正常情况下绝大多数以溶解于水的结合形式存在于胆汁中，仅约 1% 为不溶于水的游离形式存在，后者可结合 Ca^{2+} 形成胆红素钙沉淀。当游离型胆红素增多时，也可形成胆红素结石。

（2）胆汁的作用　胆汁的作用主要如下。①促进脂肪消化：胆盐、胆固醇和卵磷脂都可作为乳化剂，降低脂肪的表面张力，使脂肪乳化成微滴，从而增加胰脂肪酶的作用面积，有利于脂肪的消化。②促进脂肪及脂溶性维生素吸收：胆盐是双嗜性分子，当达到一定浓度后，可聚合成微胶粒。脂肪分解产物（脂肪酸、甘油一酯、胆固醇等）可掺入微胶粒中，形成水溶性复合物，脂肪的分解产物便可通过肠黏膜表面的静水层从而进入小肠上皮细胞内，而胆盐留在肠腔侧。胆盐的这一作用也可促进脂溶性维生素（A、D、E、K）吸收。③利胆作用：胆盐随胆汁排入小肠后，到达回肠末端时，绝大部分被吸收入血，通过肝门静脉重新运到肝脏，这一过程称胆盐的肠肝循环。返回肝脏的胆盐具有刺激肝细胞合成和分泌胆汁的作用，称为胆盐的利胆作用。

3. 小肠液及其作用　小肠内有两种腺体，即位于十二指肠黏膜下层的十二指肠腺和分布于整个小肠黏膜层的小肠腺。十二指肠腺分泌碱性液体，内含黏蛋白，故黏度高。小肠腺的分泌物是小肠液的主要部分。小肠液是一种弱碱性液体，pH 约为 7.6。正常成人每日分泌量为 1~3L。小肠液的主要作用是稀释消化产物，降低其渗透压，有利于吸收；保护肠黏膜免受机械性损伤和胃酸的侵蚀；小肠液中含有肠激酶，可激活胰蛋白酶原，有利于蛋白质的消化。另外，小肠上皮细胞内存在多种消化酶，包括肽酶、二糖酶，以及少量的小肠脂肪酶，可对进入细胞内的营养物质继续进行消化。

五、大肠内消化

大肠没有重要的消化功能，主要功能是吸收水和无机盐，参与机体对水、电解质平衡的调节；对食物残渣进行加工，形成、贮存并排出粪便；大肠内正常菌群能合成 B 族维生素和维生素 K。

（一）大肠的运动

大肠运动比小肠少而缓慢，对刺激的反应较迟缓，这与大肠形成和贮存粪便的功能相适应。大肠的运动形式有 3 种。

1. 袋状往返运动　由环形肌不规律地收缩引起，使结肠袋中的内容物向两个方向作短距离的位移，并不向前推进。常见于空腹时，有利于大肠黏膜对水和电解质的吸收。

2. 分节推进运动或多袋推进运动　分节推进运动指环形肌规律性收缩，将一个结肠袋内容物向前推进下一肠段；多袋推进运动是指一段结肠多个结肠袋同时收缩，将内容物推进下一个结肠袋。这种运动在进食或副交感神经兴奋时加强。

3. 蠕动　与小肠的蠕动类似，其意义在于将内容物向前推进。大肠还有一种行进速度很快、传播很远且收缩有力的蠕动，称为集团蠕动。它开始于横结肠，可将一部分大肠内容物推送至降结肠或乙状结肠甚至直肠。集团蠕动常见于进食后，最常发生于早餐后的 60 分钟内，可能是由于食物进入胃或胃内食糜进入十二指肠，引起胃 - 结肠反射或十二指肠 - 结肠反射的结果。

（二）大肠液及其作用

大肠液含有丰富的黏液和碳酸氢盐，为碱性，pH 为 8.3~8.4。大肠液的主要作用是保护肠黏膜，润滑粪便。

（三）大肠内细菌的活动

大肠内的细菌主要来自于空气和食物。大肠内的温度与 pH 对细菌的生存、繁殖非常适宜。细菌作用主要如下。细菌中含有的酶能分解食物残渣，其中细菌对糖和脂肪的分解称为发酵，其产物有乳酸、醋酸、CO_2、脂肪酸、甘油、胆碱等；细菌对蛋白质的分解称为腐败，其产物有氨基酸、硫化氢、氨、组胺、吲哚等。正常情况下产生的有害物质吸收很少，经肝脏解毒后，对人体无明显影响。此外，大肠细菌还能利用一些简单的物质合成 B 族维生素和维生素 K，并能被大肠黏膜吸收供机体利用。若长期使用肠道抗菌药物，肠道内的细菌被抑制或杀灭，可引起 B 族维生素和维生素 K 缺乏。当机体抵抗力低下时，肠道内的常居菌可离开肠道并侵袭身体其他部位，成为感染致病的原因。

（四）排便反射

食物残渣在大肠内停留 10 小时以上，其中部分水分和电解质被吸收，同时经过细菌的发酵和腐败作用，形成粪便。粪便中除了食物残渣外，还有大量的细菌和脱落的肠上皮细胞。此外，机体的一些代谢产物，如肝脏排出的胆色素，或血液中由肠壁排出的某些重金属，如铅、汞等，也可通过粪便排出。

直肠内通常没有粪便。当结肠的蠕动将粪便推入直肠时，便会引起排便反射。过程为：粪便扩张刺激了直肠壁内的感受器，冲动经盆神经和腹下神经传至脊髓腰骶段的初级排便中枢，同时上传到大脑皮质，引起便意。如果条件允许，大脑皮层促进脊髓初级排便中枢的活动，盆神经的传出冲动增加，使降结肠、乙状结肠和直肠收缩，肛门内括约肌舒张；同时阴部神经传出冲动减少，使肛门外括约肌舒张，使粪便排出体外。另外，支配腹肌和膈肌的神经也发生兴奋，使腹肌和膈肌也发生收缩，使腹压增加，促进粪便的排出。若经常有意识地抑制排便，直肠壁的感受器对粪便刺激的敏感性逐渐降低，加之粪便在大肠内停留时间过长，水分被吸收而使粪便变得干硬，出现排便困难，这是导致便秘的原因之一。婴幼儿的大脑皮质尚未发育完全，不能有意识地控制排便。如排便反射的反射弧某一环节受损，排便反射不能进行，称为大便潴留；如初级排便中枢与高级排便中枢的联系发生障碍，排便反射失去大脑皮质的控制，称为大便失禁。

第三节　吸　收

一、吸收的部位

消化管不同部位的吸收能力存在很大差异，这主要与消化管各部位的组织结构、食物被消化的程度及停留时间等有关。口腔和食管基本上没有吸收功能，有些药物如硝酸甘油可通过口腔黏膜吸收。胃黏膜只能吸收少量的水分、乙醇和某些药物。小肠是营养物质吸收的主要部位，绝大部分糖、脂肪和蛋白质的消化产物以及水、维生素和无机盐等在十二指肠和空肠吸收。回肠主要吸收维生素 B_{12} 和胆盐。大肠主要吸收食物残渣中的水分和盐类（图 8 - 22）。

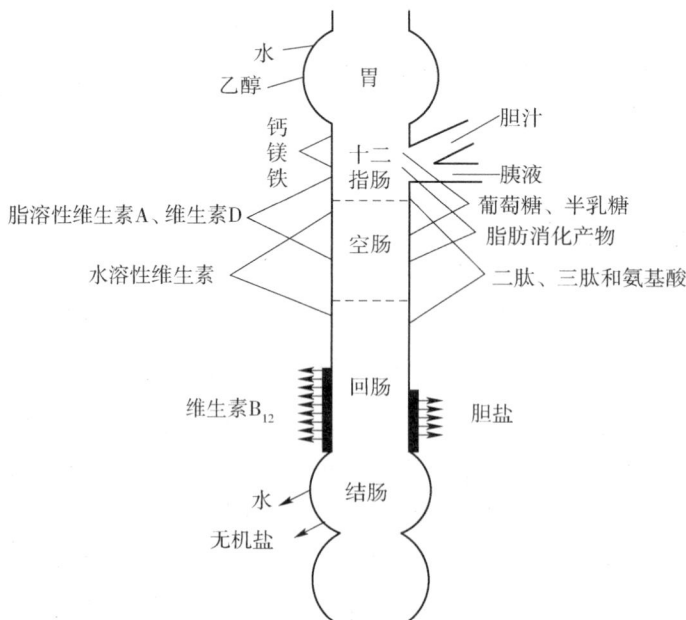

图 8 - 22　各种物质在小肠吸收的示意图

小肠是吸收的主要部位，这是因为：①吸收面积大：成年人的小肠长 5 ~ 7m，其皱襞、绒毛和微绒毛使小肠黏膜的吸收面积增加约 600 倍，达 $200m^2$；②绒毛的节律性伸缩和摆动，促进血液和淋巴的回流，有利于食物的吸收；③食物在小肠内已消化为可吸收的小分子物质；④食物在小肠内停留 3～8 小时，有足够的时间充分吸收（图 8-23）。

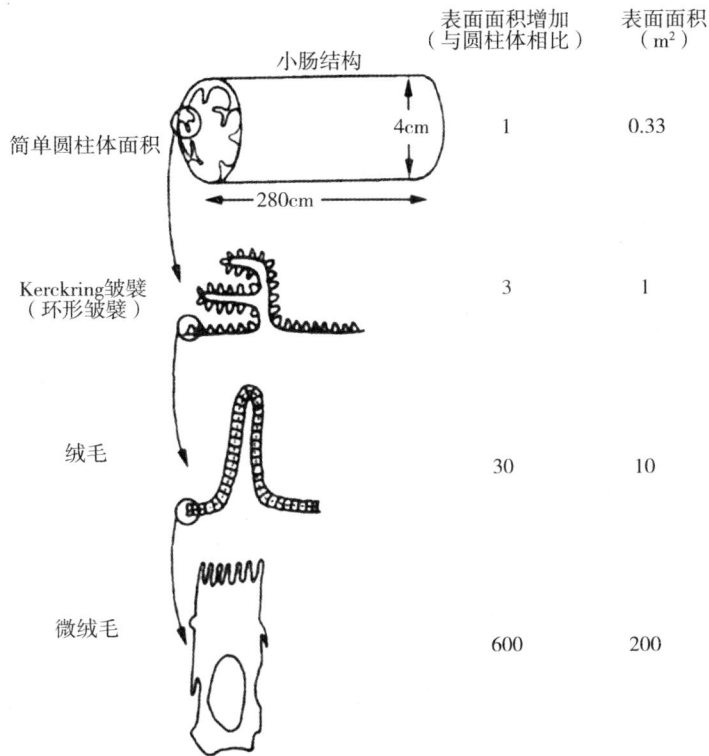

图 8-23　小肠黏膜皱襞、绒毛和微绒毛示意图

营养物质和水主要通过跨细胞途径和细胞旁途径进入血液或淋巴。跨细胞途径是指通过黏膜上皮细胞的腔面膜进入细胞，经基底膜进入血液或淋巴；细胞旁途径是指通过相邻细胞间的紧密连接进入细胞间隙的过程。吸收的机制大致分为被动转运和主动转运两种方式。

二、小肠内主要营养物质的吸收

（一）糖的吸收

食物中的糖类在消化管腔内经唾液淀粉酶和胰淀粉酶水解成糊精、麦芽糖等。这些双糖在小肠黏膜上皮细胞内进一步水解为单糖。糖类必须分解为单糖才能被小肠黏膜上皮吸收。各种单糖的吸收速率相差很大，葡萄糖和半乳糖的吸收最快，果糖次之，甘露糖和木糖则很慢。

葡萄糖和半乳糖的吸收属于继发性主动转运。在小肠黏膜上皮细胞腔面膜上存在 Na^+ - 葡萄糖同向转运体，可将葡萄糖或半乳糖逆浓度梯度从肠腔转运至上皮细胞内。进入细胞的单糖以经载体易化扩散的方式出细胞进入组织间隙，扩散入血液，而进入细胞内的 Na^+ 经钠泵转运出细胞而吸收入血（图 8-24）。Na^+ 的吸收又可促进 Cl^- 和水的吸收。果糖和甘露糖等属于被动吸收。

（二）蛋白质的吸收

食物中的蛋白质在小肠内分解成氨基酸和寡肽被吸收。氨基酸的吸收过程与葡萄糖相似，属继发性主动转运，也是与 Na^+ 主动吸收相耦联的过程。此外，在小肠黏膜上皮细胞顶端膜上存在二肽和三肽转运系统。二肽和三肽吸收进入细胞后，被胞质内的肽酶水解成氨基酸后再进入血液。少量食物中的蛋白也可被小肠吸收，不仅无营养价值，反而可作为抗原引起过敏反应或中毒反应。

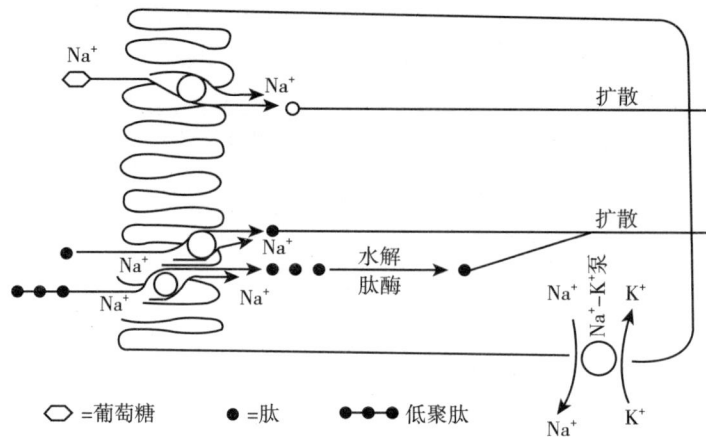

图 8 – 24 葡萄糖吸收机制示意图

（三）脂肪的吸收

脂肪的消化产物主要有甘油、游离脂肪酸和一酰甘油；此外，还有少量的二酰甘油和胆固醇等。脂肪的消化产物与胆盐结合形成水溶性混合微胶粒，才能通过肠绒毛表面的静水层到达微绒毛。混合微胶粒到达微绒毛后，脂肪分解产物从混合微胶粒中释放出来，进入上皮细胞，胆盐则被留在肠腔，并在回肠被吸收。

脂肪的吸收有血液和淋巴两条途径。长链脂肪酸和一酰甘油在内质网被重新合成三酰甘油，并与载脂蛋白结合形成乳糜微粒，在高尔基复合体包裹成囊泡，然后以出胞方式出细胞，扩散至淋巴管；短链脂肪酸（12 碳原子以下）及一酰甘油则可直接扩散进入毛细血管。由于膳食中动、植物油含长链脂肪酸较多，所以脂肪吸收的途径以淋巴为主（图 8 – 25）。

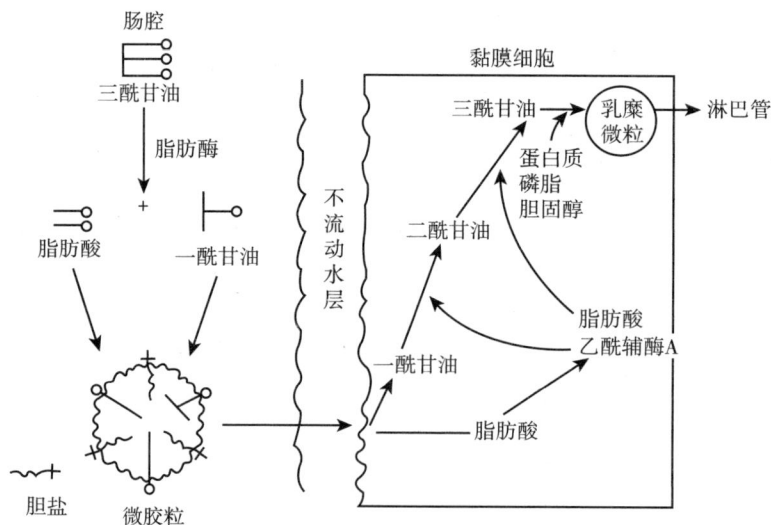

图 8 – 25 脂类在小肠内吸收示意图

（四）水和无机盐及维生素的吸收

1. 水的吸收 消化腺每天分泌 6～8L 液体，成人每天摄入的水 1～2L，而随粪便排出的水分仅约 0.15L，故消化道每日吸收的水分达 8L 左右。消化管内的水分是经渗透作用吸收的。由各种溶质的吸收（主要是 NaCl）产生的渗透压梯度，是水吸收的动力。小肠是水吸收的主要部位，大肠也可吸收部分水。

2. 无机盐的吸收　只有在溶解状态下，盐类才能被吸收。小肠对不同盐类的吸收率不同，氯化钠的吸收最快，多价碱性盐类吸收慢；与钙结合形成沉淀的盐，不能被吸收。

（1）Na^+的吸收　Na^+吸收属于主动过程，与肠黏膜上皮细胞上的钠泵的活动密切相关。由于钠泵的活动，使细胞内Na^+浓度降低，肠腔中的Na^+顺电化学梯度进入细胞，进入细胞内的Na^+被钠泵转运出细胞并扩散入血。成人每天摄入的和消化腺分泌的Na^+有$95\% \sim 99\%$被吸收。Na^+的吸收在小肠吸收功能中具有非常重要的作用，水、葡萄糖、氨基酸、Cl^-、HCO_3^-等在小肠的吸收都与Na^+的主动转运有关。

（2）Ca^{2+}的吸收　钙离子的吸收与机体对钙的需求量有关。儿童和乳母对钙的需求量大，因而其对钙的吸收量也增大。此外，维生素D可促进小肠对钙的吸收。钙只有在离子状态下才能被吸收，进入小肠的盐酸，使Ca^{2+}呈离子状态，有利于钙的吸收；脂肪食物对Ca^{2+}的吸收有促进作用。肠内容物中的磷酸过多，与Ca^{2+}形成不溶解性的磷酸钙，而阻碍Ca^{2+}吸收。小肠对钙的吸收是通过主动转运进行的。

（3）铁的吸收　成人每天吸收的铁约为1mg。铁的吸收与人体对铁的需求有关。食物中的铁绝大部分是不易被吸收的Fe^{3+}，只有还原成Fe^{2+}才能被吸收。铁在酸性环境中易溶解而便于被吸收，故胃酸可促进铁的吸收；维生素C能将Fe^{3+}还原成Fe^{2+}而促进铁的吸收。铁主要在小肠上部吸收。小肠黏膜上皮细胞吸收铁是主动过程。

3. 维生素的吸收　维生素分为水溶性和脂溶性维生素。大部分水溶性维生素是通过依赖Na^+的同向转运体被吸收的。但维生素B_{12}与内因子结合成复合物，才能在回肠末段被吸收。脂溶性的维生素A、维生素D、维生素E、维生素K的吸收机制与脂类分解产物相似。

第四节　消化器官的调节

PPT

消化系统的功能是在神经和体液调节下进行的，各器官之间相互协调配合来消化食物，吸收营养物质。消化系统的功能活动还可根据人体所处的状态而发生适应性的变化。

一、消化器官的神经支配及其作用

支配消化器官的神经包括外来神经系统和位于消化管壁内的内在神经系统两部分，这两个系统相互协调，共同调节胃肠功能。

（一）外来神经系统

消化器官受交感神经和副交感神经的双重支配。

1. 交感神经　支配消化道的交感神经起源于脊髓胸腰段的灰质侧角，其节后纤维为肾上腺素纤维（末梢释放的递质为去甲肾上腺素），支配胃肠平滑肌、血管平滑肌和腺体或终止于壁内神经丛。交感神经兴奋，引起胃肠运动减弱、腺体分泌减少、括约肌收缩及血流量减少，发挥抑制作用。

2. 副交感神经　支配消化道的副交感神经主要是迷走神经和盆神经，迷走神经分布至横结肠及其以上的消化道，盆神经分布至降结肠及其以下的消化道。大多数副交感神经节后纤维末梢释放乙酰胆碱。副交感神经兴奋，引起胃肠运动增强，腺体分泌增加，但对胃肠括约肌引起舒张，主要发挥兴奋作用。

（二）内在神经系统

内在神经系统包括位于黏膜下层的黏膜下神经丛和位于平滑肌之间的肌间神经丛。黏膜下神经丛主要调节腺细胞和上皮细胞的功能，而肌间神经丛主要支配平滑肌，两者合称为壁内神经丛。壁内神经丛由神经元和神经纤维组成，其中神经元包括感觉神经元、运动神经元及大量中间神经元。神经纤维将消化管壁内的感受器、效应器和神经元连接起来，形成复杂的神经网络，可通过局部反射活动独立调节胃肠运动、腺体分泌和血流量。在整体情况下，外来神经系统对内在神经具有调节作用（图8-26）。

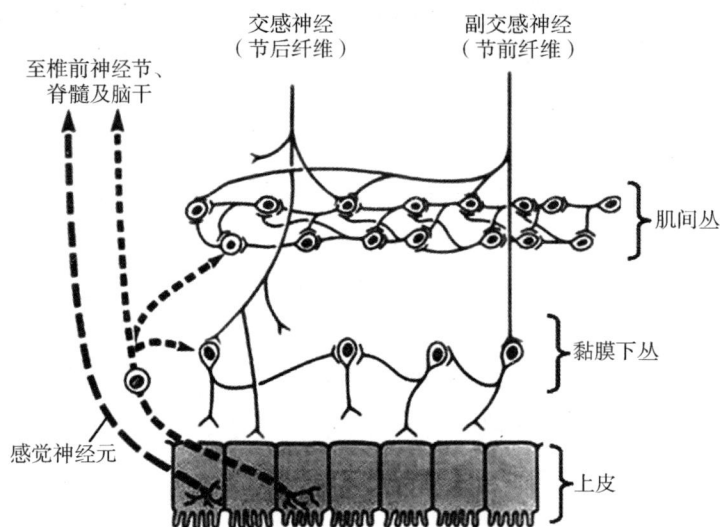

图8-26 消化管内在神经丛与外来神经的关系

（三）消化器官活动的反射性调节

消化器官的调节中枢位于延髓、下丘脑、边缘叶、大脑皮层等处。当各种刺激作用于消化器官上的感受器时，神经冲动沿传入神经传至中枢，再经传出神经支配消化管壁的平滑肌、腺体及血管，引起消化器官功能活动发生改变。反射性调节包括非条件反射和条件反射。

1. 非条件反射　食物在口腔内咀嚼和吞咽时，刺激口腔、咽、食管等处的感受器，反射性地引起胃的容受性舒张，并可促进消化液（唾液、胃液、胰液、胆汁）分泌，为食物的进一步消化做准备。食物进入胃肠后，刺激胃肠内的机械和化学感受器，反射性地使胃肠运动加强，使各种消化液分泌增加。

2. 条件反射　食物的形状、颜色、气味，与食物有关的语言、文字、图片等，通过视、听、嗅觉感受器，反射性引起胃肠运动增强和消化液的分泌，为食物的消化做好准备，即为条件反射性调节。

二、胃肠激素

消化器官具有重要的内分泌功能。在消化管黏膜层存在40多种内分泌细胞，散在分布于胃肠黏膜细胞之间，胃肠内分泌细胞的总数超过其他内分泌腺细胞的总和。由这些内分泌细胞合成和释放的具有生物活性的物质统称为胃肠激素。这些激素属于肽类激素，又称为胃肠肽，目前已发现有30多种。

胃肠激素的生理作用非常广泛，除了调节消化器官的活动外，对其他器官的功能活动也有作用。胃肠激素的作用主要有3个方面。①调节消化管运动和消化腺分泌，如促胃液素能促进胃肠的运动，促进胃液、胰液和胆汁分泌；促胰液素抑制胃和小肠的运动，促进胰液和胆汁分泌；②调节其他激素的释放，如抑胃肽具有很强刺激胰岛素分泌的作用；③刺激消化管组织代谢、生长，起营养作用。如促胃液素促进胃泌酸部黏膜和十二指肠黏膜的生长。

有些胃肠激素也存在于中枢神经系统中，这些双重分布并起重要生理作用的肽类称为脑-肠肽，如促胃液素、促胰液素、缩胆囊素、生长抑素和血管活性肠肽等。脑-肠肽概念的提出，表明神经系统和消化系统之间存在密切的内在联系。

第五节 腹 膜

腹膜是覆盖于腹、盆壁内面和腹、盆腔脏器表面的薄层浆膜。按分布的部位不同，腹膜可分为壁腹膜和脏腹膜两部分。衬于腹壁、盆壁内表面的腹膜，称壁腹膜；覆盖在腹、盆腔各脏器表面的腹膜，称脏腹膜。壁腹膜和脏腹膜相互移行，形成的不规则潜在腔隙，称腹膜腔。男性的腹膜腔为一封闭的腔隙，女性的腹膜腔借输卵管、子宫、阴道与外界相通（图8-27）。

腹膜主要有以下作用：①分泌少量浆液，有润滑作用，可减少脏器之间的摩擦；②有一定的吸收功能，能吸收腹膜腔内的液体和空气等，而且上部的吸收能力较下部强，因此腹膜炎或腹盆部手术后的患者多采取半卧位，以减少腹膜对毒素的吸收；③有很强的修复和再生能力，它分泌的浆液能促进伤口愈合；④腹膜形成的韧带、系膜等结构对脏器有支持、固定和保护作用。

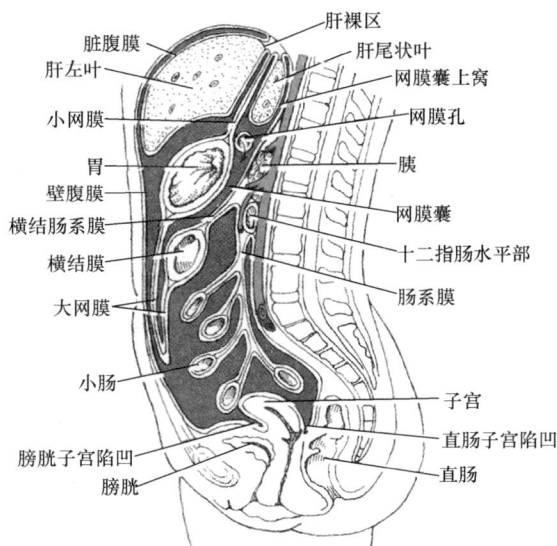

图 8-27 女性腹盆腔正中矢状切面示意图

一、腹膜与腹盆腔器官的关系

根据腹、盆腔器官被腹膜覆盖范围的多少，将其分为3类，即腹膜外位器官、腹膜间位器官和腹膜内位器官。

（一）腹膜外位器官

指仅一面被腹膜覆盖的器官。如肾、肾上腺、输尿管、胰、十二指肠降部和水平部，直肠中下部等。

（二）腹膜间位器官

指大部分表面被腹膜覆盖的器官。如肝、胆囊、升结肠、降结肠、子宫和膀胱等。

（三）腹膜内位器官

指表面均被腹膜覆盖的器官。如胃、十二指肠上部、空肠、回肠、盲肠、阑尾、横结肠、乙状结肠、脾、卵巢和输卵管等。

二、腹膜形成的主要结构

（一）网膜

网膜由双层腹膜构成，包括小网膜和大网膜。

1. 小网膜 是连于肝门与胃小弯和十二指肠上部之间的双层腹膜。由左侧的肝胃韧带和右侧的肝十二指肠韧带两部分构成。肝胃韧带位于肝门与胃小弯之间，肝十二指肠韧带位于肝门和十二指肠上部之间，内含胆总管、肝固有动脉和于肝门静脉等。

2. 大网膜 是连于胃大弯与横结肠之间的四层腹膜。似"围裙"垂于小肠、结肠前面。大网膜内含有丰富的血管、脂肪等，有重要的防御功能。

（二）韧带

韧带是连于腹壁与脏器之间或连接相邻脏器的腹膜结构，对器官起固定作用。主要的韧带有镰状韧带、冠状韧带、胃脾韧带、脾肾韧带、胃膈韧带等。

（三）系膜

系膜是将肠管连于腹后壁的双层腹膜结构，其内含有出入该器官的血管、神经及淋巴管等。主要的系膜有肠系膜、横结肠系膜、乙状结肠系膜和阑尾系膜等。其中乙状结肠系膜较长，活动度较大，易发生肠扭转。

（四）腹膜陷凹

腹膜陷凹是腹膜在盆腔器官之间形成的凹陷。男性主要有直肠膀胱陷凹，女性主要有膀胱子宫陷凹和直肠子宫陷凹。站立或半卧位时，这些陷凹是腹膜腔最低部位，故积液常聚集于此。

💗 药爱生命

预防和根除幽门螺杆菌感染是预防胃癌的重要环节。幽门螺杆菌对多种抗生素都非常敏感，但实际上使用单一的抗生素很难根除幽门螺杆菌，且易产生抗药性。杀灭幽门螺杆菌效果较好的抗菌药有克林霉素、阿莫西林、四环素和甲硝唑。其中克林霉素、阿莫西林和四环素不能被各自同类的其他抗生素替代。临床上常用的具体药物方案有：质子泵抑制剂＋克拉霉素＋阿莫西林（或甲硝唑）、枸橼酸铋钾＋四环素（或阿莫西林）＋甲硝唑。合理的用药对幽门螺杆菌根除率可达80%～90%。因此，对胃癌高危人群早期干预、筛查和治疗幽门螺杆菌有非常重要的意义。

目标检测

答案解析

一、最佳选择题

1. 上消化道指
   A. 从口腔到食管　　　B. 从口腔到胃　　　C. 从口腔到十二指肠
   D. 从口腔到空肠　　　E. 从口腔到胃

2. 关于食管的叙述，错误的是
   A. 具有3个狭窄　　　B. 分为颈、胸、腹3段　　　C. 穿过膈的食管裂孔
   D. 全长均被有腹膜　　　E. 食管第3狭窄距中切牙的距离为45cm

3. 关于胃的叙述，错误的是
   A. 有两壁、两口、两缘　　　B. 后壁邻网膜囊　　　C. 大弯侧有一角切迹
   D. 出口为幽门　　　E. 胃溃疡多发生于胃底

4. 不属于出入肝门的结构是
   A. 肝门静脉　　　B. 肝固有动脉　　　C. 左、右肝管
   D. 胆总管　　　E. 神经和淋巴管

5. 胆总管和胰管经肝胰壶腹共同开口于
   A. 十二指肠上部　　　B. 十二指肠降部　　　C. 十二指肠水平部
   D. 十二指肠升部　　　E. 十二指肠球部

6. 关于直肠的叙述，正确的是

A. 上端膨大处称直肠壶腹　　B. 有凸向前的骶曲　　C. 有凹向后的会阴曲

D. 在第 3 骶椎平面续乙状结肠　　E. 直肠下端内面有 2 个直肠横襞

7. 没有结肠带的肠管是

A. 盲肠　　　　　　　　　B. 横结肠　　　　　　　C. 直肠

D. 乙状结肠　　　　　　　E. 降结肠

8. 分泌胃酸的细胞是

A. 颈黏液细胞　　　　　　B. 主细胞　　　　　　　C. 壁细胞

D. 胃黏膜上皮细胞　　　　E. 杯状细胞

9. 巨幼细胞贫血与胃液中缺乏（　　）有关

A. 盐酸　　　　　　　　　B. 内因子　　　　　　　C. 胃蛋白酶原

D. 黏液　　　　　　　　　E. 碳酸氢盐

10. 胃特有的运动形式是

A. 蠕动　　　　　　　　　B. 紧张性收缩　　　　　C. 容受性舒张

D. 分节运动　　　　　　　E. 集团蠕动

11. 消化液中消化力最强、最重要的是

A. 唾液　　　　　　　　　B. 胃液　　　　　　　　C. 胆汁

D. 胰液　　　　　　　　　E. 小肠液

12. 胆汁中与脂肪的消化、吸收有关的成分是

A. 胆盐　　　　　　　　　B. 胆固醇　　　　　　　C. 胆色素

D. 水和无机盐　　　　　　E. 卵磷脂

13. 能使胰脂肪酶作用增强的物质是

A. 胆汁酸　　　　　　　　B. 辅脂酶　　　　　　　C. 进入十二指肠的胃酸

D. HCO_3^-　　　　　　　E. 组织液

14. 消化管能吸收胆盐和维生素 B_{12} 的部位是

A. 十二指肠　　　　　　　B. 胃　　　　　　　　　C. 空肠

D. 回肠　　　　　　　　　E. 结肠

15. 营养物质的吸收主要发生于

A. 食管　　　　　　　　　B. 胃　　　　　　　　　C. 小肠

D. 结肠　　　　　　　　　E. 盲肠

16. 关于胃排空的叙述，正确的是

A. 食物入胃后 30 分钟开始

B. 大块食物排空快于小颗粒食物

C. 糖类最快，蛋白质最慢

D. 混合食物完全排空需 4~6 小时

E. 胃排空是连续进行的

17. 激活糜蛋白酶原的是

A. 肠激酶　　　　　　　　B. 胰蛋白酶　　　　　　C. 盐酸

D. 辅脂酶　　　　　　　　E. 组织液

18. 消化管一般结构由内向外依次为

A. 上皮、固有层、肌层、外膜

B. 上皮、黏膜下层、肌层、外膜

C. 黏膜、肌层、浆膜

D. 黏膜、黏膜下层、肌层、外膜

E. 黏膜、肌层、外膜

19. 黏膜上皮为复层扁平上皮的消化管是

    A. 食管   B. 胃   C. 十二指肠

    D. 回肠   E. 空肠

20. 关于肝小叶的叙述，正确的是

    A. 胆小管在肝细胞和肝血窦之间

    B. 肝血窦在小叶间动脉和小叶间静脉之间

    C. 肝细胞是肝的基本结构和功能单位

    D. 肝血窦于相邻肝板间，胆小管于相邻肝细胞间

    E. 位于肝小叶中轴的结构为肝血窦

二、多项选择题

1. 消化期胃运动的基本形式是

    A. 容受性舒张   B. 蠕动   C. 移动性复合运动

    D. 紧张性收缩   E. 分节运动

2. 胃运动的功能是

    A. 使食物与胃液充分混合

    B. 促进唾液淀粉酶对淀粉的消化

    C. 将食物研磨成食糜

    D. 连续不间断地将食糜排入小肠

    E. 有利于胃液的分泌

3. 小肠成为吸收主要部位的原因为

    A. 小肠的吸收面积大

    B. 食糜在小肠的停留时间长

    C. 使食糜与肠壁紧密接触，有利于吸收

    D. 使食糜较快地向下推进

    E. 挤压肠壁，有助于血液和淋巴的回流

4. 胃酸的生理作用有

    A. 提供胃蛋白酶需要的酸性环境

    B. 激活胃蛋白酶原

    C. 有助于小肠对铁、钙的吸收

    D. 分解食物蛋白

    E. 进入小肠后促进胰液、胆汁的分泌

5. 关于蛋白质被吸收的叙述，正确的是

    A. 蛋白质吸收的主要形式是氨基酸

    B. 氨基酸的吸收与钠泵转运伴随

    C. 氨基酸的吸收途径是血液

    D. 二肽、三肽也能被吸收

E. 吸收方式主要是被动转运

三、综合问答题

1. 简述胃的形态结构、分部和功能。

2. 简述胰液的组成及各成分的生理作用。

3. 简述小肠有利于吸收的条件。

书网融合……

重点回顾　　　 微课　　　 习题

第九章　泌尿系统

知识目标：

1. 掌握　肾的位置与形态；肾单位的组成；输尿管的分部与狭窄；膀胱壁的构造；女性尿道的特点；尿液的生成过程；影响肾小球滤过的因素；肾小管和集合管的重吸收功能；抗利尿激素及醛固酮的作用。

2. 熟悉　肾的被膜；肾的剖面结构；影响肾小管和集合管重吸收的因素；膀胱的位置、形态和毗邻；尿量及尿液的理化性质。

3. 了解　肾的血液循环特点；肾小管和集合管的分泌功能；尿液的稀释与浓缩；尿液生成的调节；排尿反射。

技能目标：

能够熟练地辨认泌尿系统的器官及其主要结构；能分析泌尿系统疾病临床表现的原因，在后续课程的学习和临床工作中能够主动利用本章的内容促进理解和记忆。

素质目标：

培养学生保护患者隐私、尊重患者的医者仁爱精神，具有泌尿系统疾病健康宣教意识。

📖 导学情景

情景描述：患者，女，35岁。2年前无明显诱因出现面部及双下肢水肿，尿少、乏力、食欲不振，自行间断服药。5天前着凉后咽痛，水肿加重；尿少，色红，其他无异常。检查：BP 160/100mmHg，双眼睑水肿，下肢轻度凹陷性水肿。尿蛋白（++），WBC 0~1/HP，RBC 10~20/HP，24小时尿蛋白定量3.0g；血BUN 8.5mmol/L，Cr 154μmol/L，ALB 35g/L。诊断为慢性肾小球肾炎。

情景分析：肾小球肾炎（简称肾炎）又称肾炎综合征，肾小球肾炎共同的表现为（可不同时出现）：水肿、蛋白尿、血尿、高血压、尿量减少或无尿、肾功能正常或下降。

讨论：为什么肾小球肾炎会出现水肿、尿量减少或无尿、蛋白尿甚至血尿？

学前导语：尿液的生成要经历肾小球滤过、肾小管和集合管的重吸收及分泌过程，其中任一环节出现问题，都会影响尿液的正常生成。

第一节　泌尿系统的结构

PPT

泌尿系统（urinary system）由肾、输尿管、膀胱及尿道组成，其主要功能是排出机体中能溶于水的代谢产物和多余的水分，以维持机体内环境的稳定。肾还产生促红细胞生成素、肾素和前列腺素等多种生物活性物质。男性泌尿生殖系统模式图见图9-1。

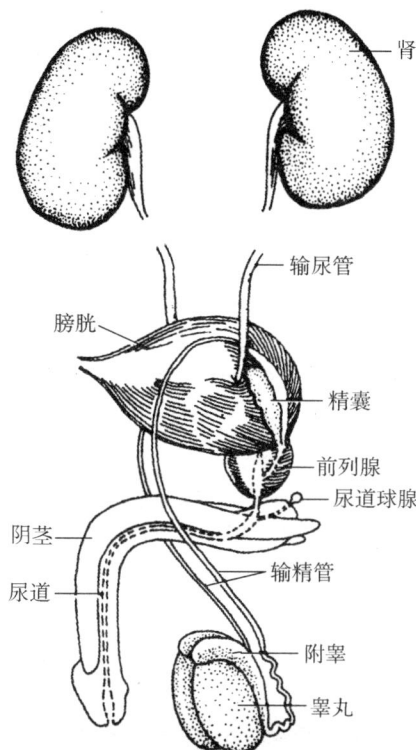

图 9 - 1 男性泌尿生殖系统模式图

一、肾

肾不仅是产生和排出尿液的器官，也是调节体液、维持电解质及酸碱平衡、调节血压的重要器官。如肾功能发生障碍，代谢产物就会蓄积于体内，破坏机体内环境的稳定，影响机体新陈代谢的正常运行。严重时可出现尿毒症，危及生命。

（一）肾的形态

肾（kidney）为实质性器官，左、右各一，形似蚕豆。新鲜肾呈红褐色，柔软而光滑，肾长 8 ~ 14cm、宽 5 ~ 7cm、厚 3 ~ 5cm，重 120 ~ 150g。肾可分为上、下两端，前、后两面和内、外两缘。上端宽而薄，下端窄而厚。前面较凸，后面平坦，紧贴腹后壁。外侧缘隆凸，内侧缘中部凹陷称肾门，是肾盂、肾血管、神经和淋巴管出入的部位。出入肾门的结构被结缔组织包裹形成肾蒂。由于下腔静脉邻近右肾，右侧肾蒂较左侧的短。由肾门伸入肾实质的腔隙称肾窦，主要容纳肾动脉的分支、肾静脉的属支、肾盂、肾大盏、肾小盏及脂肪组织等（图 9 - 2）。

图 9 - 2 肾的形态

（二）肾的位置与毗邻 🇪 微课 1

肾紧贴腹后壁的上部，脊柱两侧，腹膜后间隙内，属于腹膜外位器官。左肾上端平第 11 胸椎体下缘，下端平第 2 腰椎体下缘；右肾因受肝影响比左肾低 1 ~ 2cm，右肾上端平第 12 胸椎体上缘，下端平第 3 腰椎体上缘。肾门约平第 1 腰椎体，在正中线外侧约 5cm。肾门在背部的体表投影一般在竖脊肌的外侧缘与第 12 肋所形成的夹角内，称为肾区（图 9 - 3）。在某些肾疾病时，叩击或触压该区可引起疼痛。

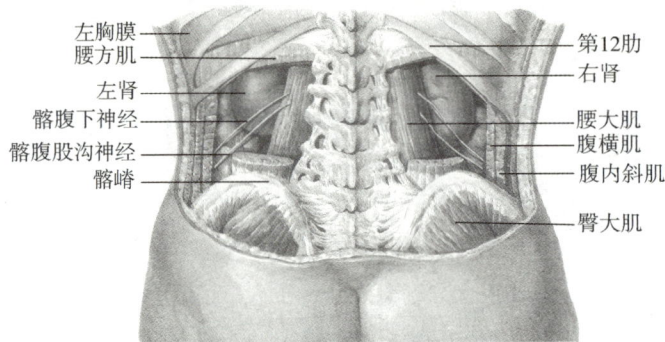

图 9 – 3　肾的体表投影

　　肾的上方是肾上腺，两者虽共为肾筋膜包绕，但其间被疏松结缔组织所分隔，故肾上腺位于肾纤维膜之外，肾下垂时，肾上腺可不随肾下降。两肾后方的上 1/3 与膈相邻，下部自内侧向外侧分别与腰大肌、腰方肌及腹横肌相毗邻。左肾前上部与胃底后面相邻，中部与胰尾和脾血管相接触，下部邻空肠和结肠左曲。右肾前上部与肝相邻，下部与结肠右曲相接触，内侧缘邻接十二指肠降部（图 9 – 4）。

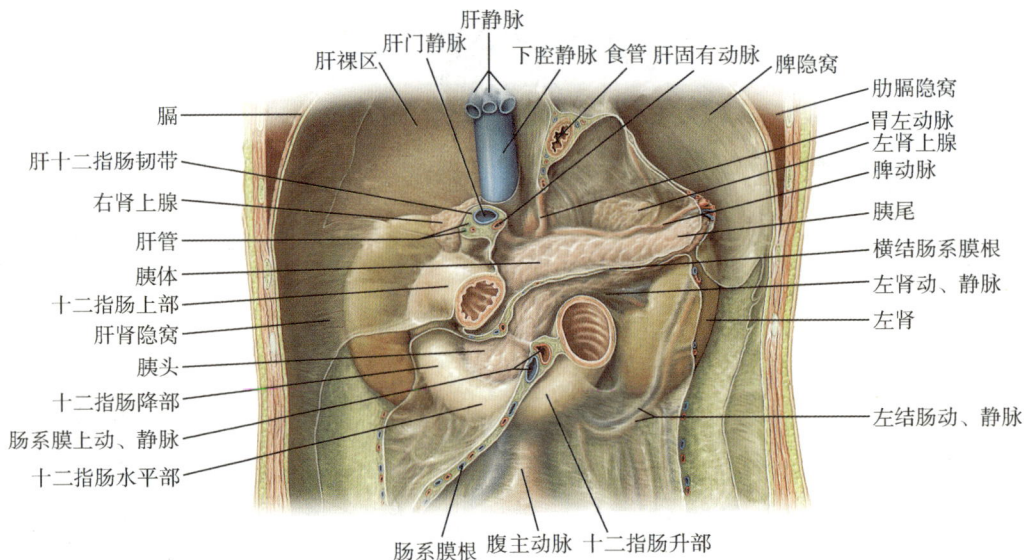

图 9 – 4　肾的位置与毗邻

（三）肾的结构　微课 2

肾表面覆盖由致密结缔组织构成的被膜，肾实质由浅层的皮质和深层的髓质构成。

1. 肾的被膜　肾的被膜由内向外分为纤维囊、脂肪囊和肾筋膜 3 层（图 9 – 5）。

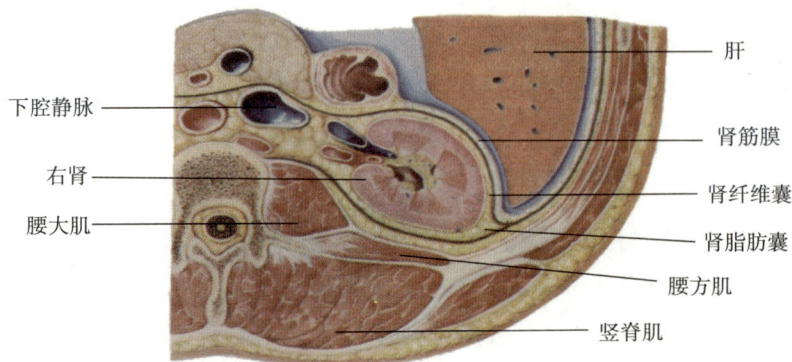

图 9 – 5　肾的被膜

（1）**纤维囊** 紧贴于肾实质的表面，薄而坚韧，由致密结缔组织和少量弹性纤维构成，易与肾实质剥离。

（2）**脂肪囊** 又称肾床，为包在纤维囊外周的囊状脂肪组织层，对肾起承托、支持和保护作用。临床上作肾囊封闭，即将药物注射入肾脂肪囊。

（3）**肾筋膜** 为肾被膜的最外层，是由腹膜外组织移行而来的纤维膜，肾筋膜向深面发出许多结缔组织小束，穿过脂肪囊连于纤维囊，对肾起固定作用。位于肾前、后面的肾筋膜分别称肾前筋膜和肾后筋膜，两层在肾上腺上方和肾的外缘互相融合。在肾的下方，前、后两层筋膜分离形成间隙，其间有输尿管通过。

肾的正常位置主要靠肾的被膜。此外，肾血管、肾的毗邻器官、腹内压以及腹膜等对肾也起到一定的固定作用。当这些因素薄弱时，肾可向下移位，形成肾下垂或游走肾。

2. 肾实质 在通过肾门的冠状切面上，肾实质分为肾皮质和肾髓质两部分（图9-6）。肾皮质位于肾实质的浅层，富含血管，主要由肾小体和肾小管组成。肾皮质深入到髓质肾锥体之间的部分称为肾柱。肾髓质位于肾皮质的深部，血管较少，由15～20个肾锥体构成。肾锥体主要由许多密集的肾小管组成，肾锥体近皮质的部分宽大，尖端钝圆，突入肾小盏，称为肾乳头。肾乳头顶端有许多开口，称乳头孔。肾产生的尿液经乳头孔流入肾小盏。肾窦内有7～8个肾小盏，呈漏斗状包绕肾乳头，2～3个肾小盏汇合成肾大盏。2～3个肾大盏最终汇合成一个漏斗状肾盂，肾盂离开肾门向内下走行，逐渐变细，移行为输尿管。

（1）**肾单位** 是肾的基本结构和功能单位，由肾小体和肾小管两部分组成。每侧肾脏有100多万个肾单位（图9-7）。根据肾小体在皮质内的分布部位，将肾单位分为浅表肾单位（85%～90%）和髓旁肾单位（10%～15%）。浅表肾单位的肾小体位于皮质的浅表及中部，体积较小，数量多，在尿液形成过程中起重要作用。髓旁肾单位的肾小体位于皮质深部，体积较大，数量少，在尿液浓缩过程中起重要作用。

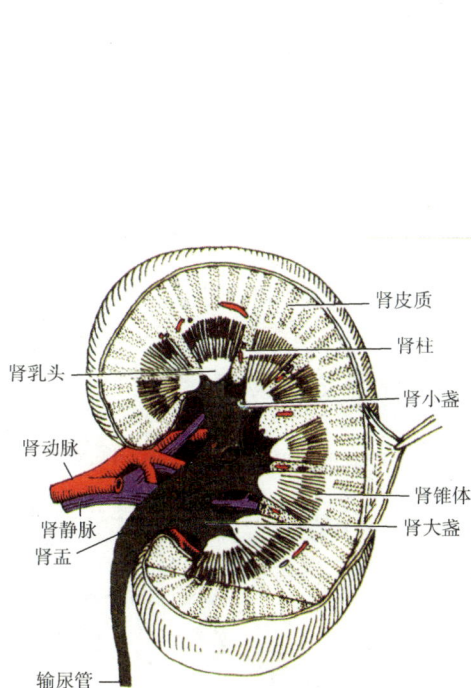

图9-6 肾的结构

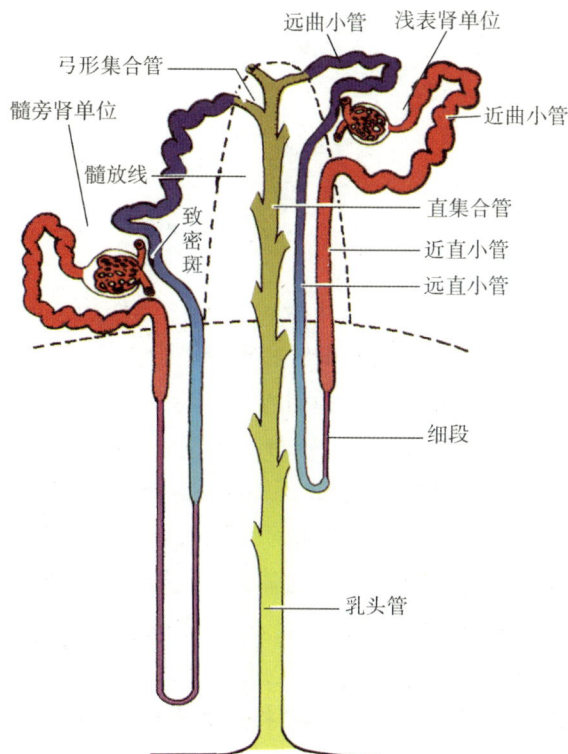

图9-7 肾单位和集合管系模式图

①肾小体：呈球形，又称肾小球，由血管球和肾小囊两部分组成（图9-8）。每个肾小体有两极，微动脉出入的一端称血管极，与肾小管相连的一端称尿极。

血管球为肾小囊内连接入球微动脉和出球微动脉之间的一团蟠曲的毛细血管。入球微动脉从血管极进入肾小囊，先分为4~5支，每支再分支形成网状毛细血管祥，最后再汇合成细长的出球微动脉，从血管极处离开肾小囊。入球微动脉较出球微动脉粗，故毛细血管内的血压较高。电镜下，血管球的毛细血管内皮为有孔型，内皮外有一薄层而完整的基膜。

肾小囊又称鲍曼囊，是肾小管起始部膨大凹陷而成的杯形双层囊，包绕血管球，分为脏、壁两层，两层间的腔隙称肾小囊腔，是收集滤液的部位，与近端小管相通。壁层为单层扁平上皮，脏层包绕血管球毛细血管外面，由足细胞构成。扫描电镜下，可见足细胞从胞体上伸出几个大的初级突起，每个初级突起再发出许多小的指状次级突起，相邻次级突起间相互穿插形成栅栏状，紧贴在基膜外面，突起间的裂隙称裂孔，裂孔上覆盖一层极薄的裂孔膜。

滤过屏障（又称滤过膜）是毛细血管内的血液滤入肾小囊腔内所要经过的结构，包括有孔毛细血管内皮、基膜和裂孔膜3层（图9-9）。血液流经血管球时，由于管内压力较高，血液中小分子物质如水分、无机盐和葡萄糖等穿过滤过屏障进入肾小囊腔，形成原尿。如滤过屏障受损（如肾小球肾炎），血液中的某些大分子物质如蛋白质等可通过滤过膜，重者红细胞也可漏出，引起蛋白尿或血尿。

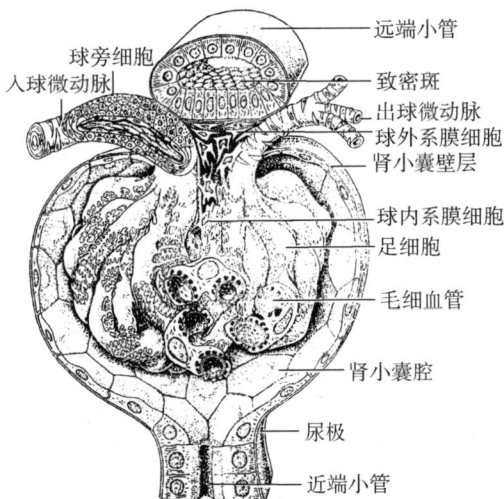

图9-8　肾小体结构模式图

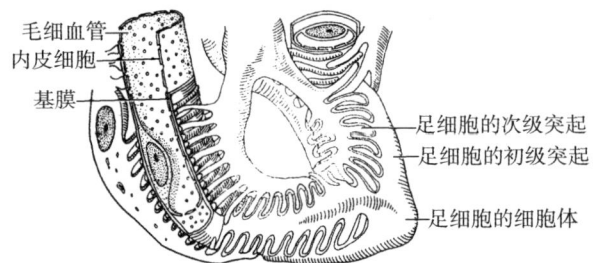

图9-9　肾小体滤过屏障模式图

②肾小管：具有重吸收和分泌的作用，由单层上皮细胞围成，分为近端小管、细段和远端小管3部分（图9-10）。

近端小管与肾小囊相连，末端接细段，是肾小管中最粗最长的一段，长约14mm，分曲部和直部两段。管壁由单层立方或锥形上皮细胞 构成，管腔面有微绒毛形成的刷状缘，扩大了细胞表面积，有利于细胞对物质的重吸收。近端小管的主要功能是重吸收，原尿中几乎全部的葡萄糖、氨基酸和蛋白质、65%的水和大部分无机盐离子都在此段被重吸收。近端小管上皮细胞还可以向管腔内分泌氢离子、马尿酸、肌酐及氨等代谢产物，临床上常用马尿酸或酚红排泄试验来检测肾小管的功能。

细段位于肾锥体内，管径细，管壁薄，为单层扁平上皮，其作用主要是减慢肾小管液的流速，吸收部分水和无机盐。

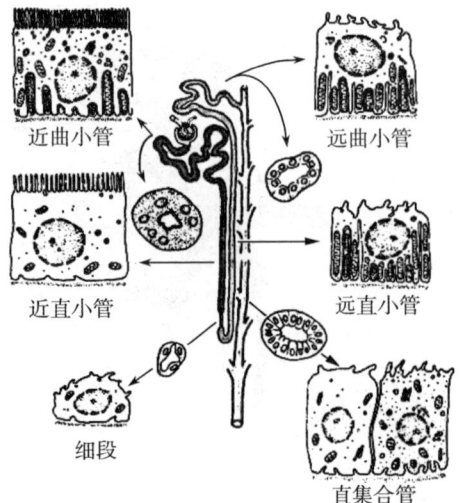

图9-10　泌尿小管各段模式图

远端小管管腔大而规则，可分直部和曲部两段。管壁为单层立方上皮，腔面无刷状缘；是离子交换和分泌的重要部位，可重吸收小管液中部分的水、钠等成分，浓缩尿液；还可分泌钾、氢、氨等，对维持体液酸碱平衡有重要作用。

近端小管直部、细段和远端小管直部共同形成"U"形袢状结构，称肾单位袢或髓袢。

✎ **练一练** —————————————————————————————

关于肾单位的描述，正确是

A. 肾结构和功能的基本单位　　　　　B. 由肾小球和肾小囊构成

C. 浅表肾单位较少　　　　　　　　　D. 肾小管具有滤过功能

E. 肾小管不参与构成

答案解析

—————————————————————————————————————

（2）集合小管系　由弓形集合小管、直集合小管和乳头管 3 部分组成，各段间无明显界限，逐渐由细变粗，上皮由单层立方形渐变成单层柱状，至乳头管处变为高柱状上皮。具有重吸收水、钠和排钾等功能。尿液在集合管内生成后，汇合于乳头管，后经肾盏、肾盂、输尿管进入膀胱贮存。

（3）球旁复合体　又称球旁器，主要由球旁细胞、致密斑和球外系膜细胞组成，位于肾小球血管极处，呈三角形（图 9-11）。

球旁细胞是入球微动脉管壁平滑肌细胞特化而成的上皮样细胞，能分泌肾素。肾素释放入血后，能间接促使血管收缩，血压升高，还可刺激肾上腺皮质分泌醛固酮，促进远端小管和集合小管对水、钠的重吸收。

致密斑是远曲小管靠近血管极一侧的管壁细胞由立方状变成高柱状细胞，排列紧密而成的斑状突起。致密斑是一种钠离子感受器，能感受远端小管内钠离子浓度的变化，调节球旁细胞分泌肾素。

球外系膜细胞位于由致密斑、入球微动脉和出球微动脉组成的三角区内，起传递信息的作用。

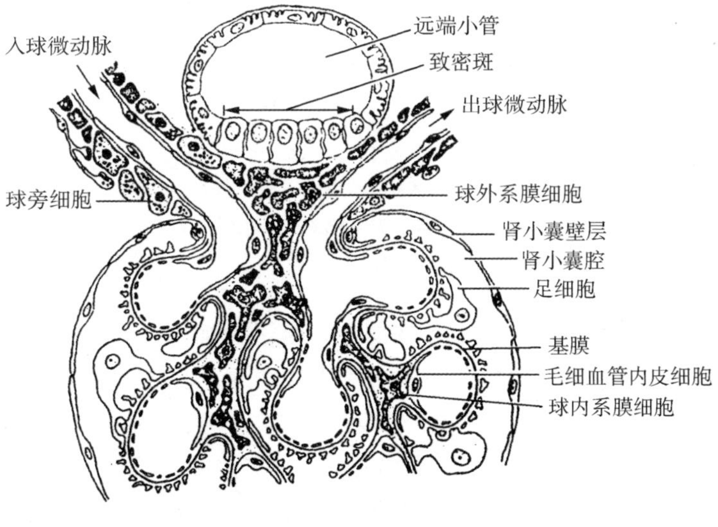

图 9-11　球旁复合体模式图

（4）肾间质　肾小管和集合小管系之间的少量结缔组织、血管和神经等构成肾间质，髓质中特化的成纤维细胞称间质细胞，可分泌前列腺素、形成纤维和基质，前列腺素可促进尿液浓缩。肾小管周围的内皮细胞能产生促红细胞生成素，刺激骨髓生成红细胞。

（四）肾血液循环特点

肾的血液循环有营养肾组织和参与尿的生成两种作用，具有以下特点。

1. 血流量大、流速快　肾动脉直接起于腹主动脉，短而粗，血流量大，流速快，体内的血液每4～5分钟流经肾滤过一次，有利于尿液生成。

2. 有两套毛细血管网　①入球微动脉分支形成的毛细血管球，血管球内压力较高，有利于血管球滤过作用。②出球微动脉在肾小管周围形成的毛细血管网，其血压低，有利于肾小管重吸收。

3. 肾血流量有两种调节方式　①自身调节：当全身动脉血压在80～180mmHg范围波动时，肾血流量可通过改变入球微动脉的口径来保持稳定，这种在一定的血压变动范围内保持相对恒定的现象，称为肾血流量的自身调节。其生理意义在于使肾小球滤过率不会因血压波动而改变，以维持正常的尿生成。②神经和体液调节：在紧急情况下，如大失血时，肾血管可在交感神经、去甲肾上腺素和肾上腺素等激素的作用下收缩，使肾血流量减少。其生理意义是在紧急情况下，使全身血量重新分配，减少肾血流量，以保证心、脑等重要器官的血液供应。

二、输尿管 📱微课3

输尿管（ureter）为一对细长的肌性管道，位于腹膜后方，起于肾盂，终于膀胱，长25～30cm，管径5～7mm，通过节律性蠕动，将尿液不断推入膀胱。

1. 输尿管的分部

（1）腹部　输尿管自肾盂起始后，沿腰大肌前面下行，在小骨盆上口处，左输尿管越过左髂总动脉末端，右输尿管则经过右髂外动脉起始端进入盆腔。

（2）盆部　自小骨盆入口处沿盆腔侧壁向前下行。男性在输精管后外方与之交叉，从膀胱底外上角穿入膀胱壁；女性输尿管经子宫颈外侧约2.5cm处，从子宫动脉后下方绕行，向下内至膀胱底穿入膀胱壁。

（3）壁内部　输尿管斜穿膀胱壁开口于膀胱的一段，长约1.5cm。

2. 输尿管的狭窄部位　输尿管全长有3处生理性狭窄：第1狭窄位于肾盂与输尿管移行处；第2狭窄位于输尿管与髂血管交叉处；第3狭窄位于输尿管斜穿膀胱壁处。尿路结石下降时易嵌顿在这些狭窄部位，造成输尿管损伤。

三、膀胱

膀胱（urinary bladder）是储存尿液的肌性囊状器官，其形状、大小、位置和壁的厚度随充盈程度而异。正常成年人的膀胱容量为350～500ml，最大容量可达800ml，新生儿的膀胱容量约50ml。

（一）膀胱的形态

空虚时呈三棱锥体形，分为尖、体、底和颈4部分。膀胱尖细小，朝向前上方，膀胱底朝向后下方；膀胱尖与膀胱底之间的部分为膀胱体；膀胱的最下部称为膀胱颈，以尿道内口与尿道相接（图9-12）。

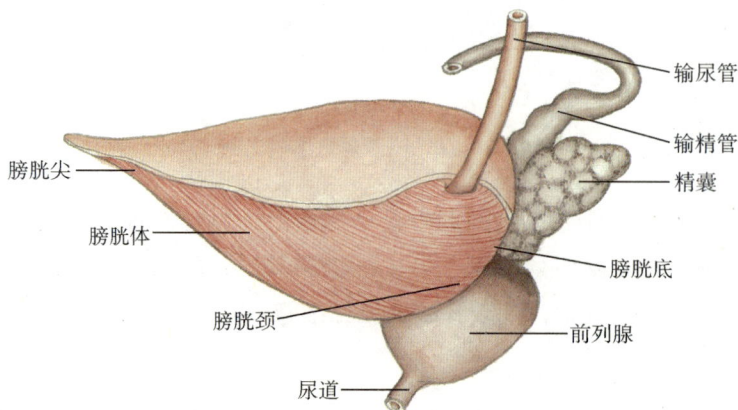

图9-12　膀胱的形态

（二）膀胱的位置与毗邻

成人膀胱位于盆腔的前部。其前方为耻骨联合；后方在男性为精囊、输精管壶腹和直肠（图9-13），在女性为子宫和阴道；膀胱颈的下方，男性邻前列腺，女性邻尿生殖膈；膀胱上面有腹膜覆盖。膀胱空虚时，膀胱尖一般不超过耻骨联合上缘；充盈时，膀胱尖可超过耻骨联合以上，膀胱腹膜返折线可上移至耻骨联合上方，使膀胱的前下壁直接与腹前壁相贴。此时在耻骨联合上方进行膀胱穿刺术可避免伤及腹膜。

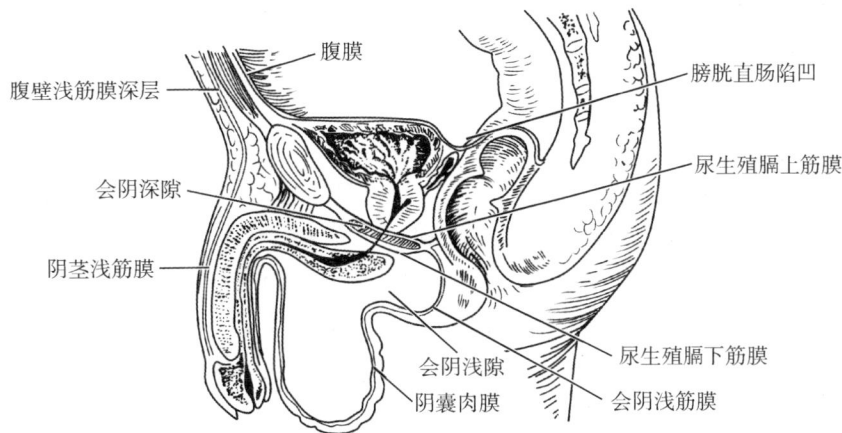

图9-13　男性盆腔正中矢状切面

（三）膀胱的组织结构

膀胱自内向外由黏膜、肌层和外膜构成。黏膜上皮为变移上皮。空虚时黏膜形成许多皱襞，充盈时皱襞可消失。但在膀胱底内面，两输尿管口与尿道内口之间的三角形区域，无论膀胱充盈或空虚，黏膜光滑无皱襞，此区称为膀胱三角，此处是肿瘤、结核和炎症的好发部位，是膀胱镜检的重要区域。肌层为平滑肌，称膀胱逼尿肌，在尿道内口处形成环形的括约肌。外膜在膀胱的上面为浆膜，其他部位为纤维膜。

四、尿道

尿道（urethra）是膀胱内尿液排出体外的通道，男女差别很大。男性尿道与生殖系统关系密切，故在男性生殖系统叙述。

女性尿道（图9-14）起自膀胱颈的尿道内口，向下穿过尿生殖膈，止于阴道前庭的尿道外口，全长3~5cm，直径约0.6cm，是单纯的排尿器官。在通过尿生殖膈时，周围有尿道阴道括约肌环绕，此肌属骨骼肌，受意志支配，起紧缩尿道的作用，可控制排尿。由于女性尿道的后面与阴道相邻，且有宽、短、直和易于扩张的特点，故易引起逆行性尿路感染。

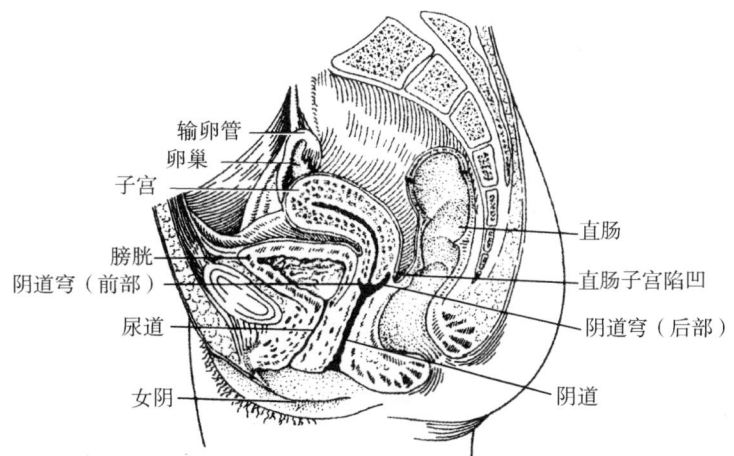

图9-14　女性盆腔

PPT

第二节　尿液的生成

尿液的生成包括肾小球的滤过、肾小管和集合管的重吸收和分泌 3 个连续的过程。

一、肾小球的滤过功能

肾小球的滤过是指血液流经肾小球时，在有效滤过压的驱动下，除大分子蛋白质外的血浆成分通过滤过膜进入肾小囊形成原尿的过程。原尿的成分与血浆非常相似，又称为血浆的超滤液。每分钟两侧肾生成的原尿量，称为肾小球滤过率。正常成人安静时约为 125ml/min。

在肾血流量相对稳定的前提下，肾小球滤过功能的实现与肾小球滤过膜和有效滤过压两个因素密切相关。

1. 滤过膜　滤过膜是肾小球滤过作用的结构基础。毛细血管内皮细胞上有许多直径为 70~90nm 的窗孔，允许血浆中水和小分子成分自由通过，但可阻止血细胞的通过；基膜的结构呈网状，网孔直径为 4~8nm，可以滤过水分及部分小分子溶质；外层裂孔膜上有 4~11nm 的微孔，也可以让物质选择性透过（图 9-15）。这种由膜上孔径大小对物质进行选择性通透的作用可以看作滤过膜的机械屏障功能。在滤过膜表面覆盖有带负电荷的糖蛋白，限制了血浆中带负电荷的分子（如血浆中的白蛋白）滤过，从而起到了电荷屏障的作用。机械屏障和电荷屏障的性质决定了滤过膜对物质具有高度的选择性。

2. 有效滤过压　肾小球滤过作用的实现还取决于滤过膜两侧的压力差，即有效滤过压。肾小球有效滤过压指促进滤过的动力与对抗滤过的阻力之间的差值。促进滤过的动力包括肾小球毛细血管血压和肾小囊内超滤液的胶体渗透压，由于超滤液中的蛋白质含量极低，所以胶体渗透压可忽略不计；对抗滤过的阻力包括血浆胶体渗透压和肾小囊内压（图 9-16）。因此，有效滤过压 = 肾小球毛细血管血压 -（血浆胶体渗透压 + 肾小囊内压）。

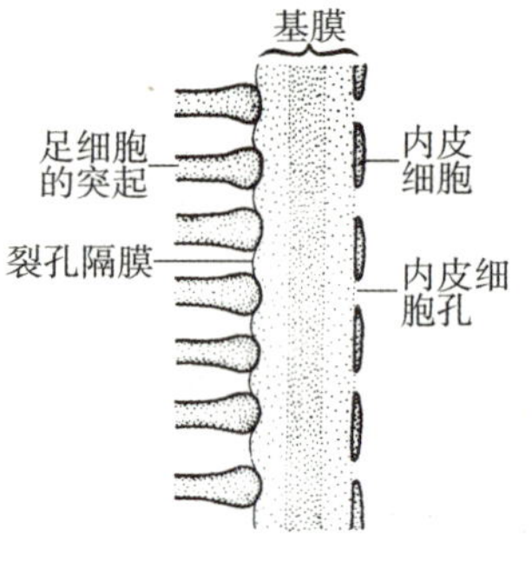

图 9-15　滤过膜组成示意图

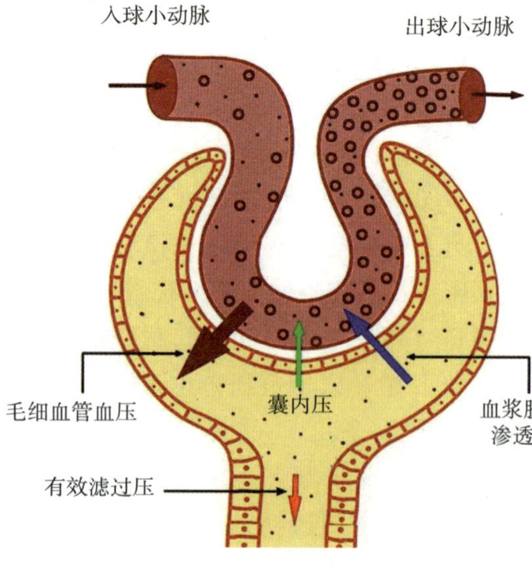

图 9-16　有效滤过压示意图

正常情况下，肾小球毛细血管血压约为 45mmHg，并且入球微动脉和出球微动脉内血压没有明显的差异。肾小囊内产生的原尿可以很快排走，因此，肾小囊内压也较稳定，约为 10mmHg。因此，有效滤过压的大小主要取决于血浆胶体渗透压的变化。在入球端血浆胶体渗透压约为 25mmHg，当血液向出球微动脉一侧流动的过程中，随着水分和晶体物质不断滤出，血浆中蛋白质浓度逐渐增加，胶体渗透压逐渐升高，有效滤过压逐渐减小。到靠近出球端时血浆胶体渗透压达到35mmHg，有效滤过压下降到0，此时肾小球滤过作用停止，即达到了滤过平衡。

3. 影响肾小球滤过的因素 主要影响因素有滤过膜的面积与通透性、有效滤过压及肾血浆流量。

（1）滤过膜的面积和通透性 正常成人两侧肾的总滤过面积为1.5m²以上，正常情况下，其面积和通透性都比较稳定。若病理情况下，如急性肾小球肾炎时，毛细血管腔变窄或阻塞，滤过面积减少，滤过率降低，可导致少尿甚至无尿；另外，滤过膜严重损坏，通透性增大，使血浆蛋白质甚至红细胞滤过，可出现蛋白尿和血尿。

？ 想一想

肾小球肾炎为何出现少尿、蛋白尿和血尿？

答案解析

（2）有效滤过压 ①肾小球毛细血管血压：由于肾血流量的自身调节机制，当动脉血压在80～180mmHg范围变动时，肾小球毛细血管血压保持相对稳定，使肾小球滤过率基本不变。当人体剧烈活动或处于某些应激状态时，全身血液重新分配，肾血管收缩，血流量减少，毛细血管血压会随之降低，有效滤过压减小，肾小球滤过率降低。当人体由于某些原因（如大失血）使动脉血压下降到80mmHg以下，超过肾血流量自身调节的范围时，肾血流量就会随之下降，肾小球毛细血管血压降低，肾小球滤过率降低。若血压降至40mmHg以下，肾小球滤过率几乎为零，因而出现少尿，甚至无尿。②血浆胶体渗透压：正常情况下，血浆胶体渗透压变化不大，对滤过率影响很小。若静脉快速大量输注生理盐水，血浆蛋白被稀释，或某些疾病（如肝脏功能受损）会导致血浆蛋白浓度明显降低，都会导致血浆胶体渗透压下降，有效滤过压升高，滤过率增加，尿量增多。③肾小囊内压：正常情况下，肾小囊内压比较稳定。当尿路不通畅时（如肾盂或输尿管结石），或者某些药物（如磺胺类药物）在小管液中浓度过高，在酸性环境中形成结晶阻塞肾小管，尿液不能排出，导致肾小囊内压升高，有效滤过压下降，滤过率减少。

（3）肾血浆流量 在其他调节因素不变时，肾血浆流量与肾小球滤过率呈正相关，主要是影响肾小球毛细血管滤过长度。若肾血浆流量增加，血液由入球端向出球端流动过程中，血浆胶体渗透压上升的速度较慢，参与滤过作用的毛细血管长度增加，增加了滤过面积，滤过率随之增加。当肾血浆流量减少时，肾小球的滤过率也随之减少。在严重缺氧、中毒性休克等，由于交感神经兴奋和体液因素的影响，肾血浆流量显著减少，因而肾小球滤过率明显降低。

二、肾小管和集合管的重吸收功能

原尿流入肾小管称为小管液。当小管液流经肾小管各段和集合管时，水和大部分溶质被肾小管重新吸收入血，这个过程称为肾小管和集合管的重吸收。肾小管和集合管对各类物质的重吸收率不同。两肾每天生成的原尿量约为180L，其中99%的水分被重吸收，每天排出的终尿量只有1～2L。原尿中的某些溶质成分的浓度与血浆相同，但终尿中几乎没有该物质（如葡萄糖）。这种对于不同物质选择性重吸收的特性是肾脏功能的体现，既清除了对机体有害或过剩的物质，又保留了对机体有用的物质，从而维持了内环境的稳态。

1. 重吸收的部位 肾小管各段和集合管都具有重吸收的能力，近端小管重吸收的物质种类多，数量大，因此是重吸收的主要部位。正常情况下，小管液中的葡萄糖、氨基酸等营养物质，几乎全部在近端小管被重吸收，大多数无机盐也在此被重吸收。

2. 重吸收的方式

（1）被动重吸收　是指小管液中的物质顺浓度差，从管腔转运到管周间隙，再吸收入血的过程。这种重吸收方式不需要分解 ATP 提供能量。

（2）主动重吸收　是指肾小管和集合管上皮细胞消耗能量，逆浓度梯度将物质从小管液转运到管周间隙，再吸收入血的过程。根据能量来源情况，可分为原发性主动重吸收和继发性主动重吸收。原发性主动重吸收需要分解 ATP 直接供能，如 Na^+ 和 K^+ 的重吸收靠 Na^+ 泵分解 ATP 直接供能；而继发性主动重吸收所需的能量是间接分解 ATP 提供的，如葡萄糖、氨基酸的重吸收与 Na^+ 的重吸收相关，其能量是由 Na^+ 泵分解 ATP 后释放的，通过同一转运体与 Na^+ 同向完成重吸收过程。

3. 重吸收的特点

（1）选择性重吸收　肾小管各段对物质的吸收量和种类不同。从整体上看，对机体有用的物质全部或大部分被重吸收，如葡萄糖、氨基酸、维生素等全部重吸收；Na^+、Cl^- 和水等大部分被重吸收；代谢终产物如尿素、尿酸、肌酐、氨等吸收很少或不被吸收。

（2）肾小管对物质吸收的有限性　如当小管液中的葡萄糖超过一定浓度时，尿中会出现葡萄糖，称为尿糖。尿中开始出现葡萄糖时的最低血糖浓度称为肾糖阈（正常肾糖阈为 $8.96 \sim 10.08mmol/L$），一旦血糖浓度超过肾糖阈，肾小管中的糖就不能全部被重吸收，未被吸收的葡萄糖将会从尿中排出。

4. 几种物质的重吸收

（1）Na^+、Cl^- 和水的重吸收　肾小球每天滤过的 Na^+ 约 $500g$，而随尿液排出的 Na^+ 仅 $3 \sim 5g$，说明约 99% 的 Na^+ 被重吸收。Na^+ 主要以主动转运方式被重吸收。

①近端小管　近端小管是小管内 Na^+、Cl^- 和水重吸收的主要部位，占滤液总量的 $65\% \sim 70\%$，其中 Na^+ 的吸收是各种溶质和水重吸收的主要驱动力。随着 Na^+、Cl^- 从小管液进入管周组织间隙，组织间隙渗透压升高；水从小管液进入组织间隙，组织间隙静水压增高；Na^+、Cl^- 和水由组织间隙进入毛细血管，完成重吸收过程。

②髓袢　小管液在流经髓袢的过程中，滤液中约 20% 的 NaCl 和约 15% 的水被重吸收。髓袢对于 NaCl 和水的重吸收机制较为复杂，表现在髓袢的不同部位对 NaCl 和水的通透性不同。髓袢降支细段对 NaCl 的通透性很低，但对水的通透性较高，该段肾小管所处组织间隙渗透压高于小管内，因此小管液流经此处时，水分不断从肾小管渗出，使小管液中 NaCl 的浓度逐渐升高。髓袢升支细段对水几乎不通透，对 NaCl 的通透性较高，此时，小管液中的 NaCl 浓度高于组织间隙，所以小管液中的 Na^+ 和 Cl^- 顺浓度梯度扩散出来，小管液中的 Na^+ 和 Cl^- 浓度降低。髓袢升支粗段可以对 NaCl 进行主动重吸收，但是对水没有通透性，形成该段肾小管对 NaCl 和水重吸收的分离现象，对尿液的浓缩和稀释具有重要作用。

③远端小管和集合管　远端小管和集合管重吸收 NaCl 的量约占滤液总量的 12%，其吸收过程受到醛固酮的调节。对水的重吸收过程则受到抗利尿激素的调节。机体缺水时，抗利尿激素分泌和释放增多，远端小管和集合管上皮细胞对水的通透性增加，水重吸收量增加；机体内水过剩时，抗利尿激素分泌和释放减少，远端小管和集合管上皮细胞对水通透性下降，水重吸收减少。水的这种重吸收属于调节性重吸收。

肾小管各段和集合管在完成对 Na^+ 重吸收的同时，与其他物质的重吸收或分泌有着密不可分的关系。随着 Na^+ 的重吸收，即 Na^+ - 葡萄糖、Na^+ - 氨基酸同向转运体，促进了葡萄糖和氨基酸的重吸收；Na^+ - H^+ 交换体和 Na^+ - K^+ 交换体，促进了 H^+ 和 K^+ 的分泌，间接促进了 HCO_3^-、Cl^- 的重吸收。

（2）K^+ 的重吸收　肾小球滤过 K^+ 总量的 $65\% \sim 70\%$ 在近端小管被重吸收，$25\% \sim 30\%$ 在髓袢重吸收。远端小管和集合管既可以重吸收 K^+，又可以分泌 K^+，其过程受到了多种因素的调节，特别是醛固酮的调节。体内缺 K^+ 时，小管液中的 K^+ 浓度低于上皮细胞，因此需要逆浓度梯度主动重吸收。终尿中的 K^+ 绝大部分是由远端小管和集合管主动分泌的。

（3）HCO_3^- 的重吸收　从肾小球滤出的 HCO_3^- 几乎完全被肾小管和集合管重吸收，其中近端小管重吸收约占 80%，其余的主要在远端小管和集合管重吸收。HCO_3^- 是以 CO_2 的方式被重吸收，而且是和 $Na^+ - H^+$ 交换相耦联的。在小管腔，HCO_3^- 和经 $Na^+ - H^+$ 交换进入管腔的 H^+ 结合生成 H_2CO_3，在碳酸酐酶的催化下，H_2CO_3 分解为 CO_2 和水。CO_2 迅速进入肾小管上皮细胞内，在碳酸酐酶的催化下和水在细胞内又生成 H_2CO_3，H_2CO_3 进一步解离成 H^+ 和 HCO_3^-，H^+ 再次通过 $Na^+ - H^+$ 交换进入小管液，HCO_3^- 则转运至组织间隙，进而被重吸收至血液（图 9 - 17）。CO_2 通过管腔的速度明显快于 Cl^- 的速度，因此 HCO_3^- 的重吸收优于 Cl^-。临床上应用的碳酸酐酶抑制剂乙酰唑胺可减少 H^+ 的分泌，从而减少 $NaHCO_3$、$NaCl$ 和水的重吸收，引起利尿。HCO_3^- 的重吸收与 H^+ 分泌在机体酸碱平衡中起重要调节作用。

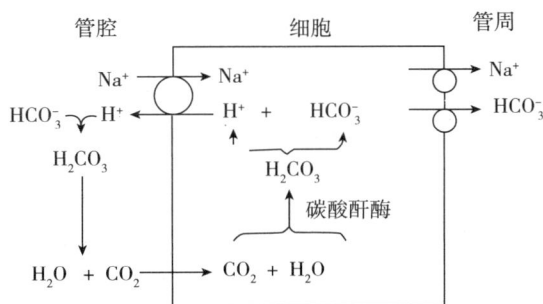

图 9 - 17　近端小管重吸收 HCO_3^- 的机制

（4）葡萄糖的重吸收　正常生理状态下，终尿中几乎不含葡萄糖，而原尿中葡萄糖的浓度与血浆相等，表明葡萄糖在流经肾小管时，完全被重吸收。近端小管是葡萄糖重吸收的唯一部位，其余的各段肾小管无重吸收葡萄糖的能力。葡萄糖的重吸收属于继发性主动重吸收，与 Na^+ 的重吸收相耦联。近端小管对葡萄糖的重吸收是有一定限度的，当血中葡萄糖浓度过高，部分肾小管上皮细胞对葡萄糖重吸收达到了极限，就会有部分葡萄糖从终尿中排出，形成糖尿。

药爱生命

糖尿病是以高血糖为特征的全身性慢性代谢疾病，其发病率越来越高，我国目前大约有糖尿病患者 1.5 亿人。糖尿病具有典型的"三多一少"症状，即多饮、多食、多尿、消瘦。唐代药王孙思邈的《千金要方》和《千金翼方》中记载了对糖尿病的诊断，并最早提出了饮食疗法、运动疗法、针灸疗法。1965 年，我国科学家率先人工合成了结晶牛胰岛素，开启了糖尿病治疗的新策略。

（5）其他物质的重吸收　氨基酸的重吸收机制与葡萄糖相似，但转运体不同。大部分的 Ca^{2+}、Mg^{2+} 在近端小管和髓袢升支粗段重吸收。

5. 影响肾小管和集合管重吸收的因素

（1）小管内溶质浓度　小管内溶质所形成的渗透压，是保留小管内水分，对抗肾小管重吸收水的力量。当小管内某些溶质浓度增多时，使小管内渗透压升高，与组织间液的渗透压差减少，导致小管内水分重吸收减少，使小管液 Na^+ 被稀释，浓度降低，减小了小管内和上皮细胞内 Na^+ 浓度梯度，Na^+ 重吸收减少，小管液中较多的 Na^+ 又通过渗透作用保留相应的水，使尿量增多。这种由于小管内溶质浓度增大，渗透压增高，使得水钠重吸收减少而引起尿量增多的现象，称为渗透性利尿。根据这个原理，临床上利用可被肾小球滤过但无法被肾小管重吸收的物质（如 20% 甘露醇）作脱水药物治疗脑水肿和青光眼等，以降低颅内压和眼内压。

（2）球 – 管平衡　近端小管对小管液的重吸收量与肾小球滤过率之间保持定比关系，即当肾小球滤过率发生改变时，近端小管中 Na^+ 和水的重吸收量也会发生相应的变化，但总是肾小球滤过率的 65% ~ 70%，这种现象为球 – 管平衡。其生理意义是使尿中排出的 Na^+ 和水不会随肾小球滤过率的增减而出现大幅度的变化，从而保持尿量和尿钠的相对稳定。

三、肾小管和集合管的分泌功能

肾小管和集合管上皮细胞将自身代谢产生的物质或者血液中的某种物质排入小管液的过程称为分泌。

1. H^+ 的分泌　H^+ 主要由近端小管以及远端小管后段和集合管分泌的。细胞代谢产生或由小管液进入的 CO_2 在碳酸酐酶的催化下，与 H_2O 生成 H_2CO_3，H_2CO_3 解离成 H^+ 和 HCO_3^-。H^+ 通过 $Na^+ - H^+$ 交换进入小管液，完成分泌过程，HCO_3^- 则转运至组织间隙，进而被重吸收至血液。分泌至小管液中的 H^+ 可以和小管液中的 HCO_3^- 结合，促进其重吸收的过程。可见，肾小管上皮细胞每分泌 1 个 H^+，可伴随有 1 个 HCO_3^- 和 1 个 Na^+ 的重吸收，这个过程称为排酸保碱，对维持内环境的酸碱平衡有非常重要的意义。

2. K^+ 的分泌　终尿中的 K^+ 主要是由远曲小管和集合管分泌的。其分泌过程与 Na^+ 的主动重吸收密切相关，在上皮细胞中的 K^+ 分泌至小管腔的过程中，伴随小管液中 Na^+ 的重吸收，这种 K^+ 分泌与 Na^+ 的重吸收相耦联的现象称为 $Na^+ - K^+$ 交换。$Na^+ - H^+$ 交换和 $Na^+ - K^+$ 交换都是 Na^+ 依赖性的，因此，二者存在竞争性抑制。酸中毒时，$Na^+ - H^+$ 交换增强，可分泌更多 H^+ 并增加 HCO_3^- 的重吸收；而 $Na^+ - K^+$ 交换减弱，K^+ 随尿排出减少，可出现高钾血症。碱中毒时，$Na^+ - H^+$ 交换减弱，而 $Na^+ - K^+$ 交换增强，K^+ 排出过多导致低钾血症。

体内的 K^+ 主要由肾排出，正常情况下，机体摄入的 K^+ 和排出的 K^+ 保持动态平衡。其排出具有鲜明的特点：多进多排，少进少排，不进也排。因此对于完全不能进食的患者要适当补 K^+，以免造成体内血 K^+ 降低。肾功能不全的患者，排泄功能障碍，则可能出现高 K^+ 血症。

3. NH_3 的分泌　细胞内的 NH_3 主要来源于谷氨酰胺的脱氨反应。NH_3 是脂溶性的物质，可以很快顺浓度梯度由细胞扩散至小管液，完成分泌过程。进入小管液的 NH_3 和 H^+ 结合生成 NH_4^+，NH_4^+ 与强酸离子结合形成铵盐（如 NH_4Cl）随尿排出。NH_4^+ 的生成减少了小管液中的 H^+，有助于 H^+ 的进一步分泌。因此 NH_3 的分泌也体现了机体排酸保碱、维持内环境酸碱平衡的作用。

四、尿的浓缩与稀释

尿液的浓缩与稀释是以血浆渗透压为标准，如尿液的渗透压高于血浆则表示尿液被浓缩，排出的是高渗尿；而尿液的渗透压低于血浆则表示尿液被稀释，排出的是低渗尿。肾脏对尿液的浓缩或稀释是与人体体内水盐代谢水平相适应的，因此在保持体内水容量和体液渗透压的稳定方面发挥重要作用。

（一）尿液的稀释

尿液的稀释主要发生在远端小管和集合管。当小管液流经近端小管时，发生等渗性重吸收，小管液渗透压没有改变。小管液流经髓袢降支细段时，该段对 NaCl 不通透，对水通透性大，小管内水不断进入组织间液，小管液渗透压逐渐增高。在髓袢升支细段，对 NaCl 通透性较高，对水不通透。小管液中的 NaCl 重吸收进入组织间液，小管液的渗透压逐渐降低。当流经髓袢升支粗段时，由于 $Na^+ - K^+ - 2Cl^-$ 同向转运体的存在，可主动重吸收 NaCl，但对水不通透，所以小管液在流经该段时，渗透压进一步降低变为低渗。低渗的小管液流经远曲小管和集合管时，Na^+、Cl^-继续被重吸收；小管对水的重吸收过程则受抗利尿激素的调节。如果机体水分过多时，表现为血浆晶体渗透压下降，抗利尿激素释放减少，小管对水的通透性降低，水重吸收减少，尿液稀释，尿量增多。如果抗利尿激素完全缺乏，或者远端小管和集合管上皮细胞上缺乏相应的受体，会出现每天排出大量低渗尿液的表现，称为尿崩症。

（二）尿液的浓缩

尿液的浓缩也发生在远端小管和集合管，当小管液流经上述部位时，受到了来自管外组织高渗透压的"抽吸"作用，小管内的水被重吸收，而溶质仍然停留在小管内，造成尿液的浓缩。

用冰点降低法测定鼠肾的渗透压，观察到皮质部组织液的渗透压与血浆相等，从外髓部向内髓部深入，组织渗透压逐渐升高，分别为血浆的 2.0、3.0 和 4.0 倍，即形成一个从外髓到内髓的渗透压梯度（图 9 – 18）。尿液的浓缩依赖于髓质高渗梯度，高渗梯度的大小与髓袢长度相关，髓袢越长，可建立的髓质高渗梯度越大，肾脏浓缩能力越强。

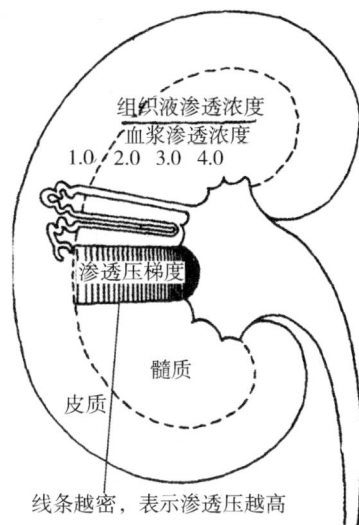

图 9 – 18　肾髓质渗透浓度梯度的示意图

第三节　尿液生成的调节

PPT

一、神经调节

肾主要由交感神经支配，其节后纤维与肾动脉伴行，末梢释放去甲肾上腺素。肾交感神经支配肾血管、肾小管和球旁细胞，对肾小管的支配以近端小管、髓袢升支粗段和远端小管为主。安静状态时，肾交感神经对尿生成过程没有明显的影响。当体液大量丢失（如失血、呕吐、腹泻等），引起血容量减少和血压降低时，交感神经兴奋，其作用表现在以下方面。

（1）使入球微动脉和出球微动脉收缩，但前者收缩效应更为明显，血流阻力增加，肾小球毛细血管血流量减少，血压下降，有效滤过压降低，肾小球滤过率减小。

（2）促进近端小管和髓袢上皮细胞对 Na^+、Cl^- 和水的重吸收。

（3）刺激球旁细胞分泌肾素，进而使血管紧张素 Ⅱ 和醛固酮分泌增加，肾小管对 Na^+ 和水的重吸收增加。

二、体液调节

（一）抗利尿激素

抗利尿激素（antidiuretic hormone，ADH）又名血管升压素，由下丘脑视上核和室旁核的神经内分泌细胞合成和分泌，经下丘脑垂体束运输至神经垂体贮存，当受到适宜刺激时，释放入血。

1. 抗利尿激素的作用及机制　抗利尿激素有两种受体，分别是位于血管平滑肌上的 V_1 受体和远曲小管、集合管上皮细胞上的 V_2 受体。抗利尿激素与 V_1 受体结合后，引起血管平滑肌收缩，血流阻力增大，血压升高。当该激素与 V_2 受体结合后，使上皮细胞对水的通透性增大，水重吸收增多，尿量减少。

2. 抗利尿激素分泌和释放的调节　血浆晶体渗透压和循环血量是调节抗利尿激素分泌和释放的主

要因素。

（1）血浆晶体渗透压 血浆晶体渗透压是生理情况下调节抗利尿激素分泌和释放的最重要因素。下丘脑渗透压感受器对血浆晶体渗透压，特别是由血浆 NaCl 浓度变化非常敏感。血浆晶体渗透压改变，刺激下丘脑渗透压感受器，引起抗利尿激素分泌量的变化。当大量出汗、严重呕吐或腹泻使机体失水时，血浆晶体渗透压升高，渗透压感受器刺激增强，抗利尿激素合成释放增多，使远曲小管和集合管对水的重吸收增多，尿量减少。反之，在短时间内饮大量清水，使血浆晶体渗透压下降，引起抗利尿激素释放减少，水的重吸收减少，尿量增多。这种由于一次性大量饮清水，反射性地使抗利尿激素合成释放减少引起尿量明显增多的现象，称为水利尿。若在相同的时间内，饮入等量的生理盐水，则尿量不如饮清水后那样明显增加（图 9-19）。

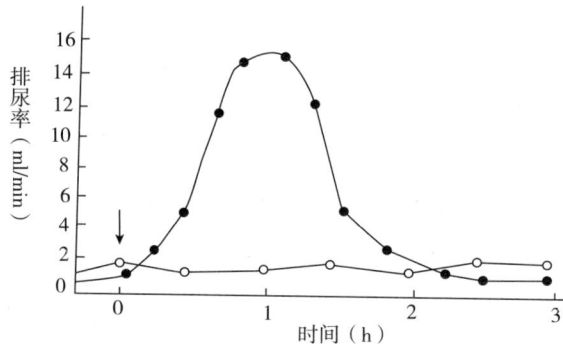

图 9-19　一次性饮 1L 清水和 1L 生理盐水后的排尿率

（2）循环血量 当机体循环血量减少时，对心房和胸腔大静脉壁上的容量感受器的刺激减弱，经迷走神经传至下丘脑的冲动减少，对下丘脑的抑制作用减弱，抗利尿激素释放增加，使水重吸收增加，尿量减少。反之，当循环血量增多时，可刺激心肺感受器，抑制抗利尿激素释放，使水重吸收减少，尿量增多。

此外，动脉血压升高刺激压力感受器，通过迷走神经反射性地抑制抗利尿激素释放；疼痛刺激、高度紧张、血管紧张素 II 以及低血糖等，均可促进抗利尿激素的释放；冷热刺激和乙醇则抑制抗利尿激素的释放。

（二）醛固酮

醛固酮由肾上腺皮质球状带合成和分泌，其主要作用是促进远曲小管和集合管对 Na^+ 和水的重吸收，同时促进 K^+ 的分泌，即保钠排钾。另外，在保钠的同时促进 Cl^- 和水的重吸收。醛固酮的分泌主要受肾素－血管紧张素－醛固酮系统以及血 Na^+ 或血 K^+ 浓度的调节。

（1）肾素－血管紧张素－醛固酮系统 肾素由球旁细胞分泌，是一种蛋白水解酶。当肾血流量减少时，对入球微动脉的牵张刺激减弱，同时肾小球滤过率和滤过的 Na^+ 量减少，流经致密斑的 Na^+ 量也相应减少，这些因素均可促进肾素的释放。另外，交感神经兴奋可直接作用于球旁细胞，使肾素分泌增加；一些体液因素如肾上腺素、去甲肾上腺素、PGE_2、PGI_2 等也可刺激球旁细胞分泌肾素。

肾素可以促进血浆中的血管紧张素原分解，生成血管紧张素 I，血管紧张素 I 在转换酶的作用下降解成血管紧张素 II，继而在氨基肽酶的作用下分解为血管紧张素 III。血管紧张素 II 和血管紧张素 III 都具有收缩血管和刺激醛固酮分泌的作用，但血管紧张素 II 的缩血管效应较强，而血管紧张素 III 主要刺激醛固酮分泌（图 9-20）。

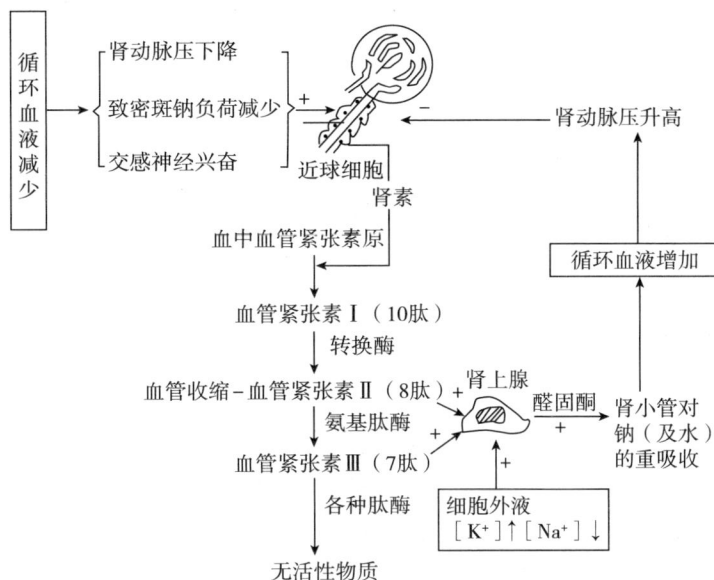

图 9 - 20　肾素 - 血管紧张素 - 醛固酮的生成和作用示意图

肾素、血管紧张素和醛固酮相互作用，相互影响，构成一个功能相关的系统，共同调节机体的活动，这个系统称为肾素 - 血管紧张素 - 醛固酮系统。

（2）血浆中 Na^+、K^+ 浓度　生理状态下，醛固酮可以促进肾脏保钠排钾，维持体内的钾钠平衡，其分泌受到血浆中 Na^+、K^+ 浓度的影响。血 K^+ 浓度升高和（或）血 Na^+ 浓度降低，均可刺激醛固酮的合成和分泌。反之，则使醛固酮分泌减少。肾上腺球状带对血 K^+ 浓度的变化较血 Na^+ 浓度更为敏感。醛固酮促进肾脏保钠排钾，以维持体内的钾钠平衡。

第四节　尿液及其排放

一、尿液的理化性质

1. 尿量　正常成人 24 小时尿量为 1000～2000ml，平均为 1500ml。如果 24 小时尿量长期保持在 2500ml 以上，称为多尿；如果 24 小时尿量在 100～500ml 为少尿；如果 24 小时尿量少于 100ml，称为无尿。多尿会使机体水分过多丢失，少尿或无尿则会使体内代谢产物堆积，这些变化均会破坏内环境的稳态，影响机体的正常活动。正常成人每天产生约 35g 固体代谢产物，至少需要 500ml 尿量将其溶解并排出。

2. 尿液的理化性质　正常尿液为淡黄色，主要成分是水，占 95%～97%；溶质以电解质和非蛋白含氮化合物为主，糖和蛋白质的含量极少，一般检测不出。尿液的 pH 多在 5.0～7.0 之间，相对比重为 1.015～1.025，其渗透压随尿液的浓缩和稀释有较大变化。大量饮清水后，尿液稀释，颜色变浅，比重降低；尿液浓缩时，颜色变深，比重升高。

二、排尿反射

尿液的生成是连续不断的过程，而尿液的排出则是间歇性的。尿生成后经肾盂、输尿管进入膀胱，当膀胱充盈达到一定量时，引起排尿反射，尿液经尿道排出体外。

1. 膀胱和尿道的神经支配　膀胱的逼尿肌和尿道内括约肌受 3 组神经支配（图 9 - 21）。

（1）盆神经　副交感神经节前神经元起自骶髓第 2~4 的骶副交感核，节前纤维走行于盆神经中，在膀胱壁换元后，其节后纤维可引起膀胱逼尿肌收缩、尿道内括约肌松弛，促进排尿。同时盆神经中也含有感觉纤维，感受膀胱壁被牵张的程度。

（2）腹下神经　起自脊髓胸 11~腰 2 灰质侧角的交感神经元，经腹下神经节换元后，节后纤维可使膀胱逼尿肌松弛、尿道内括约肌收缩，抑制排尿。同时腹下神经中也包含传入膀胱痛觉的纤维。

（3）阴部神经　属于躯体运动神经，起自骶髓第 2~4 灰质前角，支配尿道外括约肌，兴奋时使尿道外括约肌收缩，阻止排尿，这一活动受意识控制。尿道感觉的传入纤维也走行于阴部神经中。

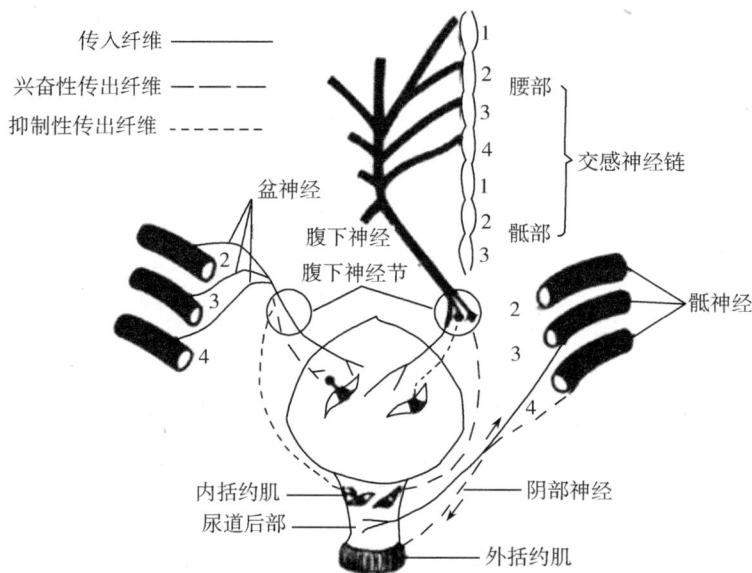

图 9-21　膀胱和尿道的神经支配示意图

2. 排尿反射　排尿反射是一种脊髓反射，该反射活动在脊髓水平完成，在正常情况下，受大脑皮质等高级中枢的控制，可有意识地抑制或加强该反射过程。当膀胱内储存尿液量小于 400ml 时，膀胱内压不会有明显的升高，因为膀胱平滑肌有较大的伸展性，膀胱内压稍升高后可很快恢复到原先水平。当膀胱内尿量达 400~500ml 时，膀胱内压会明显升高，引起膀胱壁上的牵张感受器兴奋，冲动沿盆神经传入骶髓的初级排尿反射中枢，冲动同时上行达大脑皮质的高级排尿反射中枢，产生尿意，如果条件不允许，排尿反射可受大脑意识控制，抑制排尿反射的发动。当尿量达到 700ml，便出现明显的痛感，不得不排尿。如环境允许，高级排尿反射中枢发出冲动，加强初级中枢的兴奋，盆神经传出冲动增多，引起逼尿肌收缩，尿道内括约肌松弛，尿液进入后尿道。刺激后尿道内感受器，冲动沿阴部神经再次传入骶髓初级排尿中枢，使其活动进一步增强，这是一个正反馈的过程，于是使膀胱逼尿肌进一步收缩，尿道外括约肌开放，尿液被膀胱内压驱出（图 9-22）。在排尿末期，男性可通过

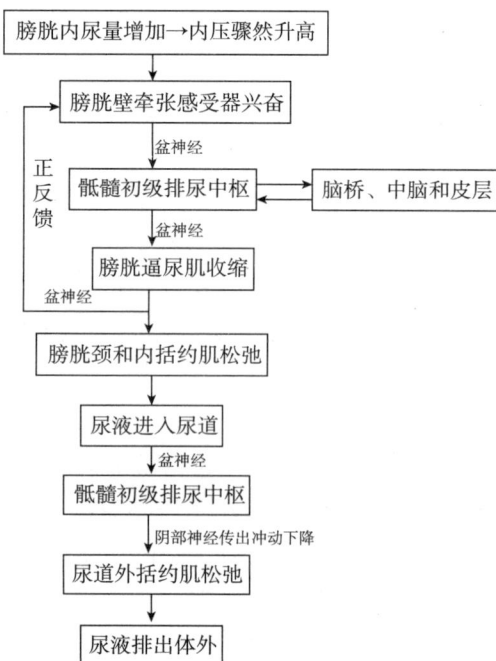

图 9-22　排尿反射示意图

尿道海绵体肌肉收缩，将残留于尿道的尿液排出体外，女性则依靠重力将尿液排尽。此外，排尿时腹

肌和膈肌也强烈收缩，提高腹内压，以协助膀胱排尿。

◉看一看

利尿药

利尿药是一类作用于肾脏，促使水、电解质排泄，增加尿量，治疗水肿的药物。通过影响尿液生成的不同环节来达到利尿目的。主要包括增加肾小球滤过率、抑制肾小管的重吸收和分泌、渗透性利尿等。目前，利尿药广泛用于心力衰竭和高血压的治疗，并在这些疾病的治疗中发挥重要作用。但也具有一定的常见不良反应，如电解质紊乱、血压下降、血尿酸升高、代谢紊乱等。在临床工作中，通过合理的合并用药，可大大减少不良反应的发生。

目标检测

答案解析

一、单项选择题

1. 泌尿系统的组成中无

    A. 尿道   B. 膀胱   C. 肾

    D. 子宫   E. 输尿管

2. 下列关于肾的描述，正确的是

    A. 左、右肾均位于腹后壁腹膜的前方

    B. 右肾位置略高于左肾

    C. 肾锥体的尖端称肾柱

    D. 肾蒂的主要结构中有肾盂

    E. 肾皮质由许多肾锥体构成

3. 肾门约平

    A. 第 11 胸椎体平面   B. 第 12 胸椎体平面   C. 第 1 腰椎体平面

    D. 第 2 腰椎体平面   E. 第 3 腰椎体平面

4. 关于输尿管正确的是

    A. 为 1 对细长的肌性管道   B. 起自肾大盏   C. 通过肾门下行

    D. 开口于膀胱颈部   E. 按行程可分腹部和盆部

5. 下列关于膀胱的描述，正确的是

    A. 其形状、大小和位置不随尿液的充盈程度而变化

    B. 膀胱底呈三角形，朝向后下方

    C. 膀胱尖朝向前下方

    D. 膀胱尖与膀胱底之间为膀胱颈

    E. 膀胱三角的黏膜皱襞多而密

6. 男性膀胱底毗邻的结构是

    A. 降结肠   B. 输精管壶腹   C. 前列腺

    D. 尿生殖膈   E. 提肛肌

7. 女性尿道易引起逆行性感染，主要是因为

    A. 较长   B. 较短、宽、直   C. 抵抗力弱

D. 紧贴阴道   E. 有尿道阴道括约肌环绕

8. 少尿患者每昼夜尿量保持（　　）ml

  A. <100   B. 100～500   C. 500～1000

  D. 1000～1500   E. >1500

9. 肾小管各段和集合管中，重吸收能力最强的部位是

  A. 近端小管   B. 髓袢升支   C. 髓袢降支

  D. 远端小管   E. 集合管

10. 肾小球有效滤过压计算式是

  A. 肾小球毛细血管血压 +（血浆胶体渗透压 + 囊内压）

  B. 肾小球毛细血管血压 +（囊内压 - 血浆胶体渗透压）

  C. 肾小球毛细血管血压 +（血浆胶体渗透压 - 囊内压）

  D. 肾小球毛细血管血压 -（血浆胶体渗透压 - 囊内压）

  E. 肾小球毛细血管血压 -（血浆胶体渗透压 + 囊内压）

11. 肾小球滤过率是指

  A. 每侧肾每分钟生成的原尿量

  B. 双侧肾每分钟生成的原尿量

  C. 每侧肾每分钟的血浆流量

  D. 双侧肾每分钟的血浆流量

  E. 双侧肾每分钟生成终尿的总量

12. 正常成人肾小球滤过率为

  A. 100ml/min   B. 125ml/min   C. 250ml/min

  D. 500ml/min   E. 1000ml/min

13. 实验动物快速注射生理盐水，可见血压升高，尿量增加，如果血压升高在180mmHg内尿量增多的原因是

  A. 肾小球毛细血管血压升高

  B. 血浆晶体渗透压下降

  C. 血浆胶体渗透压下降

  D. 滤过膜通透性增加

  E. 滤过膜面积增大

14. 肾盂或输尿管结石时尿量减少，可能是因为

  A. 有效滤过压明显升高

  B. 肾小球毛细血管血压升高

  C. 血浆胶体渗透压升高

  D. 囊内压升高

  E. 有效滤过压无变化

15. 急性肾小球肾炎患者出现蛋白尿的主要原因是

  A. 滤过膜通透性增加   B. 滤过膜通透性减小   C. 滤过膜面积增加

  D. 滤过膜面积减小   E. 毛细血管压升高

16. 与 K^+ 的分泌密切相关的是

  A. H^+ 的分泌   B. NH_3 的分泌   C. 水的重吸收

D. HCO_3^- 的重吸收　　　　　E. Na^+ 的重吸收

17. 大量饮清水尿量增加的主要原因是

    A. ADH 分泌增多　　　　B. ADH 分泌减少　　　　C. 醛固酮分泌增多

    D. 醛固酮分泌减少　　　E. 循环血量增多

18. 醛固酮的作用主要是

    A. 保钠保钾　　　　　　B. 排钠排钾　　　　　　C. 排钠保钾

    D. 保钠排钾　　　　　　E. 保钠排水

19. 盆神经受损时，排尿障碍表现为

    A. 多尿　　　　　　　　B. 少尿　　　　　　　　C. 尿频

    D. 尿潴留　　　　　　　E. 尿失禁

20. 排尿反射的初级中枢位于

    A. 延髓　　　　　　　　B. 颈髓　　　　　　　　C. 胸髓

    D. 腰髓　　　　　　　　E. 骶髓

二、多项选择题

1. 出入肾门的结构有

    A. 肾动脉　　　　　　　B. 肾静脉　　　　　　　C. 输尿管

    D. 神经　　　　　　　　E. 淋巴管

2. 关于输尿管的说法，正确的是

    A. 全长有三处狭窄　　　B. 开口于膀胱底　　　　C. 为腹膜外位器官

    D. 开口于膀胱体　　　　E. 长 20~30cm

3. 关于膀胱的说法，正确的是

    A. 属于腹膜间位器官　　B. 下部为膀胱底　　　　C. 空虚时位于盆腔内

    D. 膀胱颈有尿道内口　　E. 男性后面邻前列腺

4. 女性尿道的特点是

    A. 短　　　　　　　　　B. 直　　　　　　　　　C. 有弯曲

    D. 宽　　　　　　　　　E. 细

5. 影响肾小球滤过的因素有

    A. 肾小球毛细血管血压　B. 血浆胶体渗透压　　　C. 肾小囊内压

    D. 滤过膜的面积和通透性　E. 肾血浆流量

三、综合问答题

1. 泌尿系统结石常嵌顿在输尿管的哪些部位？

2. 简述尿生成及排出的基本过程。

（张冬青）

书网融合……

第十章　感觉器官

学习目标

知识目标：

1. 掌握　眼球壁的构造和特点；眼球内容物的组成；眼的折光系统；眼的调节；视网膜的分层及其感光功能；耳的分部及各部的组成和特点；声波的气传导和骨传导路径；内耳的听觉感受器；皮肤的层次及其附属结构。

2. 熟悉　结膜的特点；泪器的组成；眼的折光异常；夜盲症的原因；色盲和色弱；视力和视野；明适应和暗适应；内耳的平衡觉感受器；前庭自主神经反射；皮肤的功能。

3. 了解　眼外肌的分布和作用；视觉信息的传导通路；双眼视觉和立体视觉；听觉的传导通路；前庭姿势调节反射。

技能目标：

能辨识眼球壁和眼球内容物的组成；能描述出眼的折光系统和常见的折光异常；能辨识外耳、中耳、内耳的组成并能说出各部分的结构特点和功能；能描述声波的气传导路径和骨传导路径。

素质目标：

具有爱眼、爱耳的自我保护和健康宣教意识。

导学情景

情景描述：患者，男，17 岁。经常长时间使用手机和电脑，双眼视力下降 1 个半月，看近处清楚，看远处模糊。经门诊检查，诊断为屈光不正（近视）。

情景分析：青少年平时不注意科学用眼，导致眼的折光能力过强，使远物发出的平行光经折光系统折射后聚焦于视网膜之前，在视网膜上形成模糊的图像，远视力明显降低。

讨论：为什么近视可以通过佩戴凹透镜来矫正？

学前导语：简要说明眼的折光系统由哪 4 种无色透明的折光体参与构成？哪一种折光体的折光率是可以被调节的，其调节是如何进行的呢？

感觉是客观物质世界在人脑中的主观反映，感觉的形成是神经系统的一种基本功能。人类生活的外界环境以及机体的内环境是处于不断变化之中的，这些环境条件的变化必须刺激机体特定的感受装置才能形成感觉，特定的感受装置就是感受器或感觉器官。感受器或感觉器官感受刺激后须将刺激的信息转变成传入神经上的神经冲动，经特定的感觉传导通路传入到相应的大脑皮质感觉中枢后，经大脑皮质的分析综合最后才能形成特定的感觉。可见，感觉的形成必须由感受器或感觉器官、感觉的传导通路和大脑皮质感觉中枢 3 者的共同活动才能完成。

感受器是指分布在体表或者组织内部专门感受机体内、外环境变化的结构或装置。它们起着换能器的作用，可以将刺激转变为感觉神经的神经冲动。有些感受装置很简单，如痛觉和部分牵张感受器都是游离神经末梢；有的感受装置是结构和功能上都高度分化的感受细胞，如视网膜的视杆细胞和视锥细胞，耳蜗中的毛细胞等。

感觉器官是感受器连同其附属结构构成的特殊装置。本章主要介绍眼、耳和皮肤的结构与功能。

第一节 眼

PPT

一、眼的解剖结构

眼又称视器，由眼球和眼副器组成。

（一）眼球 🅴微课

眼球位于眶内，近似球形，后部借视神经与间脑相连。眼球由眼球壁与内容物组成（图 10 - 1）。

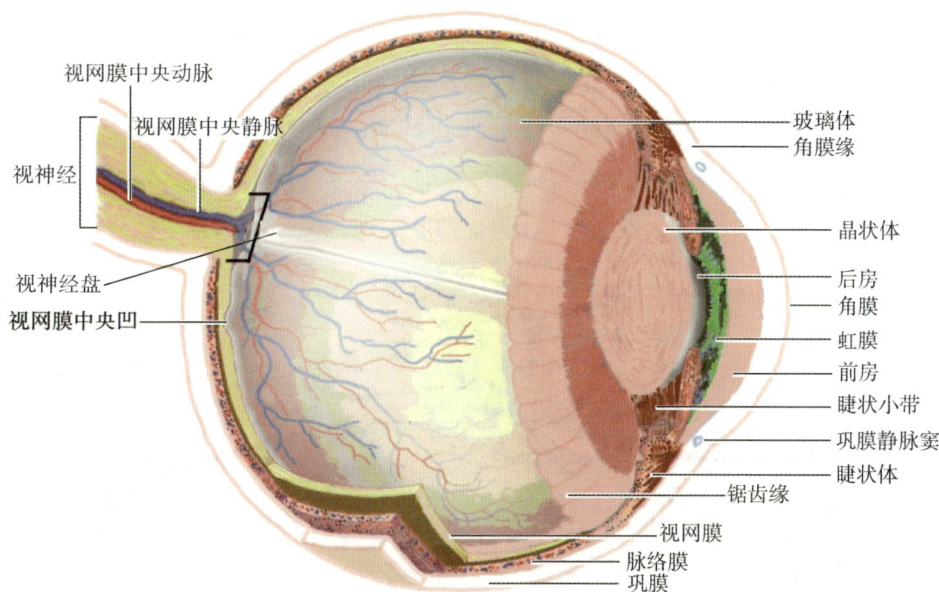

图 10 - 1 眼球

1. 眼球壁 由外向内分为纤维膜、血管膜和视网膜 3 层。

（1）纤维膜 由致密结缔组织构成，厚而坚韧，具有支持眼球、保护眼内容物的作用。纤维膜前 1/6 为透明的角膜，具有折光作用，无血管但有丰富的神经末梢，感觉敏锐。纤维膜后 5/6 为白色坚韧不透明的巩膜，其与角膜交界处的内部有一环形的巩膜静脉窦。

（2）血管膜 由前向后可分为虹膜、睫状体和脉络膜 3 部分。

虹膜是位于血管膜的最前部呈圆盘状的薄膜，中央有一圆孔，称为瞳孔，为光线进入眼球的通道。虹膜有两种平滑肌：环绕瞳孔周缘呈环行排列的瞳孔括约肌，收缩时使瞳孔缩小；呈放射状排列的瞳孔开大肌，收缩时使瞳孔扩大，借此调节入射光线量（图 10 - 2）。角膜与晶状体的间隙称眼房，虹膜将其分隔为较大的前房和较小的后房，两者借瞳孔相互交通。虹膜与角膜间的夹角称虹膜角膜角。

图 10 - 2　虹膜

睫状体位于虹膜的后方，前端较厚，表面有许多向内突出呈放射状排列的皱襞称睫状突。由睫状突发出睫状小带和晶状体相连。睫状体内的平滑肌称睫状肌。睫状肌受副交感神经支配，收缩时可调节晶状体的曲度。睫状体上皮产生房水（图 10 - 3）。

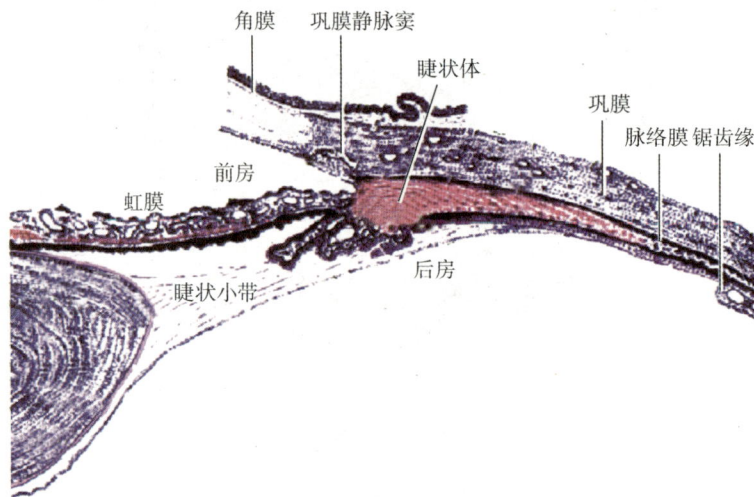

图 10 - 3　眼球前半部水平切面

脉络膜为富含血管的薄膜，占血管膜后部的 2/3。具有营养眼球和吸收眼内分散光线而避免扰乱视觉的作用。

（3）视网膜　视网膜从前向后分为 3 部分：虹膜部、睫状体部和脉络膜部。

视网膜虹膜部和睫状体部分别贴附于虹膜和睫状体的内面，没有感光作用，称视网膜盲部；视网膜脉络膜部最厚、最大，贴附于脉络膜内面，有感光作用，称视网膜视部。在视部的后部鼻侧，有一白色圆盘状隆起，称视神经盘或视神经乳头，为视神经的起始处和视网膜中央动、静脉出入的部位，此处无感光细胞，称生理性盲点。在视神经盘的颞侧稍偏下方约 3.5mm 处，有一个由密集视锥细胞构成的黄色小区域，称黄斑，其中央的凹陷称中央凹，是视觉最敏锐的部位（图 10 - 1）。

视网膜为高度特化的神经组织，由 4 层细胞构成。①色素上皮层：位于视网膜最外层，由色素上皮细胞构成，黑素细胞能防止强光对视神经的损害。②视细胞层：根据细胞形态和感光性质不同，视细胞分为视锥细胞和视杆细胞。视锥细胞主要分布于视网膜中部，能够感受强光和分辨颜色。视锥细胞有三种功能类型，分别含有红敏色素、绿敏色素和蓝敏色素，如果缺乏其中一种或几种视锥细胞，就会引起相应的色盲。视杆细胞主要分布于视网膜的周围部，仅能感受弱光的刺激且不能分辨颜色，其数量远远多于视锥细胞。当维生素 A 缺乏时，对弱光的敏感性下降，引起夜盲症。③双极细胞层：双极细胞是连在视细胞与节细胞之间的纵向中间神经元。④节细胞层：位于视网膜最内层，节细胞为长轴突的多极神经元，其树突与双极细胞形成突触，轴突向视神经盘处汇聚，形成视神经（图 10 -4）。

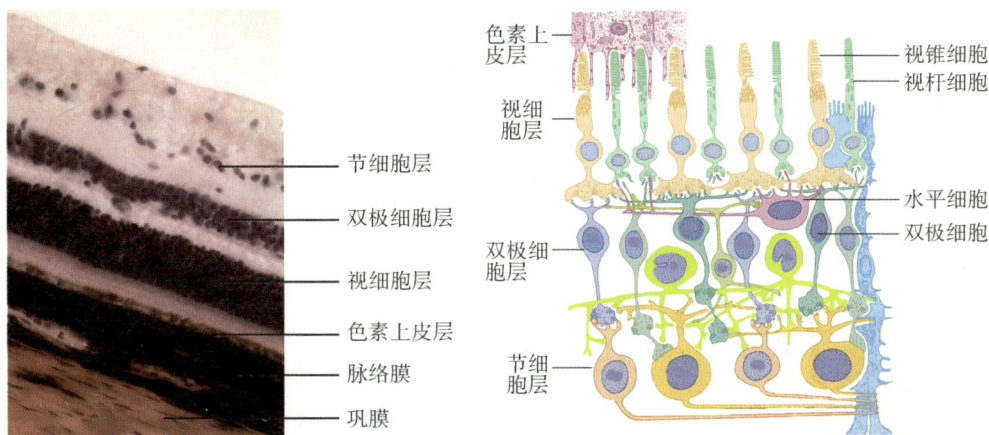

图 10 -4　视网膜结构（右图为视网膜分子结构示意图）

？ 想一想10-1

结合视网膜的主要细胞层次，分析视神经盘处为何为生理性盲点？为什么人们在日常生活中并不觉得有盲点的存在？

答案解析

2. 眼球内容物　眼球内容物有房水、晶状体和玻璃体，均无色透明，具有折光作用，与角膜共同组成眼的折（屈）光系统（图 10 -1、图 10 -2）。

（1）房水　为无色透明的液体，充填于眼房内。房水由睫状体产生，先进入后房，经过瞳孔进入前房，流至虹膜角膜角渗入巩膜静脉窦，最后汇入眼静脉。房水有营养角膜和晶状体并维持正常的眼内压的作用。若其回流障碍，将导致眼内压增高，临床上称为青光眼。

（2）晶状体　位于虹膜与玻璃体之间，呈双凸透镜状。前面曲度小、后面曲度大，无色透明富有弹性，无血管和神经，周缘由睫状小带连于睫状体。晶状体是折光系统的主要装置，曲度可随所视物体的远近不同而改变。晶状体若发生混浊，临床上称白内障。

（3）玻璃体　为无色透明的胶状物，填充于晶状体和视网膜之间，具有折光和支撑视网膜的作用。

👁 看一看

准分子激光手术治疗屈光不正

准分子激光是氟、氩两种气体混合后经激发而产生的一种人眼看不见的紫外光，其波长仅193nm，不会穿入眼内，属冷激光，无热效应，能以"照射"方式对人眼角膜组织进行精确汽化，会断裂分子之间的结合键，将组织直接分离成挥发性的碎片而消散无踪，达到"切削"和"雕琢"角膜的目的而不损伤周围组织。目前，临床上通过准分子激光角膜切削术（PRK）、准分子激光原位屈光性角膜磨镶术（LASIK）、准分子激光上皮下角膜磨镶术（LASEK）等方法进行屈光不正的治疗，具有安全、快捷、有效、稳定等特点。

（二）眼副器

眼副器包括眼睑、结膜、泪器和眼球外肌等，具有保护、支持和运动眼球的作用。

1. 眼睑 俗称眼皮，位于眼球的前方，分为上睑和下睑，有保护眼球的作用。上、下睑之间的裂隙称睑裂；睑裂的两侧，上睑和下睑的结合处，分别称为内眦和外眦；眼睑的游离缘称睑缘，有向前生长的睫毛。

2. 结膜 为光滑透明、富含血管的薄层黏膜，衬于眼睑内面的称睑结膜；覆盖在眼球前部巩膜表面的称为球结膜，两者转折移行处为结膜穹（图10-5）。

3. 泪器 由泪腺和泪道组成。泪腺位于眶上壁前外侧部的泪腺窝内，其分泌的泪液有湿润角膜、清除灰尘和杀灭细菌的作用。泪道由泪点、泪小管、泪囊和鼻泪管组成。泪腺分泌的泪液依次流经上述结构，最后进入鼻腔（图10-6）。

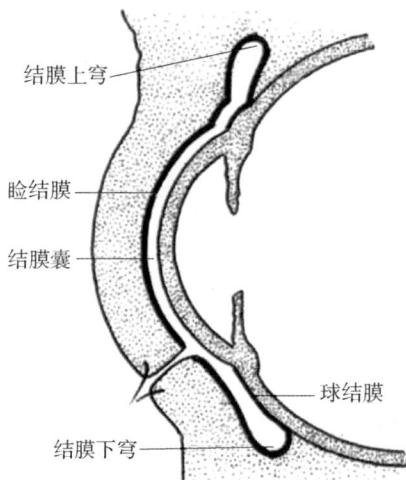

图10-5 结膜

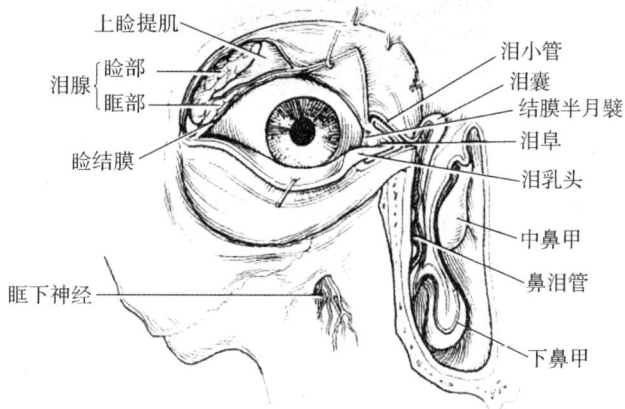

图10-6 泪器

4. 眼外肌 均为骨骼肌，共7块，其中1块为上提上睑的上睑提肌，其余6块为运动眼球的4块直肌和2块斜肌（图10-7）。上直肌使瞳孔转向内上方；下直肌使瞳孔转向内下方；内直肌使瞳孔转向内侧；外直肌使瞳孔转向外侧；上斜肌使瞳孔转向外下方；下斜肌使瞳孔转向外上方。

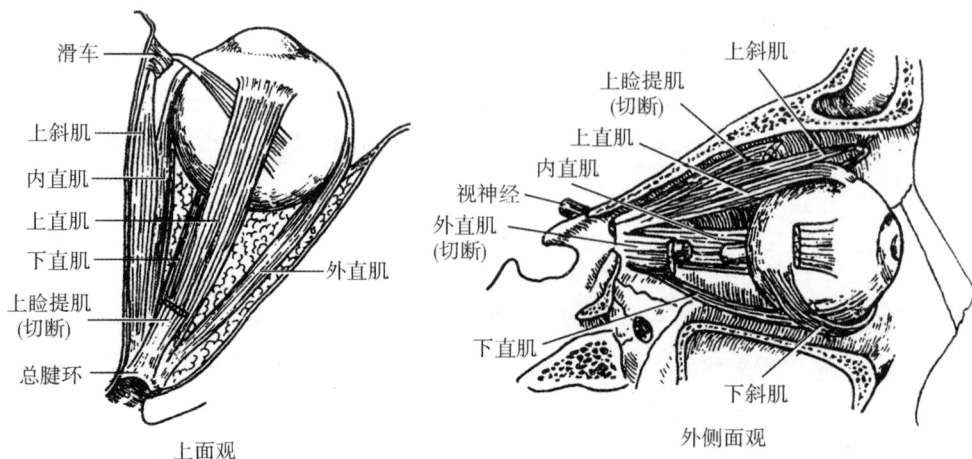

上面观

外侧面观

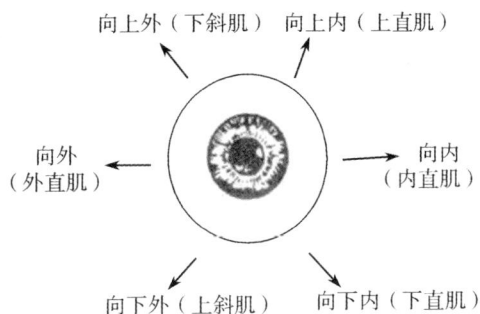

图 10 - 7　眼球外肌及其功能

二、眼的功能

（一）眼的折光功能

1. 眼的折光系统　折光系统包括角膜、房水、晶状体和玻璃体。外界物体发出光，依次通过由它们构成的复合透镜进行折射，最后在视网膜上成像。

2. 眼的调节　日常生活中，为了能清楚地观察到物体，眼就要根据所视物体的距离和明暗情况进行调节。对于正常眼来说，视远物（6m 以外）时，物体进入眼的光线近似于平行光线，光线经折射后可聚焦到视网膜上成清晰的物像，故不需要调节；而视近物时，眼必须进行相应的调节。眼的调节包括晶状体调节、瞳孔调节和眼球会聚，这 3 种调节方式是同时进行的，其中以晶状体的调节最为重要。

（1）晶状体调节　为了使入眼的光线经折射后总能聚焦在视网膜上，晶状体可以通过反射活动改变其凸度，从而改变它的折光力。视近物时，其光线呈辐射状，物体成像于视网膜之后，在视网膜上形成模糊的物像，此信息传到视觉中枢后，反射性地引起动眼神经中的副交感神经兴奋，睫状肌收缩，睫状体向前内移动，睫状小带松弛，晶状体靠自身弹性而凸度增大，折光能力增强，物像前移，最终在视网膜上清晰成像。

由于看近物时睫状肌处于收缩状态，所以长时间看近物，眼会感到疲劳。若经常超出调节限度，会使晶状体向前凸出，眼球比正常突出，最终导致近视。

晶状体的调节能力主要取决于晶状体的弹性，弹性越好，其回位变凸的能力就越强，能看清物体的距离就越近。一般用近点作为判断晶状体调节能力的指标。近点是指晶状体作最大限度变凸后所能看清物体的最近距离。近点越近，说明晶状体的弹性越好，眼的调节能力越强。晶状体的弹性可随年龄的增长而逐渐减弱，近点也随之远移。人眼在 10 岁、20 岁、60 岁的平均近点分别约为 9cm、11cm、83cm。一般在 45 岁以后，由于晶状体的弹性下降，近点远移，容易形成老视，俗称老花眼。其表现为视远物清楚，视近物模糊，需佩戴适宜的凸透镜予以矫正。

（2）瞳孔调节　瞳孔为光线进入眼的通道，其大小的改变可以调节进入眼内的光线量。生理状态下，瞳孔调节反射有两种，分别为瞳孔近反射和瞳孔对光反射。视近物时，晶状体变凸的同时，瞳孔缩小，以限制进入眼球的光线量。这种视近物时反射性引起双眼瞳孔缩小的现象称为瞳孔近反射。这种调节的意义在于视近物时，一方面减少进入眼内的光线量，保护视网膜；另一方面减少由折光系统造成的球面像差和色像差，使视网膜成像更为清晰。

当光线强时，瞳孔会缩小；当光线弱时，瞳孔会变大。瞳孔这种随光线强弱而改变大小的现象称为瞳孔对光反射。其效应是双侧性的，即光照一侧眼时，双眼瞳孔同时缩小。被照射眼的瞳孔缩小，称直接对光反射；另一侧眼的瞳孔也缩小，称间接对光反射。其生理意义在于强光时限制过多的光线进入眼内，保护视网膜；而弱光时则增加进入眼内的光线量，以产生清晰的视觉。瞳孔对光反射的中枢位于中脑，临床上常把检查瞳孔的直径和对光反射作为判断中枢神经系统病变部位、全身麻醉的深度和病情危重程度的重要指标。

（3）眼球会聚　当双眼凝视一个由远及近的物体时，两眼视轴同时向鼻侧会聚的现象，称为眼球会聚，也称辐辏反射。其反射途径是在上述晶状体调节中传出冲动到达中脑的正中核后，再经动眼神经传到内直肌，引起该肌肉收缩，从而使眼球会聚。其生理意义在于眼看近物时，可使物像在双侧视网膜上始终保持在相对称的位置上，避免复视，从而形成单一、清晰的视觉。

练一练10-1

与改变晶状体曲度有关的结构是

A. 瞳孔括约肌　　　　　B. 睫状肌　　　　　C. 外直肌

D. 内直肌　　　　　　　E. 上睑提肌

答案解析

3. 眼的折光异常　若眼球的形态或眼的折光能力异常，导致平行光线不能聚焦在眼的视网膜上而视物不清，称为折光异常或屈光不正，包括近视、远视和散光。

（1）近视　由于眼球的前后径过长，或折光系统的折光能力过强，从远处来的平行光在视网膜之前集合成焦点，在视网膜上则形成不清楚的像，远视力明显降低，但近视力尚正常，可用凹透镜矫正。

（2）远视　由于眼球的前后径过短，或折光系统的折光能力过弱，平行光线通过眼的折射后主焦点落于视网膜之后，而在视网膜上不能形成清晰的图像。远视眼的近点比正视眼的远，看远物、看近物都需要调节，故易发生调节疲劳，可用凸透镜矫正。

（3）散光　造成散光的原因是角膜或晶状体表面弯曲度不一致，无法聚焦一点，成像不清晰或物象变形，看远看近都不清楚，可用圆柱形透镜矫正。

（二）眼的感光功能

眼的感光功能由视网膜上的感光细胞完成。感光细胞包括视杆细胞和视锥细胞（图10-4）。视杆细胞对光的敏感度较高，能感受弱光，但不能分辨颜色。视杆细胞含有视紫红质，由视黄醛和视蛋白构成，在光照时迅速分解为视蛋白和全反型视黄醛；在暗处视黄醛和视蛋白又可重新合成视紫红质。视紫红质在分解和再合成过程中，有一部分视黄醛被消耗，主要靠血液中的维生素 A 补充。如维生素 A 长期摄入不足，可使暗适应时间延长，若维生素 A 严重缺乏，则引起夜盲症。

视锥细胞能感受强光和分辨颜色，且对物体的细节具有较高的分辨能力。视网膜含有 3 种不同的视锥细胞，分别含有对红、绿、蓝 3 种波长的色光敏感的色素，分别感受红、绿、蓝 3 种基本色。"三色学说"认为，人的不同色觉是 3 种视锥细胞接受不同比例刺激引起的。若对全部颜色或某一种颜色缺乏分辨能力，称为色盲，常与遗传因素有关。若对某些颜色的分辨能力较正常人差，称为色弱。

（三）与视觉生理有关的几种生理现象

1. 视力　又称视敏度，是指眼对物体的精细辨别能力，即分辨物体上两点间最小距离的能力。通常用视角的倒数来表示。视角是指物体上两点的光线投射入眼内，通过节点相交时所形成的夹角。视角的大小与视网膜物象的大小成正比。一般人眼所能看清物体的最小视网膜像大小大致与视网膜中央凹处一个视锥细胞的平均直径相当。辨认清楚文字或图形所需的最小视角是确定人的视力的依据。通常用来检查视力的视力表，就是根据此原理制成的。

2. 视野　单眼固定注视前方一点时，所能看到的范围，称为视野。在同一光照条件下，白色视野最大，按黄、蓝、红、绿依次缩小。由于面部结构的遮挡，眼的颞侧和下方的视野较大，鼻侧和上方视野较小。

3. 暗适应与明适应

（1）暗适应　人从明亮处突然进入暗处时起初看不清任何物体，经过一定时间后，视觉敏感度逐渐提高，才能看清暗处的物体，这种现象称为暗适应。此过程取决于视杆细胞中视紫红质的合成速度。暗适应主要是由于在明亮处时，视紫红质大量分解，导致视紫红质的储存量很小，到暗处后不足以引起对暗光的感受，而视锥细胞对弱光又不敏感，所以刚进入暗处不能视物。而待一定时间后，视紫红质的合成逐渐增多，才逐渐恢复在暗处的视觉。在暗适应过程中，人眼的视觉敏感度是逐步升高的，整个暗适应过程大约为 30 分钟。

（2）明适应　人从暗处突然来到明亮处时，最初只感到耀眼的光亮而看不清物体，需经一定的时间后才能恢复视觉，这种现象称为明适应。明适应主要是在暗处时，视杆细胞内积蓄了大量的视紫红质，到明亮处在强光下迅速、大量地分解，因而产生耀眼的光感。待视紫红质大量分解而减少后，对光相对不敏感的视锥细胞便恢复昼光觉。明适应只需 1 分钟即可完成。

4. 双眼视觉和立体视觉　两眼同时看某一物体时的视觉称为双眼视觉。双眼看某一物体时正常人眼只产生一个物体的感觉，这是由于从物体同一部分发出的光线，成像于两眼视网膜的对称点上。如果物像落在两眼视网膜的非对称点上，在主观上产生有一定程度相互重叠的两个物体的感觉，称为复视。双眼视觉可以扩大视野，补偿单眼视野中的生理性盲点，增加了判断物体大小和距离的准确性，增加了深度感，并产生立体视觉。

第二节　耳

PPT

一、耳的解剖结构

耳又称前庭蜗器，包括前庭器和蜗器两部分，两者的功能虽然不同，但在结构上密不可分。按部位可分为外耳、中耳和内耳 3 部分（图 10 - 8）。

（一）外耳

包括耳郭、外耳道和鼓膜 3 部分。

1. 耳郭　位于头部两侧，凸面向后，凹面朝向前外，以弹性软骨作支架，表面覆盖皮肤，皮下组织少但富含血管和神经。耳郭下部的 1/3 无软骨，仅含结缔组织和脂肪，称耳垂，是临床常用采血的部位。

2. 外耳道　是外耳门至鼓膜的椭圆形弯曲管

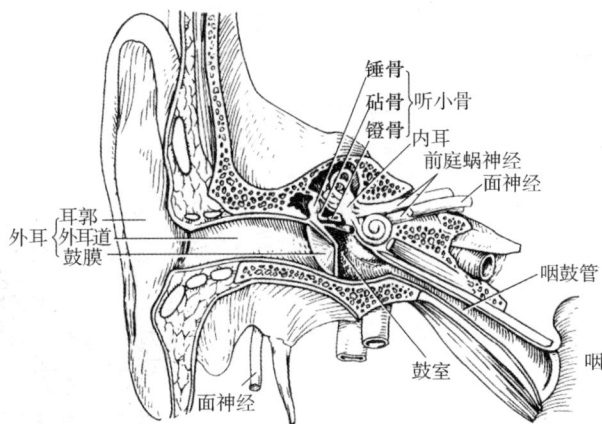

图 10 - 8　前庭蜗器概况

道，成人长 2.0～2.5cm。外侧 1/3 为软骨部，与耳郭的软骨延续；内侧 2/3 为骨性部。外耳道从外向内先趋向前上，再转向前下，将耳郭向后上方牵拉，使外耳道变直，可以观察到鼓膜。外耳道的皮肤内含有丰富的感觉神经末梢、毛囊、皮脂腺和耵聍腺，耵聍腺的分泌物黏稠，称耵聍，有保护作用，干燥后常形成痂块堵塞外耳道。

3. 鼓膜　为椭圆形半透明的薄膜，位于外耳道与鼓室之间，与外耳道底成 40°～50°的倾斜角。鼓膜周缘较厚，附着于颞骨；中央向内凹陷，为锤骨柄末端的附着处，称鼓膜脐。鼓膜的前下部有一个三角形反光区，称光锥。

（二）中耳

包括鼓室、咽鼓管、乳突窦和乳突小房（图10-9）。

? 想一想10-2

为什么列车过隧道时耳朵会不舒服？如何缓解？

答案解析

1. 鼓室 位于鼓膜和内耳之间，是颞骨岩部内不规则的含气小腔，内有3块听小骨，即锤骨、砧骨和镫骨。3块听小骨借关节和韧带在鼓膜和前庭窗之间连结成听小骨链，锤骨位于外侧，借其柄连于鼓膜，砧骨居中，镫骨位于内侧，以其底封闭前庭窗。当声波振动鼓膜时，链上的听小骨相继运动，使镫骨底在前庭窗做向内和向外的往复运动，将声波的振动转换成机械振动传入内耳。

2. 咽鼓管 为连通鼓室与鼻咽部的管道，长3.5~4cm，其作用是使鼓室的气压与外界的大气压相等，以保持鼓膜内、外侧面的压力平衡。咽鼓管后外侧1/3为骨部，内侧2/3为软骨部。软骨部平时闭合，仅在吞咽运动或最大开颌（呵欠）时，暂时开放。小儿咽鼓管短而宽，且接近水平位，所以小儿咽部感染容易沿咽鼓管侵入鼓室，引起中耳炎症。

3. 乳突窦和乳突小房 乳突窦位于鼓室上部的后方，向前开口于鼓室，向后下与乳突小房连通。乳突小房为颞骨乳突内的众多互相连通的含气小腔，其黏膜与乳突窦和鼓室的黏膜相连续，中耳炎症可经乳突窦引起乳突炎。

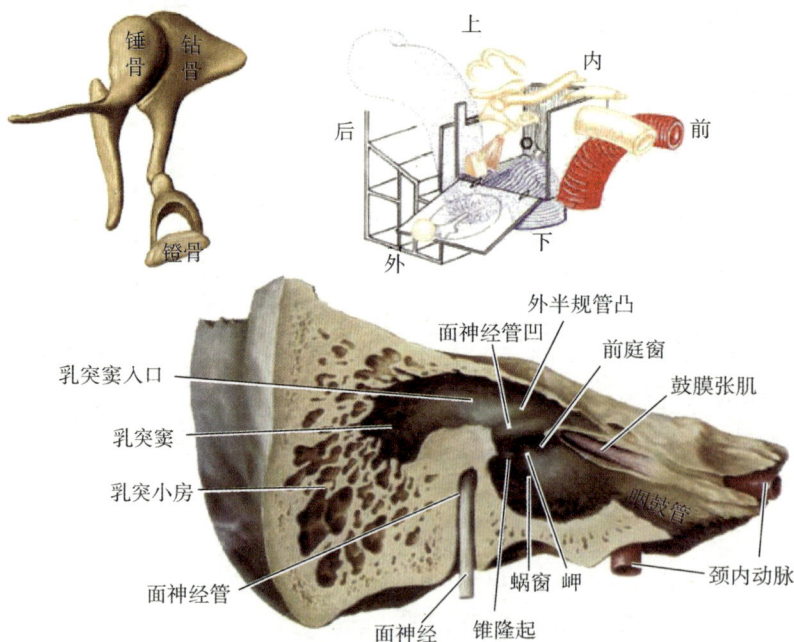

图10-9 鼓室结构图

（三）内耳

内耳又称迷路，是前庭蜗器的主要部分，位于颞骨岩部的骨质内，由骨迷路和膜迷路两部分组成（图10-10）。骨迷路为骨密质围成的不规则腔隙，膜迷路为套在骨迷路内的膜性管道。两者之间的间隙内充满外淋巴，膜迷路内充满内淋巴，内、外淋巴互不相通。

1. 骨迷路 由后上至前下依次为骨半规管、前庭和耳蜗。

（1）骨半规管 为3个互相垂直排列的半环形小骨管，包括前、后和外骨半规管。每个骨半规管都有两个连于前庭的骨脚，其中一个骨脚膨大称壶腹骨脚，膨大的部分称骨壶腹；另一骨脚细小称单骨脚。前、后骨半规管的单骨脚合成一个总骨脚，因此3个骨半规管共有5个口开放于前庭。

（2）前庭 位于骨迷路的中间部，为一不规则的近似椭圆形的腔隙。前部较窄，借一孔通耳蜗；后部较宽，有5个小孔通向3个骨半规管；外侧壁邻鼓室，有前庭窗和蜗窗；内侧壁为内耳道的底，有神经通过。

图 10-10 骨迷路与膜迷路结构模式图

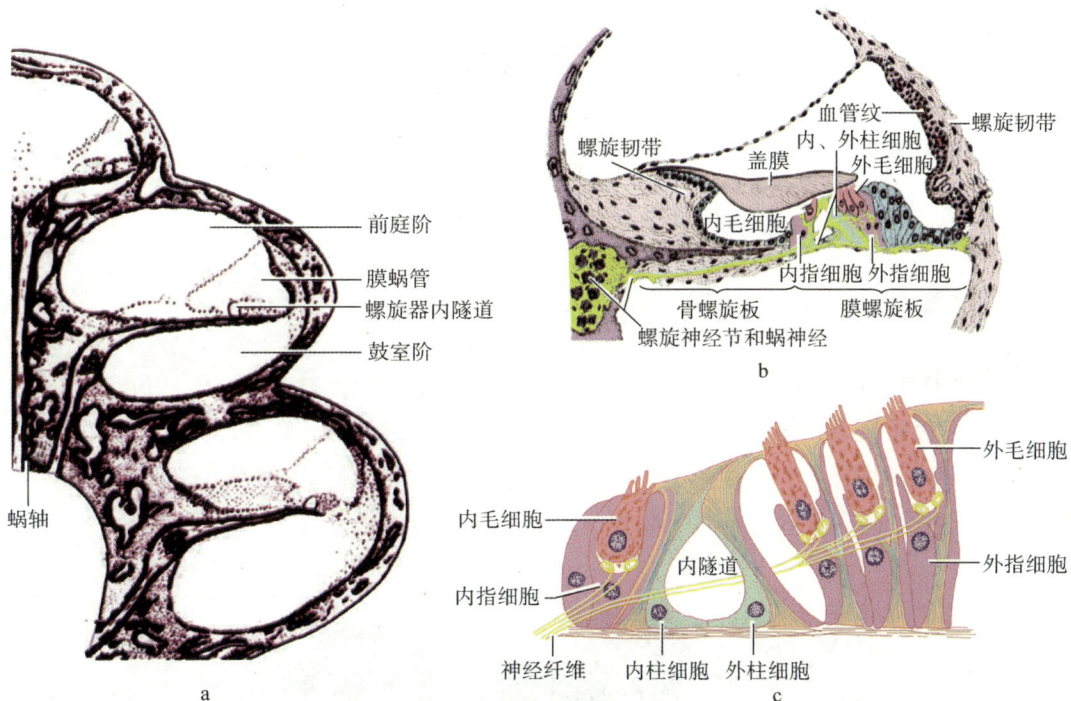

（3）耳蜗 位于前庭的前方，形似蜗牛壳，蜗顶朝向前外侧，蜗底朝向后内侧。耳蜗由蜗轴和蜗螺旋管构成。蜗轴为耳蜗的中央骨质，由蜗顶至蜗底，呈圆锥形；蜗螺旋管为骨密质围成的管道，围绕蜗轴盘曲约两圈半。蜗轴向蜗螺旋管内伸出骨螺旋板，向外连于蜗螺旋管内面外侧壁的蜗管。骨螺旋板和蜗管将蜗螺旋管分为3个部分：近蜗顶侧的管腔，称前庭阶；近蜗底侧的管腔，称鼓阶；中间外侧的部分为蜗管。前庭阶经前庭通向前庭窗，鼓阶通向蜗窗，两部分借蜗顶处的蜗孔相通，其内充满外淋巴。前庭窗被镫骨底封闭，蜗窗由称作第二鼓膜的结缔组织膜封闭。

2. 膜迷路 是套于骨迷路内的封闭的膜性小管和囊，包括膜半规管、椭圆囊、球囊和蜗管，它们之间相互连通，其内充满内淋巴（图 10-11）。

图 10-11 耳蜗膜蜗管、螺旋器结构模式图
a. 耳蜗；b. 膜蜗管和螺旋器；c. 螺旋器

（1）膜半规管 位于骨半规管内，形状与骨半规管相似，管径约为骨半规管的1/4～1/3。在各骨壶腹内，各膜半规管亦有相应的呈球形膨大的膜壶腹。膜壶腹壁上有呈嵴状的黏膜隆起，称壶腹嵴，是位置觉感受器，能感受头部变速旋转运动的刺激。3个膜半规管内的壶腹嵴互相垂直，可分别感受人

体在三维空间运动中位置的变化。

（2）椭圆囊和球囊　位于骨迷路的前庭内，椭圆囊居后上方，向后与膜半规管相通，向前借小管与球囊相通；球囊居前下方，向下借连合管与蜗管相连通。椭圆囊和球囊各有一斑块状隆起，分别称为椭圆囊斑和球囊斑，均为位置觉感受器，能感受头部静止的位置和直线变速运动引起的刺激。

（3）蜗管　位于蜗螺旋管内，也盘绕蜗轴两圈半，前庭端借连合管与球囊相通，以盲端终于蜗顶。在沿蜗轴纵切的断面上，蜗管呈三角形，其下壁为基底膜，膜上有螺旋器（Corti 器），是听觉感受器（图 10 – 11），上有内毛细胞和外毛细胞。

练一练10-2

关于内耳的描述，错误的是
A. 由骨迷路和膜迷路组成
B. 骨迷路可分为前庭、骨半规管和耳蜗
C. 蜗窗位于前庭的外侧壁上
D. 骨半规管可分为前、后、外侧三个
E. 骨迷路与膜迷路之间充满外淋巴，膜迷路内充满内淋巴，内、外淋巴经蜗孔相交通

答案解析

药爱生命

药物性耳聋是指具有耳毒性的药物可引起耳蜗或神经损伤从而造成的耳聋。具有耳毒性的药物至少有90 余种，其中比较常见的为氨基糖苷类抗生素，如链霉素、庆大霉素、卡那霉素、新霉素等。药物的耳毒性与用药剂量和方式密切相关，日剂量越大，耳毒性越大；静脉注射用药耳毒性大，肌内注射用药耳毒性相对较小，口服用药耳毒性最小。药物的耳毒性还与个体对药物的敏感性和家族遗传因素有关。必须使用耳毒性药物时，应严格控制剂量，能口服或外用的尽量避免静脉注射，也可同时应用保护内耳的药物，并定期检测听力。

二、耳的功能

（一）外耳和中耳的传音功能

人耳的适宜刺激是振动频率为 16 ~ 20000 Hz 的声波，可通过气传导和骨传导两条路径传入内耳。

1. 气传导　正常情况下，声波主要靠空气传导，其途径是声波→耳郭→外耳道→鼓膜→听骨链→前庭窗→骨迷路外淋巴→蜗管内淋巴→螺旋器→蜗神经→大脑听觉区（图 10 – 12）。

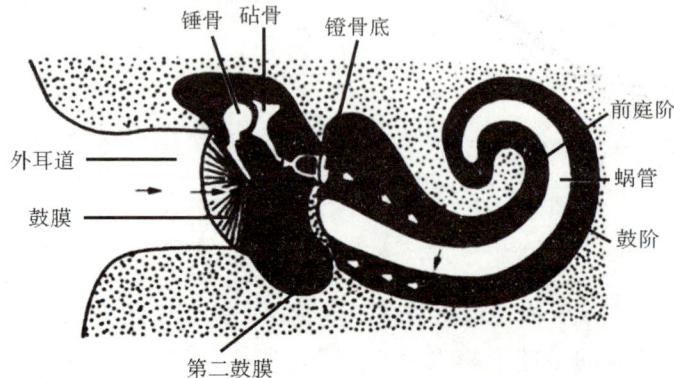

图 10 – 12　声波空气传导示意图

2. 骨传导　声波还可以通过颅骨传导至内耳，作用很弱，正常情况下不起作用。骨传导路径是声波→颅骨→骨迷路外淋巴→蜗管内淋巴→螺旋器→蜗神经→大脑听觉区。

（二）内耳的功能

1. 感音功能　当声波振动经听骨链传至前庭窗时，压力变化传给前庭阶外淋巴，再依次传至前庭和蜗管内淋巴，引起基膜振动，并使螺旋器毛细胞与盖膜相接触，毛细胞兴奋并产生神经冲动，经蜗神经等听觉传导通路，最终传至大脑皮质的听觉中枢，形成听觉。

2. 前庭功能　前庭器是内耳的一部分，由半规管、球囊和椭圆囊构成，其内壁上的位觉感受器含有感受性毛细胞。当头部的空间位置发生改变或身体运动时，引起不同部位毛细胞的兴奋或抑制，传入中枢的冲动发生变化，产生不同的位置觉和运动觉。同时还能引起各种骨骼肌和内脏活动的改变，称为前庭反应，包括姿势反射、内脏反应和眼球震颤。①姿势反射：当人体做直线变速运动或旋转变速运动时，可反射性引起颈部和四肢肌紧张度改变，以维持身体一定的姿势和平衡。②内脏反应：当前庭器受到过强或过久的刺激，常会出现恶心、呕吐、眩晕和皮肤苍白等现象，如晕车、晕船。③眼球震颤：是指躯体做旋转运动时出现的眼球不自主的节律性运动。临床上常根据眼球震颤试验来判断前庭功能是否正常。

第三节　皮　肤

一、皮肤的结构

皮肤的结构包括皮肤的基本结构和附属器（图10-13）。

（一）皮肤的基本结构

1. 表皮　是皮肤的浅层结构，由复层扁平上皮构成。人体各部位的上皮厚薄不一，从基底层到表面可分为5层，即基底层、棘层、颗粒层、透明层和角质层。

基底层是表皮的最底层，借基膜与深层的真皮相连。基底层细胞皆附在基膜上，细胞分裂比较活跃，不断产生新细胞并向浅层推移，以补充衰老、脱落的角质细胞，也称生发层。

棘层由4~10层表面由许多棘状突起的细胞构成。

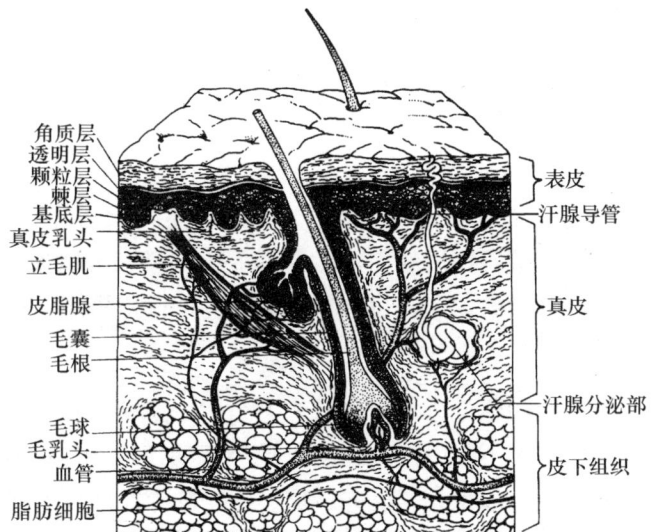

图10-13　皮肤结构示意图

颗粒层细胞内充满着含角质素的颗粒。随着角质素的增加，细胞会逐渐地角质化而死亡。

透明层的扁平细胞胞质中含有嗜酸性透明角质，它由颗粒层细胞的透明角质颗粒变性而成。

角质层位于表皮的最浅层，细胞质内充满嗜酸性的角蛋白，对酸、碱和摩擦等因素有较强的抵抗力。角质层的表面细胞常呈小片脱落，形成皮屑。在经常摩擦的部位，如手掌、脚掌，角质层会加厚而形成茧。

2. 真皮　真皮位于表皮深层，由致密结缔组织组成，内有各种结缔组织细胞和大量的胶原纤维和弹性纤维，使皮肤既有弹性，又有韧性。真皮内有神经、血管、淋巴管及皮肤附属结构。

真皮的深面为皮下组织，皮下组织并不属于皮肤的组成结构，由疏松结缔组织和脂肪组织组成。

皮下组织有保持体温和缓冲机械压力的作用。皮下脂肪组织的厚、薄随年龄、性别、营养状况等影响而变化。皮下注射就是将药物注入此层，而皮内注射则是将药物注入真皮内。

（二）皮肤的附属器

皮肤的附属器包括毛、皮脂腺、汗腺和指（趾）甲等（图 10 – 14）。

1. 毛　由角化的上皮细胞构成，除手掌和足底外的体表均有分布。暴露于体表的部分称毛干，位于皮肤以内的部分称毛根。毛根外包结缔组织，称毛囊，毛根末端膨大部分称毛球，是毛及毛囊的生长点。毛根和表皮之间有竖（立）毛肌，受交感神经支配，收缩使毛立起。毛发的生长受遗传、健康、营养和激素水平等多种因素的影响。

2. 皮脂腺　位于竖毛肌和毛发之间，导管开口于毛囊上部，可分泌皮脂。皮脂腺分布广泛，有润滑皮肤和保护毛的作用。

3. 汗腺　分泌部位于真皮深部和皮下组织，导管经真皮到达表皮，开口于皮肤表面。汗腺分布于除唇红、包皮内侧、龟头、小阴唇及阴蒂外的全身，以足跖、腋、额部较多，背部较少。

腋窝、会阴部等处的皮肤分布有一种大汗腺，分泌物较黏稠，排出后被细菌分解可产生臭味，称"狐臭"。

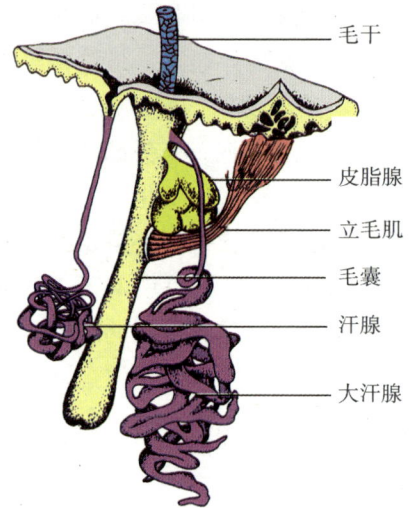

图 10 – 14　皮肤附属器模式图

4. 指（趾）甲　甲的前部露于体表，称甲体；后部埋入皮肤内，称甲根。甲根深部的上皮为甲母质，是甲的生长点，拔甲时不可破坏。甲的两侧和甲根浅面的皮肤形成甲襞。甲襞和甲体之间的沟称甲沟，是甲沟炎的好发部位。

二、皮肤的功能

（一）防护功能

皮肤是人体最大的器官，也是人体的天然屏障。它完整地覆盖于身体表面，可以防止体内水分、电解质和营养物质的丧失，还可阻止外界有害物质的侵入，使机体免受机械性、物理性、化学性和生物性等因素的侵袭，达到有效的防护，保持机体内环境的稳定。

（二）感觉功能

皮肤的感觉分为两类。一类是单一感觉，如触觉、压觉、痛觉、冷觉和温觉，皮肤内的多种感觉神经末梢将不同的刺激转换成神经冲动，沿相应的神经纤维传入中枢，产生不同性质的感觉；另一类是复合觉，如干、湿、光、糙、硬、软等，即皮肤中不同类型感觉神经末梢共同感受的刺激传入中枢后，由大脑综合分析形成的感觉。如瘙痒是皮肤或黏膜的一种引起搔抓欲望的不愉快的感觉。目前已发现与瘙痒有关的因素有：机械性刺激、电刺激、酸碱刺激、植物的细刺、动物的纤毛及毒刺、皮肤的微细裂隙、代谢异常（如糖尿病、黄疸）等。

（三）体温的调节功能

详见第十四章第四节体温的调节。

（四）吸收功能

皮肤具有一定的吸收能力，在皮肤病外用药物治疗作用上有着重要的意义。如皮肤的损伤、糜烂或溃疡等可降低屏障作用，经皮吸收增加，尤其当损伤面积较大时，可因大量吸收而造成严重后果。完整的皮肤只能吸收很少的水分和微量的气体。水溶性物质，如维生素 C、维生素 B、葡萄糖、蔗糖等不易被皮肤吸收，电解质吸收也很少。脂溶性物质如维生素 A、维生素 D、维生素 K、性激素及大部分糖皮质激素可经毛囊、皮脂腺吸收。表面活性剂能湿润、乳化和增溶，使物质与皮肤紧密接触，增加吸收率。药物的剂型也影响皮肤的吸收，软膏及硬膏可促进药物吸收，霜剂次之，粉剂和水粉剂很少吸收。

（五）再生功能

正常情况下，表皮角质层细胞不断脱落，由基底细胞增殖补充，称生理性再生。当皮肤受到损伤后修复愈合，称补偿性再生，当皮肤损伤面积较大、较深时，表皮修复比较困难，需采取植皮的方法，帮助创伤修复。

目标检测

答案解析

一、最佳选择题

1. 属于眼球外膜的结构是
    A. 虹膜 　　　　　　　　B. 脉络膜 　　　　　　　　C. 角膜
    D. 视网膜 　　　　　　　E. 睫状体

2. 属于眼球中膜的结构是
    A. 巩膜 　　　　　　　　B. 睫状体 　　　　　　　　C. 视网膜
    D. 角膜 　　　　　　　　E. 晶状体

3. 关于黄斑的描述，正确的是
    A. 位于视神经盘的鼻侧
    B. 为视锥细胞最密集处
    C. 视神经由此穿过
    D. 视网膜中央动脉由此穿入
    E. 仅能感受弱光，无辨色能力

4. 导致白内障病变的的结构是
    A. 角膜 　　　　　　　　B. 晶状体 　　　　　　　　C. 玻璃体
    D. 房水 　　　　　　　　E. 虹膜

5. 听觉感受器是
    A. 椭圆囊斑 　　　　　　B. 鼓膜 　　　　　　　　　C. 螺旋器
    D. 壶腹嵴 　　　　　　　E. 球囊斑

6. 眼的折光系统不包括
    A. 玻璃体 　　　　　　　B. 泪器 　　　　　　　　　C. 角膜
    D. 房水 　　　　　　　　E. 晶状体

7. 下列属于眼副器的结构是
    A. 角膜 　　　　　　　　B. 睫状体 　　　　　　　　C. 房水
    D. 晶状体 　　　　　　　E. 结膜

8. 当光照增强时，瞳孔缩小，此反射称为
    A. 瞳孔近反射 　　　　　B. 角膜反射 　　　　　　　C. 防御反射
    D. 瞳孔对光反射 　　　　E. 辐辏反射

9. 某儿童在游乐园坐旋转椅玩耍时，突然出现恶心、呕吐、眩晕、皮肤苍白等现象，分析最可能的原因是

    A. 低血压   B. 低血糖   C. 脑缺血

    D. 低血钙   E. 前庭自主神经反应

10. 有关皮肤功能的描述，错误的是

    A. 保护作用   B. 感受外界刺激   C. 调节体温

    D. 分泌角蛋白   E. 再生功能

二、多项选择题

1. 关于晶状体的描述，正确的包括

    A. 呈双面凸透镜状   B. 视远物时曲度较小   C. 视近物时曲度变大

    D. 富含血管和神经   E. 有折光作用

2. 关于瞳孔的说法，正确的是

    A. 位于虹膜的中央   B. 为光线进入眼球的通道   C. 沟通眼球前、后房

    D. 强光下缩小   E. 看近物时缩小

3. 位置觉感受器包括

    A. 螺旋器   B. 壶腹嵴   C. 椭圆囊斑

    D. 球囊斑   E. 咽鼓管

三、综合问答题

1. 试述看近物时晶状体的调节过程。

2. 试述声波的气传导路径。

（叶　威）

书网融合……

第十一章　神经系统

<table>
<tr>
<td rowspan="1" style="writing-mode: vertical-rl">学习目标</td>
<td>

知识目标：

1. 掌握　神经系统的组成和常用术语；脊髓的位置、形态及内部结构；脑干的组成、形态和内部结构；小脑的位置、外形和分叶；间脑的分部和主要核团；端脑的外形、分叶和功能定位；脑脊液的产生和循环途径；内脏神经的结构功能特点；突触传递的过程及特征；外周的神经递质和受体；脊髓和脑各部主要的反射中枢。

2. 熟悉　脑、脊髓的被膜和血管；主要的感觉传导通路及丘脑的感觉功能；主要的运动传导通路；小脑、脑干、基底神经节对躯体运动的调节；下丘脑对内脏活动的调节。

3. 了解　主要的脊神经和脑神经；中枢神经系统递质及中枢神经元的联系方式；感受器的分类和一般特征；大脑皮质对感觉和运动的调节功能；觉醒和睡眠、条件反射。

技能目标：

学会识别脊髓、脑的形态、位置及结构；结合神经系统的结构和功能特征学会分析临床上出现的相关问题，并具有健康宣教、用药指导的能力。

素质目标：

结合神经系统知识，养成爱岗敬业的职业精神、严谨细致的科学态度、关爱患者的仁爱精神。

</td>
</tr>
</table>

📖 导学情景

情景描述： 患者，男，16 岁。因误服有机磷类农药，具体量不明确，急诊入院。患者表现为瞳孔缩小，视物模糊，流涎，出汗，呼吸困难，恶心，呕吐，腹疼，腹泻及小便失禁，心动过缓，血压下降，还伴有肌束颤动等。

情景分析： 结合病史和临床表现，患者出现 M 样作用和 N 样作用，是有机磷农药抑制胆碱酯酶活性而导致乙酰胆碱不能及时灭活，使乙酰胆碱与外周的 M、N 受体结合，而过于兴奋的表现。

讨论： 神经系统包括哪些重要结构？如何发挥对各系统器官的调节作用？

学前导语： 神经系统是机体最重要的调节系统，主要通过神经递质和受体结合，实现对各器官活动的调节作用，继而维持内环境稳态和适应内、外环境的变化。

第一节　概　述

PPT

神经系统（nervous system）是人体内结构和功能最复杂的系统，也是最重要的调节系统。神经系统通过对机体各种内、外环境的变化进行感觉和分析，来调节各系统器官的功能活动，使机体成为一个有机统一的整体，维持内环境的稳态，适应外环境的变化。相较于其他动物，人类神经系统更为发达，能更好地认识并改造外界环境。神经系统的分类见图 11 - 1。

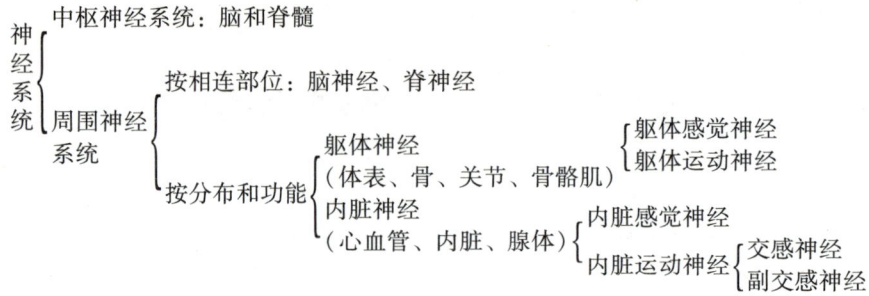

图 11-1 神经系统的分类和组成

神经系统的常用术语如下。

1. 灰质和白质　在中枢神经系统，神经元胞体和树突聚集的部位，色泽灰暗，称灰质；神经纤维聚集的部位色泽亮白，称白质。习惯上把位于大脑和小脑表层的灰质称为皮质，位于深部的白质则称为髓质。

2. 神经核和神经节　在中枢神经系统中，形态和功能相似的神经元胞体聚集成团或柱，称神经核；在周围神经系统中，神经元胞体聚集形成的结构称神经节。

3. 纤维束和神经　在中枢神经系统，起止、行程和功能基本相同的神经纤维集合成束，称纤维束；在周围神经系统，神经纤维聚集并被结缔组织包被的条索状结构，称神经。

4. 网状结构　在中枢神经系统，神经纤维交织成网状，神经元胞体散在其中，即由灰质和白质混杂形成的结构称网状结构。

第二节　神经系统的结构

一、脊髓

（一）脊髓的位置和外形

脊髓（spinal cord）位于椎管内，上端在枕骨大孔处与延髓相连，成年人下端平第1腰椎椎体下缘（新生儿可达第3腰椎下缘），全长42~45cm（图11-2）。

脊髓呈前后略扁的圆柱形，全长粗细不均，有2处膨大，即颈膨大和腰骶膨大，分别适应上肢和下肢的功能活动。脊髓末端变细称脊髓圆锥，自此向下延续为1条结缔组织细丝，即终丝，附于第1尾椎背面，起固定脊髓的作用。

脊髓表面有6条纵行的浅沟。前、后正中分别有1条前正中裂和后正中沟；前、后外侧面分别有1对前外侧沟和后外侧沟，且分别连有前根和后根，汇合成脊神经，并从相应的椎间孔成对穿出。每一对脊神经所连的一段脊髓即是1个脊髓节段。脊髓共分为31个节段：颈髓（C）8节、胸髓（T）12节、腰髓（L）5节、骶髓（S）5节、尾髓（Co）1节。

（二）脊髓的内部结构

脊髓内部中央有一细小的中央管，纵贯脊髓全长，内含脑

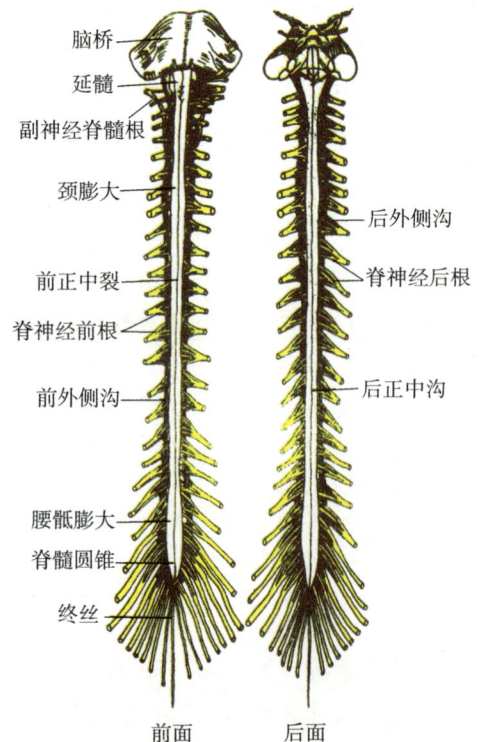

图 11-2　脊髓的外形

脑桥
延髓
副神经脊髓根
颈膨大
前正中裂
脊神经前根
前外侧沟
腰骶膨大
脊髓圆锥
终丝
前面　　后面

后外侧沟
脊神经后根
后正中沟

脊液。中央管周围是灰质，灰质的外周是白质（图 11-3）。

1. 灰质 呈蝶形或"H"形，纵贯脊髓全长。在横断面上，每侧灰质前部扩大为前角，后部狭细为后角。脊髓灰质前角由运动神经元胞体构成，其轴突组成脊神经前根，调控躯体骨骼肌的活动。后角内主要由与感觉有关的中间神经元组成，接受后根的传入纤维。

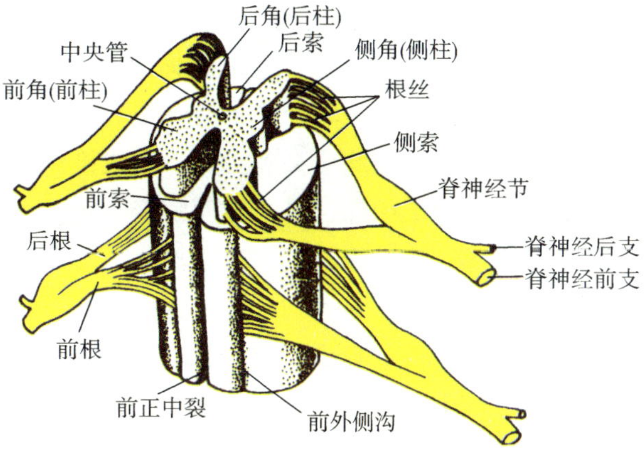

在脊髓的胸 1～腰 3 节段的前角、后角之间还有侧角，内含交感神经元胞体，是交感神经的低级中枢。在骶髓的第 2～4 节段，相当于侧角的位置，内含副交感神经元胞体，称骶副交感核，是副交感神经在脊髓的低级中枢。

图 11-3　脊髓横切面

2. 白质 根据脊髓表面的前外侧沟和后外侧沟分为 3 部分，即前索、后索和外侧索。各索由密集的上、下行纤维束构成，其中上行的纤维束主要有脊髓丘脑前束和侧束、薄束和楔束等；下行的纤维束主要有皮质脊髓束等。

（三）脊髓的功能

主要如下。①传导功能：脊髓是联系脑与躯干四肢感受器和效应器的桥梁，通过其上、下行白质纤维来实现传导功能。当脊髓发生横断损伤时，则出现断面以下随意运动和感觉障碍。②反射功能：脊髓可作为初级反射中枢完成脊髓反射，包括一些躯体运动反射和内脏运动反射，如腱反射、排尿反射和排便反射等。

二、脑

脑位于颅腔内，由脑干、间脑、小脑和端脑 4 部分组成。

（一）脑干

脑干（brain stem）下续脊髓，上接间脑，背面与小脑相连。脑干自下而上分为延髓、脑桥和中脑 3 部分，并连有第Ⅲ～Ⅻ对脑神经（图 11-4）。

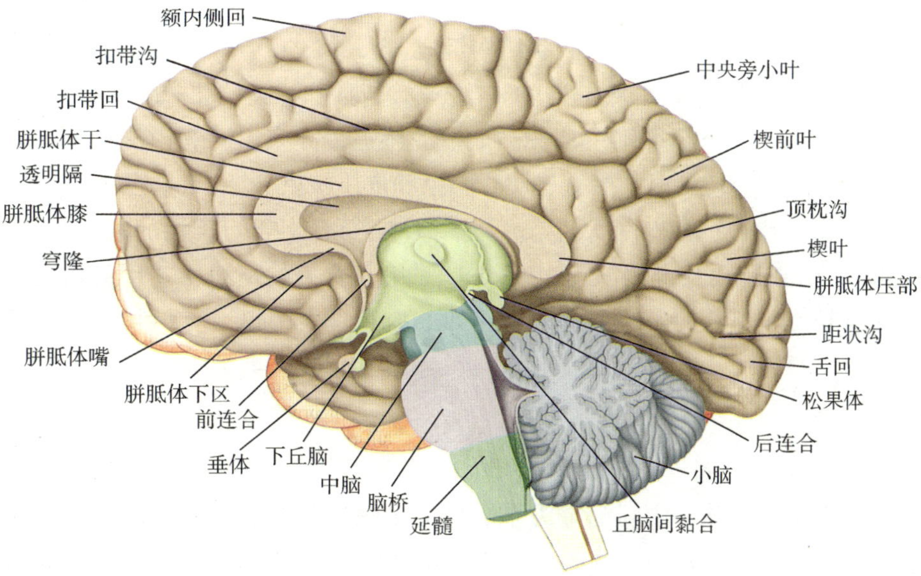

图 11-4　脑的正中矢状切面

1. 脑干的外形

（1）腹侧面　延髓呈倒置的锥体形，上以横行的延髓脑桥沟与脑桥分界，下在枕骨大孔处续以脊髓。其腹侧面前正中裂的两侧各有一纵行隆起，称锥体，内有下行的皮质脊髓束。锥体下端，皮质脊髓束的大部分纤维在此交叉到对侧，形成锥体交叉（图11－5）。

脑桥位于脑干中部，其腹侧面膨隆，称脑桥基底部。其正中有一纵行浅沟，称基底沟，容纳基底动脉。基底部向后外逐渐变窄形成小脑中脚（脑桥臂）。

中脑上接间脑，下连脑桥。其腹侧面有1对纵行柱状隆起，称大脑脚，两脚之间的凹陷为脚间窝。

（2）背侧面　延髓背侧面上部与脑桥背面构成菱形窝，为第四脑室底。延髓背面下部在后正中沟的两侧各有两个膨大，内侧的称薄束结节，外侧的为楔束结节，其深面分别有薄束核和楔束核。中脑的背面有上、下两对圆形隆起，上方的称上丘，为视觉反射中枢；下方的称下丘，为听觉反射中枢（图11－6）。

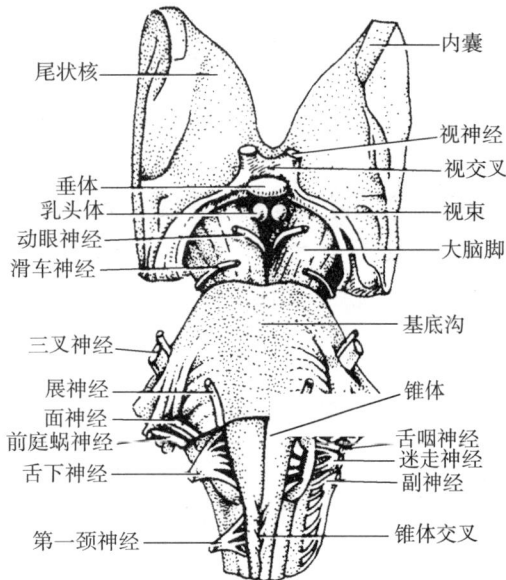

图11－5　脑干腹面观

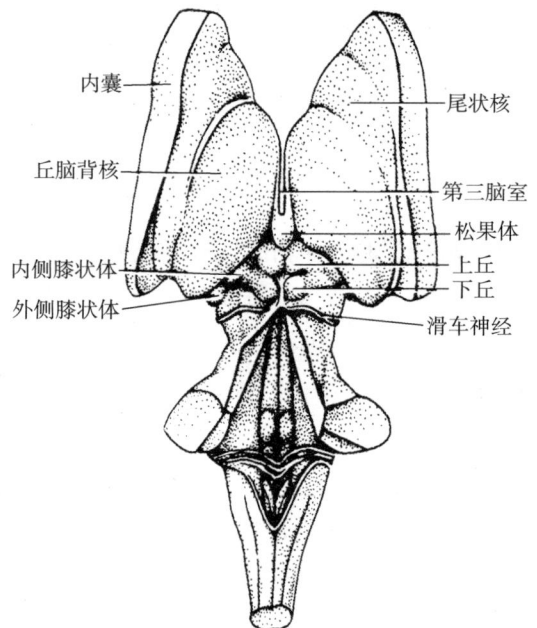

图11－6　脑干背面观

2. 脑干的内部结构　由灰质、白质和网状结构组成。

（1）灰质　脑干的灰质分散成团状或柱状的神经核，包括脑神经核和非脑神经核两种。

（2）白质　由大量的上、下行纤维束构成。上行的感觉传导束主要有内侧丘系、外侧丘系、脊髓丘系和三叉丘系；下行的运动传导束主要有皮质脊髓束和皮质核束。

（3）网状结构　脑干内还存在着网状结构，与中枢神经系统各部有广泛的联系，且功能复杂。

3. 脑干的功能　①传导功能：脑干是承上启下联系脑和脊髓的枢纽；②反射功能：脑干内存在很多的反射中枢，尤其是位于延髓的一些重要中枢，如心血管基本中枢、呼吸基本中枢等，故常称为生命中枢。

（二）小脑

1. 小脑的位置、外形与分部　小脑（cerebellum）位于颅后窝，延髓和脑桥的背面，端脑的下方。小脑两侧的膨大部分为小脑半球，中间缩窄为小脑蚓。小脑半球上面稍平坦，下面膨隆。在小脑半球下面的前内侧，各有一突出部，称小脑扁桃体，小脑扁桃体紧邻延髓和枕骨大孔的两侧。当颅内压增高时，小脑扁桃体可被挤压入枕骨大孔，形成枕骨大孔疝或称小脑扁桃体疝，压迫延髓内的呼吸和心血管中枢，危及生命（11-7）。

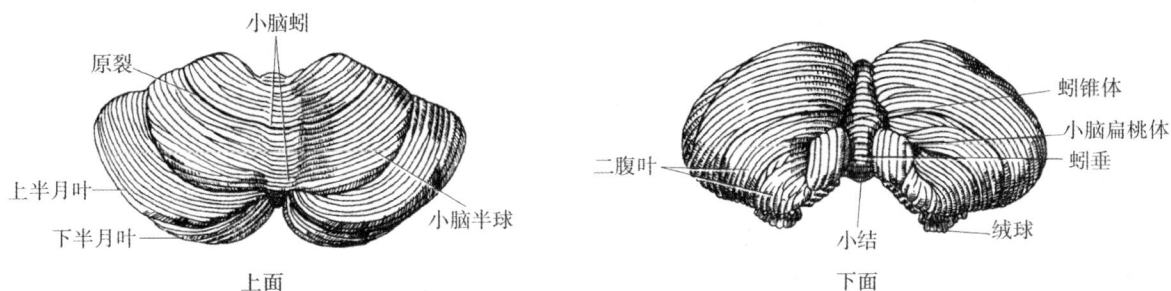

图 11-7 小脑外形

2. 小脑分叶和分区 小脑上面前、中 1/3 交界处的深沟称原裂，小脑下面绒球和小结（合称为绒球小结叶）后方的深沟称后外侧裂，原裂和后外侧裂于小脑表面几乎连成环状。此环的前上部为小脑前叶，后下部为小脑后叶。

根据发生、进化和功能，小脑可分为 3 个主要的功能区。①原小脑：即绒球小结叶，在进化上出现的最早，因其纤维联系和功能与前庭密切相关，又称前庭小脑；②旧小脑：包括小脑前叶和后叶的中间带区，进化上出现较晚，主要接受来自脊髓的信息，又称脊髓小脑；③新小脑：是半球的外侧部，在进化中出现最晚，主要与大脑皮质构成纤维联系，又称皮质小脑（图 11-8）。

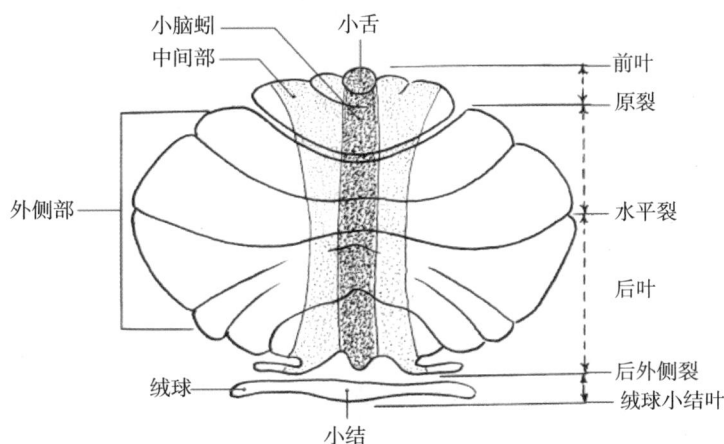

图 11-8 小脑分叶示意图

（三）间脑

间脑（diencephalon）位于中脑和端脑之间，其两侧和背面被大脑半球掩盖，间脑主要包括背侧丘脑、后丘脑和下丘脑等部分。

1. 背侧丘脑 又称丘脑，为 1 对卵圆形的灰质团块，借丘脑间黏合相连。内部被由白质构成的 Y 型内髓板分隔为 3 个核群：前核群、内侧核群和外侧核群。其中重要的核有腹后外侧核和腹后内侧核，是躯体感觉传导通路的中继核（图 11-9）。

2. 后丘脑 位于背侧丘脑的后下方，包括内侧膝状体和外侧膝状体，分别是听觉和视觉传导通路的中继核（图 11-9）。

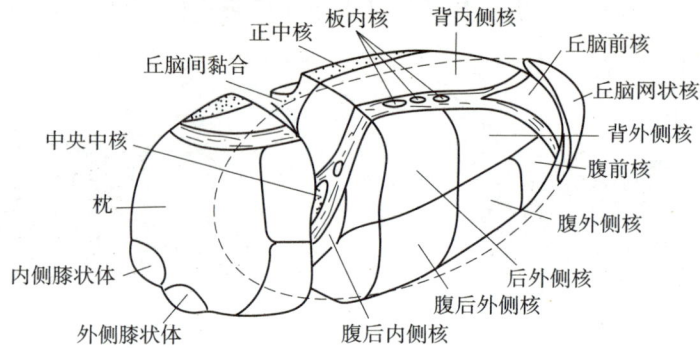

图 11 - 9　背侧丘脑核团模式图

3. 下丘脑　位于背侧丘脑的前下方，主要包括视交叉、灰结节、乳头体和漏斗等，漏斗下端与垂体相连（图 11 - 10）。其内主要的核团有视上核和室旁核，能分泌血管升压素和缩宫素（也称催产素）。

图 11 - 10　下丘脑示意图

（四）端脑

端脑（telencephalon）是脑的最高级部位，由左右两侧大脑半球组成。两侧半球之间的裂隙称大脑纵裂，纵裂的底面有连接两侧半球的白质纤维板，即胼胝体。大脑半球后部与小脑上面之间的裂隙称大脑横裂。

1. 端脑的外形和分叶　大脑半球表面凹凸不平，凹陷处称大脑沟，沟之间的隆起称大脑回。每侧半球分为上外侧面、内侧面和下面，半球内有 3 条恒定的沟，将每侧大脑半球分为 5 叶。

3 条沟：①外侧沟：位于上外侧面，自前下斜向后上；②中央沟：位于上外侧面，起于半球上缘中点稍后，斜向前下方；③顶枕沟：位于半球内侧面的后部，自后上斜向前下。

5 个叶：①额叶：外侧沟上方和中央沟以前的部分；②顶叶：外侧沟上方，中央沟与顶枕沟之间的部分；③颞叶：外侧沟以下的部分；④枕叶：顶枕沟后方的部分；⑤岛叶：外侧沟深面，被额、顶、颞叶所掩盖。

2. 大脑半球的重要脑回

（1）上外侧面　中央沟前方有与之平行的中央前沟，两沟之间的脑回称中央前回。在中央前沟的前方有向前水平走行的额上沟和额下沟，两沟分界的脑回自上而下分别为额上回、额中回和额下回。

在中央沟后方，有与其平行的中央后沟，两沟之间的脑回称中央后回。在外侧沟下方，有与之平行的颞上沟，两沟之间为颞上回；颞上回后部有两条斜向前外的短回，称颞横回。围绕颞上沟末端的脑回称角回（图 11 – 11）。

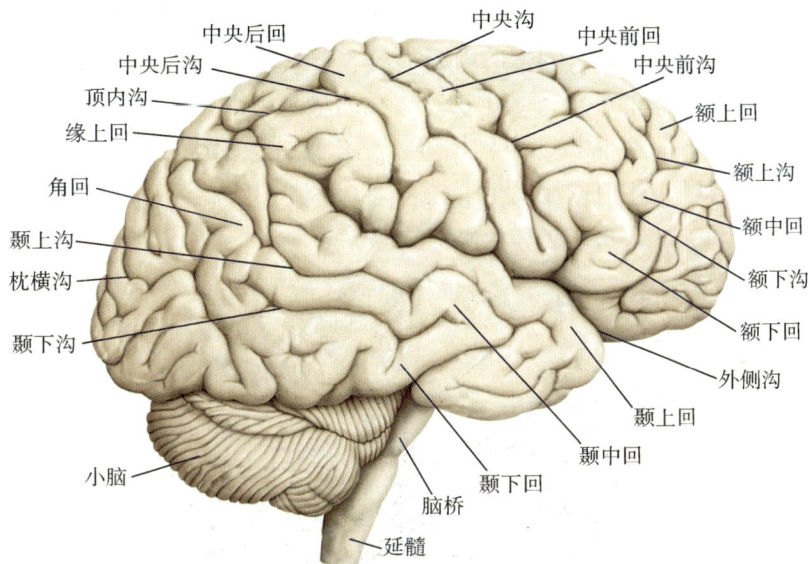

图 11 – 11　大脑半球上外侧面

（2）内侧面　在中部上方有中央前、后回自上外侧面延伸到内侧面的部分，称中央旁小叶。中部有前后方向略呈弓形的胼胝体，在胼胝体后下方，有呈弓形的距状沟。围绕在胼胝体上方的脑回，称扣带回。

（3）下面　在半球下面的额叶内有纵行的嗅束，其前端膨大为嗅球。颞叶下方的内侧有海马旁回，此回前端弯曲称钩。海马旁回的内侧为海马沟，在沟的上方有呈锯齿状的齿状回，齿状回的外侧有一弓形隆起，称海马（图 11 – 12）。

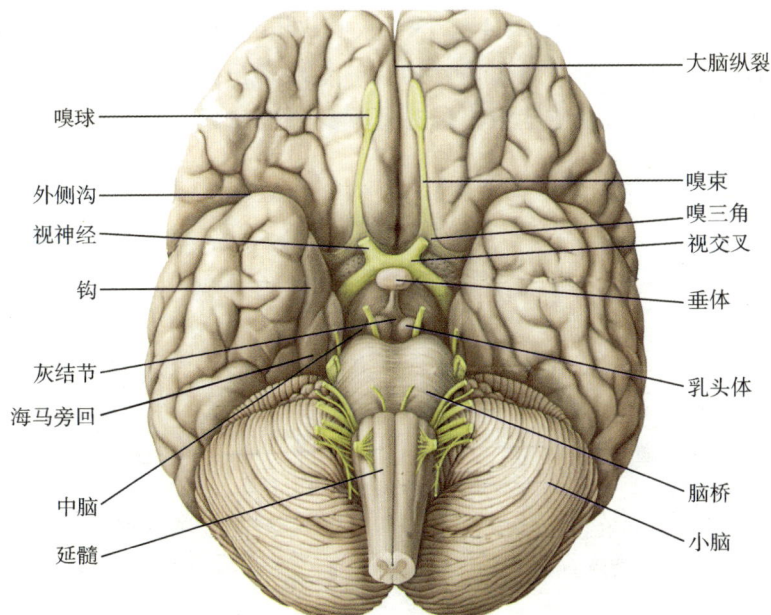

图 11 – 12　脑的底面

在半球内侧面，围绕在胼胝体周围和侧脑室下角底壁的弧形结构，主要包括隔区、扣带回、海马旁回、海马和齿状回等，共同构成边缘叶。由边缘叶及与其密切联系的皮质下结构，如杏仁核、下丘脑、背侧丘脑前核等共同组成边缘系统。边缘系统在进化上是脑的古老部分，可参与内脏调节、情绪反应、学习记忆和生殖行为等活动。

3. 端脑的内部结构　大脑半球表层的灰质称大脑皮质，皮质深面的白质称大脑髓质。包埋在髓质深部、靠近脑底的灰质团块称基底核。端脑的内腔为左、右侧脑室。

（1）大脑皮质　是脑最重要的部分，是运动、感觉的最高中枢，也是高级神经活动的物质基础。

（2）基底核　包括尾状核、豆状核、杏仁体等。豆状核又包括壳核和苍白球（图11－13）。尾状核和豆状核合称纹状体，其中，苍白球在发生上较古老，称为旧纹状体；尾状核和壳核称为新纹状体。基底核可参与躯体运动的调节、认知记忆和内脏活动等。

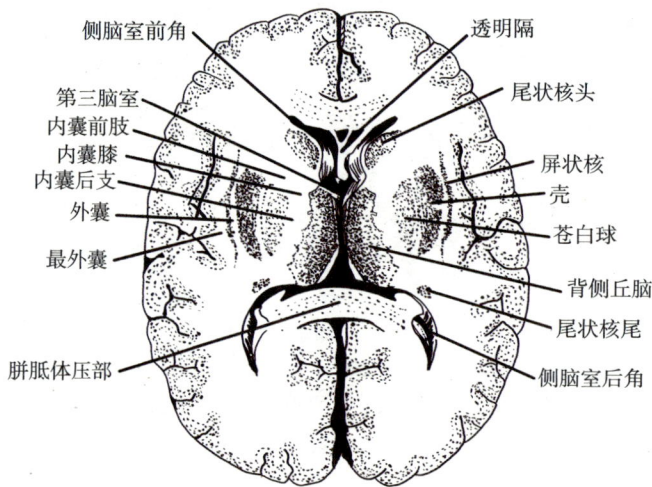

图 11－13　基底核、背侧丘脑和内囊

（3）大脑髓质　主要由联系皮质各部和皮质下结构的神经纤维组成，内囊是其中重要的结构之一。

内囊是位于背侧丘脑、尾状核和豆状核之间的白质纤维板。在水平切面上呈向外开放的"＞＜"形，分为前肢、后肢和膝三部分（图11－14）。联系大脑皮质和皮质下结构的上、下行纤维大部分经过内囊，其中经过内囊膝的为皮质核束；经过内囊后肢的主要有丘脑中央辐射、皮质脊髓束、视辐射和听辐射等。因此当内囊广泛损伤时，患者会出现对侧偏身感觉障碍、对侧偏身运动障碍以及双眼对侧视野偏盲的"三偏"症状。

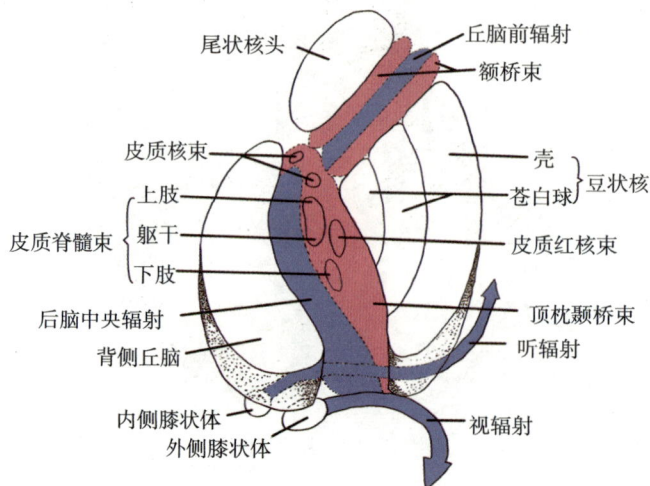

图 11－14　内囊结构模式图

4. 大脑皮质的功能定位 在大脑皮质的不同部位有执行某些功能活动的重要中枢，称大脑皮质的功能定位。主要包括：①第 1 躯体运动区：位于中央前回和中央旁小叶前部。②第 1 躯体感觉区：位于中央后回和中央旁小叶后部。③视觉区：位于枕叶距状沟上、下方的皮质。④听觉区：位于颞横回和颞上回，听觉冲动是双侧投射。⑤语言代表区：主要包括听觉性语言中枢，在颞上回后部；运动性语言中枢，在额下回后部；阅读中枢，位于角回；书写中枢，在额中回后部（图 11 - 15），分别管理听、说、读、写的语言文字功能。如果这些区域损伤，将引起相应的语言功能障碍。

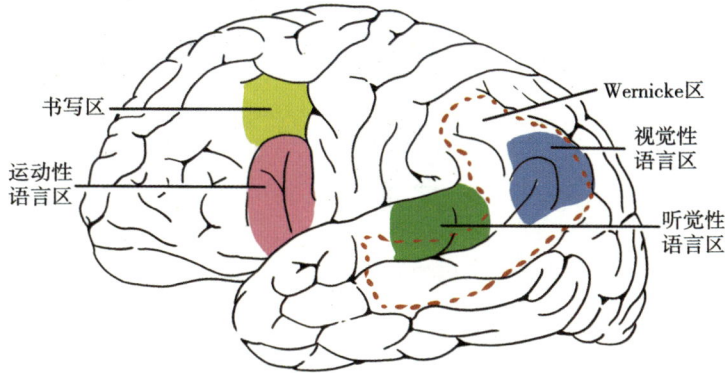

图 11 - 15 左侧半球的语言中枢

三、脑和脊髓的被膜、血管和脑脊液循环

（一）脑和脊髓的被膜

脑和脊髓的外面均包有 3 层被膜，由外向内依次为硬膜、蛛网膜和软膜（图 11 - 16），起支持、营养、保护等作用。

图 11 - 16 脊髓的被膜

1. 硬膜 由致密结缔组织构成，厚而坚韧。脊髓的硬脊膜与椎管内面的骨膜之间的间隙称硬膜外隙，是临床上进行硬膜外麻醉的部位。脑的硬脑膜由两层构成，之间有丰富的血管和神经。硬脑膜在某些部位两层分开，内面衬以内皮细胞，构成硬脑膜窦，窦内含静脉血，但窦壁无平滑肌，故损伤后难以止血（图 11 - 17）。硬脑膜与颅盖骨连接疏松，易于分离，当硬脑膜血管损伤时常出现硬膜外血肿；但在颅底部则与颅骨结合紧密，故颅底骨折时，易使脑脊液外漏（如鼻漏、耳漏等）。

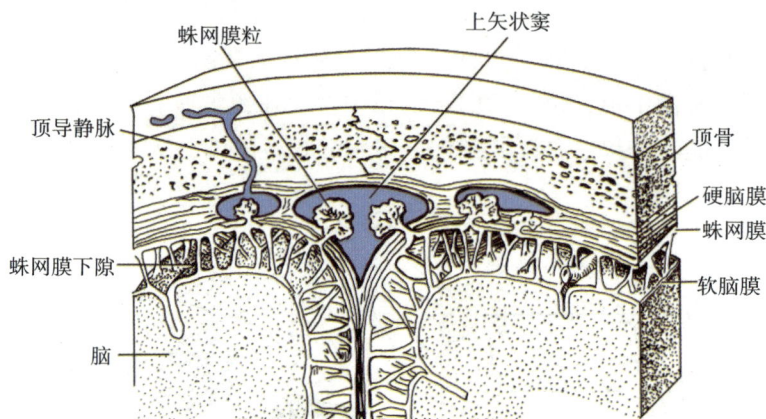

图 11 - 17　脑的被膜、蛛网膜和硬脑膜窦

2. 蛛网膜　为半透明无血管的薄膜。蛛网膜和软膜之间有较宽阔的间隙称蛛网膜下隙，其内充满脑脊液。脊髓蛛网膜下隙在脊髓下端扩大为终池，临床上常在第 3、4 腰椎间进行腰椎穿刺，以抽取脑脊液、监测颅内压或注入药物（如蛛网膜下隙麻醉），而不伤及脊髓。脑蛛网膜在颅顶的硬脑膜窦处形成颗粒状突起，并突入窦内，称蛛网膜粒。脑脊液经这些蛛网膜粒渗入到硬脑膜窦内的静脉血中而回流。

3. 软膜　紧贴在脊髓和脑表面并深入沟裂内，富含血管、神经，起营养作用。在脑室的一定部位，软脑膜及其血管、上皮一起突入脑室，形成脉络丛，是产生脑脊液的主要结构。

（二）脑和脊髓的血管

1. 脑的血管　脑的动脉来源于颈内动脉和椎动脉（图 11 - 18）。颈内动脉供应大脑半球的前 2/3 和部分间脑；左、右椎动脉入颅后汇合成一条基底动脉，椎 - 基底动脉供应大脑半球的后 1/3、部分间脑、小脑和脑干。在颅底部，颈内动脉及其分支与基底动脉的分支吻合形成大脑动脉环，建立交通对血液进行分配和代偿，以维持脑的血液供应。脑的静脉无瓣膜，不与动脉伴行，静脉血主要经硬脑膜窦回流到颈内静脉。

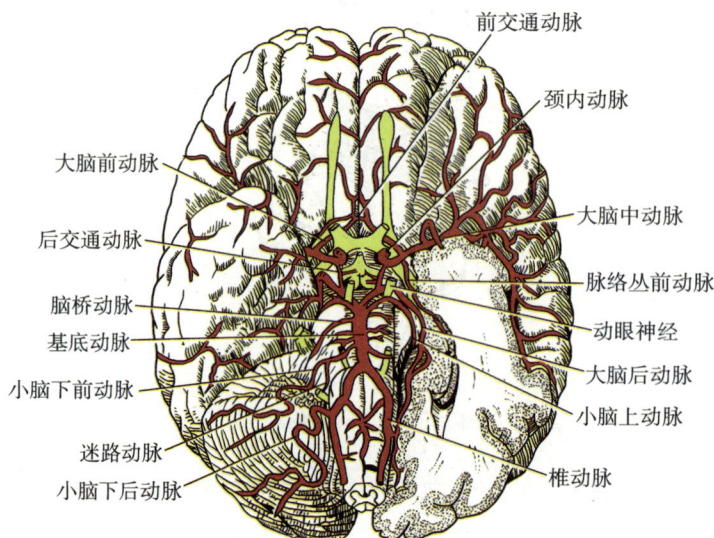

图 11 - 18　脑底的动脉

2. 脊髓的血管　脊髓的动脉有 2 个来源，即椎动脉和节段性动脉，两者之间有吻合。静脉较多，吻合成丛。

（三）脑室、脑脊液及其循环

1. 脑室　是脑内的腔隙，其中充满脑脊液。脑室包括侧脑室、第三脑室和第四脑室等（图 11 – 19）。

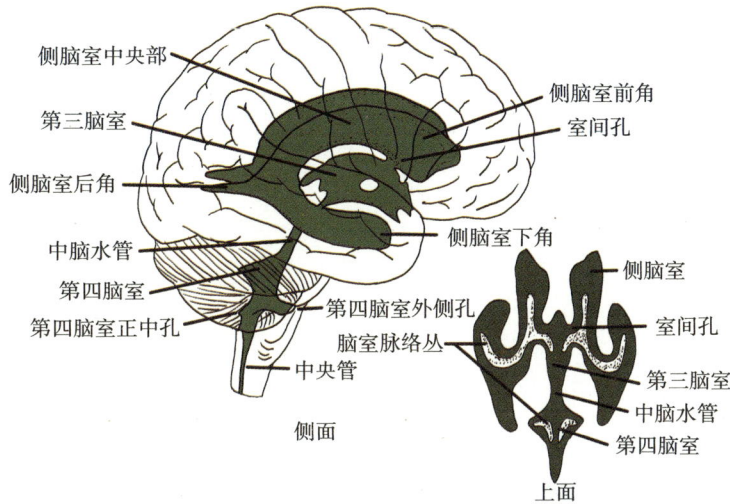

图 11 – 19　脑室投影图

侧脑室位于大脑半球内，左右各一。第三脑室位于间脑内，第四脑室位于延髓、脑桥的背面和小脑之间。

2. 脑脊液　是充满脑室系统、蛛网膜下隙和脊髓中央管内的无色透明液体。成人总量约 150ml，处于不断产生、循环和回流的相对平衡状态（图 11 – 20）。脑脊液具有缓冲保护、调节颅内压、营养和运输代谢产物的作用。

图 11 – 20　脑室投影图

脑脊液主要由脑室系统的脉络丛产生。侧脑室产生的脑脊液经室间孔流向第三脑室，与第三脑室脉络丛产生的脑脊液一起，经中脑水管流入第四脑室，再汇合第四脑室脉络丛产生的脑脊液一起经正中孔和2个外侧孔流入脑和脊髓的蛛网膜下隙，然后经蛛网膜粒渗透到硬脑膜窦内，回流入静脉血液中。若脑脊液在循环途中发生阻塞，可导致脑积水和颅内压增高，使脑组织受压移位，甚至发生脑疝而危及生命。

3. 脑屏障　中枢神经系统内，在毛细血管或脑脊液与脑组织之间有对物质转运起一定限制或选择作用的相应结构，称脑屏障。脑屏障由3部分组成：血-脑屏障、血-脑脊液屏障和脑脊液-脑屏障。脑屏障对保持中枢神经系统的正常活动、限制血液中某些有害物质进入脑内、维持相对稳定的微环境具有重要作用，也对临床上治疗脑部疾病时药物的选择具有指导意义。

四、周围神经系统

（一）脊神经

脊神经共31对，包括颈神经8对、胸神经12对、腰神经5对、骶神经5对和尾神经1对（图11-21）。

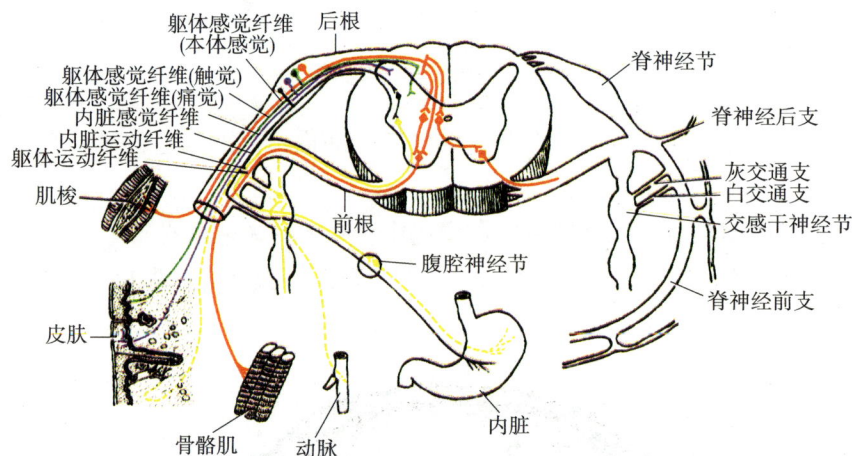

图11-21　脊神经的组成和分布模式图

每对脊神经连于1个脊髓节段，由前根和后根在椎间孔处汇合而成，后根上有一膨大的脊神经节，内含假单极神经元（为感觉神经元）。前根由运动纤维组成，后根由感觉纤维组成，因此，每条脊神经均为混合神经。脊神经的纤维成分根据其分布和功能分为4种，即躯体感觉纤维、内脏感觉纤维、躯体运动纤维和内脏运动纤维。

脊神经出椎间孔后，主要发出前支和后支。后支较细小，主要分布于项、背和腰骶部的皮肤和深层肌。前支粗大，主要分布于躯干前、外侧部和四肢的肌肉和皮肤。除12对胸神经呈节段性分布外，其余脊神经前支相互汇合

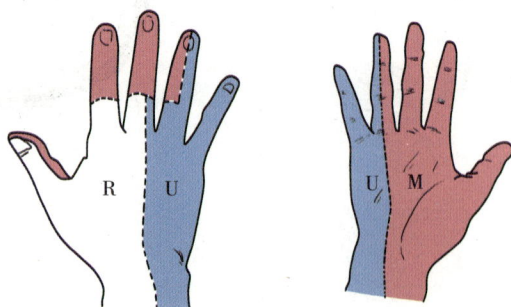

图11-22　手部皮肤的神经支配

（M. 为正中神经，U. 为尺神经，R. 为桡神经）

成丛状，包括颈丛、臂丛、腰丛和骶丛，再由各丛发出分支分布到相应区域（图11-22）。主要脊神经的起源及其重要分布见表11-1。

表 11 - 1　主要脊神经的起源及其重要分布

名称	组成	主要分支及其重要分布	损伤后表现
颈丛	$C_1 \sim C_4$ 前支	膈神经：运动纤维支配膈肌	呼吸减弱
臂丛	$C_5 \sim C_8$ 前支和 T_1 前支大部分	腋神经　肌支：三角肌 皮支：肩关节周围的皮肤	方肩
		肌皮神经　肌支：肱二头肌等臂前群肌 皮支：前臂外侧皮肤	屈肘无力
		正中神经 肌支：前臂前群大部、手外侧部分肌 皮支：桡侧半手掌、桡侧三个半手指掌面	猿手
		尺神经 肌支：前臂前群尺侧肌、手掌内侧和中间肌群 皮支：手掌尺侧及尺侧一个半手指、手背尺侧半及尺侧两个半手指	爪形手
		桡神经　肌支：上肢的伸肌 皮支：上肢背面、手背桡侧半及桡侧两个半手指	垂腕
胸神经	$T_1 \sim T_{12}$	肋间神经、肋下神经 T_2 胸骨角平面，T_4 乳头平面，T_6 剑突平面，T_8 两侧肋弓连线，T_{10} 脐平面，T_{12} 脐与耻骨联合连线中点	
腰丛	T_{12} 前支一部分，$L_1 \sim L_3$ 前支及 L_4 前支一部分	股神经　肌支：股四头肌、缝匠肌 皮质：大腿前面、小腿内侧、足内侧缘皮肤	屈髋伸膝无力
骶丛	L_4 前支一部分、L_5 及骶、尾神经前支	坐骨神经　肌支：大腿后群肌 分支 - 胫神经：小腿后群肌和足底肌 分支 - 腓总神经：小腿外侧群、前群肌和足背肌	钩状足 马蹄内翻足
		阴部神经　会阴部肌肉和皮肤	

（二）脑神经

脑神经共 12 对，按脑神经与脑相连部位的先后顺序，用罗马数字命名（图 11 - 23）。脑神经的名称、性质及主要的分布，见表 11 - 2。

表 11 - 2　脑神经的名称、性质及主要分布

顺序及名称	连接部位	性质	主要分布及功能
Ⅰ 嗅神经	端脑	感觉	鼻腔嗅黏膜（嗅觉）
Ⅱ 视神经	间脑	感觉	眼球视网膜（视觉）
Ⅲ 动眼神经	中脑	运动	眼球大部分眼外肌、瞳孔括约肌和睫状肌
Ⅳ 滑车神经	中脑	运动	眼球上斜肌
Ⅴ 三叉神经	脑桥	混合	头面部皮肤，口、鼻腔黏膜，舌前2/3黏膜（一般感觉），牙和牙龈，咀嚼肌（运动）
Ⅵ 展神经	脑桥	运动	眼球外直肌
Ⅶ 面神经	脑桥	混合	面部表情肌，舌前2/3味蕾（味觉），泪腺、下颌下腺和舌下腺等
Ⅷ 前庭蜗神经	脑桥	感觉	内耳螺旋器（听觉），椭圆囊斑、球囊斑和壶腹嵴（位置觉）
Ⅸ 舌咽神经	延髓	混合	咽部肌；腮腺；咽、咽鼓管、鼓室、软腭、舌后1/3黏膜和味蕾（一般感觉和味觉），颈动脉窦、颈动脉小球；耳后皮肤
Ⅹ 迷走神经	延髓	混合	咽喉肌；颈、胸、腹大部分脏器（感觉和平滑肌、腺体、心肌活动）；硬脑膜、耳廓和外耳道皮肤
Ⅺ 副神经	延髓	运动	胸锁乳突肌、斜方肌
Ⅻ 舌下神经	延髓	运动	舌肌

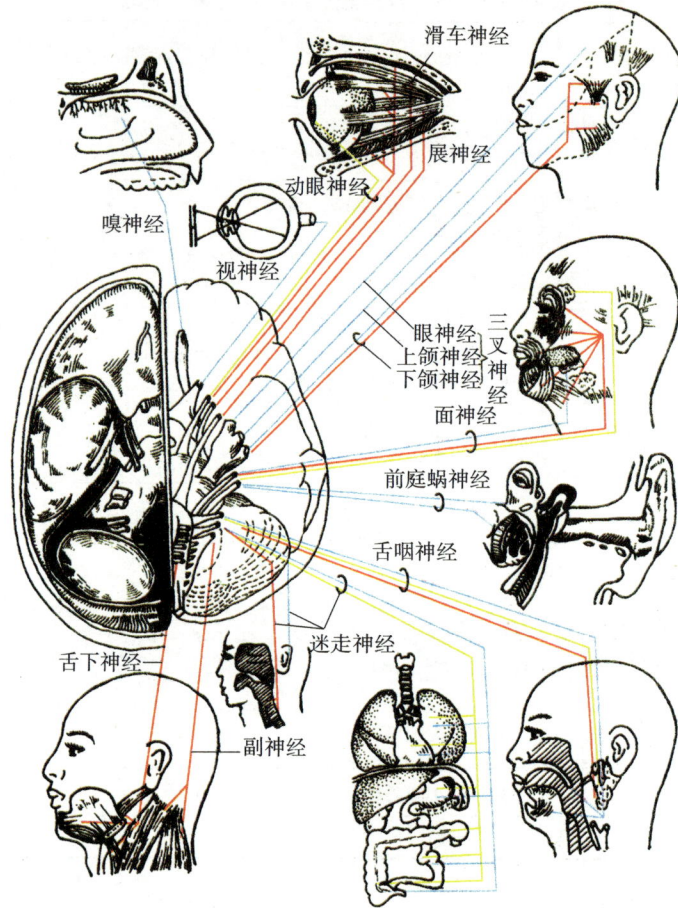

图 11-23　脑神经的分布概况

（三）内脏神经

内脏神经主要分布于心血管、内脏和腺体，按其周围神经纤维的性质和功能分为内脏运动神经和内脏感觉神经。

内脏运动神经调节心肌、平滑肌和腺体的活动，通常不受意识控制，故又称自主神经系统（autonomic nervous system）。又因其不支配动物所特有的骨骼肌的运动，所以也称植物神经系统。自主神经系统由节前神经元和节后神经元组成。节前神经元胞体位于脊髓和低位脑干内，发出的神经纤维称为节前纤维。节前纤维在抵达效应器官前进入神经节内换元，即节后神经元，再发出节后纤维支配到效应器官。根据形态、功能和药理学特点，内脏运动神经分为交感神经和副交感神经两部分（图 11-24）。交感神经和副交感神经的不同见表 11-3。

表 11-3　交感神经和副交感神经的比较

	交感神经	副交感神经
低级中枢	脊髓胸1~腰3节段灰质侧角	脑干内4个内脏运动核，骶髓第2~4节段的骶副交感核
换元神经节	椎旁节、椎前节	器官旁节、器官内节
节前、节后纤维	节前纤维短、节后纤维长	节前纤维长、节后纤维短
节前、节后神经元比例	一个节前：多个节后神经元（作用较弥散）	一个节前：较少节后神经元（作用较局限）

续表

	交感神经	副交感神经
分布范围	分布范围广，除头颈部、胸、腹、盆腔器官外，还包括全身血管、汗腺、竖毛肌和肾上腺髓质等	较广泛，一般认为大部分血管、汗腺、竖毛肌和肾上腺髓质无副交感神经分布

注：脑干内 4 个内脏运动核包括动眼神经副核、上泌涎核、下泌涎核和迷走神经背核，其副交感成分的纤维分别接入到第 Ⅲ、Ⅶ、Ⅸ、Ⅹ 对脑神经中传出。

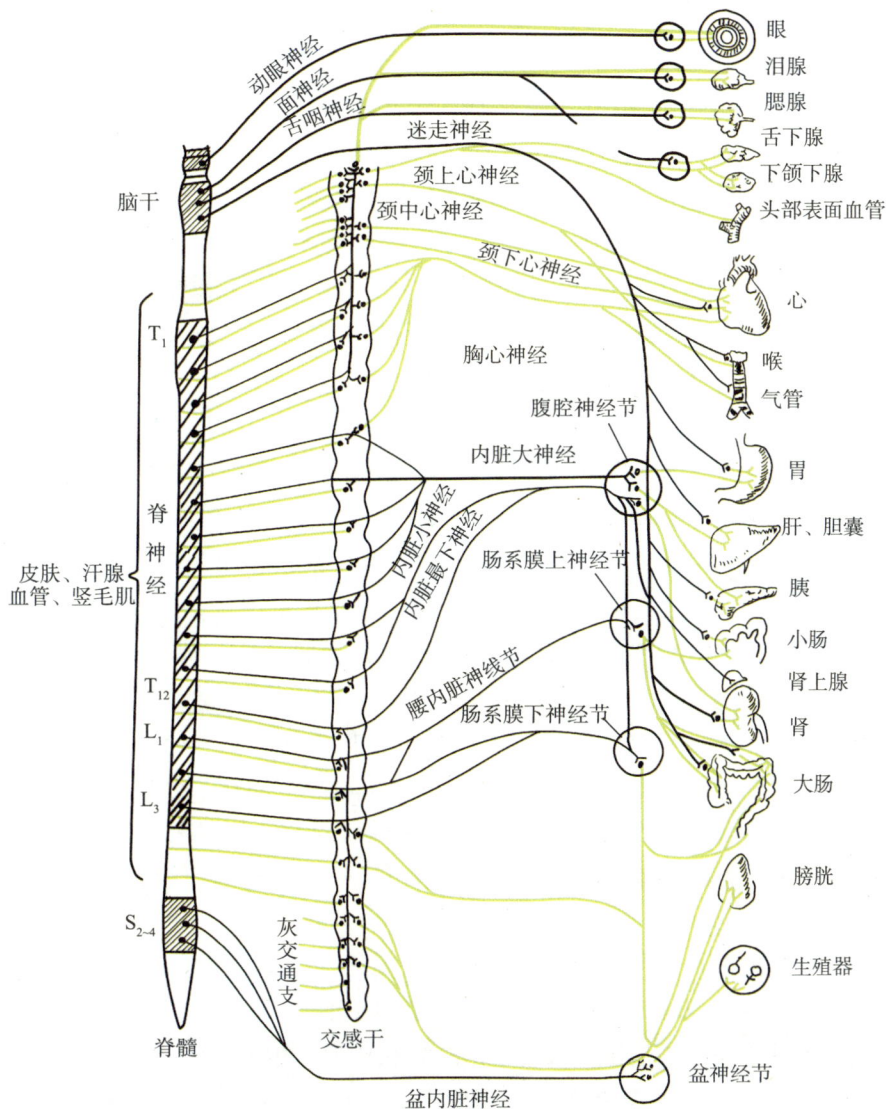

图 11-24　自主神经概况示意图

第三节　神经系统活动的一般规律

一、突触与突触传递　微课 1

PPT

（一）突触的概念和分类

突触（synapse）是神经元与神经元之间或神经元与效应器细胞之间相接触并能传递信息的特化结构。传出神经与效应器细胞之间的突触也称接头。根据接触的部位，突触可分为轴-树突触、轴-体突触和轴－轴突触等。根据传递方式，突触可分为化学突触和电突触。

（二）化学性突触的结构

经典的化学性突触包括突触前膜、突触间隙和突触后膜3部分。突触前膜为突触前神经元轴突分支末端的膨大部分，称为突触小体，膜上有钙通道，其内有大量线粒体和突触小泡，突触小泡中含有神经递质。与突触前膜相对应的另一神经元胞体或突起的膜称为突触后膜，突触后膜上有能与相应递质结合的受体。突触前膜和突触后膜之间狭窄间隙称为突触间隙。

（三）突触传递

当突触前神经元的兴奋传到末梢时，使突触前膜去极化。去极化达到一定程度时，引起前膜上的电压门控钙通道开放，Ca^{2+}内流进入突触小体，使突触前膜以出胞的方式释放神经递质，递质在突触间隙扩散并与突触后膜相应的受体结合，进而使突触后膜出现电位变化，产生突触后电位，引起突触后神经元活动改变（图11－25）。根据突触前膜释放递质的性质和突触后膜发生的效应不同，可分为兴奋性突触传递和抑制性突触传递两种。

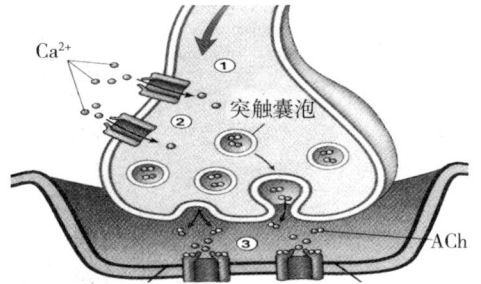

图11－25　突触传递的过程

1. 兴奋性突触后电位　突触前膜释放兴奋性递质，引起突触后膜产生局部去极化的电位变化，称为兴奋性突触后电位（excitatory postsynaptic potential，EPSP）。其产生机制是突触前膜释放兴奋性递质，与突触后膜特异性受体结合，引起突触后膜对 Na^+、K^+（主要是对 Na^+）通透性提高，主要发生 Na^+内流，使突触后膜出现局部去极化，即产生了 EPSP。EPSP 是局部电位，使突触后神经元膜电位接近阈电位水平，提高其兴奋性，称为易化。EPSP 可以总和，若达到阈电位，则使突触后神经元产生动作电位而兴奋。

2. 抑制性突触后电位　抑制性突触后电位由突触前膜释放抑制性递质，引起突触后膜产生的超极化的电位变化，称为抑制性突触后电位（inhibitory postsynaptic potential，IPSP）。其产生机制为突触前膜释放抑制性递质，与突触后膜特异性受体结合，引起突触后膜对 K^+、Cl^-（主要是对 Cl^-）通透性增大，发生 Cl^-内流，突触后膜出现超极化，即产生了 IPSP。它使突触后神经元的膜电位离阈电位的距离增大，而产生抑制效应。

突触传递是一个电－化学－电传递的过程。通常情况下，一个突触前神经元的轴突末梢通常发出多个分支与许多突触后神经元构成突触联系，而一个突触后神经元也可与许多突触前神经元构成突触联系。因此，一个神经元是兴奋还是抑制取决于这些突触传递产生的综合效应。

3. 骨骼肌神经－肌接头处的兴奋传递　骨骼肌属随意肌，其收缩需在中枢神经系统的控制下完成，依赖神经－肌接头处的兴奋传递、兴奋－收缩耦联、肌丝滑行等过程，才能得以实现。

骨骼肌神经－肌接头是运动神经末梢与其所支配的骨骼肌细胞之间的特化结构，属于兴奋性突触，由接头前膜、接头间隙和接头后膜（也称终板膜）构成。神经－肌接头的兴奋传递过程是：当运动神经纤维的动作电位传至轴突末梢，触发接头前膜上钙通道开放，Ca^{2+}内流进入突触小体，使突触前膜以出胞的方式释放乙酰胆碱，Ach 在突触间隙扩散并与终板膜上 N_2型 Ach 受体结合，通道开放，引起终板膜对 Na^+、K^+通透性提高，主要发生 Na^+内流，使突触后膜出现局部去极化，产生终板电位，其幅度可达 $50 \sim 70mV$。终板电位也属局部电位，能扩布到邻近的肌膜，足以使其去极化达到阈电位而爆发动作电位，继而再传整个肌细胞膜而兴奋。Ach 释放后的几毫秒内即被终板膜外侧的胆碱酯酶迅速分解灭活。因此骨骼肌神经－肌接头处的兴奋传递是 1：1 的。

骨骼肌神经－肌接头处的兴奋传递过程容易受内环境变化的影响。如筒箭毒和 α 银环蛇毒可特异

性阻断 N_2 型 Ach 受体而松弛肌肉；机体 N_2 型 Ach 受体遭破坏可导致重症肌无力，新斯的明可抑制胆碱酯酶而改善肌无力患者的症状。有机磷农药中毒是由于抑制了胆碱酯酶活性而引起；肉毒毒素可以抑制接头前膜 Ach 的释放，引起肌肉松弛麻痹，临床上微量应用有美容方面的除皱功效。

将骨骼肌细胞产生的电兴奋过程与肌丝滑行的机械收缩过程联系起来的中介机制，称为兴奋 – 收缩耦联，Ca^{2+} 是重要的耦联因子，三联体是耦联的重要结构。

二、神经递质和受体

突触传递的实现必须依靠神经递质与受体的结合。神经递质是指由突触前神经元合成并释放，能特异性作用于突触后神经元或效应细胞上的受体而产生一定效应的信息传递物质。根据其存在部位不同，可分为中枢神经递质和外周神经递质。

（一）中枢神经递质

中枢递质种类较多，主要包括：①乙酰胆碱：以乙酰胆碱（Ach）为递质的胆碱能神经元，分布极为广泛。②单胺类：包括多巴胺、去甲肾上腺素、肾上腺素、5 – 羟色胺等。多巴胺主要由中脑黑质的神经元产生，5 – 羟色胺主要集中于低位脑干的中缝核内。③氨基酸类：包括谷氨酸、γ – 氨基丁酸及甘氨酸。谷氨酸是脑内主要的兴奋性递质，γ – 氨基丁酸是脑内主要的抑制性神经递质，甘氨酸也是抑制性递质（如闰绍细胞）。④神经肽：包括阿片肽、下丘脑调节肽和脑肠肽等。

（二）外周神经递质

外周神经递质主要有乙酰胆碱和去甲肾上腺素等。

1. 乙酰胆碱 凡末梢释放乙酰胆碱的神经纤维称为胆碱能纤维。包括全部交感和副交感神经的节前纤维、大多数副交感神经的节后纤维（除少数释放肽类物质的纤维外）和小部分交感神经的节后纤维（如支配汗腺、骨骼肌血管的交感舒血管纤维）以及躯体运动神经纤维。

2. 去甲肾上腺素 凡末梢释放去甲肾上腺素（NE）的神经纤维，称为肾上腺素能纤维，包括大部分交感神经的节后纤维。

另外，在胃肠等器官中还发现了以释放肽类或嘌呤类物质为递质的神经纤维，如引起胃容受性舒张的迷走神经，其末梢释放的是肽类。

（三）受体

主要递质的受体分为两类。

1. 胆碱能受体 能与乙酰胆碱特异性结合而发挥生理效应的受体称为胆碱能受体。按其药理特性的不同可分为毒蕈碱型和烟碱型两类。

（1）毒蕈碱受体 能与毒蕈碱结合，产生与乙酰胆碱结合时类似作用的受体，称为毒蕈碱受体（M 受体）。这类受体主要分布于大多数副交感节后纤维支配的效应细胞以及汗腺、骨骼肌血管平滑肌细胞。乙酰胆碱与 M 受体结合后，主要产生一系列副交感神经兴奋的效应，如心脏活动抑制，支气管、消化道平滑肌和膀胱逼尿肌收缩，消化腺分泌增加，瞳孔缩小等；还能引起汗腺分泌增多和骨骼肌血管舒张等，这些作用统称为毒蕈碱样作用（简称 M 样作用）。阿托品是 M 受体阻断剂。临床上使用阿托品，可解除胃肠平滑肌痉挛，也可引起心跳加快、唾液和汗液分泌减少等反应。

（2）烟碱受体 能与烟碱结合，产生与乙酰胆碱结合时类似作用的受体，称为烟碱受体（N 受体）。N 受体又分为 N_1 及 N_2 两类亚型。N_1 受体位于神经节细胞膜上；N_2 受体位于骨骼肌的终板膜上。乙酰胆碱和 N_1 受体结合后，可引起自主神经节的节后神经元兴奋；与 N_2 受体结合，则表现为骨骼肌的兴奋收缩。这些作用统称为烟碱样作用（简称 N 样作用）。六烃季胺主要阻断 N_1 受体的效应，十烃季

胺主要阻断 N_2 受体，筒箭毒可阻断 N_1 和 N_2 受体。故筒箭毒能使肌肉松弛，在临床手术中可作为肌肉松弛剂使用。

2. 肾上腺素能受体 能与肾上腺素和去甲肾上腺素（均属儿茶酚胺类物质）结合的受体称为肾上腺素能受体，分布于肾上腺素能纤维所支配的效应器细胞膜上，可分为 α 和 β 受体两类。但在某一特定的效应器官上，受体表达的类型和密度存在差异（表 11 - 4），如在心肌主要表达 β 受体；在血管平滑肌上有 α 和 β 两种受体，但在皮肤、肾、胃肠道的血管平滑肌上以 α 受体为主，而在骨骼肌和肝脏的血管则以 β 受体为主。

（1）α 受体 α 受体分为 α_1、α_2 两种。儿茶酚胺与 α 受体结合后产生的平滑肌效应主要是兴奋的（由 α_1 受体介导），如血管收缩、子宫收缩、瞳孔开大肌收缩等。但对小肠平滑肌为抑制效应（由 α_2 受体介导），使小肠平滑肌舒张。酚妥拉明为 α 受体阻断剂。

（2）β 受体 β 受体分为 β_1、β_2、β_3 三种。β_1 受体主要分布于心肌细胞，儿茶酚胺与 β_1 受体结合产生的是兴奋效应，如心率加快，心肌收缩力增强。β_2 受体分布于支气管、胃、肠、子宫及许多血管平滑肌细胞上，当儿茶酚胺与 β_2 受体结合，产生抑制效应，可使平滑肌舒张。β_3 受体主要分布于脂肪组织，与脂肪分解有关。普萘洛尔是 β 受体阻断剂，对 β_1、β_2 受体都有阻断作用。阿替洛尔能阻断 β_1 受体，丁氧胺主要阻断 β_2 受体。肾上腺能受体的分布与效应见表 11 - 4。

表 11 - 4 肾上腺素能受体的分布与效应表

部位	效应器	受体	效应
心脏	窦房结	β_1	心率加快
	房室传导系统	β_1	传导加快
	心肌	β_1	收缩加强
血管	冠状血管	α	收缩
		β_2	舒张（为主）
	皮肤黏膜血管	α	收缩
	骨骼肌血管	α	收缩
		β_2	舒张（为主）
	脑血管	α	轻度收缩
	胃肠道血管	α	收缩（为主）
		β_2	舒张
呼吸	支气管平滑肌	β_2	舒张
胃肠	胃平滑肌	β_2	舒张
	小肠平滑肌	α	舒张
	括约肌	α	收缩
	唾液腺	α	分泌
	胃腺	α	抑制分泌
泌尿	膀胱逼尿肌	β_2	舒张
	内括约肌	α	收缩
生殖	妊娠子宫	α	收缩
	未孕子宫	β_2	舒张
眼	扩瞳肌	α	收缩
	睫状肌	β	舒张

续表

部位	效应器	受体	效应
其他	竖毛肌	α	收缩
	糖酵解代谢	β_2	增加
	脂肪分解代谢	β_3	增加

三、反射活动的规律

（一）中枢神经元的联系方式

反射中枢是中枢神经系统内调节某一反射活动的神经元群。中枢是反射弧中最复杂的部位，其范围与反射的复杂程度有关。中枢神经元的联系方式也复杂多样，主要有辐散式、聚合式、链锁式和环式等（图11-26）。通过环式联系可产生反馈效应，使兴奋因负反馈而使活动及时终止，也可因正反馈而使兴奋增强和延续（后发放）。

（二）中枢兴奋传递的特征

兴奋在反射弧中枢的传播，往往需要一次以上的突触传递，所以中枢内兴奋的传递不同于冲动在神经纤维上的传导，具有以下特征。

1. 单向传递 兴奋通过突触传递时，只能从突触前神经元末梢传向突触后的神经元。

2. 中枢延搁 兴奋通过一个突触需耗时0.3~0.5ms，反射活动中兴奋通过的突触数目越多，反射所需时间越长。

3. 总和 突触后电位有局部电位的特征，因此可以总和，可分为时间总和和空间总和。

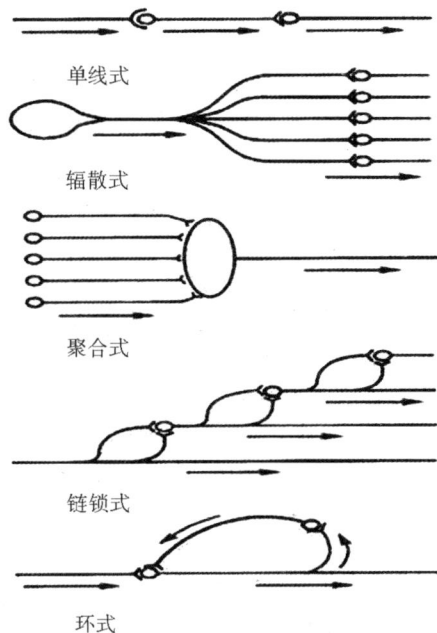

图11-26 中枢神经元的联系方式

4. 兴奋节律的改变 由于突触后神经元常接受多个突触联系，且本身的功能状态也不同，导致突触后神经元的兴奋节律与突触前神经元发放冲动的频率往往不同。

5. 对内环境变化敏感和易疲劳 突触对内环境的变化敏感，如缺氧、CO_2增多、麻醉剂以及某些药物等均可影响突触的传递能力。此外，突触也是反射弧中最易发生疲劳的环节，其原因可能与递质的耗竭有关。

第四节 神经系统的感觉功能

PPT

感觉是客观物质世界在脑的主观反映，是机体赖以生存的重要功能活动之一。机体受到的内、外环境的各种刺激，首先作用于不同的感受器，转化为神经冲动，经过一定的神经传导通路到达大脑皮层的特定部位进行整合和分析，产生相应的感觉。可见，感觉的产生是由感受器、神经传导通路和皮层中枢3部分的共同活动来完成的。

一、感受器的一般生理特性

感受器有多种，其结构和功能各不相同，但都具有一些共同的生理特性。①适宜刺激：一种感受器通常只对某种特定形式的刺激最敏感，这种形式的刺激就称为该感受器的适宜刺激。如一定波长的光波是视网膜视杆细胞和视锥细胞的适宜刺激。②换能作用：感受器能把所接受的各种形式的刺激能量转换为传入神经上的动作电位。因此可以把感受器看成生物换能器。③编码作用：感受器还能把刺激所包含的各种信息转移到动作电位的序列之中，起到信息转移的作用。④适应现象：当某一特定强度的刺激持续作用于同一感受器时，其传入纤维上的动作电位频率会有逐渐下降的现象。但适应的快慢和程度不一，有的适应较快，如触觉感受器和嗅觉感受器等；有的适应很慢，如肌梭、颈动脉窦压力感受器、痛觉感受器等。

二、感受信息的传入通路

（一）感觉传导通路

由感受器接受不同刺激产生的冲动，沿传入神经传向大脑皮质高级中枢，该通路称为感觉传导通路。主要的传导通路有以下几种。

1. 躯体痛觉、温觉和粗触觉传导通路　又称浅感觉传导通路，由 3 级神经元组成。

（1）躯干和四肢痛觉、温觉和粗触觉传导通路　第 1 级神经元为脊神经节内的假单极神经元，其周围突分布于躯干和四肢皮肤内的感受器，中枢突经后根进入脊髓，止于脊髓灰质后角（第 2 级神经元）。由此发出的纤维交叉到对侧后上行，组成脊髓丘脑侧束（传导痛温觉）和脊髓丘脑前束（传导粗触觉）。传导束经脑干上行，到达间脑止于背侧丘脑的腹后外侧核（第 3 级神经元），由此再发出纤维形成丘脑中央辐射，经内囊后肢，投射到大脑皮质中央后回上、中部和中央旁小叶后部（图 11 - 27）。

（2）头面部痛觉、温觉和粗触觉传导通路　第 1 级神经元为三叉神经节内的假单极神经元，其周围突经三叉神经相应的分支分布到头面部皮肤、口鼻黏膜的相应感受器，中枢突经三叉神经根入脑，止于三叉神经感觉核（第 2 级神经元）。由此发出的纤维交叉到对侧，组成三叉丘系上行，止于背侧丘脑的腹后内侧核（第 3 级神经元），由此再发出纤维形成丘脑中央辐射，经内囊后肢，投射到大脑皮质中央后回下部。

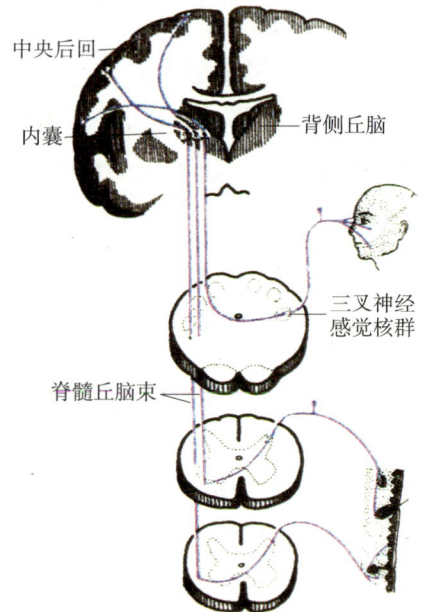

中央后回
内囊
背侧丘脑
三叉神经感觉核群
脊髓丘脑束

图 11 - 27　躯干、四肢浅感觉传导通路

2. 躯体本体感觉和精细触觉传导通路　本体感觉又称深感觉，包括位置觉、运动觉和震动觉；精细触觉包括辨别两点距离和物体纹理粗细等，该通路也由 3 级神经元组成。第 1 级神经元为脊神经节内的假单极神经元，其周围突分布于肌、腱、关节等处本体感受器和皮肤的精细触觉感受器，中枢突经后根进入脊髓后索，组成同侧的薄束（第 5 胸节以下）和楔束（第 4 胸节以上）上行，分别止于延髓的薄束核和楔束核（第 2 级神经元）。由此发出的纤维交叉到对侧，组成内侧丘系上行。止于背侧丘脑的腹后外侧核（第 3 级神经元），由此再发出纤维形成丘脑中央辐射，经内囊后肢，投射到大脑皮质中央后回上、中部和中央旁小叶后部（图 11 - 28）。

3. 视觉传导通路　由 3 级神经元组成。眼球视网膜神经部的视锥细胞和视杆细胞为光感受器细胞，中层的双极细胞为第 1 级神经元，其内层与之联系的节细胞为第 2 级神经元。节细胞的轴突在视神经盘处汇集成视神经，入颅形成视交叉后，延续为视束。在视交叉处，来自于两眼视网膜鼻侧半的纤维交叉，加入到对侧视束；来自于视网膜颞侧半的纤维不交叉，加入同侧视束。因此，左侧视束内含有来自两眼视网膜左侧半的纤维，右侧视束内含有来自两眼视网膜右侧半的纤维。视束主要终于外侧膝状体（第 3 级神经元），由此发出的纤维组成视辐射，经内囊后肢投射到枕叶距状沟上、下缘的视区皮质（图 11 - 29）。

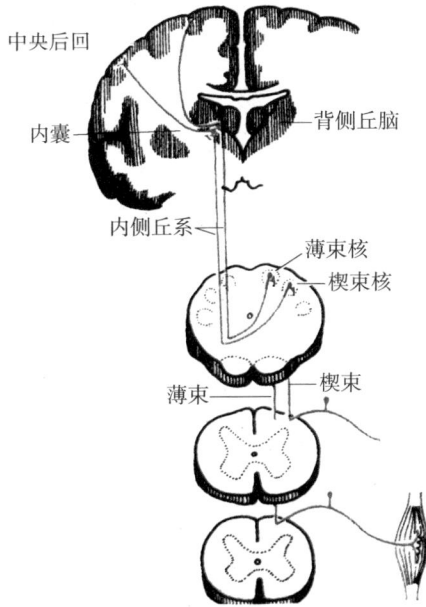

图 11 - 28　躯干、四肢意识性本体感觉和精细触觉传导通路

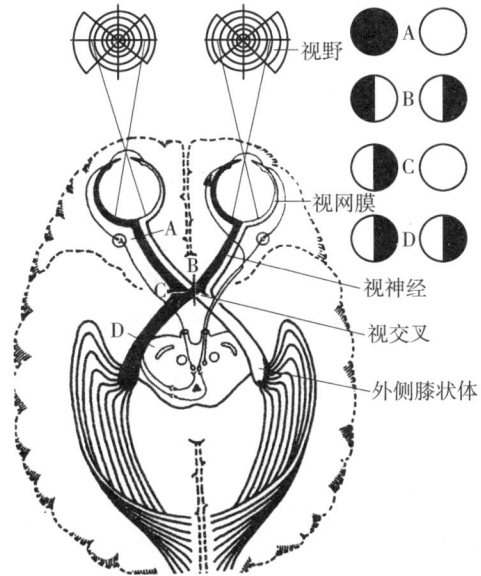

图 11 - 29　视觉传导通路

左侧枕叶皮质接受左眼的颞侧视网膜和右眼的鼻侧视网膜的传入纤维投射；右侧枕叶皮质接受右眼的颞侧视网膜和左眼的鼻侧视网膜的传入纤维投射。另外，视网膜上半部传入纤维投射到距状沟的上缘，下半部投射到下缘，视网膜黄斑区投射到距状沟的后部。视觉传导通路上不同部位出现损伤，会造成不同的视野缺损。

（二）丘脑及感觉投射系统

各种躯体感觉通路（嗅觉除外）途经脊髓和脑干后，都要在丘脑更换神经元，然后再向大脑皮层投射。因此，丘脑是躯体感觉传导的重要换元站，并能对感觉信号进行粗略的分析与综合。

1. 丘脑的核团　与感觉有关的核团可分为 3 类。①特异感觉接替核：接受第 2 级感觉投射纤维（也即第 3 级神经元胞体所在），经换元后进一步投射到大脑皮层特定的感觉区。如腹后外侧核、腹后内侧核、内侧膝状体和外侧膝状体等。②联络核：起联络作用，与各种感觉在丘脑到大脑皮层的联系与协调有关。③非特异性投射核：主要是丘脑的髓板内核群，通过多突触换元接替后，弥散地投射到整个大脑皮层。

2. 丘脑的感觉投射系统　由丘脑投射到大脑皮层的感觉投射系统，根据其投射特征的不同，分为两大系统（图 11 - 30）。

（1）**特异投射系统**　丘脑特异感觉接替核及其投射到大脑皮层特定区域的神经通路称为特异投射系统。经典的各种感觉传导通路，如躯体浅感觉、深感觉和精细触觉、视觉等传导束，

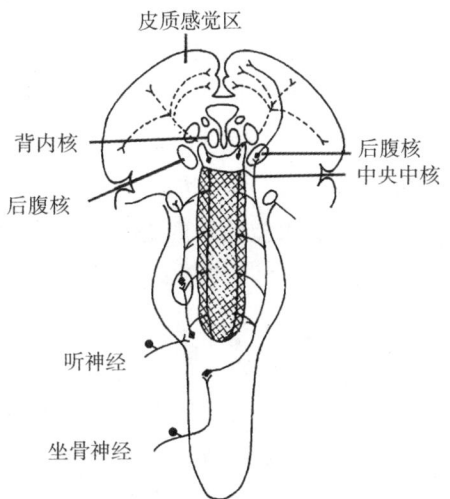

图 11 - 30　感觉投射系统示意图

它们经脊髓或脑干，上升到丘脑特异感觉接替核换元后，投射到大脑皮层的特定感觉区。每一种感觉的投射路径都是专一的，具有点对点的投射关系。其主要功能是引起特定的感觉，并激发大脑皮层发出神经冲动。

（2）非特异投射系统　是指通过丘脑的非特异投射核换元接替，继而弥散地投射到大脑皮层广泛区域的投射系统。该上行通路是：上述经典感觉传导通路的第2级感觉纤维经过脑干时，发出许多侧支，与脑干网状结构内的神经元发生突触联系，经多次换元，抵达丘脑的髓板内核群，再由此发出神经纤维弥散地投射到大脑皮层的广泛区域。特异感觉信号通过此途径便失去了原有的特异性，而且这种投射不具有点对点的关系，因而不能引起特定的感觉。非特异投射系统是各种不同感觉信号的共同上行通路，其主要功能是维持和改变大脑皮层的兴奋状态。

脑干网状结构内存在上行起唤醒作用的功能系统，称为脑干网状结构上行激动系统（ascending reticular activating system），该系统的作用主要是通过丘脑非特异投射系统来实现的。脑干网状结构上行激动系统需经多个突触的传递，因而易受药物影响。临床上巴比妥类催眠药物的作用，就是阻断了脑干网状结构上行激动系统的传递而产生的。

正常情况下，特异投射系统和非特异投射系统的作用相互协调和配合，才能使人既能处于觉醒状态，又能产生各种特定的感觉。

❓ 想一想

锥刺股为什么能使人保持清醒？

答案解析

（三）大脑皮质的感觉分析功能

大脑皮质是感觉分析的最高中枢。各种感觉传入冲动到达大脑皮质后，通过复杂的分析综合，才能产生各种不同感觉。

1. 第1躯体感觉区　位于中央后回和中央旁小叶后部，是重要的躯体感觉中枢（图11-31）。身体各部感觉在此区的投射特点是：①上下倒置，但头面部是正的；②左右交叉，即一侧感觉区接受对侧半身感觉的传入冲动；③身体各部投射区的大小取决于该部感觉的敏感程度，如手指和唇的代表区较大。

2. 本体感觉区　位于中央前回，接受来自肌肉、肌腱和关节等处的感觉信息，整合后产生相应躯体的空间位置和运动状态的感觉。

3. 内脏感觉区　内脏感觉在皮层并没有专一代表区，而是混杂在体表第一感觉区中。

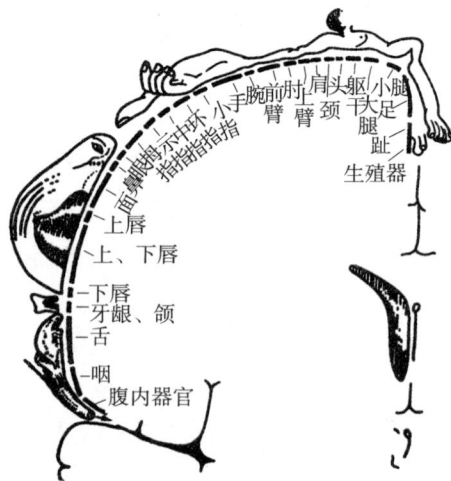

三、痛觉 ⓔ 微课2

图 11-31　人体各部在第1躯体感觉区的定位

痛觉是机体受到体内、外伤害性刺激所引起的感觉、情感、认知和社会维度的痛苦体验，常伴有情绪变化、防御反应和自主神经反应。痛觉是常见的临床症状，既是一种生理反应，又是心理反应，作为机体受损害时的警报信号，具有保护意义。

（一）痛觉感受器及其刺激

痛觉感受器是广泛存在于各种组织细胞间的游离神经末梢。任何形式的刺激只要达到对机体伤害的程度，均可使受损细胞释放 K^+、H^+、5 - 羟色胺、缓激肽、前列腺素等致痛物质，引起痛觉感受器兴奋，传入中枢而产生痛觉。因此痛觉感受器是一种化学感受器。

（二）躯体痛

躯体痛可分为体表痛和深部痛。发生在体表某处的疼痛称为体表痛。当伤害性刺激作用于皮肤时，可先后出现两种不同性质的痛觉，即快痛和慢痛。快痛是一种尖锐和定位明确的"刺痛"，发生快，消失也快，一般不伴有明显的情绪改变；慢痛则表现为一种定位不明确的"烧灼痛"，发生慢，消退也慢，常伴有明显的不愉快情绪。发生在躯体深部，如肌肉、关节、骨和韧带等处的痛感称为深部痛。深部痛一般表现为慢痛，其特点是定位不明确，可伴有恶心、出汗和血压改变等自主神经反应。

（三）内脏痛

内脏感觉主要是痛觉，具有以下特点：①定位不准确，这是其最主要特点（但疾患累及体腔壁浆膜时定位明确）；②发生缓慢，持续时间较长；③对牵拉、痉挛、缺血和炎症等刺激敏感，而对切割、烧灼等刺激不敏感；④常伴有情绪和自主神经活动的改变，也可伴有牵涉痛。

牵涉痛（referred pain）是指由某些内脏疾病引起的特殊远隔体表部位发生疼痛或痛觉过敏的现象。例如，心肌缺血时常发生心前区、左肩和左上臂疼痛；胆囊炎、胆石症发作时常有右肩区疼痛；胃溃疡和胰腺炎时可伴有左上腹和肩胛区疼痛；阑尾炎早期有上腹部或脐周疼痛；肾或输尿管结石可引起腹股沟区疼痛等。牵涉痛的体表放射部位比较固定，因而对内脏疾病的诊断具有临床意义。

第五节　神经系统对躯体运动的调节

PPT

一、脊髓对躯体运动的调节

在脊髓灰质前角主要存在 α 和 γ 两种运动神经元，末梢释放的递质都是乙酰胆碱。α 运动神经元是躯体骨骼肌运动反射的最后通路，支配躯体骨骼肌运动。γ 运动神经元调节着肌梭对牵拉刺激的敏感性。脊髓可作为初级反射中枢，参与完成一些基本的躯体运动反射，如屈肌反射、对侧伸肌反射和牵张反射等。

牵张反射（stretch reflex）是指有完整神经支配的骨骼肌，在受到外力牵拉而伸长时引起的同一肌肉发生收缩的反射。牵张反射有两种类型，即腱反射和肌紧张。

1. 腱反射　是指快速牵拉肌腱时发生的牵张反射，表现为被牵拉肌肉快速而显著的缩短。例如，叩击股四头肌肌腱引起股四头肌收缩的膝跳反射，临床上还有跟腱反射、肱二头肌反射、肱三头肌反射等。通过检查腱反射，可以了解神经系统的相应功能状态。腱反射减弱或消失，常提示反射弧损伤；而腱反射的亢进，则提示高位中枢的病变。

2. 肌紧张　是指缓慢持续牵拉肌腱时发生的牵张反射，表现为受牵拉的肌肉发生轻微而持续的收缩来对抗牵拉以阻止其被拉长，而不表现出明显的动作。肌紧张是维持躯体姿势最基本的反射活动，是姿势反射的基础。

牵张反射的感受器是位于肌纤维之间的肌梭。肌梭是长度感受器，能感受肌肉受到的牵拉刺激（属于本体感受器）。中枢在脊髓，传入和传出神经都包含在支配该肌肉的神经中，效应器是该肌肉。因此，牵张反射最显著的特点是感受器和效应器都在同一肌肉中。

👁 **看一看**

脊休克

当脊髓与高位脑中枢突然断离后，断面以下的脊髓会暂时丧失反射活动能力而进入无反应的状态，这种现象称为脊休克。主要表现为横断面以下的脊髓所支配的骨骼肌紧张性减低甚至消失，外周血管扩张，血压下降，发汗反射消失，尿潴留等。脊髓反射可以逐渐恢复，最先是一些简单的反射，如屈肌反射和腱反射等，而后是较复杂的，如对侧伸肌反射等。低等动物如蛙在脊髓离断后数分钟内反射即恢复，在犬则需几天，而在人类则需数周以至数月。但恢复的这些反射功能并不完善。如基本的排尿反射可以进行，但表现为尿失禁。脊休克的发生是由于断面以下的脊髓突然失去高位中枢的调控而兴奋性极度低下所致。

二、脑干对躯体运动的调节

在运动调控系统中，脑干在功能上起上下沟通的作用。在脑干网状结构中存在能够加强肌紧张和肌肉运动作用的区域，称为易化区，其分布较广泛。同时，还存在能够抑制肌紧张和肌肉运动的区域，称为抑制区，而抑制区范围较小，需接受大脑皮质、纹状体、小脑等处的联系。通常情况下，易化区的活动较强，抑制区的活动较弱，因此在肌紧张的平衡调节中，易化区略占优势，从而维持正常的肌紧张。

在麻醉动物的中脑上、下丘之间切断脑干，肌紧张明显亢进，表现为四肢伸直、头尾昂起、脊柱挺硬等现象，称为去大脑僵直。其发生是由于切断了大脑皮质、纹状体等部位与脑干网状结构的功能联系，造成抑制区和易化区之间活动失衡，抑制区活动明显减弱，而易化区活动占优势，主要使伸肌肌紧张亢进，出现僵直现象。当人类患上某些脑部疾病时，也可能出现去大脑僵直现象，往往提示脑干严重受损。

三、小脑对躯体运动的调节

根据小脑的传入、传出纤维的联系，可以将小脑划分为三个主要的功能部分，即前庭小脑、脊髓小脑和皮质小脑，在对躯体运动的调节中各自有其不同的重要作用。

（一）前庭小脑

前庭小脑又称原小脑，主要与前庭核之间有双向纤维联系，可直接或间接通过前庭核接受前庭器官的感觉传入，其传出纤维又可经前庭核抵达脊髓运动神经元，影响肌肉活动。因此，前庭小脑的主要功能是维持身体平衡。若出现损伤则表现为站立不稳、步态蹒跚、容易跌倒等。

（二）脊髓小脑

脊髓小脑又称旧小脑，主要接受来自脊髓的本体感觉信息，同时还可接受视觉、听觉等传入信息，再发出信息到大脑、脑干和脊髓。其主要功能是调节肌紧张，有易化和抑制双重作用。在进化过程中，抑制肌紧张作用逐渐减退，而易化作用逐渐增强。所以，脊髓小脑损伤后，主要表现为肌张力降低、肌无力等症状。

（三）皮质小脑

皮质小脑即新小脑，主要与大脑皮质运动区构成环路联系，也与大脑的广大区域形成反馈环路，因而其功能主要是协调随意运动，并参与运动的策划和运动程序的编制。

机体完成的各种精巧运动是在逐步的学习过程中形成并熟练起来的。在学习某种精巧运动（如骑单车、打字、演奏乐器等）的开始阶段，动作往往不甚协调，在不断学习训练的过程中，大脑皮质和小脑之间不断进行联合活动，同时脊髓小脑不断接受感觉传入信息，逐步纠正运动过程中所发生的偏差，使运动逐步协调起来，皮质小脑内储存了一整套运动程序。当大脑皮质要发动精巧运动时，首先通过大脑－小脑回路从皮质小脑中提取程序，并将程序回输到大脑皮质运动区，再通过锥体束发动运动。临床上小脑受损的患者，不能完成各种精细动作，随意动作的力量、方向及准确度将发生变化，行走摇晃蹒跚状，指物不准，动作笨拙等。还可能出现意向性震颤（动作进行过程中抖动，尤其是精细动作的终末出现震颤）、肌张力减弱及肌无力等症状。这种小脑损伤后的动作性协调障碍，称为共济失调。

四、基底神经节对躯体运动的调节

基底神经节是大脑皮质下的一组神经核团，主要包括尾状核、豆状核。此外，中脑黑质和丘脑底核在功能上与基底神经节密切相关，因而也被纳入基底神经节的范畴。基底神经节对运动调节也起重要作用，也参与躯体运动的策划和运动程序的编制。临床上，基底神经节病变可产生两类运动障碍性疾病，一类是肌紧张过强而运动过少，如帕金森病；另一类是肌紧张不全而运动过多，如亨廷顿病等。

1. 帕金森病 又称震颤麻痹，常见于老年人。主要表现为全身肌紧张增高、肌肉强直、随意运动减少、动作缓慢、面部表情呆板，常伴有静止性震颤。震颤麻痹的产生与中脑黑质的多巴胺能神经元变性有关。当黑质病变后，脑内多巴胺含量明显下降，不能正常抑制纹状体内乙酰胆碱递质系统的活动，导致纹状体内乙酰胆碱递质系统的功能亢进，而引起一系列症状。

💜 **药爱生命**

针对帕金森病发病机制的研究，临床上帕金森病的药物治疗原则可通过：①给予多巴胺的前体左旋多巴，可通过血－脑屏障，在脑内经多巴脱羧酶的脱羧转变为多巴胺，从而发挥替代治疗的作用，能明显改善帕金森病患者的症状。②给予 M 受体阻断剂苯海索及东莨菪碱阻断胆碱能神经元的作用，都可缓解其症状。另外，还可辅助使用促进多巴胺在神经末梢的合成和释放、阻断多巴胺的降解、刺激多巴胺受体的药物作用于各个方面来缓解帕金森病的症状。因此，基础医学的研究会推动临床疾病治疗方法和药物学的发展。

2. 亨廷顿病 也称亨廷顿舞蹈症，其主要表现为不自主的上肢和头部的舞蹈样动作，并伴有肌张力降低等。其病变主要是因为纹状体内的胆碱能神经元和 γ－氨基丁酸能（GABA 能）神经元功能的减退，而黑质多巴胺能神经元功能相对亢进。临床上可用利血平耗竭多巴胺递质来缓解其症状。

五、大脑皮质对躯体运动的调节

大脑皮质是调节躯体运动的最高级也是最复杂的中枢部位。它接受感觉传入信息，并根据机体对环境变化的反应和意愿，策划和发动随意运动。人类主要的第 1 躯体运动区位于中央前回和中央旁小叶前部。由大脑皮质发出至躯体运动效应器（骨骼肌）的神经通路，称为躯体运动传导通路，一般分为锥体系和锥体外系。

（一）锥体系

由上、下两级神经元组成。上运动神经元胞体位于大脑皮质的躯体运动区，其轴突组成皮质脊髓束和皮质核束。下运动神经元是位于脊髓灰质前角和脑干的躯体运动核，其轴突加入到相应的脑神经和脊神经中，主要管理骨骼肌的随意运动。

1. 皮质脊髓束 上运动神经元主要是中央前回上、中部和中央旁小叶前部皮质的大锥体细胞，发出纤维下行经内囊后肢、脑干各部至延髓锥体。在锥体下端绝大部分纤维交叉到对侧，形成锥体交叉，交叉后的纤维沿脊髓外侧索内下行，称皮质脊髓侧束，逐节终止于脊髓各节段的前角运动神经元，主要支配四肢肌；小部分纤维在延髓锥体不交叉，继续在同侧的脊髓前索内下行，称皮质脊髓前束，终止于脊髓颈髓和上胸髓的同侧和对侧的前角运动神经元，支配躯干肌。故躯干肌受两侧大脑皮质支配，而四肢肌只受对侧支配（图 11 – 32）。

2. 皮质核束 上运动神经元主要是中央前回下部的大锥体细胞，发出纤维下行经内囊膝至脑干。其中大部分纤维终止于双侧的脑神经躯体运动核，换元后发出纤维支配头、颈、咽、喉等处的骨骼肌；而小部分纤维交叉，终止于对侧的面神经核下部和舌下神经核，两者发出的纤维分别支配睑裂以下的面肌和舌肌（图 11 – 33）。

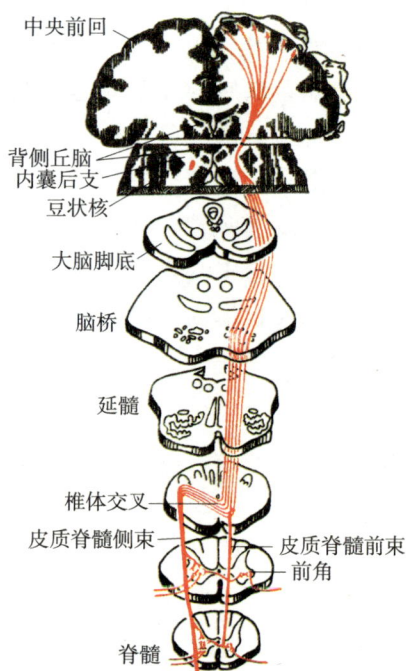

图 11 – 32　皮质脊髓束

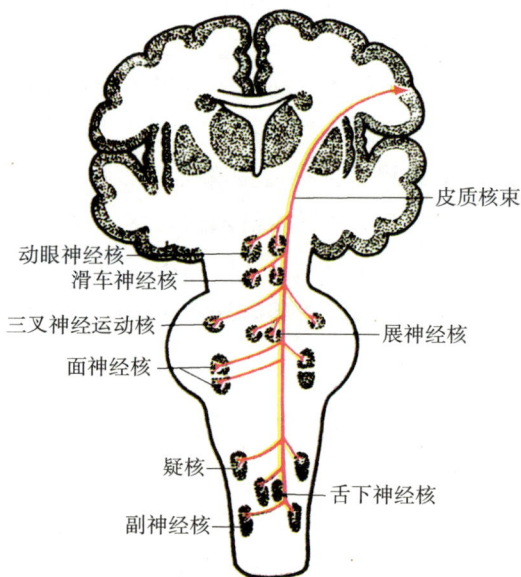

图 11 – 33　皮质核束

因此，第 1 躯体运动区对躯体运动的控制具有以下特征：①上下倒置，但头面部是正的。②左右交叉，即一侧运动区支配对侧肢体的运动。但一些与联合运动有关的肌则受双侧运动区的支配，如眼外肌、咀嚼肌等。③身体各部运动区的大小取决于运动的精细、复杂程度，而与各部形体的大小无关（图 11 – 34）。

（二）锥体外系

是指锥体系以外影响和控制躯体运动的所有传导通路，其结构十分复杂，协调锥体系的活动。锥体外系的主要功能是调节肌张力、协调随意运动、维持体态姿势和习惯性动作等。

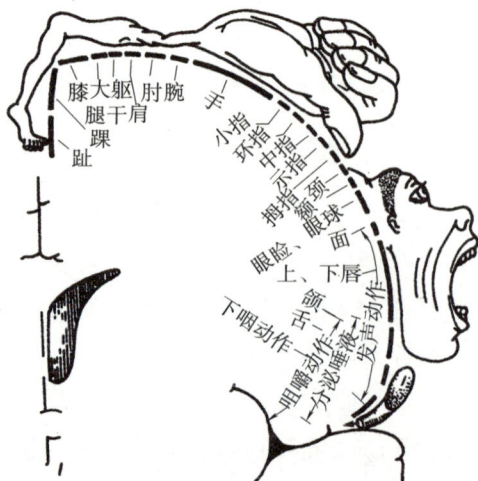

图 11 – 34　人体各部在第 1 躯体运动区的定位

第六节　神经系统对内脏活动的调节

神经系统对内脏活动的调节是通过内脏运动神经实现的，即自主神经系统。自主神经系统主要分布于平滑肌、心肌和腺体，包括交感神经系统和副交感神经系统两部分。

一、内脏运动神经的功能特点

1. 紧张性作用　是指自主神经对内脏器官不断发放低频率神经冲动，使效应器经常维持一定的活动状态，是机体各种功能活动调节的基础。例如，切断心迷走神经，心率即加快；切断心交感神经，心率则减慢，说明两种神经对心脏的支配都具有紧张性作用。

2. 双重神经支配　人体大多数器官都接受交感和副交感神经系统的双重支配。但少数器官只受交感神经支配，如大多数血管、汗腺、竖毛肌、肾上腺髓质（仅接受交感神经节前纤维直接支配）等。

3. 作用相互拮抗　在双重支配的器官中，交感和副交感神经系统的作用往往是相互拮抗的，如迷走神经对心脏有抑制作用，而交感神经则具有兴奋性的作用。但也有例外，如交感和副交感神经都可促进唾液分泌，但交感神经促进分泌少量而黏稠的唾液，副交感神经则引起大量稀薄的唾液分泌。

4. 受效应器所处功能状态的影响　例如，交感神经兴奋可使有孕子宫收缩加强，对无孕子宫可抑制子宫运动（因其表达的受体不同）。

5. 作用范围和生理意义不同　交感神经在体内分布十分广泛，其主要作用是促使机体迅速适应环境的急骤变化。当人体遭遇剧烈运动、窒息、防御、创伤、失血或寒冷等情况时，交感神经系统的活动明显加强，表现出一系列交感 - 肾上腺髓质系统功能亢进的现象，称为应急反应。包括心跳加快加强，心输出量增多，血压升高；内脏血管收缩，骨骼肌血管舒张，血液重新分配；支气管扩张；代谢活动加强，为肌肉活动提供充分的能量等。这一切活动均有利于机体动员储备能量，以适应环境的急剧变化。

与交感神经相比，副交感神经系统的活动比较局限，安静时活动较强，且常伴有胰岛素分泌增多。该系统的活动的主要意义在于保护机体、休整恢复、促进消化、积蓄能量以及加强排泄和生殖功能等方面。例如机体在安静时，心脏活动减弱、瞳孔缩小、消化功能增强以促进营养物质的吸收和能量的补充等。详见表 11 - 5。

表 11 - 5　自主神经的主要功能

器官	交感神经	副交感神经
循环器官	心率加快、心肌收缩力加强，腹腔内脏及皮肤等大部分血管均收缩，心、肝等血管舒张；骨骼肌血管有的收缩（肾上腺素能），有的舒张（胆碱能）	心率减慢、心房收缩减弱，部分血管（如软脑膜动脉与分布于外生殖器的血管等）舒张
呼吸器官	支气管平滑肌舒张	支气管平滑肌收缩，促进黏膜腺体分泌
消化器官	抑制胃肠运动和分泌，促进括约肌收缩；但可促进唾液腺分泌少量黏稠唾液	促进胃肠运动，促使括约肌舒张，促进胃液、胰液分泌；促进唾液腺分泌大量稀薄唾液
泌尿生殖器官	促进肾小管的重吸收，使膀胱逼尿肌舒张，尿道内括约肌收缩；使有孕子宫收缩，无孕子宫舒张	使膀胱逼尿肌收缩，尿道内括约肌舒张
眼	瞳孔扩大	瞳孔缩小；睫状肌收缩，晶状体变凸，促进泪腺分泌
皮肤	竖毛肌收缩，汗腺分泌	
代谢	促进糖原分解，促进肾上腺髓质分泌	促进胰岛素分泌

交感神经兴奋时可引起

A. 心活动加强　　　　　B. 支气管平滑肌收缩　　　　　C. 胃肠道运动加强

D. 瞳孔扩大　　　　　　E. 汗腺分泌

二、各级神经中枢对内脏功能的调节

（一）脊髓

脊髓是调节内脏活动的初级中枢，如排便反射、排尿反射、发汗反射、勃起反射和血管张力反射等活动可在脊髓完成，但这些反射一般受高位中枢的控制。

（二）低位脑干

延髓中有心血管活动、呼吸运动、消化功能等基本反射中枢。如果损伤延髓，心跳、呼吸会立即停止，因而延髓又被称为"生命中枢"。脑桥中存在呼吸调整中枢和角膜反射中枢；中脑有瞳孔对光反射中枢等。

（三）下丘脑

下丘脑是调节内脏活动的较高级中枢。它能把内脏活动和其他生理活动联系起来，调节体温、摄食、水平衡、内分泌、情绪反应和生物节律等生理过程。

1. 对体温的调节　下丘脑的视前区－下丘脑前部（PO/AH）是体温调节的基本中枢，此处存在温度敏感神经元，能感受温度变化的刺激和整合传入的温度信息，发出指令调节散热和产热活动，使体温保持相对稳定。

2. 水平衡的调节　水平衡包括水的摄入和排出两方面。人体通过渴觉引起饮水，而排水则主要取决于肾的活动。实验发现，损坏下丘脑可导致动物烦渴与多尿，说明下丘脑可调节水的摄入与排出，从而维持机体的水平衡。下丘脑内存在渗透压感受器，能按血液渗透压变化来影响抗利尿激素的分泌，从而调节肾排水。

3. 对垂体激素分泌的调节　下丘脑通过垂体门脉系统和下丘脑－垂体束，分别调节腺垂体和神经垂体激素的合成、贮存和分泌（详见内分泌系统的功能）。

4. 生物节律的控制　机体内的许多活动能按一定的时间顺序发生周期性变化，这一现象称为生物节律，其中日节律是人体最重要的生物节律。人体许多生理功能都有日节律，如体温、血细胞数、促肾上腺皮质激素的分泌等。动物实验表明，下丘脑的视交叉上核可能是控制日节律的关键部位。

（四）大脑皮层

与内脏活动关系密切的皮层结构主要是边缘系统和新皮层的某些区域。边缘系统是内脏活动调节的重要中枢，它可调节呼吸、胃肠、瞳孔、膀胱等活动，故有人将其称为内脏脑。此外，边缘系统还与情绪、记忆、食欲、生殖和防御等活动有密切关系。新皮层是调控内脏活动的高级中枢，如电刺激皮层运动区，除引起躯体运动外，也可引起内脏活动的改变。

第七节　脑的高级功能

PPT

人的大脑皮质除了能产生感觉、调节躯体运动和协调内脏活动外，还有一些更为复杂的高级功能，如语言、思维、学习和记忆、条件反射等。

一、条件反射

神经系统的基本活动方式是反射，反射可分为非条件反射和条件反射。在巴甫洛夫首创的经典的条件反射形成实验中，给狗进食会引起唾液分泌，这是非条件反射，食物是非条件刺激。给狗以铃声刺激，狗并不分泌唾液，故称为无关刺激。但是，如果在给狗进食前先出现铃声，然后再给食物，经多次重复后，每当铃声出现，狗也会分泌唾液，这就建立了条件反射，此时铃声变成了条件刺激。这种由条件刺激引起的反射称为条件反射。因而，条件反射形成的基本条件是无关刺激与非条件刺激在时间上反复、多次的结合，这个过程称为强化。

条件反射是后天获得的，在非条件反射基础上建立的较复杂的行为，而且条件反射的数量是无限的，具有易变性，可以消退或重建。条件反射的形成可增强机体活动的预见性、灵活性、精确性，极大地提高机体对环境变化的适应能力。

二、大脑皮质的生物电活动

临床上使用脑电图机在头皮表面用双极或单极导联记录并描记到的自发脑电活动，称为脑电图（EEG）。正常脑电图的波形不规则，一般主要依据频率的不同，分为 4 种基本波形，见表 11 - 6。其中 α、θ、δ 波为慢波，是一种同步化现象；β 波常称为去同步化快波。

表 11 - 6　正常人脑电图的几种基本波形

波形名称	频率（Hz）	波幅（μV）	常见部位	出现条件
α	8 ~ 13	20 ~ 100	枕叶	成人清醒、安静、闭目
β	14 ~ 30	5 ~ 20	额叶、颞叶	皮层紧张活动时（如睁眼、思考等）
θ	4 ~ 7	100 ~ 150	颞叶、顶叶	成人困倦时
δ	1 ~ 3	20 ~ 200	颞叶、枕叶	成人熟睡或婴儿正常脑电

三、觉醒与睡眠

觉醒和睡眠是一种昼夜节律性生理活动，是机体所必不可少的生理过程。觉醒状态的维持主要依靠网状结构上行激动系统，上行激动系统主要通过非特异性感觉投射系统而到达大脑皮层。

睡眠分为特征不同的两种时相，即慢波睡眠（脑电波呈同步化慢波）和快波睡眠（脑电波呈去同步化快波，又称异相睡眠、快速眼球运动睡眠）。整个睡眠过程中两个时相交替出现。成人睡眠开始后首先进入慢波睡眠，持续 80 ~ 120 分钟后转入异相睡眠，后者维持 20 ~ 30 分钟，又转入慢波睡眠。整个睡眠过程中，如此反复交替 4 ~ 5 次。

慢波睡眠时感觉功能减退、运动反射和肌紧张减弱、血压下降、心率减慢、呼吸减慢、代谢率降低、体温下降、汗腺分泌和胃液分泌增强等自主性神经功能改变，脑电图呈同步化慢波。此相睡眠中，生长素分泌增多，有利于机体生长和体力恢复。

快波睡眠期间各种感觉进一步减退，骨骼肌反射和肌紧张进一步减弱，肌肉几乎完全放松，伴有间断性阵发性表现（如眼球快速运动，部分躯体抽动，血压升高、心率加快，呼吸加快而不规则等），脑电图呈去同步化快波，做梦也是异相睡眠的特征之一。此相睡眠时脑内蛋白质合成加快，促进学习和记忆功能，有利于精力恢复。

目标检测

答案解析

一、最佳选择题

1. 成人脊髓下端平
   A. 第 1 腰椎的下缘　　　　B. 第 2 腰椎的下缘　　　　C. 第 3 腰椎的下缘
   D. 第 4 腰椎的下缘　　　　E. 第 5 腰椎的下缘

2. 脊髓前角的神经元是
   A. 运动神经元　　　　　　B. 感觉神经元　　　　　　C. 联络神经元
   D. 交感神经元　　　　　　E. 副交感神经元

3. 躯体痛温觉传导通路交叉的部位在
   A. 脊髓水平　　　　　　　B. 延髓水平　　　　　　　C. 脑桥
   D. 中脑　　　　　　　　　E. 丘脑

4. 胸神经呈节段性分布，胸 6 相当于
   A. 胸骨角平面　　　　　　B. 乳头平面　　　　　　　C. 剑突平面
   D. 脐平面　　　　　　　　E. 脐与耻骨联合中点

5. 瞳孔对光反射的中枢是
   A. 延髓　　　　　　　　　B. 脑桥　　　　　　　　　C. 中脑
   D. 下丘脑　　　　　　　　E. 大脑皮层

6. 抑制性突触后电位产生的离子机制主要是
   A. Na^+ 内流　　　　　　B. K^+ 外流　　　　　　C. Ca^{2+} 内流
   D. Cl^- 内流　　　　　　E. Na^+ 内流和 K^+ 外流

7. 震颤麻痹的发病部位在
   A. 脊髓　　　　　　　　　B. 延髓　　　　　　　　　C. 脑桥
   D. 中脑　　　　　　　　　E. 黑质

8. 丘脑非特异投射系统的主要作用是
   A. 引起特定感觉　　　　　B. 引起牵涉痛　　　　　　C. 调节内脏活动
   D. 维持大脑皮层的兴奋状态　　E. 维持睡眠状态

9. 脊髓刚刚受损，自第 8 胸髓节段处与高位中枢离断，则其排尿功能障碍的表现是
   A. 尿失禁　　　　　　　　B. 尿频　　　　　　　　　C. 尿潴留
   D. 多尿　　　　　　　　　E. 少尿

10. β 肾上腺素受体的阻断剂是
    A. 阿托品　　　　　　　　B. 箭毒　　　　　　　　　C. 酚妥拉明
    D. 普萘洛尔　　　　　　　E. 利血平

二、多项选择题

1. 脑干内上行的传导束包括
   A. 皮质脊髓束　　　　　　B. 内侧丘系　　　　　　　C. 外侧丘系
   D. 三叉丘系　　　　　　　E. 脊髓丘系

2. 脑的动脉供应主要来自

A. 椎动脉   B. 颈内动脉   C. 颈外动脉

D. 面动脉   E. 上颌动脉

3. 突触传递的特征有

A. 双向性   B. 中枢延搁   C. 相对不疲劳性

D. 总和现象   E. 兴奋节律改变

4. 内脏痛的特点有

A. 发生缓慢

B. 持续时间长

C. 对牵拉、痉挛、缺血、炎症刺激敏感

D. 定位准确

E. 可伴有牵涉痛

5. 下列属于胆碱能神经纤维的是

A. 交感神经的节前纤维

B. 副交感神经的节前纤维

C. 绝大多数副交感神经的节后纤维

D. 多数交感神经的节后纤维

E. 躯体运动神经

三、综合问答题

1. 简述脊髓的功能。

2. 简述脑脊液的循环及其功能。

（杜广才）

书网融合……

📑 重点回顾   📱 微课   习题

第十二章 内分泌系统

学习目标

知识目标：

1. 掌握 激素的概念；激素作用的一般特征；激素的分类及特点；生长激素的分泌部位及主要作用；甲状腺激素的合成原料、部位及生理作用；糖皮质激素的分泌部位及主要作用；胰岛素的分泌部位及主要作用。

2. 熟悉 腺垂体分泌激素的种类及主要作用；甲状腺的位置和结构；甲状腺激素的分泌调节；糖皮质激素的分泌调节；胰岛素的分泌调节。

3. 了解 甲状旁腺素及降钙素对钙磷代谢的作用；前列腺素、松果体激素、胸腺激素的主要作用。

技能目标：

能运用下丘脑－腺垂体－甲状腺系统对甲状腺激素分泌调节的知识，分析地方性甲状腺肿大的发生机制；能运用胰岛素生理作用方面的知识，分析糖尿病患者的用药原则。

素质目标：

具有严密的科学思维方法和严谨的科学态度，具有内分泌系统常见疾病健康宣教意识和用药指导能力。

📖 **导学情景**

情景描述：患者，女，34 岁。因震颤、心悸、出汗增加就诊。近 3 个月精神敏感，虽食量增加，但体重降低 7kg，并有明显的肌无力和疲惫感。查体：脉搏 110 次/分，血压 150/60mmHg。语速较快。实验室检查：总的血清 T_4 水平为 4.1ng/dl，血清 TSH 浓度为 0.01mIU/ml，24 小时 ^{131}I 的吸收率为 70%。因此诊断为甲状腺功能亢进。

情景分析：实验室检查结果表明，血清 T_4 水平增加，TSH 水平降低，摄碘能力增强。

讨论：甲状腺激素水平过高导致什么症状？血清 TSH 水平为什么降低？

学前导语：甲状腺激素的主要作用是促进物质代谢与能量代谢，促进人体的生长及发育。甲状腺激素的分泌活动主要受下丘脑－腺垂体系统的调节。甲状腺激素的作用是什么？

第一节 概 述

PPT

一、内分泌系统的组成与功能

内分泌是指腺细胞分泌的物质直接（无导管）进入血液、组织液等体液中的过程。内分泌系统由内分泌腺和分布于其他器官内的内分泌组织及内分泌细胞共同组成。人体的主要内分泌腺有垂体、甲状腺、甲状旁腺、肾上腺、松果体和胸腺（图 12 - 1），内分泌腺的结构和功能活动会随着年龄的变化而发生明显的改变。内分泌组织是存在于其他器官内的内分泌细胞团，如胰岛、睾丸的间质细胞、卵巢的卵泡和黄体等；此外还有散在于消化道黏膜、心、肾、肺和下丘脑等组织中的内分泌细胞。由内分泌腺或器官组织的内分泌细胞合成分泌的生物活性物质称为激素；接受激素调节的细胞和器官分别称为靶细胞和靶器官。内分泌系统的主要功能是调节人体新陈代谢、生长发育、生殖、衰老等活动。内分泌系统在功能上与神经系统紧密联系、相互配合，从而保证人体结构与功能的统一、局部和整体的统一、人体功能与环境变化的统一。

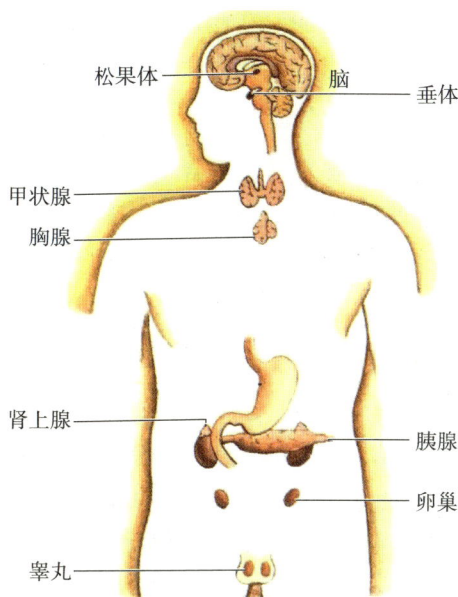

图 12 - 1　内分泌系统概观

二、激素的分类及信息传递方式

（一）激素的分类

人体内的激素很多，按其化学结构可分为含氮激素和类固醇激素两大类。

1. 含氮激素　这类激素的化学结构中都含有氮元素，包括胺类激素（如肾上腺素、去甲肾上腺素和甲状腺激素等）、肽类激素（如抗利尿激素、降钙素、胰高血糖素等）和蛋白质类激素（如胰岛素、甲状旁腺激素等）。含氮激素的特点是：分子量较大，水溶性较高，此类激素除甲状腺激素外，易被胃肠道内的消化酶破坏，因此临床上不宜口服，一般需注射给药。

2. 类固醇激素　这类激素的化学结构中都有固醇环（甾环），因此又被称为甾体类激素。包括肾上腺皮质与性腺所分泌的激素，如皮质醇、醛固酮、雄激素、雌激素、孕激素等。类固醇激素的特点是：分子量相对较小，脂溶性比较高，不易被胃肠道内的消化酶破坏，因此临床上可口服给药。

（二）激素信息的传递方式

激素与靶细胞之间的信息传递方式有以下 4 种：①体内大多数激素需要经血液循环运送到距离较远的靶细胞而发挥调节作用，称为远距分泌，如生长激素、甲状腺激素等；②部分激素可通过细胞液扩散到邻近的靶细胞而发挥作用，称为旁分泌，如胃肠激素、胰高血糖素等；③有些内分泌细胞分泌的激素反过来作用于该细胞产生反馈调节，称为自分泌，如胰岛素、前列腺素等；④有些神经细胞兼具有内分泌功能，其分泌的激素经血液循环作用于靶细胞而发挥调节作用，称为神经分泌，如下丘脑调节肽、抗利尿激素等（图 12 - 2）。

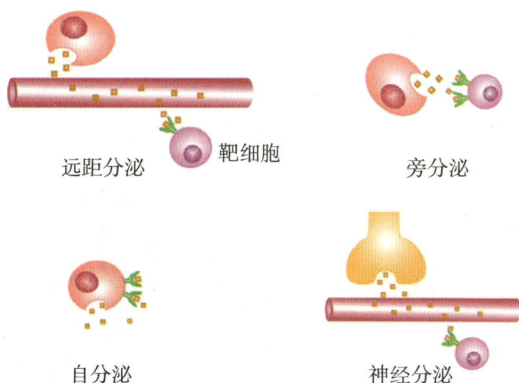

图 12 - 2　激素传递方式

三、激素作用的一般特征

（一）相对特异性

激素只选择性地作用于相应的靶器官和靶细胞的特性，称为激素的特异性，激素作用的特异性与靶细胞膜或细胞内存在的特异性受体有关。有些激素只作用于某一靶器官或一种靶细胞，如促甲状腺激素只作用于甲状腺，促性腺激素只作用于生殖腺等；而有些激素作用广泛，一种激素可以作用于多种靶细胞，如甲状腺激素、生长激素、胰岛素等，能作用于全身大多数组织和细胞。

（二）信息传递作用

激素在实现调节作用的过程中，只是将调节信息传递给靶细胞，从而使靶细胞原有的生理生化过程增强或减弱。在此过程中，激素既不引起靶细胞新的功能活动，也不为其代谢活动提供能量，并且在完成信息传递任务后，立即被分解、失活，只是作为信息传递者，承担"信使"的任务。

（三）高效作用

激素在血液中的含量很低，多在纳摩尔（nmol/L）或皮摩尔（pmol/L）数量级，但作用十分显著。当激素与受体结合后，在细胞内发生一系列酶促放大作用，形成一个高效能的生物放大系统。因此，若某种激素的分泌稍有过多或不足，便可引起机体功能发生明显的改变，临床上分别称为该内分泌腺的功能亢进或功能减退。

（四）相互作用

在人体内，多种激素调节某一特定的生理活动时，这些激素之间会产生相互影响，彼此关联。表现为以下几方面。①协同作用：多种激素联合作用时总效应大于单激素作用的效应总和，如肾上腺素、生长激素、胰高血糖素均可使血糖升高，在升糖效应上有协同作用。②拮抗作用：指不同的激素对某一生理活动的调节结果相反。如胰岛素能降低血糖，胰高血糖素能升高血糖，两者同时作用会使效应减弱或抵消。③允许作用：是指某些激素本身并不直接参与对某些器官组织的调节，但是它的存在却可以使另一种激素的效应明显增强，这种现象称为激素的允许作用。例如糖皮质激素，其本身并不具有收缩血管的作用，但只有它存在时，才能够使去甲肾上腺素产生明显的缩血管作用。

四、激素作用的机制

（一）含氮激素的作用机制——第二信使学说

1965 年 Sutherland 等提出了重要的"第二信使学说"。其主要内容为：①携带信息的激素与靶器官或靶细胞膜上的特异性受体结合；②激素与受体结合后，形成复合物，激活了膜上的腺苷酸环化酶（AC）；③在 Mg^{2+} 参与下，腺苷酸环化酶促使 ATP 转变为环磷酸腺苷（cAMP）；④cAMP 作为第二信使，通过激活细胞内蛋白激酶（PK）系统使蛋白质磷酸化，最终引起靶细胞的生物学效应（图 12-3）。信息传递过程中，将激素称为第一信使，而将 cAMP 称为第二信使。此外，环磷酸鸟苷（cGMP）、三磷酸肌醇（IP_3）、二酰甘油（DG）、Ca^{2+} 等都可作为第二信使。

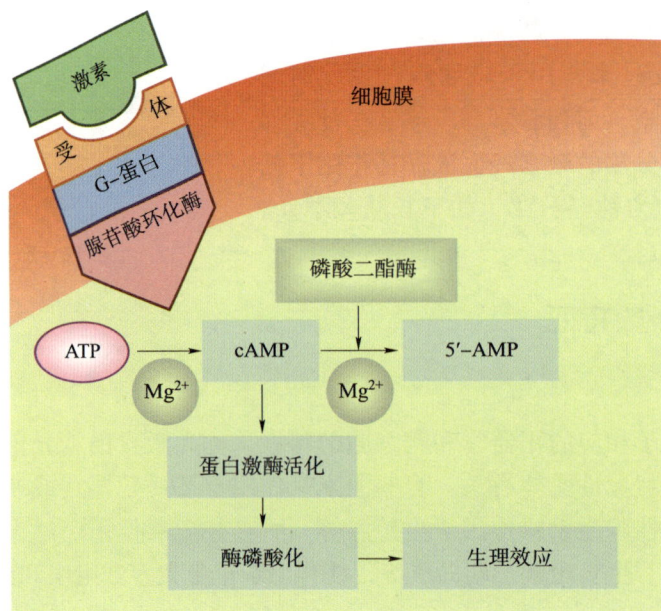

图 12-3　含氮激素作用机制示意图

（二）类固醇激素作用机制——基因表达学说

1968 年 Jesen 和 Gorski 提出了"基因表达学说"。该学说认为某些激素如类固醇激素可直接进入细胞内，先与胞浆受体结合成复合物，再进入细胞核内，与核受体形成激素 - 核受体复合物，通过调控 DNA 的转录和表达，促进或抑制 mRNA 的形成，从而诱导或减少某种酶蛋白合成，从而引起相应的生理效应（图 12 - 4）。由于类固醇激素是通过调控 DNA 的转录和表达发挥调节作用的，所以将这一作用机制称为基因表达学说。

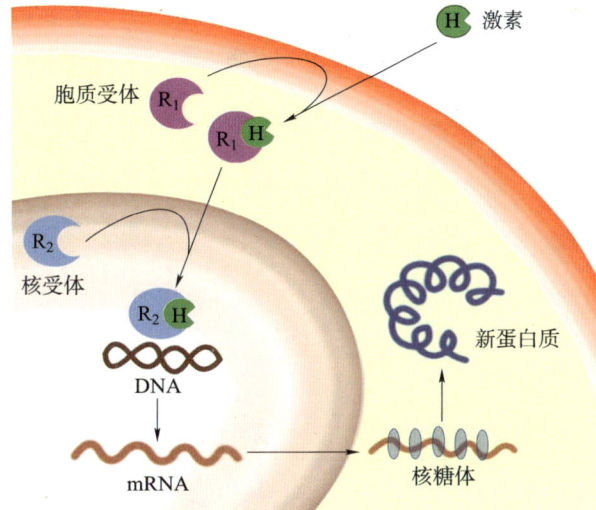

图 12 - 4　类固醇激素作用机制示意图

第二节　垂　体

PPT

一、垂体的位置、形态与结构

垂体位于颅底蝶鞍中央的垂体窝内，借漏斗与下丘脑相连，呈椭圆形，重量不到 1g。垂体是人体最重要的内分泌腺，分泌的多种激素与身体骨骼和软组织的生长有关，并能调控多种内分泌腺的活动。下丘脑在结构和功能上与垂体有着密切的联系，垂体可分为腺垂体和神经垂体两部分，因此构成了下丘脑 - 腺垂体系统和下丘脑 - 神经垂体系统（图 12 - 5）。

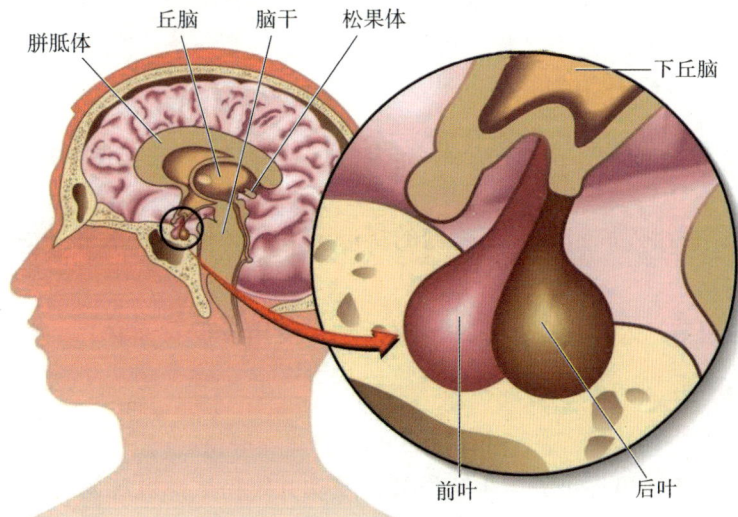

图 12 - 5　垂体结构图

二、下丘脑－腺垂体系统

下丘脑与腺垂体之间，没有直接的神经联系，它们之间存在特殊的垂体门脉系统。下丘脑内侧基底部有一个"促垂体区"，包括正中隆起、弓状核等，这些部位的小细胞肽能神经元，能合成并分泌9种肽类激素，总称为下丘脑调节性多肽（表12－1）。这类激素通过垂体门脉系统运输至腺垂体，调节腺垂体的活动（图12－6）。

表12－1　下丘脑调节肽的种类、化学性质及主要作用

名称	英文缩写	化学结构	主要作用
促甲状腺激素释放激素	TRH	3肽	促进甲状腺激素的分泌
促性腺激素释放激素	GnRH	10肽	促进黄体生成素、卵泡刺激素的分泌
生长激素释放激素	GHRH	44肽	促进生长激素的分泌
生长激素释放抑制激素（生长抑素）	GHIH	14肽	抑制生长激素的分泌
促肾上腺皮质激素释放激素	CRH	41肽	促进肾上腺皮质激素的分泌
促黑素细胞激素释放因子	MRF	未定	促进促黑素细胞激素的分泌
促黑素细胞激素释放抑制因子	MIF	未定	抑制促黑素细胞激素的分泌
催乳素释放因子	PRF	31肽	促进催乳素的分泌
催乳素释放抑制因子	PIF	多巴胺	抑制催乳素的分泌

腺垂体分泌的激素有生长激素、催乳素、促黑激素、促甲状腺激素、促肾上腺皮质激素、卵泡刺激素、黄体生成素。

（一）生长激素

1. 生长激素的生理作用

（1）促进生长　生长激素（growth hormone，GH）能促进机体生长发育，尤其对骨、软骨、肌肉和内脏器官的作用尤为显著。人在幼年时期若生长激素分泌不足，则生长发育迟缓，身材矮小，称为侏儒症。若幼年时期生长激素分泌过多，生长过度，身材高大，则称为巨人症。成年后若生长激素分泌过多，可引起肢端肥大症，表现为手足粗大、下颌突出、鼻大唇厚及内脏器官增大等体征。

（2）促进代谢　生长激素加速蛋白质合成，特别是肝外组织蛋白质的合成；促进脂肪的分解，特别是肢体的脂肪量减少；抑制外周组织对葡萄糖的摄取和利用，使血糖水平升高。因此生长激素分泌过多时可产生垂体性糖尿。

2. 生长激素分泌的调节　人体内生长激素分泌活动可受下丘脑促垂体区、睡眠和物质代谢等因素的调节或影响。

（二）催乳素

催乳素（prolactin，PRL）可促进乳腺生长发育，发动并维持成熟乳腺泌乳。在妊娠期间，催乳素、雌激素和孕激素分泌增多，可使乳腺进一步发育。分娩后，血中雌激素和孕激素水平显著降低，此时

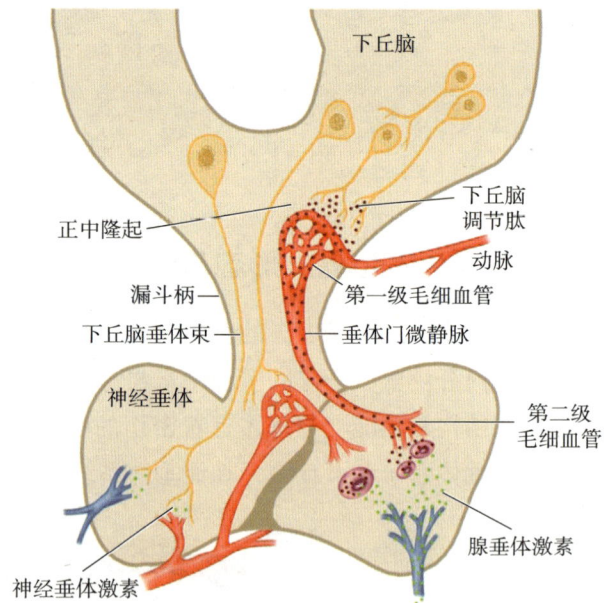

图12－6　下丘脑与垂体功能联系示意图

下丘脑

正中隆起

漏斗柄

下丘脑垂体束

神经垂体

下丘脑调节肽

动脉

第一级毛细血管

垂体门微静脉

第二级毛细血管

腺垂体激素

神经垂体激素

催乳素可发挥其泌乳的作用。催乳素还具有调节性腺和参与应激反应的作用。催乳素的分泌受下丘脑催乳素释放因子与催乳素释放抑制因子的双重控制。

(三) 促黑素

促黑素 (melanocyte stimulating hormone，MSH) 的主要作用是促进黑色素细胞内的酪氨酸酶，催化络氨酪转化为黑色素，促进黑色素的合成，使皮肤、毛发等处的颜色加深。促黑素的分泌受下丘脑促黑素细胞激素释放因子和促黑素细胞激素释放抑制因子的双重调节。

(四) 促激素

促甲状腺激素 (TSH)、促肾上腺皮质激素 (ACTH)、卵泡刺激素 (FSH) 和黄体生成素 (LH)，可特异性作用于各自的靶腺而发挥作用，统称促激素。例如可构成下丘脑 - 腺垂体 - 甲状腺轴，下丘脑 - 腺垂体 - 肾上腺皮质轴和下丘脑 - 腺垂体 - 性腺轴。

三、下丘脑 - 神经垂体系统

下丘脑与神经垂体之间，有着直接的神经联系。下丘脑视上核与室旁核的大细胞神经元能合成血管升压素 (vasopressin，VP) 与催产素 (oxytocin，OXT)，经下丘脑 - 垂体束的轴浆运输到神经垂体而发挥作用 (图 12 - 6)。

(一) 血管升压素

生理情况下，血浆中的血管升压素浓度较低，能增加肾脏远曲小管和集合管对水的通透性，促进水的重吸收，具有抗利尿作用，因此又名抗利尿激素 (antidiuretic hormone，ADH)。当机体脱水和大量失血时，血管升压素浓度显著升高。大剂量的血管升压素可引起小动脉及毛细血管收缩，血压升高。临床上多用于肺出血、食管出血时的止血。

(二) 催产素

催产素也称为缩宫素，可收缩乳腺腺泡周围的上皮细胞，使已经具有泌乳功能的乳腺排乳。催产素还可促进子宫平滑肌收缩，雌激素可提高妊娠晚期子宫对催产素的敏感性，继而使妊娠子宫强烈收缩，有利于分娩。但对非孕子宫作用较弱。

第三节 甲状腺

PPT

一、甲状腺的位置、形态和结构 微课

甲状腺位于气管上端两侧，甲状软骨的下方，是人体最大的内分泌腺。呈 H 形，由左右两个侧叶和中间的峡部组成。侧叶呈锥体形，贴附在喉下部与气管上部的两侧，峡部多位于第 2 ~ 4 气管软骨环的前方 (图 12 - 7)。

甲状腺外包一薄层致密结缔组织被膜，将甲状腺固定于喉和气管壁上，因此当吞咽时，甲状腺可随喉的活动而上、下移动。被膜伸入到腺实质内，将腺组织分隔成若干大小不等的小叶，每个小叶内含有 20 ~ 40 个甲状腺滤泡 (图 12 - 8)。滤泡上皮细胞合成和分泌甲状腺球蛋白，以透明胶质形式暂存于滤泡腔内，当机体需要时再转化为甲状腺激素。在甲状腺滤泡之间或滤泡上皮细胞之间，还存在滤泡旁细胞 (又称 C 细胞)，能分泌降钙素 (calcitonin，CT)。

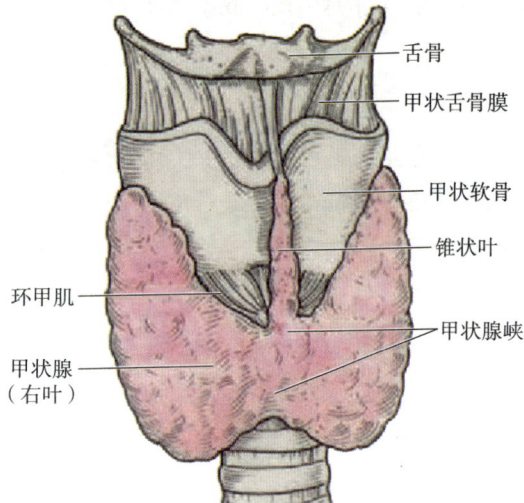

图 12 - 7　甲状腺的解剖结构

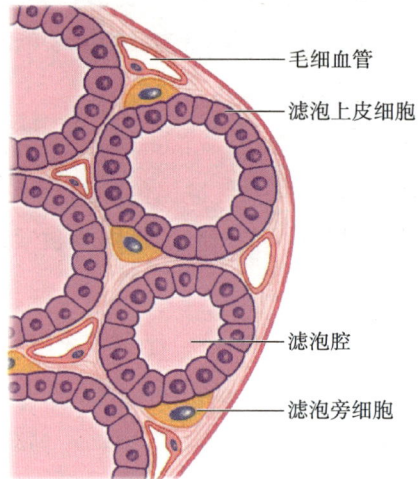

图 12 - 8　甲状腺的组织结构

二、甲状腺激素的合成和分泌

（一）甲状腺激素的合成

甲状腺激素主要有四碘甲腺原氨酸（T_4，或称甲状腺素）和三碘甲腺原氨酸（T_3）两种。T_4分泌量大，约占90%，但T_3的生物活性强。甲状腺激素的合成需要碘和甲状腺球蛋白，碘主要来源于食物。碘缺乏或过剩均可导致甲状腺疾患。

甲状腺激素的合成包括3个步骤。①滤泡聚碘：由肠道吸收的碘以无活性的I^-的形式存在于血浆中，滤泡上皮细胞能通过主动转运机制摄取和聚集碘，甲状腺内的I^-浓度为血清的 20～25 倍；②碘的活化和酪氨酸碘化：I^-在过氧化物酶的作用下被氧化成"活化碘"I^0，活化碘I^0随即在酶的进一步催化下，与甲状腺球蛋白中的酪氨酸残基结合，生成一碘酪氨酸（MIT）和二碘酪氨酸（DIT）。③碘化酪氨酸缩合：在过氧化物酶的催化下，甲状腺球蛋分子上生成的 MIT 和 DIT 经缩合后形成T_3和T_4。过氧化物酶对甲状腺激素的合成起关键作用，临床上可以用硫脲类药物抑制过氧化物酶活性，治疗甲状腺功能亢进。

（二）甲状腺激素的贮存、释放、运输与代谢

甲状腺球蛋白合成后贮存在滤泡腔内，可保证机体长达 50～120 天的代谢需求。因此，在临床上应用抗甲状腺类药物治疗甲亢时，需要较长时间用药才能奏效。在腺垂体促甲状腺激素的调节下，滤泡上皮细胞将滤泡腔内的甲状腺球蛋白吞饮入细胞内与溶酶体融合，甲状腺球蛋白被水解，形成T_4、T_3释放入血。

99% 以上的T_3、T_4与一些血浆蛋白结合，游离的T_3为 0.4%，T_4仅为 0.04%，只有游离型的T_3、T_4可以进入靶细胞内发挥作用，而结合型的T_3、T_4不能产生作用，但两者可以互相转化，并维持动态平衡。血中的T_3、T_4主要在肝、肾、垂体、骨骼肌等部位。在脱碘酶的作用下，其以脱碘的方式降解而失活。

三、甲状腺激素的生理作用

（一）对能量代谢的调节

甲状腺激素能促进细胞的生物氧化，提高绝大多数组织的耗氧量和产热量。据估计，1mg T_4可使人

体产热量增加 4200kJ，基础代谢率（BMR）提高 28%。如甲状腺激素缺乏或过多时，对基础代谢可产生较明显的影响，可使基础代谢率变动于 −40% ~ +80%。

（二）对物质代谢的调节

生理浓度的甲状腺激素对三大营养物质的合成与分解代谢均有促进作用，大剂量时对分解代谢的促进作用更为明显。

1. 糖代谢　甲状腺激素能加速小肠黏膜对葡萄糖的吸收，增强糖原的分解，并能增强肾上腺素、胰高血糖素、皮质醇和生长激素的升糖作用，使血糖升高；同时又能加强外周组织对糖的利用，使血糖降低。但总的来说，升血糖作用大于降血糖作用。甲状腺功能亢进时，常表现为血糖增高，甚至出现糖尿。

2. 蛋白质代谢　生理浓度的甲状腺激素可加强蛋白质的合成代谢。当甲状腺激素分泌不足时，蛋白质合成减少，细胞间的黏蛋白沉积，并结合大量离子和水分子，引起黏液性水肿。甲状腺激素分泌过多时，则加强蛋白质的分解，特别是骨骼肌和骨组织中的蛋白质大量分解，出现肌无力和骨质疏松。

3. 脂类代谢　甲状腺激素对脂肪的合成与分解均有促进作用，总的效应是分解大于合成；能降低血浆胆固醇水平。因此，甲状腺功能亢进症患者脂肪合成与降解均增强，总体脂减少，血浆胆固醇含量常低于正常。

（三）对生长发育的影响

甲状腺激素是促进人体正常生长发育必不可少的激素，尤其是对脑和骨的发育尤为重要。若胚胎期缺碘或出生后甲状腺功能低下，会导致脑与长骨生长发育障碍，出现智力低下、身材矮小等现象，临床上称为呆小症（克汀病）。

（四）对其他器官系统的影响

1. 对中枢神经系统的影响　甲状腺激素能提高中枢神经系统的兴奋性，因此甲状腺功能亢进的患者常有失眠多梦、烦躁不安、喜怒无常、注意力不集中等表现。甲状腺功能低下的患者，中枢神经系统兴奋性降低，有记忆力减退、感觉和行动迟缓、表情淡漠、少动思睡等表现。

2. 对心血管系统的影响　甲状腺激素可使心率加快，心输出量增加，收缩压增高；还可引起小血管平滑肌舒张，外周阻力降低，故舒张压正常或稍低，脉压增大。因此，甲状腺功能亢进时，患者可出现心动过速、心肌肥大，甚至可导致充血性心力衰竭。

此外，甲状腺激素对维持正常性欲、性功能也有重要作用。

👁 **看一看**

甲状腺功能亢进症

甲亢即甲状腺功能亢进症，是由于甲状腺合成及分泌过多的甲状腺激素，造成神经、循环、消化等系统兴奋性增高和机体代谢亢进，引起以心悸、出汗、进食、排便次数增多和体重减少为主要表现的一组临床综合征。临床上 80% 以上的甲亢是 Graves 病引起的，患者常合并突眼、眼睑水肿、视力减退，常见胫前黏液水肿等症状，严重的可出现甲状腺危象、昏迷，甚至危及生命。目前治疗甲状腺功能亢进症的方法有 3 种，即抗甲状腺药物、放射性碘及手术治疗。常用的抗甲状腺药物分为两类，包括硫氧嘧啶类及咪唑类。常见的代表药物分别为丙硫氧嘧啶和甲巯咪唑。

⚔️ **练一练**

下列不是甲状腺激素的生理作用的是

A. 提高神经系统兴奋性

B. 促进外周细胞对糖的利用

C. 生理浓度的甲状腺激素加速蛋白质的合成

D. 减慢心率和减弱心肌收缩力

E. 增加机体组织的耗氧量和产热量

答案解析

四、甲状腺分泌活动的调节

（一）下丘脑-腺垂体-甲状腺轴调节系统

下丘脑分泌的促甲状腺激素释放激素（TRH）经垂体门脉系统运至腺垂体，有促进腺垂体合成和分泌促甲状腺激素（TSH）的作用（图 12-9）。TSH 促进甲状腺腺泡增生，腺体肥大以及促进甲状腺激素的合成和释放。

血中游离甲状腺激素水平是调节腺垂体 TSH 分泌的经常性负反馈因素。当血中甲状腺激素浓度增高时，负反馈抑制腺垂体，使 TSH 合成与释放减少，从而维持血液中 T_4、T_3 浓度的相对稳定。如果食物中长期缺碘，会造成 T_4、T_3 合成分泌减少，对腺垂体的负反馈抑制作用减弱，使 TSH 分泌量增多，导致甲状腺增生肥大，临床上称为地方性甲状腺肿或单纯性甲状腺肿。

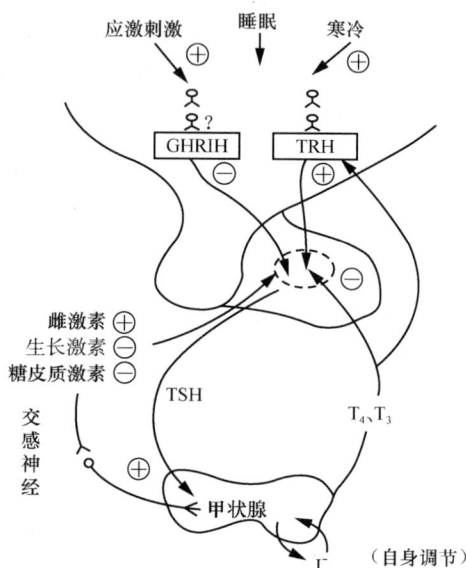

图 12-9 甲状腺激素分泌调节示意图

❓ **想一想**

地方性甲状腺肿的患者甲状腺肿大的原因是什么？

答案解析

（二）甲状腺功能的自身调节

在没有神经和体液因素调节的情况下，甲状腺自身根据血碘的水平，对碘的摄取和合成甲状腺激素进行调节，称为甲状腺的自身调节。这种调节方式有一定限度，当外源性碘含量不足时，甲状腺的摄碘能力增强，并提高对 TSH 的敏感性，使 T_4、T_3 的合成与释放增多；反之，当外源性碘供应增加时，甲状腺激素合成增加，但碘量超过一定限度（10mmol/L）后，甲状腺的摄碘减少，对 TSH 的敏感性降低，使 T_4、T_3 的合成与释放不但不增加反而降低。这种过量碘所产生的抗甲状腺聚碘效应，称为碘阻滞效应。

五、降钙素

（一）降钙素的生理作用

降钙素的主要生理作用是降低血钙和血磷浓度。

1. 对骨的作用　降钙素有抑制破骨细胞的活动和溶骨的作用；同时加强成骨细胞的活动，使钙盐沉积增加，引起血中钙、磷水平降低。

2. 对肾的作用　降钙素能减少肾小管对钙、磷、钠及氯等离子的重吸收，使这些离子在尿中排出增多，导致血中钙、磷水平降低。

（二）降钙素分泌的调节

1. 血钙浓度　降钙素的分泌主要受血钙浓度的调节。当血钙浓度降低时，降钙素分泌减少；相反，当血钙浓度升高时，降钙素分泌增加。

2. 其他因素　进食也可引起降钙素的分泌。降钙素分泌也可能是进食引起一些胃肠激素，如促胃液素、促胰液素、缩胆囊素分泌所致。另外，血镁浓度的升高也可刺激降钙素的分泌。

第四节　甲状旁腺

PPT

一、甲状旁腺的形态结构

甲状旁腺位于甲状腺侧叶的后方，上下各一对，呈扁椭圆形，大小似黄豆。甲状旁腺由主细胞和嗜酸性细胞构成，主细胞数量极多，可合成和分泌甲状旁腺激素（parathyroid hormone，PTH），甲状旁腺激素和降钙素及 1,25 - 二羟维生素 D_3 是调节机体钙、磷稳态的三种重要物质。

二、甲状旁腺激素的生理作用

1. 对骨的作用　体内 99% 以上的钙主要以磷酸盐的形式贮存于骨组织内。甲状旁腺激素能加强破骨细胞的作用，动员骨钙入血，使血钙浓度升高。骨组织中的钙与血浆中的游离钙可相互转换，维持动态平衡。

2. 对肾的作用　甲状旁腺激素能促进远曲小管和集合管对钙的重吸收，减少尿钙排泄，升高血钙；同时抑制近端和远端小管对磷的重吸收，促进磷的排出，使血磷降低。

此外，甲状旁腺激素还能间接促进小肠上皮细胞对钙的吸收。总的效应是升高血钙和降低血磷，是机体维持钙磷稳态的重要激素。临床上若在甲状腺手术时，不慎误将甲状旁腺切除，会引起患者血钙水平降低，手足搐搦，呼吸肌痉挛，严重时可造成窒息死亡。相反，若甲状旁腺功能亢进，可导致骨质疏松，易发生骨折。

三、甲状旁腺激素分泌的调节

血钙浓度是调节甲状旁腺激素分泌的最主要因素。当血钙浓度降低时，甲状旁腺激素的分泌增多；反之，血钙浓度升高时，则甲状旁腺激素分泌减少。通过这种负反馈调节机制使甲状旁腺激素分泌和血钙浓度维持相对稳定。

四、1,25 - 二羟维生素 D_3

（一）1,25 - 二羟维生素 D_3 的生成

维生素 D_3 也称胆钙化醇，是胆固醇的衍生物，可从肝、乳、鱼肝油等食物中获取，也可在体内合成，在紫外线作用下，由皮肤中 7 - 脱氧胆固醇转化而来。维生素 D_3 无生物活性，需要经过两次羟化才具有生物活性。首先，维生素 D_3 在肝内 25 - 羟化酶催化下生成 25 - 羟维生素 D_3，然后在肾脏内的

1α-羟化酶作用下进一步生成具有更高生物活性的 1,25-二羟维生素 D$_3$，即钙三醇。此外，1,25-二羟维生素 D$_3$ 也可在胎盘和巨噬细胞等组织细胞中生成。

（二）1,25-二羟维生素 D$_3$ 的生理作用

1,25-二羟维生素 D$_3$ 与靶细胞内的核受体结合后，通过调节基因表达产生效应。1,25-二羟维生素 D$_3$ 除了通过核受体的基因组机制外，也能经快速的非基因组机制产生生物效应。

1. 对小肠的作用　1,25-二羟维生素 D$_3$ 可促进小肠黏膜上皮细胞对钙的吸收。另外，1,25-二羟维生素 D$_3$ 也能通过 Na$^+$-磷转运体，促进小肠黏膜细胞对磷的吸收。因此，1,25-二羟维生素 D$_3$ 既能升高血钙，也能升高血磷。

2. 对骨的作用　1,25-二羟维生素 D$_3$ 对骨吸收（直接作用）和骨形成（间接作用）均有影响。一方面，1,25-二羟维生素 D$_3$ 可通过促进前破骨细胞分化，增加破骨细胞数量，增强骨基质溶解，使骨钙和骨磷释放入血，升高血钙和血磷；另一方面，骨吸收引起的高血钙和高血磷又促进骨钙沉积和骨的矿化。1,25-二羟维生素 D$_3$ 对骨的直接作用大于间接作用，因此，总的效应是升高血钙和血磷。此外，1,25-二羟维生素 D$_3$ 还可协同 PTH 的作用。在缺乏 1,25-二羟维生素 D$_3$ 时，PTH 对骨的作用明显减弱。

维生素 D 缺乏对骨代谢可产生显著影响，例如，儿童缺乏维生素 D 可患佝偻病，而成年人缺乏维生素 D 则易发生骨软化症和骨质疏松症。

3. 对肾脏的作用　1,25-二羟维生素 D$_3$ 能与 PTH 协同促进肾小管对钙和磷的重吸收，使钙、磷从尿中排泄减少，血钙、磷升高。

（三）1,25-二羟维生素 D$_3$ 生成的调节

维生素 D、血钙和血磷水平降低时，1,25-二羟维生素 D$_3$ 的转化增加。PTH 通过刺激肾内 1α-羟化酶活性促进维生素 D 的活化。1,25-二羟维生素 D$_3$ 的生成也受雌激素等激素水平的影响。

第五节　肾上腺

肾上腺位于腹膜外、肾的内上方，与肾共同包在肾筋膜内，左右各一个。左侧肾上腺近似半月形，右侧肾上腺呈三角形（图 12-10）。肾上腺从外向内分为皮质和髓质。

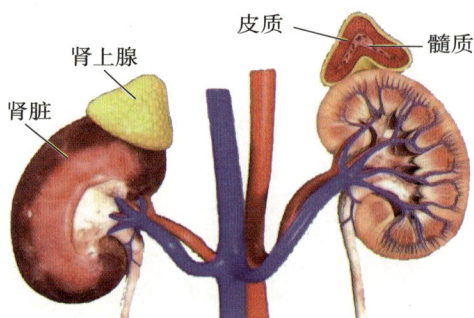

图 12-10　肾上腺

一、肾上腺皮质

（一）组织结构与分泌的激素

肾上腺皮质由外到内依次分为球状带、束状带和网状带（图 12-11）。球状带分泌的激素主要参与

人体内水盐代谢的调节，又称为盐皮质激素，主要是醛固酮；束状带分泌糖皮质激素，如皮质醇（cortisol）等；网状带分泌性激素和少量的糖皮质激素。醛固酮的作用在本教材第九章泌尿系统已阐述，性激素的作用将会在第十三章生殖系统中进行介绍，本节主要介绍糖皮质激素的生理作用及其分泌调节。

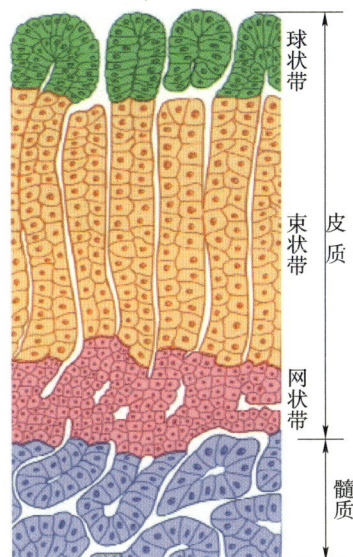

图 12-11 肾上腺的组织结构

（二）糖皮质激素的生理作用

1. 对物质代谢的作用

（1）糖代谢 糖皮质激素既能促进糖异生，增加肝糖原的合成、贮存，又能抑制外周组织对葡萄糖的摄取和利用，因而可升高血糖。如果糖皮质激素分泌过多，就会使血糖升高，甚至出现糖尿。

（2）蛋白质代谢 糖皮质激素可促进肝外组织，特别是肌组织蛋白质的分解，减少蛋白质的合成。同时加速氨基酸进入肝脏，为糖异生提供原料。临床上，长期大量应用糖皮质激素或肾上腺皮质功能亢进的患者，可引起生长停滞、肌肉消瘦、皮肤变薄、骨质疏松、淋巴组织萎缩和伤口愈合延迟等现象。

（3）脂肪代谢 糖皮质激素可促进脂肪分解，增强脂肪酸在肝内的氧化过程，有利于糖异生作用。肾上腺皮质功能亢进或大量应用糖皮质激素类药物时，由于机体不同部位的脂肪组织对糖皮质激素的敏感性不同，导致体内脂肪重新分布，出现面圆、背厚、躯干部位肥胖而四肢消瘦的"向心性肥胖"体型。

（4）水盐代谢 糖皮质激素具有较弱的保钠排钾作用；可降低入球微动脉的阻力，增加血管球的血流量，使滤过率增加，有利于肾对水的排泄。肾上腺皮质功能严重缺陷的患者，排水能力发生障碍，严重时可出现"水中毒"。

2. 在应激反应中的作用

当人体遭受来自内、外环境和社会、心理等因素一定程度的伤害性刺激时，下丘脑-腺垂体-肾上腺皮质轴被激活，腺垂体立即释放促肾上腺皮质激素，从而糖皮质激素的分泌快速增加，并产生一系列非特异性全身反应，以提高机体对有害刺激的"耐受力"和"抵抗能力"，这一现象称为应激反应。在这一反应中，糖皮质激素对机体代谢、血液、循环等功能进行调节，以增强机体对应激刺激的反应，有利于调动机体潜能，缓解伤害性刺激对机体的损伤。

大剂量糖皮质激素还有抗炎、抗免疫、抗过敏、抗毒和抗休克等药理作用。

（三）糖皮质激素分泌的调节

糖皮质激素的分泌主要受下丘脑-腺垂体-肾上腺皮质系统的调节（图 12-12）。

1. 下丘脑促肾上腺皮质激素释放激素的作用

下丘脑促垂体区神经元合成、分泌的促肾上腺皮质激素释放激素（CRH）通过垂体门脉系统被运送到腺垂体，促进 ACTH 的合成与分泌，使肾上腺皮质合成、分泌糖皮质激素增多。当人体处于应激状态时，各种应激刺激传入中枢神经系统，经整合分析后将信息传递到下丘脑，增强下丘脑-腺垂体-肾上腺皮质系统的功能活动，快速升高血中 ACTH 和糖皮质激素水平。

2. 腺垂体 ACTH 的作用

腺垂体 ACTH 可以促进肾上腺皮质合成、分泌糖皮质激素，并能刺激肾上腺皮质增生。如果腺垂体功能低下可减少 ACTH 分泌，导致肾上腺皮质束状带出现萎缩。生理情况下，腺垂体每天分泌一定量的 ACTH，以维持糖皮质激素的基础分泌，维持生命活动的正常进行。ACTH 的分泌有昼夜周期性变化，入睡后 ACTH 分泌逐渐减少，午夜降到最低水平，随后分泌又逐渐增加，晨起觉醒时分泌达到高峰，白天维持在一定水平，入睡后再次逐渐减少。结果使糖皮质激素的分泌也出现相应的周期性变化。

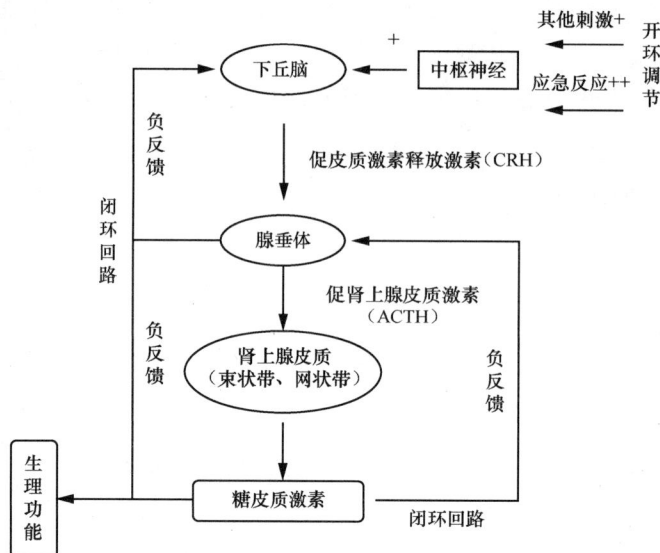

图 12 - 12　糖皮质激素分泌调节示意图

3. 负反馈调节　当血浆中的糖皮质激素浓度升高时，通过负反馈机制，抑制下丘脑分泌 CRH，抑制腺垂体分泌 ACTH，使血中糖皮质激素水平保持相对稳定。

临床上长期大量使用糖皮质激素的患者，可反馈性抑制腺垂体分泌 ACTH，而引起肾上腺皮质萎缩，分泌能力降低。如突然停药，可发生糖皮质激素分泌不足的症状，严重者危及生命。因此，长期大量使用糖皮质激素的患者，停药过程中应逐渐减量，有利于肾上腺皮质功能逐渐恢复。

二、肾上腺髓质

（一）肾上腺髓质的组织结构与分泌的激素

肾上腺髓质位于肾上腺的中央部，由髓质细胞和少量结缔组织组成。髓质细胞又称嗜铬细胞，可合成并分泌肾上腺素（epinepherine，E）和去甲肾上腺素（norepinepherin，NE），两者比例大约为 4∶1，均属于儿茶酚胺类化合物，即以分泌肾上腺素为主。

（二）肾上腺髓质激素的生理作用

1. 对心血管、内脏平滑肌和代谢的作用　详见表 12 - 2。

表 12 - 2　肾上腺素与去甲肾上腺素的主要生理作用

	肾上腺素	去甲肾上腺素
心	心率加快，收缩力增强、心输出量增加	心率减慢（减压反射的效应）
血管	皮肤、胃肠、肾血管收缩；冠状动脉、骨骼肌血管舒张	全身广泛血管收缩
血压	升高（心输出量增加）	显著升高（外周阻力增大）
支气管平滑肌	舒张	稍舒张
内脏平滑肌	舒张	舒张
代谢	增强	稍增强

2. 在应急反应中的作用　当机体突然受到强烈刺激时，如缺氧、寒冷、剧痛、失血、惊恐、焦虑等，交感 - 肾上腺髓质系统活动明显增强，肾上腺髓质激素大量分泌，使中枢神经系统兴奋性显著提升，机体处于警觉状态，反应迅速、灵敏；同时心率加快、心肌收缩力增强、心输出量增多，血液重

新分配，骨骼肌、心肌的血流量增加；呼吸加深加快，肺通气量增加；肝糖原和脂肪分解加强以提供能量等。因此，把这种在紧急情况下，通过交感－肾上腺髓质系统活动增强，人体所发生的适应性变化称为应急反应，以提高机体对环境突变的应变能力。

（三）肾上腺髓质激素分泌的调节

1. 交感神经的作用 交感神经兴奋时，直接通过节前纤维末梢释放乙酰胆碱（ACh），作用于髓质嗜铬细胞上的 N_1 型胆碱能受体，促使肾上腺髓质分泌肾上腺素和去甲肾上腺素。

2. ACTH 的作用 ACTH 可直接作用于肾上腺髓质，也可以通过糖皮质激素间接作用于肾上腺髓质，促进儿茶酚胺的合成及分泌。

3. 负反馈调节 当肾上腺素或去甲肾上腺素含量达到一定水平时，可抑制肾上腺髓质的嗜铬细胞的合成与分泌活动。

第六节 胰 岛

PPT

胰岛是分散在胰腺腺泡之间，大小不等、形状不定的内分泌细胞群。胰岛内至少有 5 种功能不同的胰岛细胞，其中 A 细胞约占胰岛细胞的 20%，分泌胰高血糖素（glucagon）；B 细胞约占胰岛细胞的 70%，分泌胰岛素（insulin）；D 细胞约占胰岛细胞的 5%，分泌生长抑素；此外，还有极少量的其他细胞。

一、胰岛素

（一）胰岛素的生理作用

胰岛素是一种促进合成代谢的激素，是维持血糖浓度稳定的主要激素，能促进糖、脂肪、蛋白质、核酸的合成与贮存，对机体的生长发育起着重要的作用。

1. 糖代谢 胰岛素主要通过以下 3 方面的作用影响糖代谢。①胰岛素能促进全身组织对葡萄糖的摄取和利用。糖尿病患者虽然血糖浓度升高，但无法摄入细胞内，细胞可因能量的不足而引发肌无力、疲乏等诸多症状。②促进肝糖原和肌糖原合成，并促进葡萄糖转变为脂肪酸，增加血糖的去路。③抑制糖原分解和糖异生，减少血糖的来源，从而使血糖降低。当胰岛素作用减弱时，可引起血糖升高，超过肾糖阈时，尿中就会出现葡萄糖，导致糖尿病。

2. 脂肪代谢 胰岛素能促进脂肪的合成与贮存，同时抑制脂肪的分解。胰岛素缺乏时，可使体内脂肪的贮存减少，分解加强。一方面使患者表现出消瘦、体重明显降低；另一方面使血脂增高，容易引发心脑血管方面的疾病。此外，由于脂肪酸在肝内氧化生成大量酮体，可引起酮症酸中毒，甚至昏迷。

3. 蛋白质代谢 胰岛素能促进氨基酸进入细胞，增加 DNA、RNA 的生成，促进蛋白质合成，同时抑制蛋白质的分解，因而有利于机体的生长。胰岛素还可增强生长激素促进生长的作用。胰岛素缺乏时，可使体内蛋白质减少。肌蛋白质减少可导致肌无力；骨蛋白质减少可导致骨质疏松；胶原蛋白合成减少可导致伤口不易愈合等症状，如果幼儿阶段出现胰岛素缺乏，还可导致生长发育迟缓。

此外，胰岛素还能促进钾进入细胞内，使血钾浓度降低。因此，临床使用胰岛素时应注意给患者补钾。

（二）胰岛素分泌的调节

1. 血糖浓度 血糖浓度是调节胰岛素分泌的最重要因素。当血糖浓度升高时，可刺激胰岛 B 细胞分泌增多，从而使血糖下降；反之胰岛素分泌减少，促使血糖回升。血糖浓度对胰岛素分泌的负反馈作用，是维持正常血糖水平的重要调节机制。

2. 激素作用 促胃液素、抑胃肽等胃肠激素对胰岛素分泌有直接促进作用；胰高血糖素、甲状腺激素、生长激素、糖皮质激素等均可通过升高血糖间接刺激胰岛素分泌；胰高血糖素还可通过旁分泌直接刺激 B 细胞分泌胰岛素；肾上腺素和去甲肾上腺素对胰岛素分泌有抑制作用。

3. 神经调节 迷走神经兴奋时，可以直接促进 B 细胞分泌胰岛素；交感神经兴奋则抑制胰岛 B 细胞，使胰岛素分泌减少。

💗**药爱生命**

在人工合成牛胰岛素方面，中国科学家做出了重要的贡献。中国科学工作者利用 6 年时间，经历 600 多次失败、200 多步的化学合成，于 1965 年 9 月 17 日首次人工合成牛胰岛素晶体，这是世界上第一个在实验室人工合成的蛋白质，标志着人类在认识生命、探索生命奥秘的征途中迈出了关键性的一步，其意义与影响是巨大的。我们要向他们学习，用自己的聪明才智和勤恳坚持为祖国的科学研究作出贡献。

二、胰高血糖素

（一）胰高血糖素的生理作用

胰高血糖素的作用与胰岛素相反，是一种促进分解代谢的激素。

1. 糖代谢 胰高血糖素具有很强的促进糖原分解及糖异生的作用，因而可使血糖明显升高。

2. 脂肪代谢 胰高血糖素能活化脂肪组织中的脂肪酶，促进脂肪的分解及脂肪酸的氧化，使血液中酮体和游离的脂肪酸增多。

3. 蛋白质代谢 胰高血糖素能促进蛋白质分解和抑制蛋白质合成，使组织蛋白质含量下降；还可加速氨基酸进入肝细胞，为糖异生提供原料。

（二）胰高血糖素分泌的调节

1. 血糖浓度 与胰岛素相同的是，血糖浓度是调节胰高血糖素分泌的主要因素。具体表现为，当血糖浓度升高时胰高血糖素分泌减少；当血糖浓度降低时，胰高血糖素分泌增加。

2. 自主神经 迷走神经兴奋，可抑制胰高血糖素分泌；而交感神经兴奋，则促进胰高血糖素分泌。

3. 激素作用 胰岛素可通过旁分泌抑制胰高血糖素分泌活动，又可通过降低血糖间接促进胰高血糖素的分泌，两者在血糖的调节过程中保持着对立统一，维持正常的血糖水平。

第七节　其他内分泌激素

PPT

一、前列腺素

前列腺素（PG）最早是在人类的精液和绵羊的精囊中发现的，由此推测其来自前列腺，被命名为前列腺素。前列腺素与特异的受体结合后，参与细胞增殖、分化、凋亡等一系列细胞活动，还在调节生殖功能和分娩、血小板聚集、心血管系统中发挥着关键的作用。此外，前列腺素也参与炎症、发热和多种心血管疾病的病理过程。

二、松果体激素

松果体细胞是由神经细胞分化而来的，它分泌的激素主要有褪黑素和肽类激素。前者以褪黑激素（MT）为代表，后者以8-精催产素（AVT）为代表。褪黑激素对哺乳动物的下丘脑-腺垂体-性腺系统和下丘脑-腺垂体-甲状腺系统的活动均有抑制作用。8-精催产素也有和褪黑激素相同的作用。

三、胸腺激素

胸腺既是免疫器官，又兼具内分泌功能。它的网状上皮细胞能够合成分泌胸腺素、胸腺生长素等多肽类物质。胸腺素的主要作用是促进淋巴干细胞的生长与成熟，并转变为T淋巴细胞，增强细胞免疫功能。

目标检测

答案解析

一、最佳选择题

1. cAMP 作为第二信使，它的作用是激活
   A. 腺苷酸环化酶　　　　　B. 蛋白合成酶　　　　　C. 蛋白激酶
   D. 脂肪酶　　　　　　　　E. 核受体

2. 下丘脑视上核主要分泌的激素是
   A. 抗利尿激素　　　　　　B. 缩宫素　　　　　　　C. 催乳素
   D. 促肾上腺皮质激素　　　E. 促黑激素

3. 幼年时期生长激素分泌过少，可导致
   A. 侏儒症　　　　　　　　B. 呆小症　　　　　　　C. 巨人症
   D. 肢端肥大症　　　　　　E. 黏液性水肿

4. 成年人生长激素分泌过多，可导致
   A. 佝偻病　　　　　　　　B. 巨人症　　　　　　　C. 肢端肥大症
   D. 侏儒症　　　　　　　　E. 呆小症

5. 影响神经系统发育的最重要激素是
   A. 盐皮质激素　　　　　　B. 生长素　　　　　　　C. 胰岛素
   D. 甲状腺激素　　　　　　E. 肾上腺素

6. 调节胰岛素分泌最重要的因素是
   A. 血中游离脂肪酸　　　　B. 血糖浓度　　　　　　C. 自主神经
   D. 血甘油水平　　　　　　E. 血中游离氨基酸

7. 糖皮质激素可使血液中
   A. 淋巴细胞增多　　　　　B. 红细胞减少　　　　　C. 嗜酸性粒细胞增多
   D. 血小板减少　　　　　　E. 中性粒细胞增多

8. 能增加机体对有害刺激抵抗力的主要激素是
   A. 胰岛素　　　　　　　　B. 甲状旁腺激素　　　　C. 糖皮质激素
   D. 甲状腺激素　　　　　　E. 醛固酮

9. 地方性甲状腺肿的发病原因主要是由于

A. 食物中缺钙　　　　　　　　B. 食物中缺铁　　　　　　　　C. 食物中缺碘

D. 食物中缺维生素　　　　　　E. 食物中缺蛋白质

10. 甲状腺分泌的激素活性最强的是

A. 甲状旁腺素　　　　　　　　B. 降钙素　　　　　　　　　　C. 三碘甲腺原氨酸

D. 四碘甲腺原氨酸　　　　　　E. 逆 $-T_3$

二、多项选择题

1. 下列物质属于含氮激素的有

A. 去甲肾上腺素　　　　　　　B. 睾酮　　　　　　　　　　　C. 胰岛素

D. 甲状旁腺激素　　　　　　　E. 肾上腺皮质激素

2. 下丘脑促垂体区释放的激素有

A. 甲状腺激素　　　　　　　　B. 促甲状腺激素释放激素　　　C. 促性腺激素释放激素

D. 促肾上腺皮质激素释放激素　E. 生长抑素

3. 激素的一般特征有

A. 相对特异性　　　　　　　　B. 高效放大　　　　　　　　　C. 信息传递

D. 允许作用　　　　　　　　　E. 拮抗作用

三、综合问答题

为什么长期应用糖皮质激素的患者不能突然停药?

（唐　红　庄　园）

书网融合……

[　] 重点回顾　　　　　[e] 微课　　　　　[　] 习题

第十三章 生殖系统

📖 导学情景

情景描述： 患者，男，45岁。1天前骑自行车时睾丸部位意外受伤，自行查看发现伤情轻微，未就医。现出现双侧睾丸红肿、剧痛。诊断为睾丸挫伤。

情景分析： 睾丸受伤后未及时就医处置，导致组织液渗出压迫睾丸。

讨论： 睾丸轻微损伤为何疼痛剧烈？

学前导语： 睾丸的表面有一层白膜，致密而坚韧，当睾丸受到外力打击或碰撞时，因白膜的限制，组织液回流受阻，可产生剧痛。睾丸的功能有哪些？

第一节 男性生殖系统

PPT

男性生殖系统（male genital system）包括内生殖器和外生殖器。内生殖器包括生殖腺（睾丸）、生殖管道（附睾、输精管、射精管、男性尿道）和附属腺（精囊腺、前列腺、尿道球腺），外生殖器包括阴茎和阴囊（图 13-1）。睾丸产生精子，并分泌雄性激素，精子先储存于附睾内，当射精时经生殖管道排出体外；附属腺的分泌物参与精液组成，供应精子营养和利于精子的活动。

一、内生殖器

（一）睾丸

1. 睾丸的位置和形态 睾丸（testis）位于阴囊内，呈扁卵圆形，左右各一，左侧略低于右侧。睾丸前缘游离，后缘有血管、神经和淋巴管出入，与附睾相连。睾丸除后缘外，表面均被有浆膜，称睾丸鞘膜，来源于腹膜，分为脏层和壁层（图 13 – 2）。睾丸鞘膜的脏、壁两层构成一个封闭的腔，称鞘膜腔，内含浆液，起润滑作用。成人睾丸重 10 ~ 15g。新生儿的睾丸相对较大，性成熟期以前发育较缓慢，随着性成熟发育迅速；老年人的睾丸则萎缩变小。

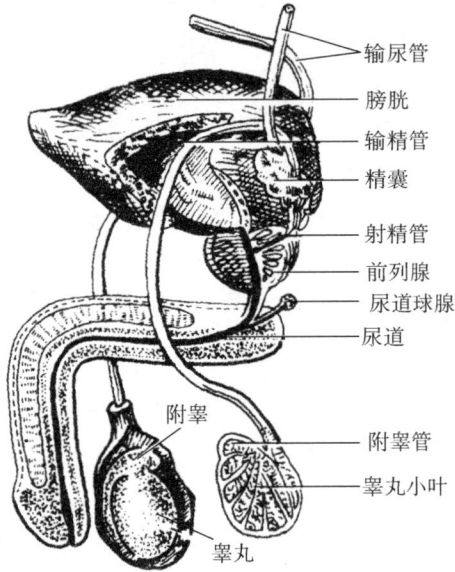

图 13 – 1 男性生殖系统

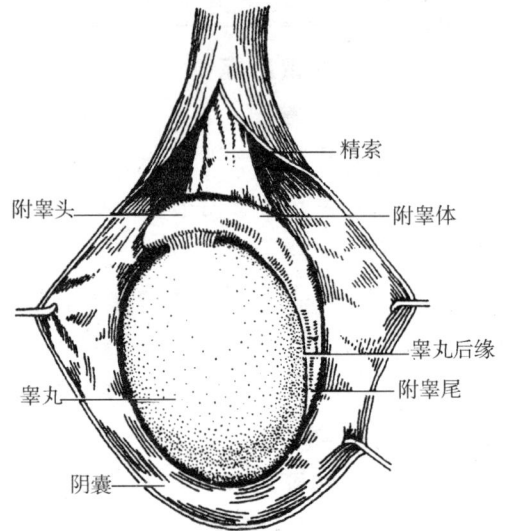

图 13 – 2 睾丸和附睾的形态

2. 睾丸的结构 睾丸的表面有一层致密而坚韧的结缔组织膜，称白膜。当睾丸发生急性炎症而肿胀或受到外力打击时，因白膜的限制可产生剧痛。白膜在睾丸后缘处增厚并伸入睾丸内形成睾丸纵隔。睾丸纵隔发出结缔组织小隔，呈放射状伸入睾丸实质，将睾丸实质分成约 250 个睾丸小叶。每个小叶由 1 ~ 4 条生精小管和睾丸间质组成。生精小管在靠近睾丸纵隔处汇合形成直精小管，直精小管进入睾丸纵隔相互吻合形成睾丸网。从睾丸网发出 12 ~ 15 条输出小管，出睾丸后缘上部进入附睾。睾丸间质为生精小管之间的疏松结缔组织，其内有睾丸间质细胞，可分泌雄性激素（图 13 – 3）。

生精小管为复层上皮性管道，高度弯曲。成人的生精小管是产生精子的场所，长 30 ~ 70cm，管壁由生精上皮构成。生精上皮包括 5 ~ 8 层的生精细胞和支持细胞。生精小管的基膜明显，其外侧有胶原纤维和梭形的肌样细胞，后者在收缩时有助于精子的排出（图 13 – 4）。

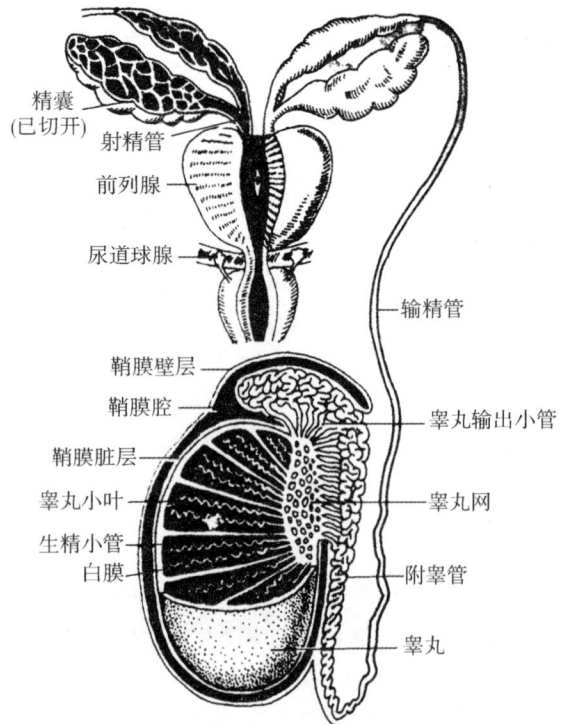

图 13 – 3 睾丸与附睾模式图

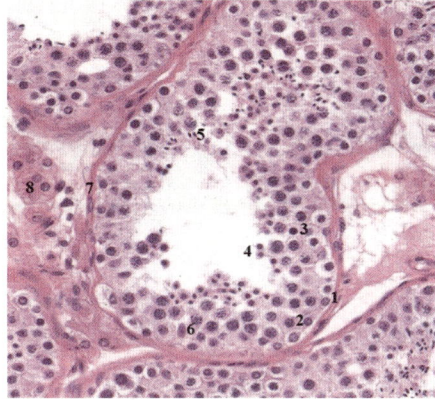

图 13-4 生精小管局部光镜图

1. 精原细胞；2. 初级精母细胞；3. 次级精母细胞；4. 精子细胞；5. 精子；
6. 支持细胞；7. 肌样细胞；8. 睾丸间质细胞

（二）生殖管道

1. 附睾 附睾紧贴睾丸上端和后缘，呈新月形，可分为三部分：上端膨大部分称附睾头，中部扁圆部分为附睾体，下端较细部分为附睾尾。附睾头由输出小管盘曲而成，各输出小管相互汇合形成附睾管，附睾管长约 6m。附睾管迂回盘曲形成附睾的体和尾。附睾管腔面覆盖假复层柱状上皮，外侧有平滑肌层，平滑肌收缩可将精子推向尾部。附睾的功能为暂时储存精子，同时还可分泌附睾液，为精子提供营养，促进精子进一步成熟。

2. 输精管 输精管是附睾管的延续，长约 50cm，管壁较厚，管腔窄小，活体触摸呈坚实的圆索状。输精管行程较长，沿睾丸后缘上升，随精索经腹股沟管进入盆腔，贴盆腔侧壁向后下行，跨过输尿管末端的前内方转至膀胱底后面和直肠前面。两侧输精管在此处逐渐靠近并膨大形成输精管壶腹（图 13-5）。输精管壶腹末端变细，经前列腺与精囊的排泄管汇合成射精管。

3. 射精管 射精管为输精管末端与精囊的排泄管汇合而成的管道，长约 2cm，向前下穿入前列腺实质，开口于尿道前列腺部。管壁有平滑肌，收缩时帮助排出精液。

精索为柔软的圆索状结构，位于睾丸上端至腹股沟管深环之间。精索主要由输精管、睾丸动脉、蔓状静脉丛、输精管动静脉、淋巴管和神经等结构组成。精索外面包有三层被膜，从外向内依次为精索外筋膜、提睾肌和精索内筋膜。

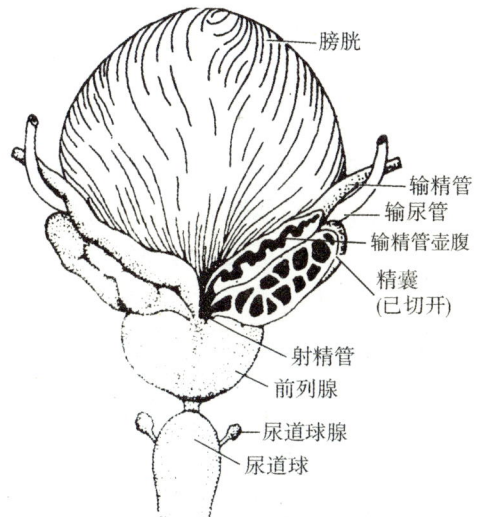

图 13-5 膀胱、前列腺和精囊（后面观）

（三）附属腺

1. 精囊 精囊又称精囊腺，位于膀胱底的后方，输精管末端的外侧，为长椭圆形的囊状器官，表面有许多囊状膨出，凹凸不平，其下端缩细为排泄管，与输精管末端汇合成射精管。精囊分泌的淡黄色液体参与精液的组成。

2. 前列腺 前列腺为腺组织和平滑肌组织构成的实质性器官，位于膀胱与尿生殖膈之间，包绕尿道的起始部，表面包有筋膜鞘，称前列腺囊（图 13-6）。前列腺的后面与直肠相邻。前列腺形似前后稍扁的栗子，重 8~20g，质韧，色淡红；上端宽大，为前列腺底，前后径约 2cm，横径约 4cm，垂直径约3cm。前列腺能够分泌乳白色液体，参与精液的组成。

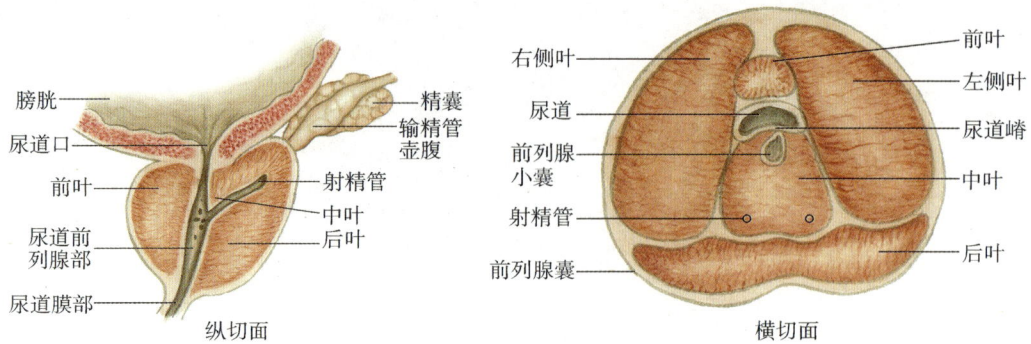

图 13 – 6 前列腺的结构

小儿的前列腺较小，腺组织不发育或不明显，主要由平滑肌和结缔组织组成。至青春期，前列腺组织迅速生长发育成熟。老年期由于腺组织逐渐退化，前列腺体积也随之缩小，如果腺内结缔组织增生，常形成老年性前列腺肥大，进而压迫尿道，引起排尿困难甚至尿潴留。

3. 尿道球腺　尿道球腺位于会阴深横肌尿生殖膈内，为一对豌豆大的球形腺体，排泄管开口于尿道球部。尿道球腺的分泌物参与精液的组成，有利于精子活动。

精液由生殖管道及附属腺的分泌物和精子共同组成，其中最主要的成分是来自前列腺和精囊的分泌物。精液为乳白色液体，呈弱碱性。健康成年男性一次射精2～5ml，含3亿～5亿个精子，如果精子总数过少则为少精症，可导致男性不育。

二、外生殖器

（一）阴囊

阴囊位于阴茎的后下方，呈囊袋状，主要由皮肤和肉膜两部分构成。皮肤薄而柔软，颜色深，有少量阴毛，其皮脂腺分泌物，有特殊气味。肉膜是阴囊的浅筋膜，内含平滑肌纤维。平滑肌随外界温度变化而反射性舒缩，可使阴囊内的温度得到调节，使其温度较腹腔内温度低2℃，利于精子的发育与生存。

在胚胎发育阶段，由于某种原因睾丸不能由腹腔降入阴囊，称为隐睾症。隐睾症者，由于睾丸在腹腔内温度较高，不利于精子发育而影响生育，甚至可能恶变。

（二）阴茎

阴茎呈圆柱状，可分为头部、体部和根部。其后端为阴茎根，依耻骨下支和坐骨支而固定；阴茎前端膨大，称阴茎头，其尖端即为尿道外口；头与体交界的狭窄处称为阴茎颈；阴茎体为阴茎根和阴茎头之间的部分。阴茎由两条阴茎海绵体和一条尿道海绵体构成，外面有筋膜和皮肤包被。阴茎海绵体左、右各一，位于阴茎的背侧。尿道海绵体位于阴茎海绵体的腹侧，全长均有尿道贯穿，中部呈圆柱形，前、后端均膨大，前端膨大为阴茎头，后端膨大为尿道球（图13–7）。

每个海绵体外面都有坚韧的纤维膜，称为海绵体白膜，其内部由海绵体小梁以及与血管相通的腔隙组成。阴茎可因腔隙充血变粗变硬而勃起。

幼儿的包皮因生长发育的需要相对较长，包着整个阴茎头。随着年龄的增长，包皮逐渐向后退缩，而包皮口则逐渐扩大，此时的阴茎头则显露于外。若成年男子阴茎头仍被包皮包覆而不能完全暴露，称包皮过长；包皮口过小，包皮完全包着阴茎头者称包茎。以上任何一种情况的存在，都会因包皮腔内积存污物而导致阴茎头炎，可能是阴茎癌的诱因之一。

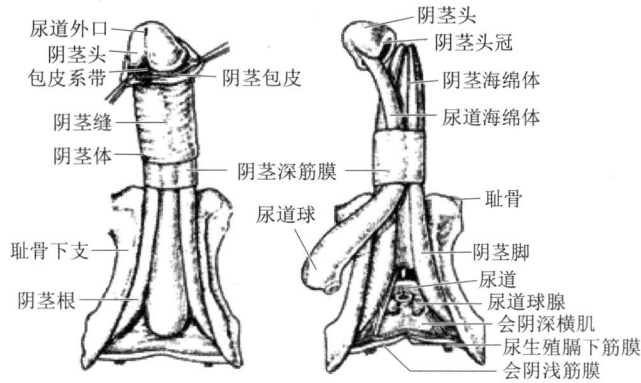

图 13 - 7 阴茎的外形与结构

三、男性尿道

男性尿道是尿液和精液排出体外的共用管道。始于膀胱的尿道内口，终于阴茎头的尿道外口，成人尿道管径平均 5～7mm，长 16～22cm（图 13 - 8）。

（一）男性尿道的分部

男性尿道全长分为前列腺部、膜部和海绵体部三部分。

1. 前列腺部 为尿道穿经前列腺的部分，长约 3cm，有射精管和前列腺排泄管的开口。

2. 膜部 为尿道穿经尿生殖膈的部分，长约 1.5cm，其周围有尿道外括约肌环绕，该肌有控制排尿的作用。临床上将尿道前列腺部和膜部合称为后尿道。

3. 海绵体部 为尿道穿经尿道海绵体的部分，长 12～17cm。此部的起始段位于尿道球内，管腔稍扩大，称尿道球部，有尿道球腺的开口。在阴茎头内尿道扩大成尿道舟状窝。

（二）男性尿道的形态特点

男性尿道全程粗细不一，有三处狭窄、三个膨大和两个弯曲。

1. 三处狭窄 分别位于尿道内口、尿道膜部和尿道外口，尿道外口最为狭窄，尿道结石易在这些狭窄部位嵌顿。

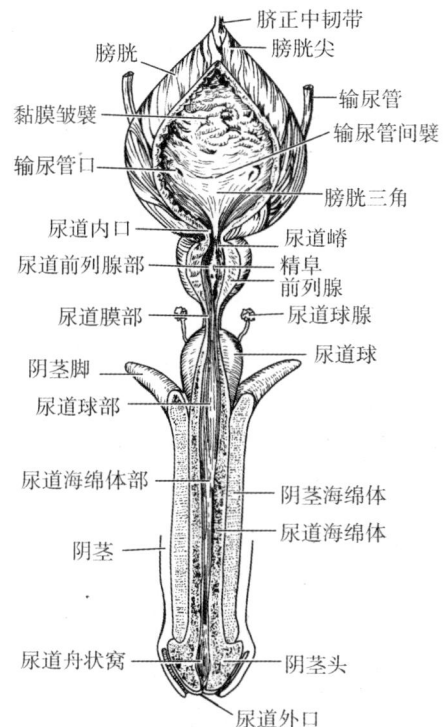

图 13 - 8 阴茎海绵体和男性尿道

2. 三个膨大 位于尿道前列腺部、尿道球部和舟状窝。

3. 两个弯曲 分别为耻骨下弯和耻骨前弯。前者位于耻骨联合下方 2cm 处，凹向前上，此弯曲恒定不变，包括尿道的前列腺部、膜部和海绵体部的起始段；后者位于耻骨联合前下方，凹向后下，阴茎勃起或行膀胱镜检查或导尿时将阴茎向上提起时，此弯曲可变直而消失。

四、睾丸的功能及调节

（一）睾丸的功能

1. 产生精子 生精细胞为一系列细胞，自生精上皮基底面至腔面依次排列为精原细胞、初级精母细胞、次级精母细胞、精子细胞和精子。精原细胞是最幼稚的生精细胞，紧贴生精上皮基膜。精原细胞分 A、B 两型。A 型精原细胞来源于生精细胞中的干细胞，经分裂增殖，一部分分化为 B 型精原细胞，另一部分继续作为干细胞。B 型精原细胞经过数次分裂后，体积增大形成初级精母细胞。初级精母细胞较大而圆，经第一次减数分裂，形成 2 个次级精母细胞。次级精母细胞体积较小，迅速进行第二次减数分裂，形成两个精子细胞。精子细胞不再分裂，经过复杂的形态变化由圆形变为蝌蚪形的精子，称为精子形成（图 13 - 9）。

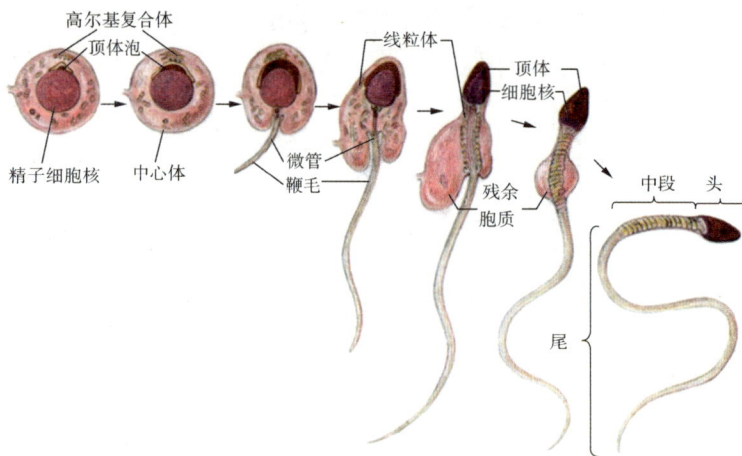

图 13 - 9 精子形成模式图

精子分头、尾两部分，头部前 2/3 有顶体覆盖。顶体内含多种水解酶，是一种溶酶体，受精时可溶解放射冠和透明带；尾部细长，是精子的运动装置。精原细胞发育成为精子的过程，称精子发生。整个生精过程历时约 64 天。精子细胞在变形为精子的过程中，常可发生形态、结构的异常。若畸形精子数量超过 40%，可导致男性不育症。

支持细胞主要有支持、保护和营养各级生精细胞的作用；同时还可以吞噬精子形成过程中脱落的残余胞质；分泌雄激素结合蛋白，维持生精小管内雄激素水平，促进精子发生。

2. 分泌激素 生精小管之间含有成群分布的睾丸间质细胞。睾丸间质细胞分泌雄激素，主要为睾酮。睾酮的主要生理作用有：①促进男性生殖器官的生长发育；②促进男性第二性征的出现并维持其正常状态；③维持生精作用；④影响代谢：如促进蛋白质的合成，抑制蛋白质的降解，促进骨骼的生长与钙、磷代谢；⑤促进红细胞的生成。

（二）睾丸功能的调节

睾丸生精小管的生精过程和间质细胞的睾酮分泌均受下丘脑 - 腺垂体 - 睾丸轴的调节。下丘脑分泌的促性腺激素释放激素（GnRH）经垂体门脉系统作用于腺垂体，促进 FSH 和 LH 的合成和释放。FSH 主要作用于生精细胞与支持细胞，促进精子的生成。LH 主要作用于间质细胞，刺激间质细胞的发育并分泌睾酮。当血中睾酮达到一定浓度后，便可作用于下丘脑，抑制 GnRH 的分泌，进而抑制 LH 的分泌，产生负反馈调节作用，使血中睾酮稳定在一定水平。此外，睾丸支持细胞与生精细胞、间质细胞之间，还能通过旁分泌的方式对睾酮的分泌和生精过程进行局部调节。

练一练

睾丸可以分泌的激素是

A. 前列腺素　　　　　B. 雌激素　　　　　C. 孕激素

D. 雄激素　　　　　E. 生长激素

答案解析

PPT

第二节　女性生殖系统

女性生殖系统由内生殖器和外生殖器组成。内生殖器包括卵巢、输卵管、子宫与阴道。外生殖器即女阴。乳房与女性生殖密切相关，故在此叙述。

一、女性生殖器官

（一）卵巢

1. 卵巢的位置　卵巢（ovary）为女性生殖腺，左、右各一，在子宫的两侧，位于小骨盆侧壁，髂总动脉分叉处下方的卵巢窝内（图 13 - 10）。

2. 卵巢的形态　卵巢呈扁卵圆形，灰红色，被子宫阔韧带后层所包绕。可分为内、外侧两面，前、后两缘和上、下两端。外侧面与卵巢窝相依；内侧面朝向盆腔，与小肠相邻。后缘游离，前缘借卵巢系膜连于子宫阔韧带，其中部有血管、神经等出入，称卵巢门；上端与输卵管伞相接触，并有卵巢悬韧带固定于盆壁；下端借卵巢固有韧带连于子宫。

卵巢的形态和大小随年龄变化差异很大。幼女的卵巢较小，表面光滑。性成熟期卵巢体积最大，此后经多次排卵，表面因出现瘢痕而凹凸不平。35 ~ 40 岁卵巢开始缩小；50 岁左右则随月经停止而逐渐萎缩。

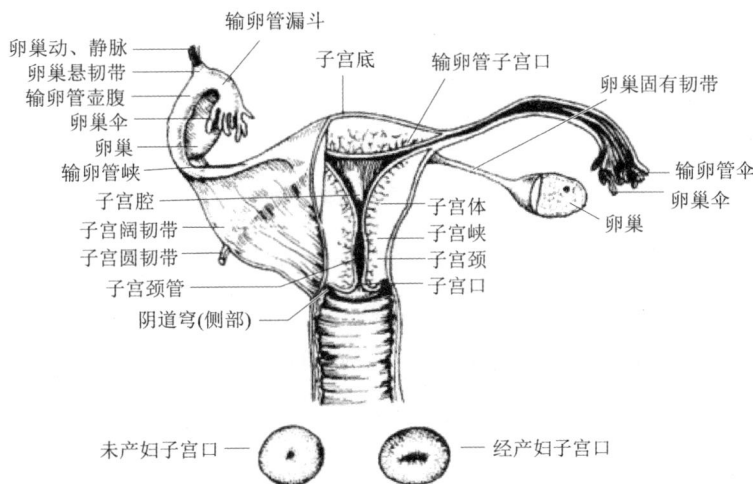

图 13 - 10　女性内生殖器

（二）输卵管

输卵管（uterine tube）为一对弯曲的肌性管道，长 10 ~ 12cm。

1. 输卵管的位置　输卵管连于子宫底两侧，包裹在子宫阔韧带的上缘内。其内侧端借输卵管子宫口与子宫腔相通；外侧端借输卵管腹腔口开口于腹膜腔。故女性腹膜腔可经输卵管子宫口、子宫、阴道与外界相通。

2. 输卵管的形态和分部　输卵管呈长而弯曲的喇叭形，可分为四部分（图 13 - 10）。输卵管子宫部为输卵管穿子宫壁的一段，长约 1cm，管径最狭窄。输卵管峡部紧接输卵管子宫部，为其向外水平移行的一段，短而狭细。输卵管壶腹部内接输卵管峡部，约占输卵管全长的 2/3，管道弯曲且粗细不均。卵子通常在此部与精子相遇而受精，也是宫外孕的好发部位。输卵管漏斗部呈漏斗状，漏斗游离缘有许多指状突起，称输卵管伞，覆于卵巢表面，是临床手术时识别输卵管的标志。

(三) 子宫 e 微课

子宫（uterus）为一壁厚、腔小的肌性器官，是胚胎发育及产生月经的场所。子宫位于骨盆腔的中央，在膀胱和直肠之间，下端伸入阴道。

1. 子宫的形态 成年未孕的子宫，呈前后略扁、倒置的梨形，长7~8cm，宽4~5cm，厚2~3cm。可分为底、体、颈三部分：子宫底部圆凸；子宫颈呈圆柱状，下1/3伸入阴道内，称子宫颈阴道部，上2/3位于阴道的上方，称子宫颈阴道上部，子宫颈为炎症和肿瘤好发部位；子宫体是子宫底与子宫颈之间的大部分。子宫颈与子宫体相接的部位稍狭细，称子宫峡（图13-11）。在非妊娠期，子宫峡不明显；在妊娠期，子宫峡逐渐伸展延长，形成子宫下段，妊娠末期临产前可长达7~11cm，产科常经此行剖宫产术，可避免进入腹膜腔而减少感染的机会。

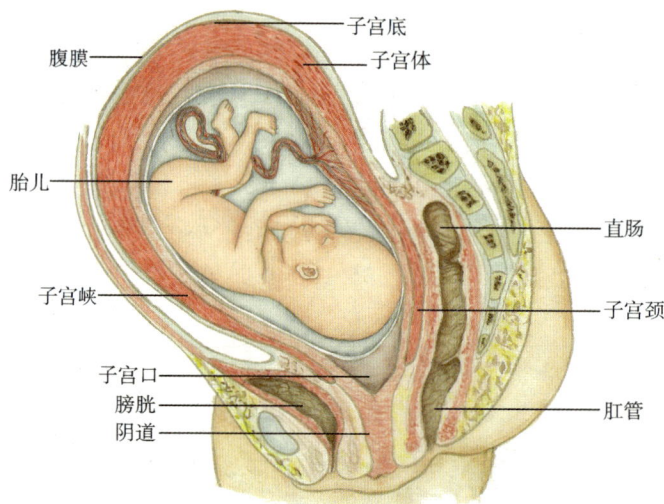

图13-11 妊娠和分娩期的子宫

子宫内腔较为狭窄，可分为上、下两部，上部位于子宫体内，称子宫腔；下部在子宫颈内，称子宫颈管。子宫腔呈前后略扁的三角形，两侧角通输卵管，尖向下通子宫颈管。子宫颈管呈梭形，上口通子宫腔，下口通阴道，称为子宫口。未产妇的子宫口为圆形，经产妇的子宫口呈横裂状（图13-10）。

2. 子宫的固定装置 子宫的正常位置依赖于盆底肌的承托和韧带的牵拉与固定。维持子宫正常位置的韧带有子宫阔韧带、子宫圆韧带、子宫主韧带和子宫骶韧带四对。除上述韧带外，盆膈、尿生殖膈、阴道的承托，对子宫的固定也起很大作用。如果这些结构薄弱或松弛，可出现不同程度的子宫脱垂，严重者子宫可脱至阴道外。

3. 子宫壁的微细结构 子宫壁由内向外依次为内膜、肌层和外膜（图13-12）。

（1）内膜 根据结构和功能不同，子宫内膜可分为浅表的功能层和深部的基底层。功能层较厚，随月经周期可发生周期性剥脱和出血；基底层较薄，不随月经周期性剥脱，有修复内膜的功能。

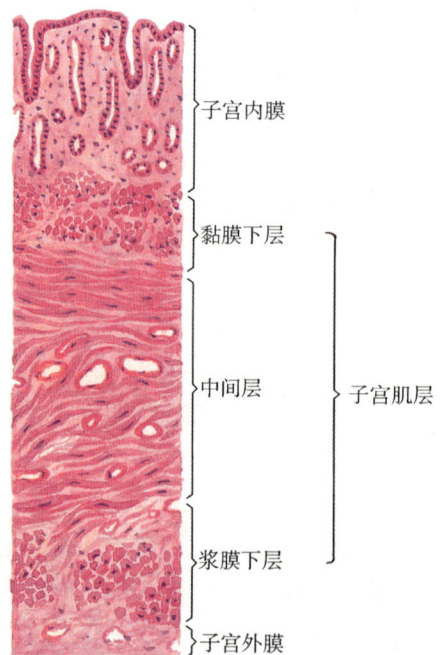

图13-12 子宫壁的微细结构

（2）肌层　很厚，由平滑肌构成。在妊娠期，平滑肌纤维受卵巢激素的作用，可显著增长，肌层增厚。分娩后，平滑肌纤维逐渐变小，部分肌纤维凋亡退化消失，子宫复原。

（3）外膜　子宫底部和体部为浆膜，子宫颈部为纤维膜。

（四）阴道

阴道（vagina）为前后略扁的肌性管道，富于伸展性，连接子宫和外生殖器，是性交器官，也是排出月经和娩出胎儿的通道。阴道上端较为宽阔，呈穹隆状包绕子宫颈阴道部，两者之间形成的环状隐窝称阴道穹。阴道穹后部与直肠子宫陷凹紧邻，两者之间仅隔以阴道壁和腹膜。因此当直肠子宫陷凹内有积液时，可经阴道穹后部穿刺或引流，以协助临床诊断和治疗。阴道的下端以阴道口开口于阴道前庭。处女的阴道口周围有环形黏膜皱襞，称处女膜。处女膜破裂后，阴道口周围留有处女膜痕。阴道有较大的伸展性，分娩时能高度扩张。

（五）前庭大腺

前庭大腺又称 Bartholin 腺，相当于男性尿道球腺，形如豌豆，左右各一，位于前庭球两侧的后方，阴道口两侧，导管开口于阴道口与小阴唇之间的沟内。前庭大腺分泌黏液，经导管至阴道前庭，有润滑阴道口的作用。

（六）女阴

女阴即女性外生殖器，由阴阜、大阴唇、小阴唇、阴道前庭、阴蒂和前庭球等组成（图 13 - 13）。

1. 阴阜　阴阜是位于耻骨联合前面的皮肤隆起，其深面富含脂肪组织，性成熟后皮肤表面生有阴毛。

2. 大阴唇　大阴唇位于阴阜的后下方，是一对纵行的皮肤皱襞，富有色素和生有阴毛。大阴唇前端和后端左右相互连合，分别形成唇前连合和唇后连合。

3. 小阴唇　小阴唇是位于大阴唇内侧的一对较薄而光滑的皮肤皱襞，小阴唇的前端向前延伸形成阴蒂包皮和阴蒂系带，后端相互会合形成阴唇系带。

4. 阴道前庭　阴道前庭是位于两侧小阴唇之间的裂隙，其前部有尿道外口，后部有阴道口，小阴唇中后 1/3 交界处，有前庭大腺导管的开口。

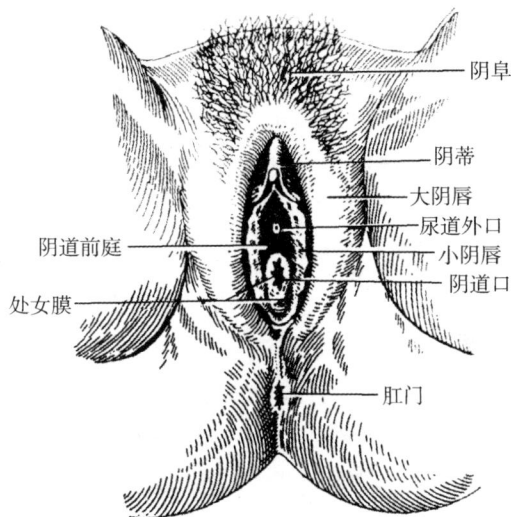

图 13 - 13　女性外生殖器

5. 阴蒂　阴蒂位于尿道外口的前上方，由两条阴蒂海绵体构成，相当于男性的阴茎海绵体。阴蒂露于表面的部分为阴蒂头，含有丰富的感觉神经末梢，感觉敏锐。

6. 前庭球　前庭球相当于男性的尿道海绵体，呈蹄铁形，环绕阴道前庭，位于阴道两侧大阴唇深面。其前端相连且狭窄，位于尿道外口与阴蒂体之间的皮下；后端膨大与前庭大腺相邻。

二、卵巢的功能

（一）卵巢的生卵功能

卵子由卵巢的原始卵泡逐渐发育而成。原始卵泡从胚胎时期开始形成，最初约 700 万个，随后逐渐退化闭锁，至青春期剩余约 4 万个。从青春期至更年期的生育期内，在垂体分泌的促性腺激素作用下，原始卵泡开始分期分批发育成熟（图 13 - 14）。

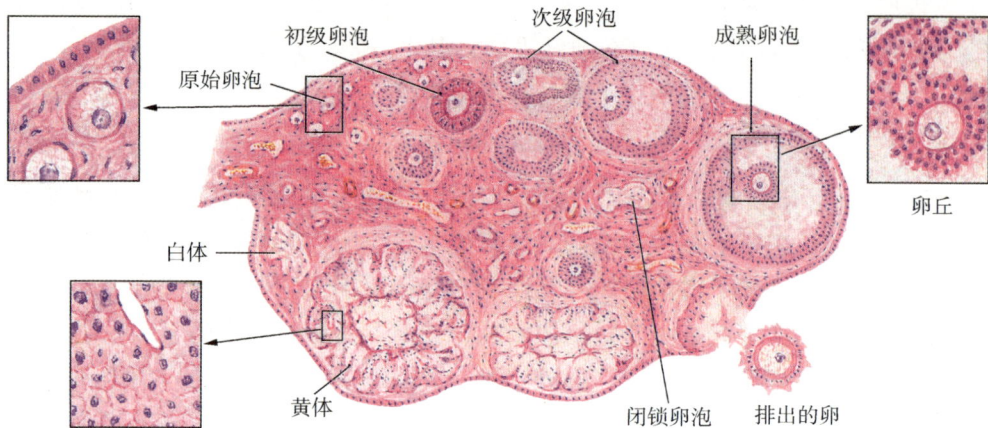

图 13 - 14 卵巢的微细结构

1. 卵泡的发育与成熟 卵泡的发育是一个连续的变化过程，其结构也发生一系列变化，可分为原始卵泡、初级卵泡、次级卵泡和成熟卵泡四个阶段。其中，初级卵泡和次级卵泡合称生长卵泡。

（1）原始卵泡 体积小，数量多，中央有一个初级卵母细胞，周围包绕一层扁平的卵泡细胞。卵泡细胞具有支持和营养卵母细胞的作用。初级卵母细胞在胚胎时期由卵原细胞分化而来，继而进入第一次减数分裂前期，直到排卵前才完成第一次减数分裂。

（2）初级卵泡 青春期开始，部分原始卵泡开始生长发育，初级卵母细胞体积逐渐增大，卵泡细胞增生，由单层扁平变为单层立方或柱状，进而增殖为多层（5～6层）；初级卵母细胞与卵泡细胞之间出现一层均质嗜酸性膜状结构，称透明带，初级卵泡周围的结缔组织逐渐分化形成卵泡膜。

（3）次级卵泡 初级卵泡继续发育，卵泡细胞数量增多，分泌卵泡液。卵泡细胞间出现一些大小不等的液腔，继而汇合成一个大的卵泡腔，腔内充满卵泡液。卵泡液对卵泡的发育成熟有重要作用。随着卵泡液的增多，初级卵母细胞、透明带及周围的卵泡细胞被推向卵泡腔一侧，形成突入卵泡腔内的隆起，称卵丘。紧贴卵母细胞的一层柱状卵泡细胞呈放射状排列，称放射冠，卵泡腔周围的卵泡细胞构成卵泡壁，称颗粒层，卵泡细胞改称为颗粒细胞。卵泡膜增厚，富含毛细血管，基质细胞分化为多边形或梭形的膜细胞，膜细胞合成雄激素，雄激素透过基膜，在颗粒细胞内转化为雌激素，故雌激素由两种细胞联合产生。雌激素少量进入卵泡液，大部分进入血液循环，作用于子宫等靶器官。

（4）成熟卵泡 是次级卵泡发育的最后阶段。由于卵泡液的急剧增多，卵泡腔变大，卵泡体积显著增大，直径可达2cm，并突向卵巢表面，由于颗粒细胞不再增殖，因此卵泡壁进一步变薄。在排卵前36～48小时，初级卵母细胞恢复并完成第一次减数分裂，形成一个大的次级卵母细胞和一个小的第一极体。次级卵母细胞直接进入第二次减数分裂，停滞于分裂中期。如果卵泡发育不良，就会影响正常的受孕。

2. 排卵 成熟卵泡破裂，次级卵母细胞连同周围的透明带、放射冠与卵泡液一起从卵巢表面排出的过程，称排卵。生育期妇女通常28天左右排卵一次，排卵常发生在月经周期的第14天。一般每次排卵一个，双侧卵巢交替排卵。女性一生排出约400个卵。卵排出后，若在24小时内未受精，次级卵母细胞即退化消失。

3. 黄体形成 排卵后，颗粒层和卵泡膜向卵泡腔内塌陷，在黄体生成素的作用下，逐渐发育成一个体积大而富含血管的内分泌细胞团，新鲜时呈黄色，称黄体。黄体分泌孕激素和雌激素。黄体退化后形成白体。

（二）卵巢的内分泌功能

卵巢主要分泌雌激素和孕激素，还可分泌少量雄激素。雌激素以雌二醇（E_2）为主，孕激素主要是孕酮（P）。

1. 雌激素 由卵泡细胞和卵泡膜细胞共同合成，主要生理作用是促进女性器官的发育和副性征的出现，并使其维持在正常状态。具体作用有：①促进子宫内膜发育，提高子宫平滑肌对催产素的敏感性；促进输卵管的蠕动；促进阴道上皮细胞增生，角化并合成大量糖原，通过乳酸杆菌分解成乳酸，增强阴道抵抗细菌的能力。②促进乳房发育、刺激乳腺导管系统增生，产生乳晕；使脂肪和毛发分布具有女性特征、音调变高、骨盆宽大等，维持女性副性征。③促进肾对水和钠的重吸收，增加细胞外液量；加强钙盐沉积，促进骨骼的生长，对青春期发育与成长起促进作用。④维持正常的性欲。

2. 孕激素 由黄体分泌，具体作用有：①促进子宫内膜发育增生，腺体分泌增加，以利于受精卵着床。②降低子宫平滑肌的兴奋性，抑制子宫收缩，有安胎作用。③在雌激素作用的基础上促进乳腺腺泡发育，为分娩后泌乳作准备。④有产热作用，使基础体温在排卵后升高 0.5℃ 左右，临床上将这一基础体温改变作为排卵日期的标志之一。

3. 雄激素 由卵巢髓质内的门细胞分泌，含量很低。有刺激阴毛及腋毛生长的作用。若雄激素过多可引起男性化或女性多毛症。

? 想一想

卵巢可以分泌哪些激素？对子宫和妊娠有什么作用？

答案解析

三、卵巢功能的调节

1. 月经周期 自青春期开始，在卵巢分泌的雌激素和孕激素作用下，子宫底部和体部的内膜功能层发生周期性变化，即每隔28天左右发生一次内膜的剥脱、出血、增生和修复过程，称月经周期。每个月经周期指从月经来潮第1天起至下次月经来潮的前1天止。月经周期的第1~4天为月经期，子宫内膜剥脱出血；第5~14天为增生期，子宫内膜逐渐增厚；第15~28天为分泌期，子宫内膜继续增厚，富含糖原的分泌物增加。如卵巢排出的卵未受精，分泌期结束后进入下一个周期；若受精，子宫内膜继续生长，转为妊娠。

2. 月经周期形成的机制 月经周期的形成受下丘脑-腺垂体-卵巢轴的调控。青春期前，下丘脑未发育成熟，FSH 和 LH 分泌很少，卵巢未发育成熟，故没有月经周期。进入青春期，下丘脑逐渐发育成熟，GnRH 分泌增加，FSH 和 LH 分泌增多，刺激卵泡发育成熟并排卵，形成月经周期（图13-15）。

（1）卵泡期 相当于月经周期第1~14天，卵泡发育处于初级卵泡阶段，雌激素分泌少，血中雌激素与孕激素均处于低水平，对下丘脑和垂体反馈作用较弱，血中 FSH 和 LH 呈逐渐增高的趋势。FSH 促使卵泡生长发育成熟，并与 LH 共同作用促使卵泡分泌雌激素。雌激素促使子宫内膜增生，子宫腺增多。排卵前一天左右，血中雌激素浓度达到高峰，通过正反馈调节，使 GnRH 分泌增多，刺激 LH 和 FSH 分泌，且以 LH 的增加更为明显，形成 LH 峰。在高浓度 LH 作用下，成熟卵泡排卵。排卵通常发生在月经周期的第14天。

（2）黄体期 相当于月经周期的第15~28天。排卵后，在 LH 作用下，卵巢内残余的卵泡形成黄体，继续分泌大量孕激素和雌激素。雌激素使黄体细胞上 LH 受体数量增加，促进孕激素分泌并在排卵后8~10天达到高峰，雌激素也再次升高，形成第二个高峰（略低于第一次），在雌激素和孕激素的作用下，子宫内膜进一步发育，高浓度的雌激素和孕激素通过负反馈作用，抑制腺垂体分泌 FSH 和 LH，黄体开始退化、萎缩，导致血中雌激素和孕激素浓度急剧下降至最低水平，一方面子宫内膜剥脱、出

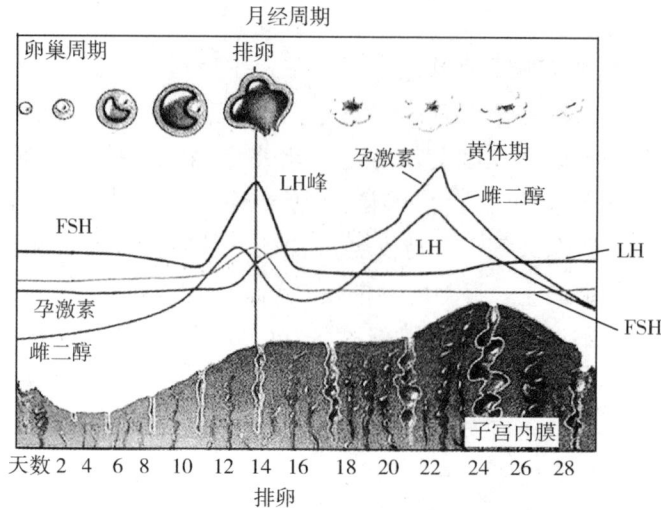

图 13－15　月经周期中激素含量变化示意图

血，形成月经；另一方面对下丘脑和腺垂体的抑制作用解除，FSH 和 LH 的分泌又开始增加，卵泡又开始生长发育，重复新的月经周期。

月经周期受下丘脑－腺垂体－卵巢轴的调节，每个月经周期发生一次排卵，成熟卵子遇到精子可以受精，子宫内膜创造适于胚泡着床的环境。因此月经周期也可以被认为是受精、着床、妊娠作周期性准备的生理过程。临床上常使用雌、孕激素及其类似物抑制下丘脑－腺垂体－卵巢轴的活动，进而抑制排卵，达到避孕的目的（药物避孕）。

四、乳房

乳房为人类和哺乳类动物特有的结构。人的乳房，男性不发达，女性乳房于青春期后开始发育生长，妊娠和哺乳期有分泌活动。

1. 乳房的位置　乳房位于胸前部，在胸大肌及胸肌筋膜的表面，上至第 2~3 肋，下至第 6~7 肋，内侧至胸骨旁线，外侧可达腋中线。乳头的位置通常在第 4 肋间隙或第 5 肋与锁骨中线相交处。

2. 乳房的形态　成年未哺乳女子的乳房呈半球形，紧张而富有弹性。乳房中央有乳头，其顶端有输乳管的开口（图 13－16）。乳头周围的环形色素沉着区，称乳晕，其表面有许多小点状隆起，其深部为乳晕腺，可分泌脂性物质，润滑乳头及周围的皮肤，起保护作用。乳头和乳晕的皮肤薄弱，易于损伤，哺乳期尤应注意卫生，以防感染。

3. 乳房的结构　乳房由皮肤、乳腺、结缔组织和脂肪组织构成。乳腺被脂肪组织和结缔组织分隔成 15~20 个乳腺叶，每个乳腺叶有一条排出乳汁的输乳管，输乳管在近乳头处膨大为输乳管

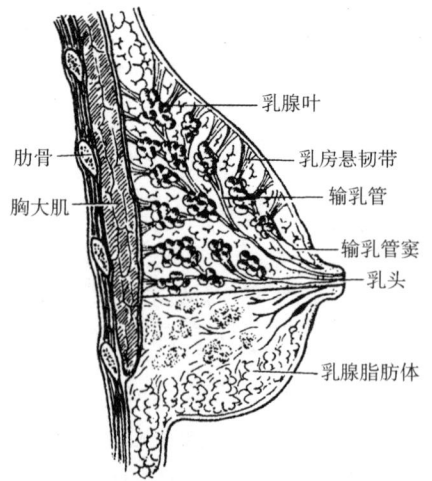

图 13－16　成年女性乳房矢状切面

窦，其末端变细，开口于乳头，乳腺叶和输乳管均以乳头为中心呈放射状排列。乳房手术时，应尽量采取放射状切口，以减少对乳腺叶和输乳管的损伤。

乳房表面的皮肤、胸肌筋膜和乳腺之间连有许多小的纤维束，称乳房悬韧带或 Cooper 韧带，对乳房起支持和固定作用。乳腺癌患者，由于癌组织浸润，乳房悬韧带可受侵犯而缩短，牵拉皮肤向内凹

陷，使皮肤表面形成许多小凹，呈"酒窝征"。另外，由于淋巴回流受阻导致皮肤水肿，使皮肤呈橘皮样外观，这是乳腺癌的早期征象之一。

第三节　妊娠与分娩

妊娠是指卵子受精后，受精卵在母体子宫内生长发育形成胎儿，直至分娩的过程。人类妊娠时间约38周（约266天）。

一、受精

成熟的精子与卵子结合形成受精卵的过程，称受精（fertilization）。受精部位多在输卵管壶腹部。精子的穿越激发了次级卵母细胞完成第2次减数分裂，精子的核和卵子的核逐渐膨大并相互靠近，核膜融合，染色体混合，形成二倍体的受精卵，又称合子（图13-17）。

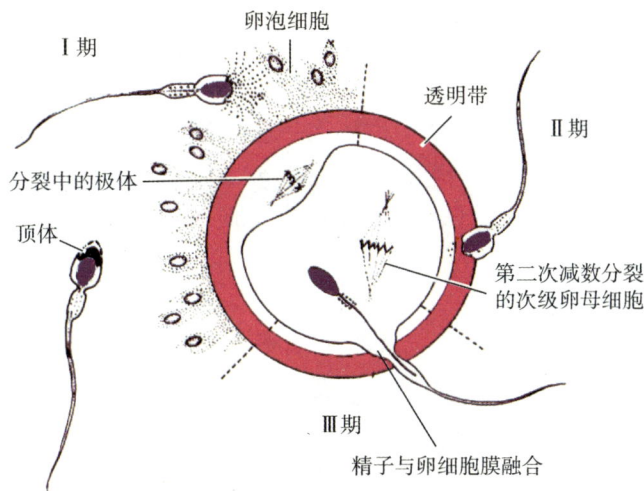

图13-17　受精过程示意图

受精恢复了染色体数目，决定了新个体的性别，带有Y染色体的精子与卵子结合，发育为男性胎儿；带有X染色体精子与卵子结合则发育为女性胎儿。

药爱生命

"试管婴儿"是体外受精-胚胎移植技术（IVF-ET）的俗称，是分别将卵子和精子取出后，置于适宜的培养液内使其受精，待受精卵发育到桑椹胚时再移植回母体子宫内发育成胎儿的过程。IVF-ET包括常规体外受精和胚胎移植技术、卵胞浆内单精子注射技术和着床前胚胎遗传学诊断技术。IVF-ET融合了胚胎学、遗传学、生殖医学，是目前治疗不孕不育症的主要手段。当前，国内外各生殖中心报道的IVF-ET妊娠率各不相同，由30%~60%不等。如何进一步明确IVF-ET助孕的影响因素，提高试管婴儿妊娠率，一直是试管婴儿助孕的核心问题，也是维护家庭和谐、社会稳定的重要问题。

二、植入

（一）卵裂

受精卵形成后，一边分裂一边向子宫腔方向运行。受精卵外包透明带，细胞在分裂间期无生长过程，细胞数目逐渐增加，细胞体积变小，这种特殊的有丝分裂，称卵裂。卵裂产生的子细胞称卵裂球。受精后第 3 天，形成一个含 12 ~ 16 个卵裂球的实心细胞团，称桑椹胚（图 13 – 18）。

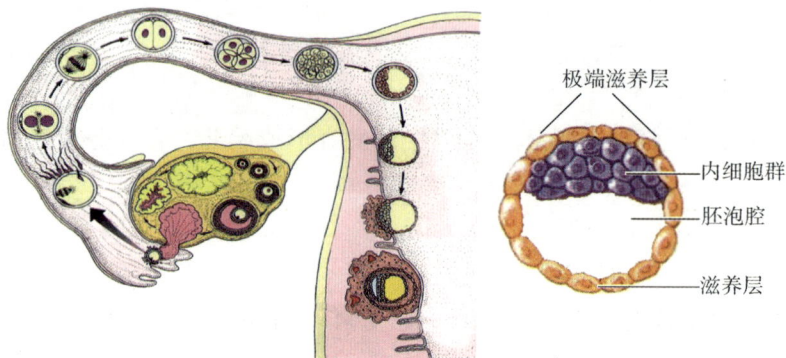

图 13 – 18　排卵、受精与卵裂过程及胚泡结构

（二）胚泡形成

桑椹胚的细胞很快增至 100 个左右，细胞间开始出现小的腔隙，随后逐渐融合成一个大腔，称胚泡腔。此时，实心的桑椹胚变为中空的泡状，称胚泡。胚泡壁为一层扁平细胞，称滋养层；腔内一侧的细胞团称内细胞群，内细胞群的细胞为胚胎干细胞，将来分化为胚胎的各种组织结构和器官系统。覆盖在内细胞群外面的滋养层，称极端滋养层（图 13 – 18）。

👁 看一看

胚胎干细胞

胚胎干细胞是从胚泡的内细胞群或胎儿原始生殖细胞中分离提取的具有发育全能性的干细胞。胚胎干细胞具有无限增殖、自我更新和多向分化的特性，无论在体内或体外环境，都可以被诱导分化为几乎所有的细胞类型。目前，胚胎干细胞成为早期胚胎发生、组织分化、基因表达调控等发育生物学基础研究的理想模型和工具，也是进行动物胚胎工程开发和用于治疗各种疾病、修复受损伤的组织和器官的重要途径，具有广泛的应用前景。当然，进行基础研究和实际应用时需符合伦理要求。

（三）植入

胚泡埋入子宫内膜功能层的过程称植入，又称着床。植入于受精后第 5 ~ 6 天开始，第 11 ~ 12 天完成。胚泡第 4 天到达子宫腔，透明带变薄、消失，外露的极端滋养层与子宫内膜接触，分泌蛋白酶将子宫内膜局部溶解，形成缺口，胚泡逐渐埋入子宫内膜后，缺口被修复，植入完成。植入部位通常在子宫体或底部。胚泡在子宫以外部位植入，称异常植入，常见于输卵管，也可发生于腹膜腔、肠系膜、卵巢等处。

三、妊娠的维持

胚胎发育过程中形成胎膜与胎盘，是胚胎的附属结构，对胚胎起保护、营养、呼吸和排泄等作用。胎盘能分泌多种激素，在妊娠维持、保证胎儿发育及分娩中发挥作用。胎盘分泌的激素主要有以下几种。

1. 人绒毛膜促性腺激素（hCG）　hCG 的功能与黄体生成素相似。主要生理作用是促进胚泡的生长和胎盘的形成；促使黄体发育成妊娠黄体，继续分泌孕激素和雌激素，以维持妊娠。hCG 在妊娠第 8 ~ 10 天便出现在母体血液中，并通过尿液排出，故临床上常作为早孕的诊断指标之一。

2. 人绒毛膜促生长激素　又称胎盘催乳素，主要作用是调节母体与胎儿的物质代谢，促进胎儿生长。其分泌量与胎盘重量成正比，可作为监测胎盘功能的指标。

3. 雌激素和孕激素　胎盘分泌的雌激素和孕激素的主要作用是及时接替妊娠黄体的作用，维持正常妊娠；进一步促进子宫和乳腺的发育和增长，在整个妊娠期内，血中雌激素和孕激素都保持在较高水平，负反馈作用于下丘脑－腺垂体系统，抑制下丘脑促性腺激素释放激素和腺垂体 FSH、LH 的分泌，故卵巢内没有卵泡的发育成熟，也不出现月经。

四、分娩

分娩是指成熟的胎儿及其附属物通过母体子宫、阴道排出体外的过程。人类妊娠时间约 266 天。分娩动力主要来自于子宫平滑肌和腹壁肌肉的收缩。分娩时，子宫颈受到刺激后可以反射性引起催产素分泌增加，通过正反馈作用，使子宫平滑肌强烈而节律性收缩，促使胎儿娩出。

目标检测

答案解析

一、最佳选择题

1. 男性的生殖腺为

　　A. 前列腺　　　　　　　　B. 精囊　　　　　　　　C. 尿道球腺

　　D. 睾丸　　　　　　　　　E. 附睾

2. 下列关于睾丸的描述，正确的是

　　A. 产生精子

　　B. 为不成对的器官

　　C. 产生精子并分泌雄激素

　　D. 睾丸内含有生精小管和附睾管

　　E. 促进精子成熟

3. 射精管开口于尿道的

　　A. 前列腺部　　　　　　　B. 膜部　　　　　　　　C. 尿道球部

　　D. 海绵体部　　　　　　　E. 壶腹部

4. 关于卵巢，正确的有

　　A. 前缘游离，后缘附有系膜

　　B. 内侧端连接子宫

　　C. 卵巢是受精的场所

　　D. 卵巢的形态和大小与年龄变化无关

　　E. 性成熟期卵巢体积最大

5. 输卵管的分部不包括

　　A. 漏斗部　　　　　　　　B. 壶腹部　　　　　　　C. 峡部

　　D. 子宫部　　　　　　　　E. 输卵管伞

6. 输卵管内卵子受精的部位一般在

　　A. 漏斗部　　　　　　　　B. 壶腹部　　　　　　　C. 峡部

　　D. 子宫部　　　　　　　　E. 输卵管伞

7. 关于子宫的描述，错误的是

    A. 属于女性内生殖器

    B. 呈倒置的梨形

    C. 分为底、体、颈三部分

    D. 子宫壁由内向外依次为内膜、肌层和外膜

    E. 子宫是受精及胚胎发育的场所

8. 乳房脓肿切开引流时，做放射状切口主要是避免损伤

    A. 乳房的血管和神经   B. 乳房的淋巴管   C. 输乳管

    D. Cooper 韧带   E. 乳房皮肤

9. 生长卵泡是指

    A. 开始发育的原始卵泡   B. 次级卵泡和成熟卵泡   C. 初级卵泡和次级卵泡

    D. 初级卵泡   E. 成熟卵泡

10. 原始卵泡的卵泡细胞是

    A. 单层扁平   B. 单层立方   C. 单层柱状

    D. 假复层柱状   E. 单层纤毛柱状

二、多项选择题

1. 生精细胞包括

    A. 精原细胞   B. 初级精母细胞   C. 次级精母细胞

    D. 精子细胞   E. 精子

2. 男性尿道的狭窄处位于

    A. 尿道内口   B. 尿道膜部   C. 尿道外口

    D. 尿道前列腺部   E. 尿道球部

3. 卵泡的发育经历的阶段有

    A. 原始卵泡   B. 初级卵泡   C. 次级卵泡

    D. 胚泡   E. 成熟卵泡

三、综合问答题

1. 试述男性尿道的形态特点。

2. 简述月经周期。

（马永臻）

书网融合……

    📝 重点回顾   📱 微课   📋 习题

第十四章　能量代谢与体温

学习目标

知识目标：

1. 掌握　基础代谢率和体温的概念；影响能量代谢的因素；体温的正常值及生理变动；皮肤的散热方式及其主要影响因素。

2. 熟悉　基础代谢条件和测量基础代谢率生理意义；体温的调节中枢。

3. 了解　机体能量的来源和利用；体温的调节机制。

技能目标：

能说出各种因素（环境、食物、运动和精神活动）对能量代谢的影响；能准确阐述皮肤的散热方式及临床应用。

素质目标：

具有用所学知识进行健康指导的能力和健康宣教的意识，具备良好的职业道德和人文关怀素养。

导学情景

情景描述：患者，女，18岁。9月份入学后进行军训时发病，表现为发热和大汗，伴头晕、视物模糊、恶心、全身无力，发病时环境温度为35℃，既往无慢性病史。诊断为运动性中暑。

情景分析：在炎热环境剧烈运动，肌肉产生的热超过身体散发的热，体内有大量的热蓄积，可使体温升高到40℃甚至更高，导致体液丧失，引起组织、器官功能的损害，发生一系列热损伤，出现中暑。

讨论：根据影响能量代谢因素和体热平衡知识分析运动性中暑产生机制。

学前导语：机体任何轻微的肌肉活动都可以使产热量增加，体温升高。体温升高通过皮肤血管的扩张和血流量增加，增强散热作用；同时汗腺分泌汗液通过蒸发增加散热量，取得体热平衡。影响能量代谢的因素还有哪些？机体如何调节产热和散热？

第一节　能量代谢

PPT

新陈代谢是生命活动最基本的特征之一，包括合成代谢和分解代谢两大范畴。合成代谢是指机体不断地从外界摄取营养物质来构筑和更新自身组织成分，并贮存能量；分解代谢是指机体不断地分解自身物质，并释放能量，以保证机体各种生命活动的进行。因此，机体的新陈代谢既包括物质代谢，又包括能量代谢。机体在物质代谢过程中所伴随的能量的释放、转移、贮存和利用称为能量代谢（energy metabolism）。

一、能量的来源和利用

（一）能量的来源

机体所需的能量主要来源于食物中的糖、脂肪和蛋白质3类营养物质。这些营养物质分子结构中的碳氢键中蕴藏着化学能，在它们氧化分解过程中，碳氢键断裂，能量即被释放出来。

1. 糖　糖是机体最主要的能源物质。一般情况下，机体所需能量的50%～70%是由糖提供的。糖的分解供能有两种途径，即有氧氧化和无氧酵解。在氧供应充足时，葡萄糖可彻底氧化分解为二氧化碳和水。1mol葡萄糖完全氧化释放的能量可合成38mol ATP。在氧供应不足时，葡萄糖则通过无氧酵解分解为乳酸，1mol葡萄糖无氧酵解只能合成2mol ATP。糖的无氧酵解虽然只能释放少量的能量，但在机体处于缺氧状态时却极为重要，因为这是体内能源物质唯一不需要氧的供能途径。例如，当机体剧烈运动时，骨骼肌耗氧量急剧增加，处于相对缺氧状态，即可通过糖的无氧酵解来提供能量。此外，脑是高耗能组织，且主要依赖葡萄糖的有氧氧化供能。然而，脑组织贮存的糖原非常少，当出现低血糖或缺氧时，会因为脑组织能量供应不足出现脑功能障碍，甚至昏迷。

2. 脂肪　脂肪在体内主要功能是贮存和供给能量。一般情况下，通过氧化分解脂肪为机体提供的能量不超过机体总消耗能量的30%，但在机体处于饥饿状态时，糖原几乎被耗尽，脂肪则成为主要的供能物质。体内贮存的脂肪量较多，可占体重的20%左右。脂肪被分解为甘油和脂肪酸后，在细胞内氧化释放能量。每克脂肪在体内氧化释放的能量约为同等重量的糖氧化释放能量的2倍。因此，脂肪是体内最主要的贮能和供能物质。脂肪既可直接来源于食物，又可由糖和氨基酸在体内转化而来。当人体从食物中摄取的能量超过人体消耗的能量时，过多的能量就会以脂肪的形式贮存起来。

3. 蛋白质　生理状态下蛋白质的主要功能是构成细胞成分或形成酶、激素等生物活性物质，通常不作为供能物质。但在某些特殊情况下，如长期不能进食或消耗量极大，体内的糖原和脂肪几乎耗竭时，机体才会依靠由组织蛋白质分解产生氨基酸的方式供能，以维持其最基本的生理功能。

♥ 药爱生命

机体的主要能源物质是糖、脂肪和蛋白质。机体依靠这些营养物质，一方面进行自身的新陈代谢，另一方面利用这些物质代谢所产生的能量维持体温和各种功能活动。现在社会上有些人以瘦为美，长期过度节食，造成营养物质的缺乏，出现水肿、贫血、肌肉量下降、疲乏、无力、脱发等，甚至有的女孩子出现内分泌失调，引发月经失调、厌食症等严重后果。减肥一定是合理饮食并结合适量运动进行的。美不仅是外表的美丽，更重要的是内在的美。对于学生来说，腹有诗书气自华，多读书，读好书，充实自己，提升自身修养和气质，这样的美才会伴随一生。

（二）能量的利用

机体内的糖、脂肪、蛋白质等能源物质氧化时所释放的能量，50%以上直接转化为热能，用于维持体温；其余不足50%的能量则以高能磷酸键的形式贮存于三磷酸腺苷（ATP）和磷酸肌酸（CP）中，供机体完成各种生理功能。ATP既是体内重要的贮能物质，又是直接供能物质。当组织细胞进行各种功能活动需要消耗能量时，不能直接利用物质分解所释放的能量，只能直接利用ATP中贮存的能量，ATP的一个高能磷酸键断裂，ATP转变为ADP，同时释放能量。1mol的ATP转变成ADP时，可释放出33.5kJ的能量。

当体内物质分解释放的能量过剩时，生成的ATP浓度升高，促使ATP水解，将高能磷酸键转移给肌酸生成磷酸肌酸（CP），后者将能量贮存起来。CP在细胞内的含量远多于ATP，为ATP的3～8倍，尤其是在肌肉组织中更加丰富。CP的主要功能是在组织细胞消耗能量增加、ATP浓度降低时，将贮存的能量转移给ADP，又生成新的ATP（图14-1）。因此，CP不能直接为细胞生命活动提供能量，常被看做是ATP的贮存库。

机体利用ATP分解释放的能量完成各种功能活动。例如，合成细胞的组成成分和生物活性物质，实现物质的跨膜转运，完成腺体分泌、神经传导、肌肉收缩等活动，完成多种机械功。其中，除了骨骼肌收缩做机械功外，其他功能活动的能量最终都转化为热能，参与体温的维持。

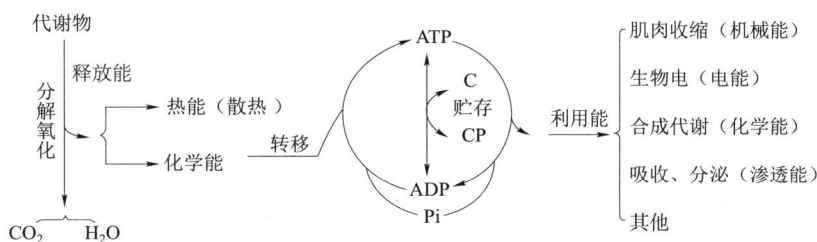

图 14-1 体内能量的转移、贮存和利用
C：肌酸；CP：磷酸肌酸

？想一想

影响能量代谢的主要因素有哪些？为什么？

答案解析

二、影响能量代谢的主要因素

影响能量代谢的主要因素包括肌肉活动、精神活动、食物的特殊动力效应和环境温度等。

（一）肌肉活动

肌肉活动是影响能量代谢最显著的因素。骨骼肌的收缩与舒张均是耗能过程，能量来源于营养物质的氧化，因此机体进行轻微的躯体活动即会增加 O_2 的消耗量，机体 O_2 的消耗量与肌肉活动强度呈正比。机体进行剧烈运动或劳动时 O_2 的消耗量可为安静状态时的 10~20 倍，机体的产热量也随之增高。特别指出的是，机体即使没有进行明显的躯体运动，维持一定程度的肌紧张和保持一定的姿势也需要消耗一定的能量。

（二）精神活动

精神活动主要通过肌紧张和激素的作用增加产热量。精神因素的影响主要表现在精神紧张（如激动、恐惧、焦虑、烦躁）时，机体随之出现的无意识肌紧张性增强，产热量明显增多；同时交感神经兴奋，使甲状腺激素、肾上腺素、糖皮质激素等分泌增多，使机体代谢活动增强，也可使产热量明显增多。

（三）食物的特殊动力效应

研究发现，人在进餐后一段时间内（从进食后 1 小时开始，可持续 7~8 小时），即使处于进餐前相同的安静状态，产热量也会较进餐前有所增加。这种由食物引起的机体产热量额外增加的现象，称为食物的特殊动力效应。食物的成分不同，所产生的特殊动力效应也不同，进食蛋白质可使产热量增加 30% 左右；进食糖和脂肪可使产热量增加 4%~6%；混合食物可使产热量增加约 10%。由此可见，蛋白质类食物的特殊动力效应是最明显的。这种由食物额外产生的能量只能增加机体的产热量，不能被用来做功。

（四）环境温度

人在安静状态下，环境温度为 20℃~30℃ 时，能量代谢率最稳定，主要是肌肉保持在松弛的状态。环境温度过低或过高均可使机体的能量代谢率增加。当环境温度低于 20℃ 时，由于寒冷刺激反射地引起寒战及骨骼肌紧张度增加，致使能量代谢率增加；当环境温度超过 30℃ 时，体内酶的活性增强，体内化学反应速度加快，同时，机体的发汗功能旺盛及呼吸、循环功能增强使能量代谢增加。

三、基础代谢

基础代谢（basal metabolism）是指人体处于基础状态下的能量代谢。所谓的基础状态，是指尽量排除上述影响能量代谢的主要因素后机体所处的状态，即室温保持在 20 ~ 25℃，人体处于清晨、清醒、静卧，不受肌肉活动和精神紧张等因素的影响，禁食 12 小时以上的状态。在这种状态下，机体所消耗的能量只用于维持一些基本的生命活动，能量代谢比较稳定。机体在基础状态下，单位时间内的能量代谢称为基础代谢率（basal metabolic rate，BMR）。基础代谢率比一般安静状态时的能量代谢率低，但并不是机体最低的。机体在熟睡无梦或长期饥饿时，能量代谢率会更低。

年龄、性别、身体大小和营养状况的不同，其能量代谢率有一定的差异。据统计，成年男子的基础代谢率为 159.1kJ/（m²·h），女性比男性低 6% ~ 10%，但在妊娠期和哺乳期则明显升高；少年稍高，老年偏低。一般认为，实测值与正常平均值相差的百分数如在 ±15% 范围内变动均为正常，如果超过 ±20% 时才被认为可能是病理状态。一般来说，体温每升高 1℃，基础代谢率可升高 13% 左右。甲状腺功能亢进时，其基础代谢率可升高 25% ~ 80%；甲状腺功能减退时，其基础代谢率可降低 20% ~ 40%。其他疾病如糖尿病、白血病、红细胞增多症以及伴有呼吸困难的心脏病等，也常伴有基础代谢率升高；肾上腺皮质和垂体机能低下时，基础代谢率也要降低。因此，临床上测定基础代谢率是诊断代谢疾病的重要辅助方法。

第二节　人体正常体温及其波动

PPT

机体各部位的温度并不一样，可用体表温度和深部温度来表示。通常情况下，人体的皮肤温度属于体表温度。体表温度较低，变动也较大，易受环境温度、局部血流量和衣着情况等因素的影响。深部温度是指机体深部（心、肺、脑和腹腔内脏等处）的温度，深部温度比体表温度高，且比较稳定，各部位之间的温度差异较小。临床上所说的体温（body temperature）是指机体内部或深部组织的平均温度，也叫体核温度。体核温度较高且相对稳定，它是人体新陈代谢和一切生命活动正常进行的必要条件。

一、体温的正常值

机体深部各脏器的温度由于代谢水平的不同而略有差异。在安静状态下，肝脏的代谢活动最为旺盛，温度最高，为 38℃ 左右；脑温度也接近 38℃；肾、胰腺及十二指肠等温度略低；直肠的温度更低。由于血液在不停地循环流动，可使机体深部各器官的温度趋于一致。因此，血液的温度可较好地代表机体深部的平均温度。但是血液的温度不易测定，因而临床上通常测量直肠、口腔或腋窝等浅表部位的温度来代表体温。

正常成人在安静状态下，直肠温度的正常值为 36.9 ~ 37.9℃，口腔温度的正常值为 36.7 ~ 37.7℃，腋窝温度的正常值为 36.0 ~ 37.4℃。其中，直肠温度最高，比较接近机体的深部温度，并且受外界环境温度的影响也较小，但在测量时应将温度计插入直肠内 6cm 以上，测量很不方便，因而在临床上并不常用，一般用于小儿及昏迷患者。口腔温度较直肠温度略低，测量口腔温度时应将温度计置于舌下，将口闭紧。虽然测量比较方便，但容易受进食、饮水、经口呼吸等因素的影响；此外，对于不能配合测量的患者则不宜测量口腔温度。测量腋窝温度时，要保持腋窝干燥，上臂紧贴胸廓，测量时间需要持续 5 ~ 10 分钟，以使机体深部的热量传导至腋窝，使该处温度上升接近机体深部温度的水平。由于测量方法简单，体温计可重复使用且不易发生交叉感染，因此是测量体温最常用的方法。

二、体温的正常波动

体温的恒定是相对的。在生理情况下，体温可因昼夜、性别、年龄、肌肉活动和精神活动等方面的差异而有波动。

（一）昼夜周期性波动

正常人体温在一昼夜之中呈周期性波动，清晨 2 ~ 6 时体温最低，午后 1 ~ 6 时体温最高，昼夜波动幅度一般不超过 1℃。体温的这种昼夜周期性波动称为昼夜节律或日节律，它是受下丘脑视交叉上核中的生物钟控制。

（二）性别差异

成年女性的平均体温比男性高 0.3℃ 左右，可能与女性皮下脂肪较多，散热较少有关。生育年龄女性的基础体温在月经周期中呈现规律性波动。一般来说，月经期和排卵前期体温较低，排卵日最低，排卵后体温可升高 0.2 ~ 0.5℃，呈现双相体温（图 14 - 2）。因此，生育年龄女性连续测定每天清晨醒后起床之前的基础体温，可以判断有无排卵及排卵的日期。排卵后黄体分泌的孕激素具有产热效应，致使体温升高。

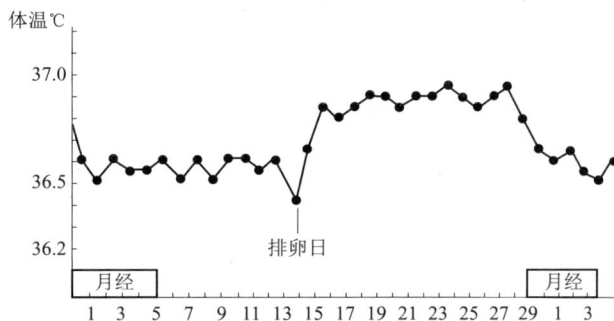

图 14 - 2　女性一个月经周期中基础体温的变化

✎ 练一练

女子体温随月经周期发生变动，可能与下列哪种激素有关？

A. 雌激素　　　　　　　B. 卵泡刺激素　　　　　　C. 黄体生成素

D. 甲状腺激素　　　　　E. 孕激素

答案解析

（三）年龄差异

儿童和青少年由于新陈代谢旺盛，体温较高。老年人由于代谢率低，体温低于成年人，且环境温度下降时代偿能力较差。新生儿特别是早产儿，由于体温调节系统发育尚未完善，体温调节能力差，易受环境温度的影响，因而对其应注意保暖。

（四）肌肉活动和精神活动的影响

肌肉活动时代谢加速，产热量增加，可导致体温升高。因此，测量体温前应让被测者安静一段时间，测量小儿体温时应防止哭闹，以免肌肉活动增强而导致体温升高。

此外，环境温度过高、精神紧张和进食等均可对体温产生影响，在测量体温时也应加以考虑。

第三节 产热和散热

PPT

在体温调节机制的调控下，机体的产热过程与散热活动达到动态平衡，机体的体温相对恒定。当机体的产热增加和（或）散热减少时，体温就会升高；反之体温就会降低。

一、体热的来源

人体的主要产热器官因机体所处的状态而有差别（表 14-1）。在安静状态下，机体主要由内脏产热，占56%，其中肝脏是体内代谢最旺盛的器官，因而产热量也最大。机体在运动或劳动时，骨骼肌是最主要的产热器官。骨骼肌的紧张度稍有增强，产热量即可明显提高；剧烈运动时产热量可达安静时的 10~20 倍。

表 14-1 几种组织器官占体重的百分比及在不同状态下产热的百分比

组织、器官	重量（占体重的%）	产热量（%）	
		安静状态	运动或劳动
脑	2.5	16	1
内脏	34.0	56	8
骨骼肌	56.0	18	90
其他	7.5	10	1

二、产热方式

机体的产热方式有多种形式，例如基础代谢产热、食物的特殊动力效应产热、骨骼肌运动产热等。在寒冷环境中，由于寒冷的刺激，机体还会反射性地通过寒战性产热和非寒战性产热两种方式增加产热量，从而维持体温的相对恒定。

（一）寒战性产热

机体在寒冷环境中，骨骼肌紧张度增强，继而伸肌和屈肌同时发生不随意的节律性收缩，即寒战。寒战时，骨骼肌的收缩不做外功，收缩的能量全部转变为热能，机体的能量代谢率可达到平时的 4~5 倍，这样的产热方式称为寒战性产热。

（二）非寒战性产热

机体在寒冷的环境中通过提高组织代谢率而增加产热的现象，称为非寒战性产热，又称为代谢产热。其中，体内的棕色脂肪组织的产热量最大，约占非寒战性产热总量的70%。此外，寒冷刺激还可使甲状腺激素分泌增加，也会使产热量增加。

三、散热方式

热量从机体内部散发到周围环境，除随大、小便散失的5%外，其余都是由皮肤经辐射、传导、对流、蒸发（有一部分由呼吸道蒸发）而散失的。

1. 辐射散热 是指机体以热射线的形式将热量向周围散发的一种散热方式，是通常情况下机体主要的散热方式。辐射散热的量主要与两个因素有关：一是皮肤温度与周围环境间温度之差，二是机体有效的辐射面积。当皮肤温度高于环境温度时，温度差越大或辐射面积越大，辐射散热量就越大。反之，当环境温度高于皮肤温度时，机体不仅不能以辐射的方式有效地进行散热，反而使机体从周围物体吸收热量。

2. 传导散热　是指机体的热量直接传给与之相接触的较冷物体的一种散热方式。传导散热的量取决于皮肤与接触物表面的温度差、接触面积、接触物体的导热性能。衣物是热的不良导体，故穿衣可以隔热保暖；水和冰的导热性大，因此临床上可用冰帽、冰袋给高热患者降温。

3. 对流散热　是指通过气体流动进行热量交换的一种散热方式。当皮肤温度高于环境温度时，体热传给与皮肤相接触的空气，使其温度升高，温热空气比重较轻，于是上升并由冷空气补充。如此往复循环，产生对流。由此可见，对流散热可看作是传导散热的一种特殊形式。人在有风的地方和冷水中对流速度增加，散热也增加。穿衣覆盖可减少空气对流，具有保暖作用。

4. 蒸发散热　是指水分从体表汽化时吸收热量而散发体热的一种方式。体表1g水蒸发可散发体热2.43kJ，是一种有效的散热方式，特别是当环境温度等于或高于皮肤温度时，蒸发成为机体唯一有效的散热方式。蒸发散热的量受气温、风速、空气湿度等因素的影响很大。气温高，风速快，有助于蒸发散热；空气湿度大，蒸发散热量少。因此，人处于高温且通风不良、湿度大的环境中，不但辐射、传导、对流散热方式停止，而且蒸发散热也变困难，较容易发生中暑。

蒸发散热有不感蒸发和发汗两种形式。不感蒸发是指体内的水分从皮肤或黏膜表面透出，在未形成可察觉的水滴之前即被汽化的一种散热方式，又称不显汗。不感蒸发与汗腺活动无关，也不受生理性体温调节机制的调控。人体24小时不感蒸发水分约1000ml，其中60%~80%经皮肤蒸发，20%~40%经呼吸道黏膜蒸发。婴幼儿不感蒸发的速率较成人大，因而在缺水的情况下更容易出现严重脱水。发汗是指汗腺分泌的汗液在体表形成可见的汗滴后，从体表蒸发而带走体热的一种散热方式，发汗可被意识到，故又称为可感蒸发。需要指出的是，汗液必须在体表蒸发才能散热，如果被擦掉或流失，就不能起到散热的作用。

四、散热调节

（一）皮肤血流量的调节

皮肤温度的高低与皮肤的血流量有关。当流向皮肤的血流量加大时，体表温度升高；反之，体表温度下降。在寒冷环境中，交感神经活动增强，皮肤血管收缩，皮肤血流量减少，皮肤表层温度降低，使散热量大幅度下降，防止体热散失；在炎热环境中，交感神经活动减弱，皮肤小动脉扩张，动-静脉吻合支开放增多，皮肤血流量增加，表层温度上升，散热增加，防止体温升高。

（二）发汗的调节

汗腺受交感胆碱能神经纤维支配，当交感神经兴奋时，末梢释放Ach，作用于汗腺的M受体促使汗腺分泌。正常人在安静状态下，环境温度达30℃左右时便开始发汗；若空气湿度大，且衣着较多时，25℃即可发汗；劳动或运动时，由于产热量增加，环境温度即使低于20℃也会发汗。这种由体内外温热性的刺激引起的发汗称为温热性发汗。影响温热性发汗的主要因素为劳动强度、环境温度和空气湿度等。劳动强度大，产热量多；环境温度高，发汗速度快；空气湿度大，汗液不易蒸发，因而体热不易散失，反射性引起大量发汗。

精神紧张或情绪激动也可引起发汗，称为精神性发汗。精神性发汗的汗液常见于掌心、足底和前额等处，在体温调节中意义不大。

第四节　体温的调节

PPT

体温调节有行为性体温调节和自主性体温调节两种基本方式。行为性体温调节是指在大脑皮层的控制下，人体有意识地改变自身行为活动建立体热平衡，以保持体温相对恒定。例如，蜷缩身体保暖、伸展肢体散热、增减衣物以及使用空调等。自主性体温调节是指当环境温度变化时，在体温调节中枢的调控下，通过增减皮肤的血流量、发汗、寒战等生理性调节反应，以维持体温的相对恒定。本部分仅讨论自主性体温调节，其为典型的生物自动控制系统（图 14 – 3）。🅔微课

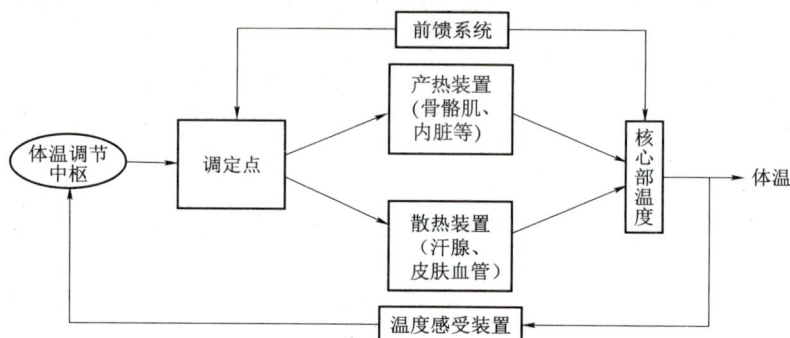

图 14 – 3　自主性体温调节的自动控制系统

一、温度感受器

根据感受器存在部位的不同，温度感受器可分为两大类，即外周温度感受器和中枢温度感受器。

（一）外周温度感受器

是指存在于中枢神经系统以外的温度感受器。外周温度感受器包括热感受器和冷感受器，实质是广泛分布于皮肤、黏膜、内脏和肌肉等部位的游离神经末梢，感受相应部位的冷热变化。

（二）中枢温度感受器

是指存在于中枢神经系统内对温度变化敏感的神经元，包括热敏神经元和冷敏神经元。热敏神经元在局部组织温度升高时活动增强，放电频率增加；冷敏神经元则在局部组织温度降低时活动增强，放电频率增加。

二、体温调节中枢

通过实验观察到，只要保留了下丘脑及其以下神经结构的完整，恒温动物就能维持相对恒定的体温，说明体温调节的基本中枢位于下丘脑。现已证明，下丘脑的视前区 – 下丘脑前部（PO/AH）是机体最重要的体温调节中枢。PO/AH 中的温度敏感神经元，不仅能感受局部脑温的变化，还对下丘脑以外部位的温度变化也能发生反应。此外，下丘脑 PO/AH 的温度敏感神经元还可接受致热源、5 – 羟色胺等物质的直接作用而使体温发生变化。

三、体温调节机制

关于体温调节中枢是如何在各种温度下维持体温恒定的，大多数学者用体温调定点学说来解释。该学说认为，体温的调节类似于恒温器的调节，机体能够根据一个设定的参考温度，对产热和散热过程进行调节，从而使体温稳定在这个所设定的温度值上。这个设定的温度值即为体温调定点。一般认为，体温调定点设定的温度值为 37.0℃，当体温超过调定点时，可刺激热敏神经元兴奋，使机体产热装置活动减弱，使机体散热大于产热；反之，当体温低于调定点时，可刺激冷敏神经元兴奋，它所发出的指令是加强产热装置的活动，直至体温调回至 37.0℃，在此水平上使产热和散热达到平衡。

看一看

发热

发热是许多疾病的伴随症状。细菌毒素等致热原进入机体后，激活细胞产生和释放内源性致热原，作用于下丘脑的 PO/AH，使调定点上移。比如调定点上移至 39℃ 时，由于人体正常的 37℃ 体温低于调定点，通过体温调节中枢使产热活动增强而散热活动减弱，使体温升高，直至 39℃。因此，发热开始前先出现寒战等产热反应。只要致热因素不消除，产热和散热过程就继续在此新的体温水平上保持平衡。解热镇痛药可使异常升高的体温调定点恢复到正常水平 37℃。此时 39℃ 的体温高于调定点，通过体温调节中枢使散热活动增强而产热活动减弱，使发热者的体温降到正常。

目标检测

答案解析

一、最佳选择题

1. 下列物质既是重要的贮能物质，又是直接的供能物质的是
   A. 葡萄糖　　　　B. 二磷酸腺苷　　　　C. 脂肪酸
   D. 三磷酸腺苷　　E. 磷酸肌酸

2. 体内能源的主要贮存形式是
   A. 肝糖原　　　　B. 肌糖原　　　　C. 脂肪
   D. 淀粉　　　　　E. 蛋白质

3. 对能量代谢影响最为显著的因素是
   A. 环境因素　　　B. 肌肉活动　　　C. 进食
   D. 精神活动　　　E. 性别

4. 下列疾病基础代谢率升高最为明显的是
   A. 白血病　　　　B. 糖尿病　　　　C. 红细胞增多症
   D. 甲状腺功能亢进　E. 肝炎

5. 安静时主要的产热组织和器官是
   A. 皮肤　　　　　B. 脑　　　　　　C. 肝脏
   D. 骨骼肌　　　　E. 肾脏

6. 人体最主要的散热器官是
   A. 皮肤　　　　　B. 消化道　　　　C. 汗腺
   D. 肺　　　　　　E. 肾

7. 给高热患者用酒精擦浴是为了
   A. 增加辐射散热　B. 增加传导散热　C. 增加对流散热
   D. 增加蒸发散热　E. 增加不感蒸发

8. 当外界温度等于或高于体表温度时，机体的散热方式为
   A. 辐射　　　　　B. 对流　　　　　C. 蒸发
   D. 辐射和对流　　E. 传导

9. 运动时，机体的主要产热器官是
   A. 肝脏　　　　　B. 脑　　　　　　C. 胃肠

D. 肌肉   E. 肾脏

10. 体温调节的基本中枢位于

 A. 下丘脑 PO/AH 区   B. 中脑   C. 延髓

 D. 端脑   E. 脑干网状结构

二、多项选择题

1. 下列物质可作为机体的能源的是

 A. 水   B. 糖   C. 脂肪

 D. 蛋白质   E. 维生素

2. 基础状态是指

 A. 清醒   B. 静卧，未作肌肉活动 C. 室温保持在 20～25℃

 D. 测定前至少禁食12h E. 无精神紧张

3. 下列属于机体在寒冷环境中对体温的调节的是

 A. 交感神经紧张性增高

 B. 皮肤血管收缩，散热量减少

 C. 出现寒战

 D. 提高基础代谢，增加产热量

 E. 甲状腺分泌量下降

三、综合问答题

1. 人在剧烈运动时，如何维持体温平衡？

2. 人体的散热方式主要有哪几种？如何降低高热患者的体温？

（唐　红）

书网融合……

  重点回顾   微课   习题

参考文献

［1］毕满华. 泌尿生殖系统疾病［M］. 北京：中国医药科技出版社，2019.

［2］韩中保，苏衍萍. 人体解剖学与组织胚胎学［M］. 北京：中国医药科技出版社，2018.

［3］魏启玉，张承玉. 人体解剖生理学［M］. 北京：中国医药科技出版社，2019.

［4］季常新，马永臻. 正常人体结构与机能［M］. 北京：科学出版社，2021.

［5］苏莉芬，刘伏祥. 正常人体结构与机能［M］. 2版. 北京：人民卫生出版社，2019.

［6］马永臻，孟繁伟. 正常人体结构［M］. 北京：中国医药科技出版社，2020.

［7］丁文龙，刘学政. 系统解剖学［M］. 9版. 北京：人民卫生出版社，2018.

［8］王庭槐. 生理学［M］. 北京：人民卫生出版社，2019.

［9］孙秀玲. 生理学［M］. 北京：中国医药科技出版社，2019.

［10］刘洪喜，王艳辉，聂萍. 生理学［M］. 上海：同济大学出版社，2019.

［11］邢德刚，付元山. 人体解剖生理学（案例版）［M］. 北京：科学出版社，2016.

［13］唐晓伟，唐省三. 人体解剖生理学. 北京：中国医药科技出版社，2017.

［14］徐宛玲，陈云华. 诊断学［M］. 北京：中国医药科技出版社，2018.

［15］张健，张敏. 生理学［M］. 北京：中国医药科技出版社，2015.